整形美容外科学全书 **Vol.11**

唇腭裂序列治疗学

主编　王国民　杨育生

浙江出版联合集团　浙江科学技术出版社

图书在版编目(CIP)数据

唇腭裂序列治疗学 / 王国民,杨育生主编. —杭州:
浙江科学技术出版社, 2014.10
(整形美容外科学全书)
ISBN 978-7-5341-6284-8

Ⅰ. ①唇… Ⅱ. ①王… ②杨… Ⅲ. ①唇裂—修
复术②腭裂—修复术 Ⅳ.①R782.2

中国版本图书馆 CIP 数据核字(2014)第 228659 号

丛　书　名	整形美容外科学全书
书　　　名	**唇腭裂序列治疗学**
主　　　编	王国民　杨育生

出版发行	**浙江科学技术出版社**
	杭州市体育场路 347 号　邮政编码:310006
	联系电话:0571-85058048
	集团网址:浙江出版联合集团　http://www.zjcb.com
图文制作	杭州兴邦电子印务有限公司
印　　刷	浙江海虹彩色印务有限公司
经　　销	全国各地新华书店

开　本	890×1240　1/16	印　张　25
字　数	626 000	
版　次	2014 年 11 月第 1 版　2014 年 11 月第 1 次印刷	
书　号	ISBN 978-7-5341-6284-8	定　价　280.00 元

责任编辑　刘　丹　　　　**封面设计**　孙　菁
责任校对　张　宁　赵　艳　　**责任印务**　徐忠雷

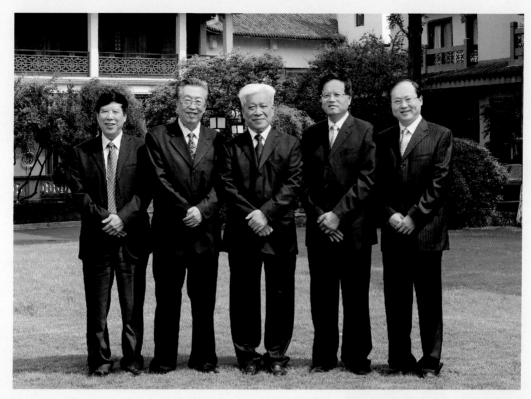

左起：艾玉峰、高景恒、王炜、张志愿、吴溯帆

《整形美容外科学全书》 总主编简介

王炜（Wang Wei），1937 年生。整形外科终身教授，中国修复重建外科学会、中国医师协会整形美容分会的创始和筹建人之一，*Plastic and Reconstructive Surgery* 国际编委。在皮瓣移植、手畸形、食管缺损、晚期面瘫、腹壁整形、乳房整形、面部轮廓美化、年轻化及眼睑整形等方面有 40 余项国际国内领先创新。带教的医师成为大部分省、市的学科带头人，为美国、英国、意大利等国培养 20 多名教授和医师。编著中、英文图书 70 余部，发表论文 300 余篇，获国家发明奖等 20 余次。

张志愿（Zhang Zhiyuan），1951 年生。口腔医学博士、主任医师、教授、博士生导师，国家级重点学科——口腔颌面外科学科带头人，中华口腔医学会副会长，中国抗癌协会头颈肿瘤专业委员会主任委员。发表学术论文 313 篇（SCI 收录 68 篇），主编专著 10 部、副主编 5 部、参编 11 部（英文 2 部）；以第一负责人承担部委级课题 18 项，以第一完成人获国家科技进步二等奖 2 项。

高景恒（Gao Jingheng），1935 年生。1985 年破格晋升正高级职称，*Plastic and Reconstructive Surgery* 国际编委。主编专著 5 部，主审 10 余部，创刊杂志 2 本，现仍担任卫生部主管的《中国美容整形外科杂志》主编；在显微外科及修复重建外科临床研究中获得省部级科技进步奖 3 项。

艾玉峰（Ai Yufeng），1948 年生。原西安第四军医大学西京医院整形外科主任医师、教授、硕士生导师、主任。现任四川华美紫馨医学美容医院院长、学科带头人。发表论文 100 余篇，主编、参编专著 30 余部。

吴溯帆（Wu Sufan），1964 年生。1985 年浙江大学本科毕业，2003 年日本京都大学博士毕业，一直工作于浙江省人民医院整形外科。发表学术论文 80 余篇，其中 SCI 收录的英文论文 18 篇，主编、参编图书 17 部。

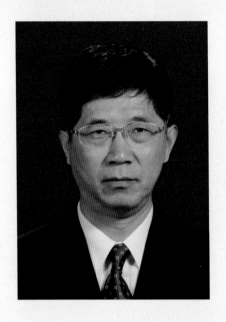

王国民（Wang Guomin）

上海交通大学医学院唇腭裂治疗研究中心主任，上海交通大学医学院附属第九人民医院口腔颌面外科副主任、主任医师、二级教授、博士生导师，享受政府特殊津贴。兼任国际"微笑行动"中国整形外科医师组组长、中华口腔医学会理事、国际唇腭裂基金会理事、世界颅颌面基金会上海交通大学医学院颅颌面外科中心联合主任、国际牙医师学院院士、上海市康复医学工程研究会语音康复医学专业委员会主任委员、《中国口腔颌面外科杂志》等杂志编委。主要从事唇腭裂临床和基础、语音病理学等的研究。承担国家自然科学基金，卫生部、国家教委、上海市科委、上海市教委等14项科研课题。获上海市科学技术进步奖二等奖1项、三等奖1项，上海医学科技奖三等奖1项，上海市"曙光计划"项目资助；2005年获中华慈善总会美国"微笑列车"项目奖，2012年获国际"微笑行动 'Outstanding Contribution Award'"。主编专著3部，参编专著18部；在国内外发表论文137篇（其中SCI收录11篇）；培养研究生13名。

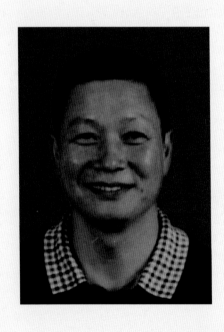

杨育生（Yang Yusheng）

上海交通大学医学院唇腭裂治疗研究中心副主任，上海交通大学医学院附属第九人民医院口腔颌面外科副主任医师、副教授、硕士生导师。兼任中华口腔医学会口腔颌面外科专业委员会唇腭裂学组常委，中国"微笑行动"手术组常委、"微笑列车"手术组常委、"微笑基金"手术组常委，全国唇腭裂沙龙副会长。承担上海市教委（优势学科）建设项目基金、上海市科委基金、上海交通大学医学院基金等科研课题。获上海第二医科大学临床医学成果奖1项、上海市科学技术进步奖1项、上海医学科技奖三等奖1项。主编专著1部，参编专著2部；在国内外发表论文40余篇（其中SCI收录3篇）；培养研究生5名。

总 序 《整形美容外科学全书》

一

现代中国整形外科，若以 1896 年发表在《中华医学杂志》(英文版)上的一篇整形外科论文算起，至今已有 118 年的历史。在半殖民地半封建社会的旧中国，整形外科的发展较慢。1949 年新中国成立以后，整形外科有了新的发展，尤其是改革开放后，整形外科获得了真正大发展的机遇。1977 年，在上海召开的"医用硅橡胶在整形外科的应用交流会"期间，笔者统计了全国全职和兼职的整形外科医师为 166 人，床位 732 张，几乎是近 600 万人口中，才有 1 名整形外科医师。2011 年有人统计，全国有 3000 多个整形外科医院、专科、诊所，有 2 万多名专业医师。30 多年来，整形美容医疗的就诊人数、从医人员迅速增加，中国或许是整形美容医疗发展最快的国家之一。

整形外科的快速发展是不均衡的。重点医学院校的整形美容外科专业队伍，其临床实践能力和创新研究成果，与亚洲国家或欧美国家相比，都具有较强的竞争力，特别在显微再造外科方面，处于世界领先水平。但在新建立的许多专科、诊所中，具有较高学术水平的专业人员相对较少；受过系统和正规训练，受益于国内外学术交流并在实践中积累了丰富经验的高素质医师的数量，远远不能满足学科发展的需求，编著出版整形美容外科高水平的学术专著，是学科发展刻不容缓的任务。

1999 年出版的两册《整形外科学》，已成为学界临床实践、研究、晋升、研究生考试的主要参考书。新加坡邱武才教授曾介绍："《整形外科学》是包括日本、印度、澳大利亚、新西兰在内的最好的教科书，是东方整形外科的旗舰……"他还在美国《整形再造外科杂志》上撰文推荐。近年来，随着整形美容外科不断发展，需要有更新、更专业、涵盖学科发展和创新性研究成果的学术专著问世。笔者 2006 年策划，2009 年 12 月向全国同行发起编撰《整形美容外科学全书》(以下简称《全书》)的邀请，迅速得到了国内外百余位教授、学者的积极响应。2010 年 9 月由成都华美美容医院协助承办了《全书》的编写会议，有百余位相关人员参加，会议成为编撰《全书》的动员大会，以及明确编撰要求、拟定编撰大纲的学术研讨会。如今，《全书》第一辑 10 分册已于 2013 年出版，第二辑 12 分册拟在 2014 年出版。这项编撰整形外科学术专著的巨大工程已结出了硕果。

2012 年 3 月《全书》第一辑被列为"2012 年度国家出版基金资助项目"，2013 年 4 月《全书》第二辑被列为"2013 年度国家出版基金资助项目"，这是整形外科学历史上的第一次，让所有参编人员在完成巨著的"长征"中增添了力量。编撰者们希望她的出版，可为中国以及世界整形美容学界增添光彩，并为我国整形美容外科的发展提供一套现代的、科学的、全面的、实用的和经典的教科书式的学术专著。这对年青一代的迅速成长和中国整形美容外科全面向世界高水平的发展都会发挥作用。正如我们在筹划编撰这套书时所讲"是为下一代备点粮草"。

二

《全书》的编撰者，有来自大陆各地的整形美容外科教授、主任医师、博士生导师、长江学者、国家首席科学家，还有来自中国台湾，以及美国、加拿大、韩国、日本、巴西等国家的学者、教授；既有老一辈专家，又有一批实践在一线且造诣深厚的中青年学者、学科带头人。笔者参加了大部分分册的编撰和编审过程，深深感谢编撰者们为编著《全书》所作出的奉献。《全书》的编撰，是一次学术界同行集中学习、总结和提高的过程，编撰者们站到本学科前沿编著了整形美容外科的过去、现在，并展望中国以及世界整形美容外科的未来。编撰者们深有体会：这是一次再学习的好机会，是我国整形美容外科向更高水平发展的操练,也是我国整形美容外科历史上一次规模空前宏大的编撰尝试。

三

在当今世界整形美容外科学界的优秀学术专著中,美国 Mathes S. J.(2006)主编出版的《整形外科学》(8 分册)被认为是内容最经典和最全面的教科书式的学术专著,但它在中国发行量极少,并且其中有不少章节叙述较简洁,或有些临床需要的内容没有阐明,因此,编撰出版我们自己的《全书》,作为中国同行实践的教科书尤为迫切。

在《全书》22 个分册中,除了传统的整形内容外,《正颌外科学》《手及上肢先天性畸形》《唇腭裂序列治疗学》《儿童整形外科学》《头颈部肿瘤和创伤缺损修复外科学》等专著,较为集中地论述了中外学者的经验,是人体畸形、缺损修复的指南。值得一提的是《眶颧整形外科学》和《面部轮廓整形美容外科学》分册,这是我国学者在整形外科中前瞻性研究和实践的成果。笔者 1994 年在上海召开的"全国第二届整形外科学术交流会"闭幕词中,号召开展"眶颧外科"和"面部轮廓外科"的研究和实践。在笔者 1995 年开始主持的"上海市重点学科建设"项目中,以及在全国同行的实践中,研究和推广了"颧弓和下颌角改形的面部轮廓美容整形","下颌骨延长和面部中 1/3 骨延长","眶腔扩大、缩小、移位和再造研究与实践",加上在眶部先天性和外伤后畸形修复再造中,应用再生医学成果和数字化技术,近 20 年来全国同行的数以万计的临床实践和总结,才有了《眶颧整形外科学》《面部轮廓整形美容外科学》分册的面世。

《全书》中将《血管瘤和脉管畸形》列为分册。血管瘤、脉管畸形是常见疾病,不但损害患儿(者)的外形、功能,而且常常有致命性伤害。血管瘤、脉管畸形相关临床和基础研究,是近十多年来我国发展迅速的学科分支。对数十万计患儿(者)的治疗和研究积累,使得本分册的编撰者多次被邀请到美洲、欧洲和亚洲其他国家做主题演讲。世界著名的法国教授 Marchac 说:"今后我们有这样的病人,都转到你们中国去。"大量的实践和相关研究为本分册的高水平编撰打下了基础。

《肿瘤整形外科学》是一部填补空白的作品。它系统地介绍了肿瘤整形外科的基本概念、基本理论和临床实践,对肿瘤整形外科的命名、性质、范围、治疗原则和实践,以及组织工程技术在肿瘤整形外科的应用等做了详细论述。

《微创美容外科学》具体介绍了微创美容技术、软组织充填、细胞和干细胞抗衰老的应用和研究。

《全书》几乎涵盖了现今世界整形美容临床应用的各个方面,不仅有现代世界整形美容先进的基础知识和临床实践的论述,还有激光整形美容、再生医学、数字化技术、医用生物材料等医疗手段的应用指导,以及整形美容外科临床规范化、标准化研究和实践的最新成果。编撰者们力图为我国整形美容外科临床实践、研究、教育的发展建立航标。

从 1996 年《整形外科学》编撰起,到 2014 年《全书》全部出版,将历时 19 年,近百个单位、几百位学者参与。编撰者们参阅了中外文献几十万或百万篇,从数十万到数百万计的临床案例和经验总结中提炼出千余万字。中国现代整形外科发展的经验告诉我们,学习和创新是发展的第一要素,创新来自学习、实践和对结论的肯定与否定,经过认识→实践→肯定→否定→新认识→再实践→总结,不断循环前进。在学科前进的路途中,我们要清晰地认识自己,认识世界,要善于学习,不断创新,要有自己的语言和发展轨迹。

《全书》各个分册将陆续出版。虽然几经审校,错误和不足难以避免,恳切希望得到读者的批评和指正,以便再版时修正。

王炜
2014 年 4 月于上海

前 言 PREFACE

　　最近几年,国内外有关唇腭裂方面的专著和参考书不断涌现,我们为何还要在这个时候投入如此多的精力推出这本参考书?答案非常简单。首先,因为我国有众多的唇腭裂患者,而且每年又有 2.5 万个唇腭裂新生儿进入这个特殊的大家庭。其次,我国有很多著名医院和医疗中心,而唇腭裂患者往往多集中在少数几家医院,它们没有铺天盖地的广告宣传,更没有运用任何营销手段,而依靠的是几代人的真才实干,凭借的是专业敬业的医疗团队。我们有义务和责任为这个特殊的大家庭做些实事,让更多的唇腭裂患者得到有效的治疗,同时也希望对尽快普及唇腭裂相关知识和提高我国唇腭裂的整体治疗水平起到一些力所能及的推动作用,这就是驱动我们编撰本书的原动力。

　　唇腭裂是当今口腔颌面部最常见的先天性畸形。美国学者 Marie M. Tolarova 教授在 2011 年 6 月报告了她的研究数据,目前全世界面裂患儿正以每 2 分钟 1 名的速度不断增加,由此可见唇腭裂患者是一个超大的特殊人群。而在科学技术如此发达的今天,我们在预防唇腭裂方面还是显得心有余而力不足。长期以来,对唇腭裂患者的治疗效果直接影响着每一位患者的生活质量。在目前还不能或难以有效预防唇腭裂的发生时,我们有义务、有责任为患者提供有用的医疗信息和理想的医疗方法,以减轻先天性畸形给他们带来的人生迷茫或精神痛苦,从而有效地改善他们的生活质量。因此,在编写本书时,我们特别注重它的实用性,尽量减少和避免与他人重复的内容;即便有相似的内容,也都有作者自己的临床实践和感想。希望本书能成为国内相关学科的临床医师、研究人员和唇腭裂患者及其家属的良师益友,使他们能从中找到一些真正有用的知识,从而减少他们的困惑、迷茫和焦虑。近几年来,国内在语音治疗方面的发展形势十分喜人。我们在 2011 年 11 月对国内的语音从业者发放调查表 41 份(回收 41 份),其反馈的内容真实地反映了目前我国在该领域所存在的问题以及应该尽快引起相关职能部门重视的问题, 有些问题的答案在本书中可以找到,有些问题的解决还需各方努力。本书大部分作者都是长期深入在唇腭裂临床和教学第一线的专家,书中的不少内容也是这些临床医师的经验与教训,因内容紧密结合临床,有一定的实用性和可读性。由于作者工作繁忙,精力有限,再加上时间仓促,本书有不足或错误之处也在所难免,有的观点可能还有待于同行的逐渐认可,有的观点也许不一定正确,恳请广大读者给予批评和指正,我们真诚地欢迎和接受任何形式的评论与建议。

　　本书能与大家见面,得益于给予我们帮助和鼓励的国内外老师们,得益于上海交通大学医学院有关科室和团队的支持与帮助,也得益于同济大学附属口腔医院的钟滨教授、青岛大学医学院附属医院的孙健教授、西安交通大学口腔医院的文抑西教授以及上海交通大学口腔医学院正畸科团队的鼎力相助。在这里我要感谢在我 30 年医学生涯中给予帮助、指导和鼓励的袁文化教授、道健一教授、Warren 教授、田代英雄教授,更要感谢我们团队中的每一位同事,正是你们的努力相助,才有了我们的今天。我们还应不断努力,相互尊重和理解,不遗余力地把我们的团队建设成国际著名的唇腭裂治疗研究中心。此外,我还要感谢上海交通大学口腔医学院的杨阳同学,她是一名刚接触唇腭裂专业的入门者,比较全面和客观地调查了我们在术后随访方面的现状,并提出了解决问题的对策;感谢上海交通大学医学院的王道和同学,他多次参加唇腭裂国际慈善医疗活动,并在本书中与大家分享了其作为一名大学生志愿者的真实感想。虽然这些内容似乎与本书有些脱节,但却非常重要,因为 21 世纪的医学发展离不开"随访"和"慈善"这两大主题。

感谢我的老师王炜和张志愿总主编的帮助和鼓励,在他们的指导与关爱下得以顺利完成本书;感谢浙江科学技术出版社的编辑,在本书的编写过程中给予我们大力帮助和指点;感谢吴忆来医师对本书所做的严谨、细致的编排工作。

王国民

2014 年 3 月

目 录 CONTENTS

第 一 篇　胚胎、分类、流行病学和基因

2　第一章　颌面部的胚胎发育

第一节　面部的发育　2
第二节　面部发育异常　5
第三节　腭部的发育　6
第四节　腭部发育异常　7

9　第二章　唇腭部的解剖生理特点

第一节　唇的解剖　9
第二节　唇的生理功能　10
第三节　腭的解剖　11
第四节　腭的生理功能　13

14　第三章　唇腭裂的临床分类

24　第四章　唇腭裂的流行病学与相关基因研究

第一节　唇腭裂的流行病学　24
第二节　唇腭裂的候选基因及其功能　25
第三节　染色体的重排　28
第四节　唇腭裂与环境因素　29
第五节　唇腭裂与分子遗传学　30
第六节　唇腭裂的研究方法及其进展　34

第二篇 麻醉和护理

44 第五章 唇腭裂手术麻醉

第一节 唇腭裂患儿的解剖生理特点 44
第二节 麻醉前准备与用药 46
第三节 麻醉实施与管理· 50
第四节 麻醉后恢复 58

60 第六章 唇腭裂患儿的护理

第一节 小儿的解剖与生理特点 60
第二节 唇裂修复术患儿的护理 61
第三节 腭裂修复术患儿的护理 66
第四节 牙槽突裂植骨术后护理 71
第五节 唇腭裂患儿的喂养指导 71

第三篇 唇腭裂修复术

79 第七章 唇裂修复术

第一节 概述 79
第二节 单侧唇裂修复术 80
第三节 双侧唇裂修复术 88
第四节 微小唇裂修复术 93

99 第八章 腭裂修复术

109 第九章 腭心面综合征和 Pierre Robin 序列征

第一节 腭心面综合征 109
第二节 Pierre Robin 序列征 117

125 第十章 面横裂与罕见面裂修复术

第一节 面横裂概述 125

第二节 面横裂修复术 127

第三节 罕见面裂 131

第四篇 继发畸形修复术

136 第十一章 唇裂术后继发鼻唇畸形

第一节 口鼻的解剖形态学 136

第二节 唇裂术后继发畸形的产生及修复 138

第三节 唇裂术后继发畸形的评估 141

第四节 单侧唇裂术后继发畸形的类型及修复 154

第五节 双侧唇裂术后继发畸形的类型及修复 173

194 第十二章 腭裂术后复裂及穿孔

第一节 腭裂术后复裂及穿孔的分类和常见原因 195

第二节 腭裂术后复裂及穿孔的修复 197

第五篇 腭裂语音和腭咽闭合功能不全

203 第十三章 腭咽闭合功能与腭咽闭合功能不全

第一节 腭咽部的解剖与生理 203

第二节 腭咽闭合功能不全 208

210 第十四章 腭咽闭合功能不全的评价

第一节 口腔和腭咽部的常规检查 210

第二节 汉语语音清晰度测试字表的建立和临床应用 214

220 第十五章 腭咽闭合功能不全的外科治疗

第一节 咽成形术 220

第二节　我国腭裂语音病理学的现状与展望　228

231　第十六章　腭裂异常语音治疗

第一节　汉语语音的基本概念　231
第二节　语音治疗的条件与模式　235
第三节　语音治疗的流程　240
第四节　语音治疗的基本方法　246
第五节　代偿性语音的治疗　267

第六篇　牙颌畸形和正畸-正颌治疗

281　第十七章　唇腭裂患儿术前鼻-牙槽骨塑形

第一节　鼻-牙槽骨塑形矫治器的制作和临床应用　283
第二节　唇腭裂婴儿术前数字化正畸系统的建立　292

301　第十八章　唇腭裂患者的颌面部生长发育

第一节　唇腭裂患者颌面部生长发育的影响因素　301
第二节　唇腭裂患者颌面部生长发育的形态特征　301
第三节　牙槽突裂植骨与颌骨生长发育的关系　307

312　第十九章　牙槽突裂植骨术

第一节　牙槽突裂植骨术　312
第二节　髂骨取骨术　320

323　第二十章　唇腭裂术前术后的正畸治疗

第一节　唇腭裂牙槽突裂植骨术前术后的正畸治疗　323
第二节　唇腭裂正颌手术前后的正畸治疗　329

332　第二十一章　唇腭裂的正颌外科治疗

第一节　唇腭裂相关颌面畸形　332
第二节　唇腭裂颌骨畸形正颌外科治疗的现状　336
第三节　唇腭裂颌骨畸形的正颌外科治疗　339

第四节　唇腭裂颌骨畸形的牵引成骨治疗　355

第七篇　唇腭裂慈善公益与随访

361　第二十二章　**唇腭裂与慈善公益**

第一节　唇腭裂慈善公益组织在我国的发展　361
第二节　一个专业团队的发展　363
第三节　唇腭裂慈善事业带来的挑战和机遇　365
第四节　唇腭裂慈善公益活动对学生的影响　368

372　第二十三章　**唇腭裂的随访、治疗现状及展望**

第一节　唇腭裂随访及其意义　372
第二节　唇腭裂治疗的现在和未来　377

第一篇

胚胎、分类、流行病学和基因

第一章
颌面部的胚胎发育

人体头面部发育是人体胚胎发育的一部分,整个发育经历了细胞分裂、分化、迁移以及细胞间的相互作用,细胞凋亡直至逐渐成熟,一般可分为三个阶段:

第一阶段(胚卵期):受精到受孕后第 1 周末,在此阶段经历的变化有受精、卵裂、胚泡的形成及开始植入。

第二阶段(胚胎期):受孕后第 2～8 周末,主要变化为植入完成,胚胎形成及分化,三胚层胎盘、胎膜的形成,各个器官原基形成,此时已初具人形。

第三阶段(胎儿期):受孕后第 9 周至分娩。颌面部在胎儿期完成分化及发育,同时各个器官的发育也进一步完善。其中颌面部的发育与鳃弓的分化和鼻的发育密切相关。

鳃弓的发育起始于胚胎第 3 周,此时发育中的前脑迅速膨大,在其下端间充质局部增生形成突起称为额鼻突。额鼻突形成时,口咽膜尾侧原始心脏发育长大,称为心突。胚胎第 4 周时,在额鼻突与心突之间原始口咽处间叶细胞迅速增生,形成左右对称的背腹走向的 6 对柱状隆起,称为鳃弓(branchial arch),相邻鳃弓之间的凹陷称为鳃沟(branchial groove)。6 对鳃弓中,第一对最大,与面部发育关系密切,称为下颌弓;第二对与舌的发育有关,称为舌弓;第三对称为舌咽弓;其余 3 对较小,无特别名称。颜面的发生分为两个阶段:第一阶段为原始口腔及面突形成,第二阶段为各突起的生长、分化及相互联合或融合而形成颌面部。

第一节　面部的发育

一、原始口腔的发育及面突的形成

(一) 原始口腔的发育

原始口腔即口凹(oral pit)或原口(stomodaeum)的形成与上述鳃弓密不可分。它的上方是胚胎第 3 周末时前脑下部的腹侧隆起所形成的额鼻突;下方为迁移神经嵴细胞增生形成的第一对鳃弓即下颌突在中线的联合,同时下颌突两侧的上方区域的间充质细胞增殖分化生长出两个圆形隆起,即上颌突;两侧为上下颌突联合的终点,即口角。此时三者中央形成一个凹陷即为原始口腔(图1-1)。口凹的深部与前肠相接,两者之间有一薄膜即咽膜相隔。

(二) 面突的形成

胚胎第 4 周,口咽膜破裂,原始口腔与原始消化管的头端咽部贯通。此时额鼻突末端的外胚层上皮出现椭圆形局部增厚区,称鼻板(nasal placode)或嗅板(olfactory placode)(图 1-2)。鼻板外侧细

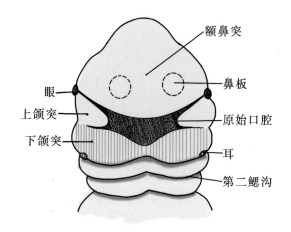

图 1-1　原始口腔的发育

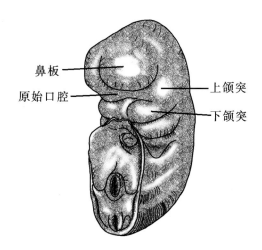

图 1-2　鼻板的形成

胞增生隆起,使鼻板中央凹陷,形成鼻凹,或称嗅窝。此时鼻凹将额鼻突分成 3 个突起,即中间的中鼻突及两侧的侧鼻突。鼻凹是将来形成鼻孔的原基,鼻板细胞形成鼻黏膜上皮及嗅神经上皮。胚胎第 5 周,中鼻突生长迅速,其末端间充质细胞增生出现左右 2 个球形突起,称为球状突。此时面部发育所需 9 个突起已分化完成,面部由上述突起发育而来(图 1-3)。

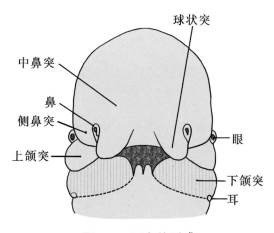

图 1-3　面突的形成

二、面部的形成及唇的发育

（一）面部的形成

面部的形成及发育是由上述 9 个突起即 1 对下颌突，1 对上颌突，额鼻突衍生物中的 1 个中鼻突、1 对侧鼻突及 1 对球状突生长、分化、联合或融合而成。胚胎第 6 周，随着胚胎的进一步发育，已形成的突起一方面继续生长发育，一方面又与对侧的突起逐渐联合或融合。两侧的下颌突向中线联合后生长发育形成下颌骨、面颊下部、下颌牙齿及下唇，中鼻突形成鼻梁、鼻中隔及邻近软组织，左右两侧的侧鼻突形成鼻侧凹、鼻翼及部分面颊。随后，位于中鼻突下方的两个球状突向下生长并在中线联合形成人中；上颌突自两侧向中线方向生长与球状突联合形成上唇，其中球状突形成上唇近中 1/3 部分，上颌突形成唇的远中 2/3 部分。下颌突和上颌突由后向前联合，形成面颊部，两者的联合终点即口角。

（二）唇的发育

如图 1-4、图 1-5 所示，胚胎第 5～6 周时，口腔前庭已形成口唇，上皮明显增厚，唇黏膜与牙槽黏膜分开。外侧皮肤部分可见发育中的毛囊，而皮脂腺等毛发附属器等发育还未完成，口轮匝肌肌纤维也清晰可见。胚胎第 7 周时，上下唇已基本形成。胚胎第 7～8 周，面部各突起完成联合，颜面基本形成并初具人形，此时鼻宽广而扁平，两侧鼻孔向前，分隔较远，两眼位于头部的前外侧方且眼距较宽（图 1-6）。随着面部垂直高度增加，鼻梁也逐渐抬高。至胎儿期鼻孔向下并相互接近，整个鼻部变狭窄，两眼由两侧移向前方，近似成人面形。约 60% 的人胚在第 8 周末已完成两眼由两侧移向前方，其余 40% 的人胚在步入胎儿期第 9 周后才完全移位。

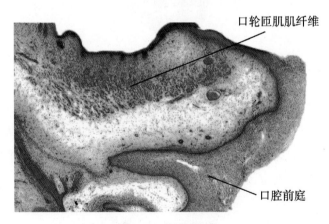

图 1-4　唇的形成

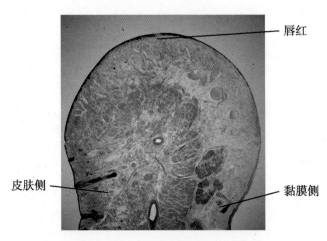

图 1-5　唇的切片

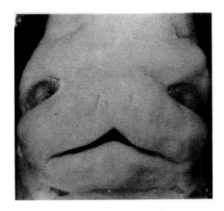

图 1-6 第 8 周末,胚胎已初具人形

三、口腔黏膜的发育

口腔黏膜的发育主要来自胚胎的外胚层,小部分来自内胚层,如舌根及口底黏膜。在胚胎第 3 周即原始口腔时,衬覆其内的细胞来自外胚层,呈单层排列。胚胎第 5～6 周时上皮排列从单层变为双层,表层为扁平细胞,深层则为柱状细胞,以后口腔前庭黏膜明显增厚。胚胎第 8 周以后,增厚的口腔前庭黏膜表面细胞逐步退化,至第 14 周左右,口腔前庭形成的唇颊黏膜与牙槽黏膜分开。此时口腔黏膜不同处的结构差异也逐渐显示出来,硬腭处牙龈区及中间区的黏膜为咀嚼黏膜,舌背黏膜为特殊黏膜,其余的口腔黏膜则为被覆黏膜。咀嚼黏膜的角化则在出生后 6 个月才出现。胚胎第 9 周起,上颌突的下缘与下颌突的上缘及鼻突侧面上皮增厚,在 Meckel 软骨外下方及鼻腔外侧出现骨化中心,形成未来的下颌骨(图 1-7)。

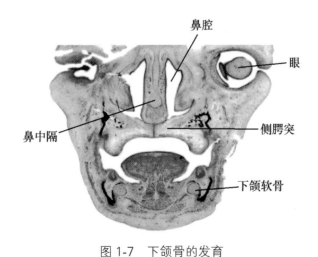

图 1-7 下颌骨的发育

第二节   面部发育异常

多种致畸因子均可影响面部生长发育,最为常见的是各面突不能在胚胎第 6～7 周如期联合而产生面部发育畸形,常见的有唇裂、面裂等。

一、唇裂

唇裂多见于上唇,为一侧球状突与同侧上颌突未联合或部分联合所致。此类唇裂发生在唇的侧方,裂隙可为单侧或双侧,多见于单侧。依病变程度可分为完全性和不完全性两种,前者从唇红至前鼻孔底部完全裂开,常伴有切牙和尖牙间的颌裂及腭裂;后者中最轻微的只在唇红缘有一小切迹,又称唇红裂。如两侧球状突中央部未联合或部分联合,则形成唇正中裂;两侧下颌突在中线处的外胚间叶细胞未如期增生及基质的聚集,由此阻碍了两侧下颌骨在中线的结合,而形成了下唇裂。但两者在临床上均属罕见。

二、面裂

面裂是上颌突与下颌突未联合或发生了迁移所形成;如上述突起部分联合,则产生面横裂,裂隙可从口角到耳屏前。如上颌突未与同侧的侧鼻突联合则产生面斜裂,裂隙由口角开始,通过鼻翼部经面颊至眼内眦,此时患者鼻泪沟未能内陷,所以缺乏鼻泪管。还有一种极少见的情况,因侧鼻突与中鼻突之间发育不全,在鼻部形成纵行的侧鼻裂。总之,面裂的发生较唇裂少见得多。

第三节　腭部的发育

一、腭突的形成

腭部的发育开始于胚胎第 6 周,起源于前腭突及侧腭突(图 1-8)。此时口腔和鼻腔外形虽已形成,但彼此相通。从胚胎切片上观察,此时原始口腔上方为中鼻突,它的末端将分化增殖形成前腭突,又称原发腭(primary palate);两侧为左右上颌突的口腔侧,向原始口腔内各生长出一个突起,称为侧腭突(lateral palatal process)(图 1-9)。

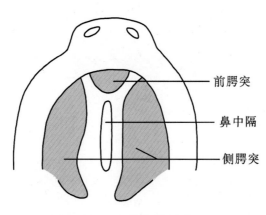

图 1-8　腭突的形成

前腭突来自中鼻突,是中鼻突向原始口腔内长出的一个短小突起,它的发生与鼻中隔、侧鼻突、上颌突有密切关系,将演化成腭的前一小部分。

两个侧腭突来自左右两个上颌突的口腔侧。胚胎第 7 周时,侧腭突向中线方向生长,但此时舌发育较快,位置较高,几乎充满了原始口腔,侧腭突只能向下生长,位于舌的两侧。

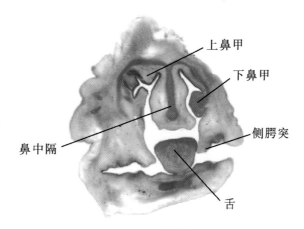

图1-9　腭早期发育切片

二、腭突的融合

腭突的融合始于胚胎第8周,随着下颌骨长度的增长和密度的增加,舌形态逐渐变扁平,位置下降,侧腭突发生水平向的转动,向中线生长。侧腭突到达水平位置后快速生长,并在中线处接触,位置在前腭突侧方及后方。此时,后方的侧腭突与前腭突向前联合,两侧的侧腭突相互向后联合,3个突起融合的中心处留下切牙管(incisive canal)即鼻腭管(nasopalatine canal),为鼻腭神经的通道。鼻腭管的口腔开口处则成为切牙孔,其表面有较厚黏膜覆盖,称为切牙乳头。此联合过程持续数周,至胚胎第12周时,侧腭突与鼻中隔也发生融合,此时腭的发育基本完成,口腔与鼻腔完全隔开(图1-10)。

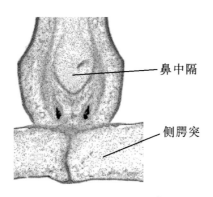

图1-10　腭突的融合

第四节　腭部发育异常

一、腭裂

腭裂可发生于单侧,亦可发生于双侧。前者系一侧侧腭突只与鼻中隔融合,而未与对侧侧腭突融合;后者系两侧侧腭突未融合。腭裂程度轻者可仅为腭垂裂,称不完全腭裂;重者可从切牙孔至腭垂全部裂开,称完全腭裂。因腭部形成和上颌突和球状突有关,所以约80%的腭裂患者伴有单侧或双侧唇裂。

二、颌裂

上颌裂为前腭突与上颌突未联合或部分联合所致,颌裂处常伴牙槽骨及牙齿缺失;下颌裂是两侧下颌突未联合或部分联合所致。由于腭部的形成方式是相关突起的融合,因而在腭突的融合处常有上皮残留,在病理性因素的刺激下,可发展成鼻腭囊肿、正中囊肿等。

(钟滨)

参考文献

[1] 王翰章,周学东.中华口腔科学[M].第2版.北京:人民卫生出版社,2009.

[2] 于世凤.口腔组织病理学[M].第6版.北京:人民卫生出版社,2007.

[3] 钟滨,钟伟.口腔组织学图谱[M].上海:上海教育出版社,2006.

[4] 金岩.口腔颌面组织胚胎学[M].西安:陕西科学技术出版社,2002.

[5] Avery J K. Oral development and histology[M]. 3rd ed. New York: Thieme, 2002.

[6] Ten Cate A R. Oral histology: development, structure, and function[M]. St. Louis: CV Mosby, 1980.

[7] 脇田稔,栗栖浩二郎,前田健康.标本で学ぶ口腔の発生と組織[M].东京:医歯薬出版株式会社,2003.

[8] 相山誉夫,飯島忠彦,江藤一洋,等.口腔の発生と組織[M].第2版.东京:南山堂株式会社,1998.

[9] 大江规玄.歯の発生学[M].第2版.东京:医歯薬出版株式会社,1990.

[10] 北村博则,織田正豊.人体口腔組織図谱[M].第4版.东京:医歯薬出版株式会社,1988.

第二章
唇腭部的解剖生理特点

口腔为消化道的起始部分,前壁为唇,后经咽门,与口咽部相续;两侧为颊;上壁为腭部;下壁由舌下区组成,通过口咽部与鼻腔、喉相通。口腔参与消化过程,能协助发音、辅助呼吸,并具有表情及温觉、味觉等功能。

第一节 唇的解剖

一、唇的境界及表面解剖标志

唇位于面部下 1/3 区域,是外形美的重要标志之一。其质地较软,富有一定的韧性和弹性。唇的上界为鼻底,下界为颏唇沟,两侧有唇面沟。唇的中部有口裂,将唇分为上唇及下唇,口裂两端为口角。上、下唇的游离缘系皮肤与黏膜移行区,称为唇红。上唇的唇红呈弓背状,称唇弓。唇弓在正中线稍低向前微突,此处称为人中点。左右两侧唇弓最高点称为唇峰。唇珠是上唇正中处唇红呈珠状向前下方的突起。人中是鼻小柱向下至唇红缘的纵行浅沟,其上中 1/3 交点为人中穴,两侧各有一条与其并行的皮肤嵴,称为人中嵴。上述部位是唇裂修复术中的重要解剖标志(图 2-1)。

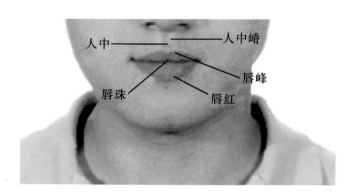

图 2-1　唇的表面标志

二、唇的解剖层次

唇由外侧皮肤、内侧黏膜及两者之间的移行部分唇红构成,由外向内可分为 5 层(图 2-2)。

1 皮肤　与浅筋膜及表情肌紧密结合。表皮由角化层、真皮层及皮下组织构成,皮下组织中含有丰富的皮肤附属器。

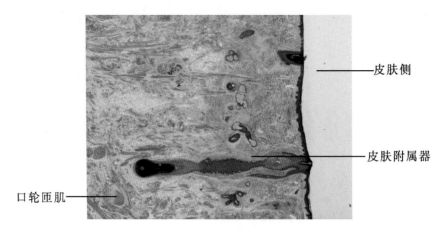

图 2-2　唇的解剖层次

右侧标注：皮肤侧、皮肤附属器
左侧标注：口轮匝肌

2 浅筋膜　较疏松。

3 肌层　主要为口轮匝肌。

4 黏膜下层　较厚,深部附着于口轮匝肌,内含上、下唇动脉及唇腺(图 2-3)。

5 黏膜层　唇黏膜属被覆黏膜,并含有唇腺开口。

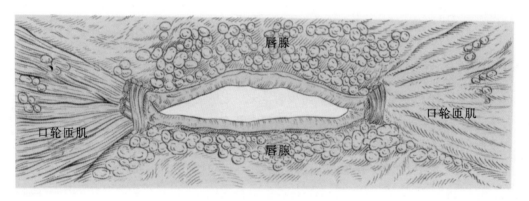

图 2-3　唇腺模式图

三、唇的血液供应、淋巴回流及神经支配

1 唇的血液供应　唇的血液供应主要来自颌外动脉的分支,上、下唇动脉。静脉血经面前静脉回流。

2 唇的淋巴回流　上唇及下唇外侧部的淋巴管注入颌下淋巴结,下唇中部的淋巴管注入颏下淋巴结,下唇中线或近中线的淋巴管可相互交叉至颌下淋巴结。

3 唇的神经支配　唇的感觉神经来自上、下颌神经的分支,面神经则支配唇的运动。

第二节　唇的生理功能

1 口唇能体现人类丰富的面部表情,特别是分布在唇周围的口轮匝肌,其收缩时可使面部呈现不同的表情。

2　口唇能辅助食物的摄取,特别是在婴幼儿时期。

3　咀嚼过程中,口唇能将需要切咬的食物保持在适当位置,并把食物转送至固有口腔。

4　口唇能与舌共同保持口腔动力平衡,以免局部负担过重。

5　口唇与舌、腭一样具备丰富的感受器,故能排除、辨别进入口腔内的异物或致伤性物质,对机体具有防御功能。

6　口唇能调节发音与语言,特别是唇音和唇齿音。中国最早的医书《黄帝内经》中对唇腭等功能有如下描述:"咽喉者,水谷之道也。喉咙者,气之所以上下者也。会厌者,声音之户也。口唇者,声音之扇也。舌者,声音之机也。悬雍垂者,声音之关也。"

第三节　腭的解剖

腭是介于口腔和鼻腔之间的组织,又称口盖。腭可分为前 2/3 的硬腭及后 1/3 的软腭,与唇、颊、舌等共同参与发音、言语以及吞咽等活动。

一、硬腭表面的解剖标志

1　腭中缝　为硬腭中线上纵行的黏膜隆起。

2　切牙乳头　位于腭中缝前端,为左右上颌中切牙之间的腭侧黏膜隆起。其深面为切牙孔,内有鼻腭神经、血管穿行于此,是麻醉鼻腭神经的表面标志。

3　腭皱襞　位于硬腭前部,为自腭中缝前部向两侧呈辐射状排列的软组织嵴,由固有层致密的结缔组织组成。

4　腭大孔　位于硬腭后缘前方约 0.5cm 处,上颌第三磨牙腭侧,约相当于腭中缝至龈缘之外中 1/3 处。腭前神经及腭大血管经此孔向前布于硬腭后 2/3 区域。

5　上颌硬区　位于腭中央部分,黏膜较薄,无黏膜下层,固有层与骨膜紧密相连,故缺乏弹性。

6　上颌隆突　位于上颌硬区的前部,有时可有不同程度的骨质隆起即上颌隆突。其组织构造与上颌硬区相似。

7　翼钩　为上颌第三磨牙后内侧 1～1.5cm 处的骨质隆起。此结构与腭裂手术有关。

二、硬腭的解剖层次

由上颌骨腭突及腭骨水平板构成硬腭的基础,表面覆以粉红色的软组织。硬腭从表面至骨板可分为以下层次:

1　黏膜上皮层　黏膜上皮层的表面角化层较厚。

2　固有层　固有层由致密的结缔组织组成。

3　黏膜下层　黏膜下层内含有脂肪及腭腺,前者位于硬腭的前部,称为脂肪区;后者位于硬腭的后部,称为腺区。腭部的牙龈区及中间区无黏膜下层,此两个区域的固有层深部直接附着在骨膜上,形成黏骨膜(图 2-4)。

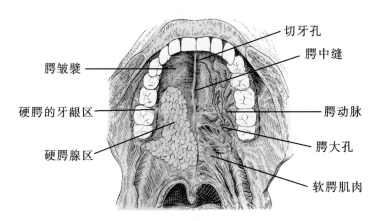

图 2-4　腭的解剖层次

三、软腭表面的解剖标志

1　腭凹　软腭位于硬腭后缘,为一能活动的肌肉膜样隔,其前端中线两侧的黏膜各有一对腭凹(palatine fovea)。

2　腭帆　软腭后缘游离,其斜向后下的部位称为腭帆(velum palatinum)。

3　腭垂　软腭中央处伸向下方的指状突起称为腭垂(uvula palatina)。

4　腭舌弓、腭咽弓　软腭后部向两侧形成前后两条弓形皱襞,前方者移行于舌,称为腭舌弓(palatoglossal arch);后方者移行于咽侧壁,称为腭咽弓(palatopharyngeal arch)。两弓间的三角形凹陷称为扁桃体窝,容纳腭扁桃体。

5　咽门　咽门(fauces)由腭帆、腭舌弓和舌根共同组成(图 2-5)。

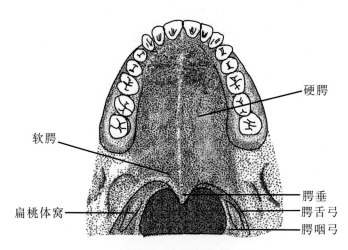

图 2-5　硬腭与软腭

四、软腭的解剖层次

软腭由黏膜层、黏膜下层、腭腱膜及腭肌构成。

1　黏膜层　与硬腭黏膜相延续,颜色较硬腭深,富有弹性,血管分布较多。

2　黏膜下层　疏松,含有较多的黏液腺。

3　腭腱膜　主要由腭帆张肌的腱膜组成,近硬腭处的腱膜坚厚,向后移行处则变薄弱。

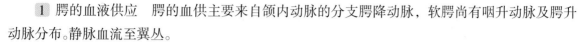

4　腭肌　共有 5 对，即腭帆张肌、腭帆提肌、腭舌肌、腭咽肌及腭垂肌。

五、腭的血液供应、淋巴回流及神经支配

1　腭的血液供应　腭的血供主要来自颌内动脉的分支腭降动脉，软腭尚有咽升动脉及腭升动脉分布。静脉血流至翼丛。

2　腭的淋巴回流　腭的淋巴主要引流至颈深上淋巴结。

3　腭的神经支配　腭的感觉神经来自三叉神经上颌支，舌咽神经也分布于软腭。除腭帆张肌外，软腭运动主要由副神经的延脑根经迷走神经咽支支配，腭帆张肌则由三叉神经支配。

第四节　腭的生理功能

1　腭使口腔与鼻腔闭合，因而进食时食物不易进入鼻腔。

2　由于硬腭的黏膜不易移动，因而咀嚼中能承受食物的摩擦和咀嚼压力，有利于咀嚼效率的提高。

3　软、硬腭黏膜层或黏膜下层含有丰富的腭腺，腺体的分泌有助于咀嚼的完成。

4　软、硬腭的形态及发育状况可对发音音质产生影响，对发音清晰度有重要作用。腭裂患者由于上腭开裂，破坏了口腔与鼻腔的闭合，会形成特殊的腭裂音质。

5　正常情况下腭与唇、颊、舌共同作用，完成吮吸运动。而唇腭裂患儿因口腔内不能形成负压，常致吸乳困难。

6　覆盖在唇、腭及其他部位的口腔黏膜对温度较敏感，其对温度的耐受力要大于皮肤。

（钟滨）

[1] 王翰章，周学东.中华口腔科学[M].第 2 版.北京:人民卫生出版社,2009.

[2] 邱蔚六.口腔颌面外科学[M].第 6 版.北京:人民卫生出版社,2008.

[3] 钟滨，钟伟.口腔组织学图谱[M].上海:上海教育出版社,2006.

[4] 张震康，邱蔚六，皮昕.口腔颌面外科临床解剖学[M].济南:山东科学技术出版社,2001.

[5] 皮昕.口腔解剖生理学[M].第 6 版.北京:人民卫生出版社,2007.

[6] Sicher H. Oral anatomy[M]. 7th ed. St. Louis: CV Mosby, 1980.

[7] Susan S. Gray's anatomy[M]. 39th ed. Edinburgh: Elsevier Churchill Livingstone, 2008.

[8] 脇田稔，栗栖浩二郎，前田健康.標本で学ぶ口腔の発生と組織[M].東京:医歯薬出版株式会社,2003.

[9] 北村博則，織田正豊.人体口腔組織図譜[M].第 4 版.東京:医歯薬出版株式会社,1988.

第三章
唇腭裂的临床分类

唇腭裂(cleft lip and palate,CLP)是目前人类口腔颌面部最常见的先天性畸形。2011年6月在美国旧金山召开的一次国际唇腭裂研讨会上，当今国际唇腭裂流行病学领域的资深研究专家Marie M. Tolarova教授根据长期以来的研究结果告诉各国同行：目前全世界的面裂新生儿正以每2分钟1名的速度不断增加，每年约有25万名面裂患儿来到我们这个地球村。按照她的这一研究结果，推测我国近年来每年新增面裂患儿3万名左右。Mark P. Mooney于2008年报道，美国面裂的发生率为16.87/10000左右，亚洲唇腭裂的发生率为15.0/10000～36.1/10000,欧洲唇腭裂的发生率为10.0/10000左右。据近来的文献报道，唇腭裂发生率最低的是非洲，为5.0/10000左右。我国对唇腭裂的发生率曾有过多次比较权威的调查，但是由于调查者和其调查年代或地域的不同，结果也难以一致。1996～2000年我国西北缺陷检测中心的调查结果显示，在国内31个省(区、市)2218616名入围患儿中，有唇腭裂患儿2265例，其发生率约为1.625/1000。国内外的报道均表明近年来唇腭裂的患病率有上升的趋势。由此可见，唇腭裂是口腔颌面部常见的先天性畸形，理应受到各国专业人员的重视和关注。

唇腭裂是整形外科、口腔颌面外科、口腔正畸科等临床科室的常见病、多发病，但至今还没有一种能被国内外专业人士普遍认可的统一的临床分类方法。事实上，要真正制定一种让国内外专业人士能普遍接受并在临床上应用的统一的唇腭裂分类方法，目前还是有难度的，仍有待于各国同行间的不断沟通与研究、探讨与总结。建议国内外唇腭裂专业人员进一步加强合作，尽快制定一种能被国内外同行普遍认可或接受，并可以在世界范围内应用的统一的唇腭裂临床分类方法。

国内外大多数长期从事唇腭裂防治工作的专业人士认为，一种比较完整或比较客观的唇腭裂临床分类方法应该具备以下几个基本要素：①能最大限度地客观记录每一位唇腭裂患者的畸形部位与程度；②形态应直观，容易被描述，更易被记忆；③简单和实用，便于推广。然而，由于唇腭裂的发生部位、畸形的程度十分复杂，即便是同一种唇腭裂，其临床表现也各有不同，因此，用单一的分类方法去描述和理解唇腭裂是不客观和不现实的。虽然国内外学者在该领域经历了几代人前赴后继的努力，试图尽快建立一种统一的唇腭裂临床分类方法，但仍然困难重重。

回顾国内外有关唇腭裂分类方法的文献和报道，主要有以下几种：①用报道者个人名字命名；②按所在大学或学会命名；③按形态或畸形程度命名；④用字母或数字等进行临床分类。纵观这些临床分类方法，虽然复杂，种类繁多，但最终主要还是将局部形态和解剖畸形作为其最主要的理论依据。众所周知，目前国内外同行对唇腭裂的主流治疗原则是综合序列治疗，有众多学科的专业人员参与讨论和制定具有针对性的治疗计划，使每一位患者的治疗结果得以大大提升，其功能(如语音和咬合等)也得到了明显的改善。但在这个由众多专业人士组成的治疗团队中，其主要治疗内容则由外科医师和正畸科医师承担。

现有的唇腭裂临床主要是围绕着形态和畸形的程度进行分类。这些分类方法尽管目前已在临床上广泛应用或被大家所接受,但仍然存在着一些不足之处。例如,在临床上,同样是不完全性腭裂患者,其裂隙畸形程度、软腭肌肉的发育和缺损程度、上下颌骨的生长发育程度、气道的局部情况等都难以一致,而这些都可以不同程度地直接或间接影响患者的治疗结果。当然,在临床上还有众多方方面面的不确定因素,如操作者的治疗技能、患者或其家属的配合程度等等。

　　近年来,有些国外的科学家试图通过染色体分析(chromosomal analysis)或一些基因方面的技术来完善对唇腭裂的分类设想,但能否弥补现有唇腭裂临床分类方法的缺陷,还需要时间的考验和国内外同行的认可。

　　目前唇腭裂的主要分类方法有以下几种。

一、国内常用的分类方法

（一）根据病变程度分类(包括单侧和双侧)

1 Ⅰ度唇裂　裂隙仅局限在红唇部分,可包括唇隐裂(图 3-1、图 3-2)。

2 Ⅱ度唇裂　裂隙至上唇大部分组织,但鼻底未裂开,鼻底部分皮肤完整(图 3-3、图 3-4)。

3 Ⅲ度唇裂　上唇至鼻底皮肤、肌肉完全裂开(图 3-5、图 3-6)。

4 混合性唇裂　如图 3-7 所示。

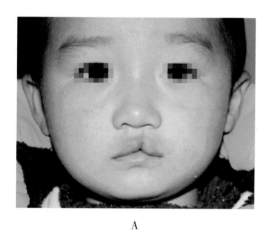
A

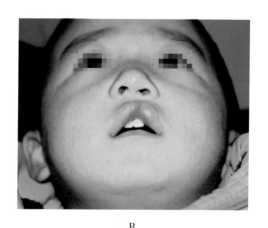
B

图 3-1　单侧Ⅰ度唇裂
A. 正位　B. 仰头位

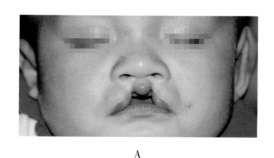
A

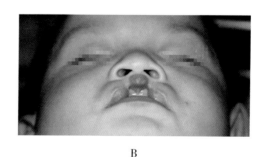
B

图 3-2　双侧Ⅰ度唇裂
A. 正位　B. 仰头位

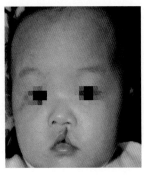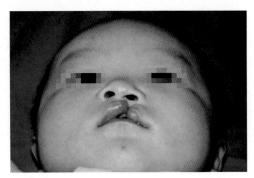

A   B

图 3-3 单侧Ⅱ度唇裂

A. 正位 B. 仰头位

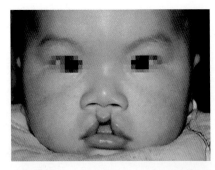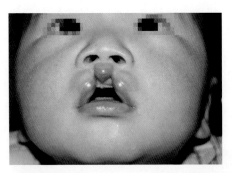

A   B

图 3-4 双侧Ⅱ度唇裂

A. 正位 B. 仰头位

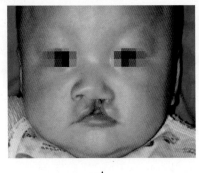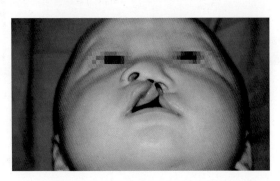

A   B

图 3-5 单侧Ⅲ度唇裂

A. 正位 B. 仰头位

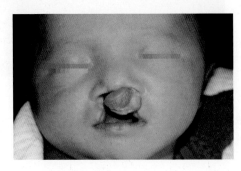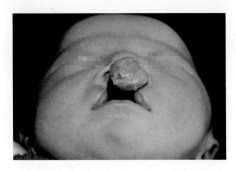

A   B

图 3-6 双侧Ⅲ度唇裂

A. 正位 B. 仰头位

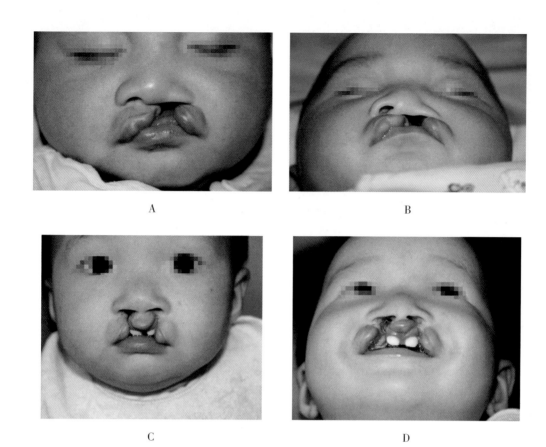

图 3-7　一侧Ⅲ度,另一侧Ⅰ度或Ⅱ度混合性唇裂
A、C. 正位　B、D. 仰头位

(二)根据裂隙部位分类

1　单侧唇裂　可分为不完全性和完全性(图3-8)。

2　双侧唇裂　可分为不完全性(图3-9)、混合性(图3-10)和完全性(图3-11)。

(三)根据硬腭和软腭的骨质、黏膜、肌层裂开的程度和部位分类

1　软腭裂　仅软腭裂开,不分左右,常不伴唇裂(图3-12)。临床上以女性多见,有的患者有软腭肌层发育不良,有的患者伴有小下颌。临床上应特别注意有无其他综合征。

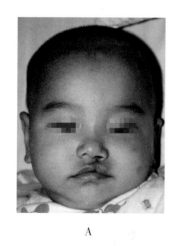
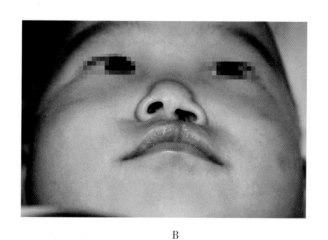

图 3-8　单侧唇裂
A. 正位　B. 仰头位

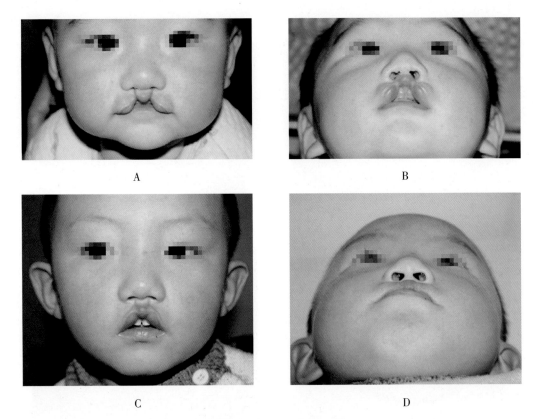

图 3-9　双侧不完全性唇裂
A、C. 正位　B、D. 仰头位

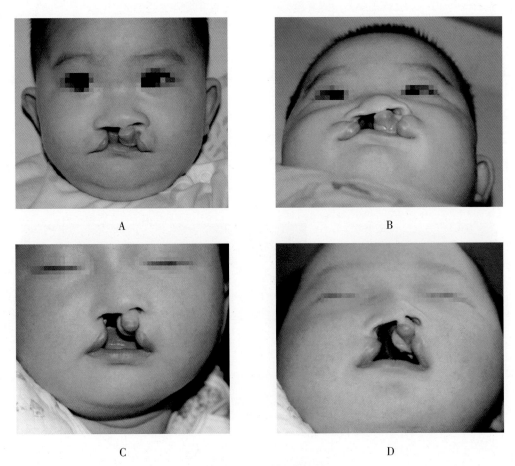

图 3-10　双侧混合性唇裂
A、C. 正位　B、D. 仰头位

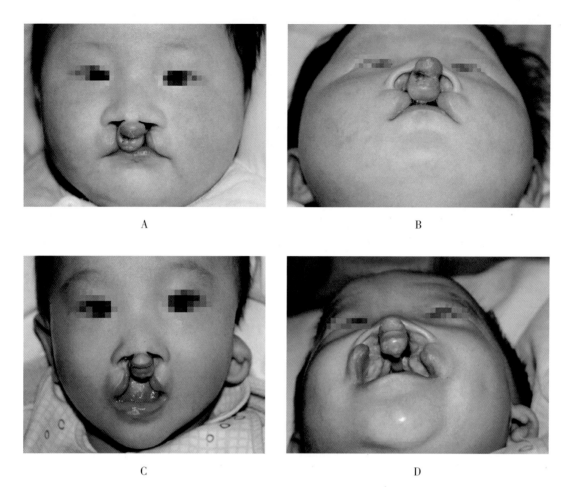

A　　　　　　　　　　　　B

C　　　　　　　　　　　　D

图 3-11　双侧完全性唇裂
A、C. 正位　　B、D. 仰头位

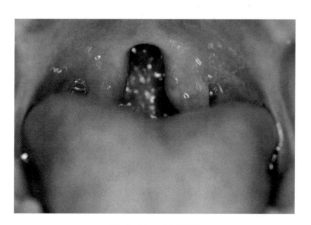

图 3-12　软腭裂

　　2 不完全性腭裂　亦称部分腭裂,表现为软腭完全裂开或部分硬腭裂开(图3-13)。这类患者的临床表现一般比较复杂,部分患者伴有其他综合征。

　　3 单侧完全性腭裂　裂隙至切牙孔,一侧牙槽突裂开。牙槽突裂的裂隙表现不一,有时裂隙变大,有时仅为一非常细的裂缝,可常伴同侧唇裂(图3-14)。

　　4 双侧完全性腭裂　裂隙在前颌骨部分,各向两侧斜裂,直达牙槽突、鼻中隔、前颌突,前唇部分孤立于中央,常伴双侧唇裂(图3-15)。

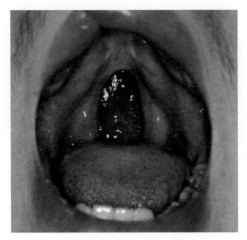

图 3-13　不完全性腭裂

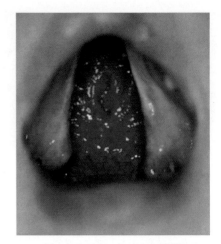

图 3-14　单侧完全性腭裂

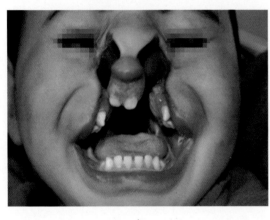

A

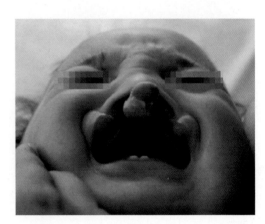

B

图 3-15　双侧完全性腭裂
A. 正位　B. 仰头位

Ⅰ度:仅在软腭或腭垂裂开(图 3-16)。

Ⅱ度:部分腭裂,腭部不完全裂开,常伴发其他综合征(图 3-17)。

Ⅲ度:腭部全裂开,包括牙槽突裂,常伴发唇裂(图 3-18)。

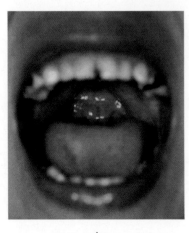

A

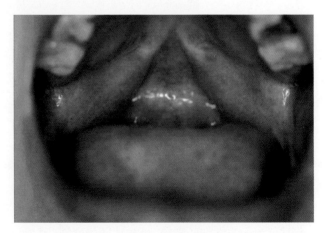

B

图 3-16　软腭(隐裂)或腭垂裂

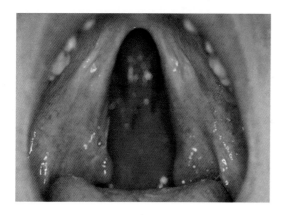
　　　　　　　　A

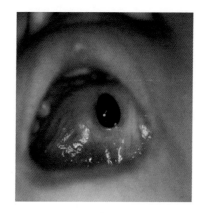
　　　　　　　　B

图 3-17　腭部不完全裂开

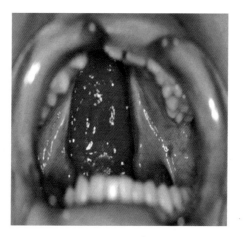

图 3-18　完全性腭裂

二、国外常用的分类方法

（一）根据形态学分类

1 1 组（group 1）　唇裂（不累及牙槽裂）。

2 2 组（group 2）　唇和部分腭裂开（不包括隐裂）。

3 3 组（group 3）　唇腭完全裂开（单侧或双侧）。

该方法早在 1922 年由 Davis J. S.报道以来，至今仍在沿用，后人仅仅在他的版本基础上作了一些修改。但该方法存在着不少缺陷，如唇腭隐裂几乎不能或难以客观地体现出来。而且临床上唇腭隐裂确实又是一种值得治疗的先天性畸形，事实上其治疗往往比完全性唇腭裂更为麻烦。因此，在 20 世纪 30 年代，Later、Veau 根据自己长期的临床经验，在原来的基础上提出了自己的分类方法并作了以下修订：

Ⅰ型（type Ⅰ）：软腭裂。

Ⅱ型（type Ⅱ）：软、硬腭裂。

Ⅲ型（type Ⅲ）：单侧完全性唇腭裂。

Ⅳ型（type Ⅳ）：双侧完全性唇腭裂。

这些分类方法能比较客观地说明部分唇腭裂畸形，但仍欠全面或不够完善。Kernahan 医师根据自己长期的唇腭裂临床治疗经验，首先提出 Y 型唇腭裂分类法。但该方法自报道以来，真正在临床上被引用者并不十分踊跃。几年后,Kriens 医师主张使用 LAHSHAL 分类法,这种方法较以前传统的分类方法能更全面地表达唇腭裂的畸形部位,但仍然存在着众多不足之处。事实上,无论是 Y 型还是 LAHSHAL 唇腭裂分类法,都难以在临床上被广泛应用。

（二）根据病因学分类

西方有些学者试图通过病因或胚胎形成学说和理论来进行唇腭裂的临床分类,最常见或具有代表性的有以下几种:

1 1组（group 1） 原发性唇裂。

2 2组（group 2） 原发和继发性腭裂:①唇;②牙槽;③硬腭。

3 3组（group 3） 继发性腭裂:①硬腭;②软腭。

（三）其他常用的唇腭裂分类方法

其他常用的唇腭裂分类方法如图 3-19 所示。

几个世纪以来,国内外相关专业人员就唇腭裂的分类方法从各个方面提出了各自不同的理论和观点,也提出了他们长期以来应用于临床的分类方法。事实上,这些临床分类方法都在不同的年代和不同的国家或地区被临床医师广泛采用,有的已沿用至今。值得指出的是,这些分类方法尽管长期以来被应用于临床,但目前还没有一种真正被国际上认可或统一的方法。值得关注的是,近年

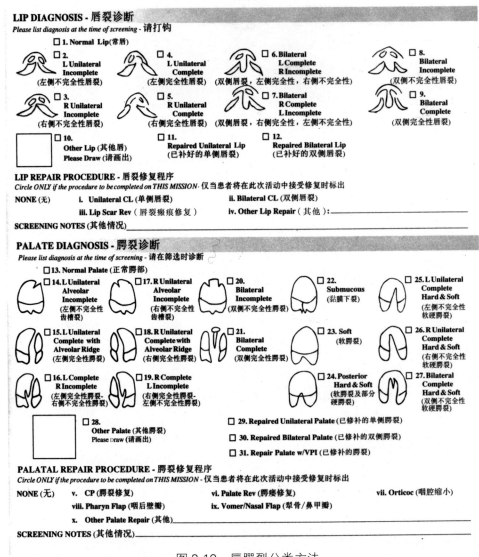

图 3-19 唇腭裂分类方法

来,国际上有学者对上唇隐裂有了新的认识和提法。对于临床上传统的唇隐裂,近来有学者把它称为微小唇裂(microform cleft lip),同时又可以根据唇部和鼻部畸形的程度进一步把微小唇裂细分为多个亚型。这一分类方法目前还没有被国内外同行广泛接受并真正应用于临床,也许若干年后会得到国内外同行的认可或接受。

(王国民)

参考文献

[1] Joseph E L,Richard E K. Comprehensive cleft care[M]. New York:McGraw-Hill,2008:21-34.

[2] Losee J E,Kirschner R E,Whitaker L A, et al. Congenital nasal anomalies:a classification scheme[J]. Plast Reconstr Surg,2004,113(2):676-689.

[3] Harkins C S,Berlin A,Harding R L,et al. A classification of cleft lip and cleft palate[J]. Plast Reconstr Surg,1962,29(1):31-39.

[4] Kernahan D A. The striped Y—a symbolic classification for cleft lip and palate[J]. Plast Reconstr Surg,1971,47(5):469-470.

[5] 邱蔚六.口腔颌面外科学[M].第5版.北京:人民卫生出版社,2003.

[6] Farina A,Wyszynski D F, Pezzetti F, et al. Classification of oral clefts by affection site and laterality:a genotype-phenotype correlation study[J]. Orthod Craniofac Res,2002,5(3):185-191.

[7] Davis J S, Ritchie H P. Classification of congenital clefts of the lip and palate[J]. J Am Med Assoc,1922,79(16):1323-1332.

[8] Veau V. Division palatine[M]. Paris:Masson,1931.

[9] Kriens O. What is a cleft lip and palate? A multidisciplinary update[M]. Stuttgart:Thieme,1989:30.

[10] Carstens M H. Development of the facial midline[J]. J Craniofac Surg,2002,13(1):129-187.

[11] Mulliken J B. Double unilimb Z-plastic repair of microform cleft lip[J]. Plast Reconstr Surg,2005,116(6):1623-1632.

第四章
唇腭裂的流行病学与相关基因研究

　　唇腭裂（CLP）是由多种因素造成的先天性畸形。在胚胎期,头面部的生长发育由一系列转录因子和信号分子共同调控,如果此过程中存在轻微的调控异常,会造成头面部的原基融合或者联合失败,从而导致唇腭裂的发生,进而引起喂养、语音、听力、心理等各方面的发育异常。通常患者在18～20岁之前要经过多次手术以及正畸或者牙科治疗。

　　唇腭裂作为一个系统模型,其中原发腭发育成为上唇和上颌骨。在人类胚胎中,原发腭在接近28天左右(小鼠约为9.5天)时,鼻基板内陷,中线和两侧的鼻突发育增大,同时由神经嵴细胞发育而来的两侧上颌突和中鼻突相融合。在6～7周之前(小鼠约为11天),两侧鼻突和中鼻突相融合,融合处的上皮细胞由间充质细胞取代,继发腭发育成为口腔顶部和鼻底部位。在胚胎第6周时,原发腭呈垂直位列于舌缘两侧。大约第9周(小鼠约为14.5天)时,两侧腭突抬升直至融合,在第12周之前完成(小鼠约为15天)。原发腭早于继发腭进行发育,所以融合不全能形成唇裂,并导致继发腭发生错位,因此腭突支架不能接触或融合。从病理类型来看,唇裂可以包含腭裂或者不包含腭裂,而继发腭的融合不全只有腭裂存在。

第一节　唇腭裂的流行病学

　　总体来看,口面裂占活产新生儿的1/700左右,但在不同国家和地区略有不同。对58个机构的出生缺陷发病率的调查显示,唇腭裂的发病率为3.4/10000～22.9/10000,其中单纯性腭裂的发病率为1.3/10000～25.3/10000,其原因可能是单纯性腭裂相对于唇裂伴或者不伴腭裂难以被关注。唇腭裂在拉丁美洲、亚洲(如中国、日本)的发病率较高,而在以色列、南非及南欧地区较低。单纯性腭裂在加拿大和北欧地区的发病率较高,而在拉丁美洲及南非的部分地区较低。

　　唇腭裂在男性中高发,单纯性腭裂则以女性多见。在白种人中,唇腭裂发病的男女比例为2:1左右;在日本群体中也是男性高发。有研究发现,女性患者出生时,其父亲一般在40岁以上。

　　唇裂伴或者不伴腭裂(CL/P)与单纯性腭裂(isolated cleft palate, ICP)相比,ICP伴有其他器官畸形者较多见,因此临床上诊断时更需要注意这些特点。一个对4000例单纯性腭裂的研究显示,55%的患者无其他畸形,18%的患者伴发器官异常,27%的患者明确诊断为综合征的一部分。另外一个对5000名CLP的调查显示,71%的患者为单独发病,29%的患者伴有其他器官异常。

　　唇腭裂占所有颅面畸形的1/2左右。Marazita对亚洲唇腭裂人群的发病率进行研究后指出,中国非综合征唇腭裂及综合征唇腭裂的发病率为 1.30‰，日本为 1.34‰，其他亚洲国家总体为 1.47‰，总发病率为 1.33‰；其中非综合征唇腭裂的发病率，中国为 1.20‰，日本为 1.18‰，总发病率为 1.19‰。对于出生缺陷的患儿来说，其唇腭裂的发病率低于通常报道的 2‰水平。原因是这些样本包含出生缺陷和怀孕流产的总和，而且并未区分综合征及非综合征，亦未区分唇腭裂类型如单纯性腭裂、唇裂伴发腭裂等。而中国在 20 世纪 60 年代统计的唇腭裂发病率为 1.00‰，1988 年为 1.82‰。

在经济水平与腭裂的相关性方面也有研究，但是需要长时间进行。研究表明，居住在马尼拉、夏威夷、加利福尼亚的菲律宾人经济水平较高，其腭裂发生率为 1.2‰；而居住在经济水平较低地区的菲律宾人的发病率为 2‰。当地理位置转换后，经济水平发生改变，其发病率也会改变。

尽管在过去的 100 年间，唇腭裂的发病率和致死率大大下降了，但是由于监测体系、分类方法、样本对照选择、病例筛选等原因，对此类出生缺陷的发病率的统计并不统一，特别是发展中国家。

在所有的人类出生缺陷疾病中，唇腭裂占有非常大的比重，并且其病因相当复杂，对患者的身体健康影响非常严重。根据解剖学、遗传学、胚胎发育学的研究，唇腭裂分为唇裂伴/不伴腭裂、单纯性腭裂，另外也可以根据发育畸形或者身体其他部分的畸形分为综合征唇腭裂和非综合征唇腭裂。总体来讲，亚洲人和美洲的土著后裔唇腭裂发病率最高，高加索人居中，而非洲黑人最低。

第二节　唇腭裂的候选基因及其功能

关于唇腭裂的发病机制主要有三种观点：多基因叠加模式、主要致病基因遗传模式、多基因作用阈值模式（即多对基因对性状产生控制，每对基因的致畸作用微弱，只有在两对以上基因或者更多的致病基因累加到一定程度后才引起发病）。

大量遗传研究显示，唇腭裂的候选基因在染色体上分布较多。动物实验证明，这些候选基因在表型当中占有重要的地位，它们的功能大多是由基因敲除小鼠来证明的。全基因组扫描对候选基因的定位提供了重要的信息，13 个全基因组的扫描研究显示，非综合征唇腭裂群体经过 Meta 分析，其杂合性 *LOD* 值明显增高，主要定位于 1q32（IRF6）、1q36（MTHFR）、2p13（TGFA）、4p16（MSX1）、6p23-25、14q24（TGFB3）、17q21.1（RARA）、19q13.1（BCL3、CLPTM1、PVRL2、TGFB1）和 TP73L 等。

一、1q32（IRF6）

Van der Woude 综合征中的 IRF6 基因以往研究较多，通常此综合征是研究唇腭裂的最好模型之一。因为此综合征具有最少的表型组合，即下唇瘘管同时伴有唇腭裂或者单纯性腭裂，其中有 12%的患者涉及此基因。而在家系当中，如果此基因突变，其后代发病率上升 3 倍。连锁分析发现，此综合征的致病基因定位于 1q32-41，突变分析证实其位点位于 IRF6 基因当中。小鼠模型中发现 IRF6 表达局限于腭部的中嵴上皮（MEE）细胞，并且在腭突融合之间表达，此区域同时也有 TGFB3 表达，表明这两个基因可能存在相互作用。研究发现，IRF6 突变（V274I）导致蛋白结合域的改变，由此推测此基因可能是先天性非综合征唇腭裂的调节基因。传递不平衡检测发现，10 个来自不同群体（亚洲、欧洲和南美洲）的样本中（共计 8000 多人），发现此基因具有 V274I 突变，因而进一步证明了 IRF6 是唇腭裂的调节基因之一。另外，在基因的附近区域发现单核苷酸多态性（single nucleotide polymorphisms，SNPs）（rs2013162、rs2235375、rs2235373、rs2235371）与非综合征唇腭裂（non-syndromic cleft lip and palate，NSCLP）有关，但是在样本中测序分析并未发现其明显的致病突变。也有报道称 IRF6 存在无义突变。IRF6 目前作为 NSCLP 的致病基因之一。

二、1q36（MTHFR）

亚甲基四氢叶酸还原酶（methylene tetrahydrofolate reductase，MTHFR）是叶酸代谢关键酶之一。MTHFR 中 C667T 突变后，MTHFR 编码合成的酶活性降低，血浆中同型半胱氨酸升高，叶酸水平降低。在阿根廷的样本中，C667T 多态性如果是 TT 纯合型，则 CLP 的发病率升高 3 倍。

三、2p13（TGFA）

Ardinger 通过对染色体限制片段多态性（restriction fragment length polymorphism，RFLP）的研究发现，转化生长因子 TGFA 定位于 2p13 区域并与 CLP 有关，TGFA 结合到 EGF 受体后产生类似 EGF 的信号，TGFA 在腭部组织特别是中缝处和邻近间充质组织中表达，这表明 TGFA 在腭裂当中也发挥作用。虽然没有定论，但是群体相关研究显示，TGFA 或者其邻近的基因在腭裂中发挥作用。

尽管一些基于家系的连锁分析并未发现阳性结果，可能是由于样本量过小所致，其中 Feng 的研究发现 TGFA 的 C2 等位基因与 CLP 相关，但 Mitchell 还是用 Meta 分析进一步证明了 TGFA 与 CLP 有关联。在其他的一些研究当中，由于 CLP 遗传异质性的问题，各家结论也不太相同，如 Shaw 并未发现 TGFA 与 C2 等位基因存在必然的相关关系；Carinci 对 14 个多代的 CLP 家系研究发现在 2p13 区域中的分子标记与 CLP 有关联，进一步证明了 TGFA 是致病位点附近的一个基因，因此 TGFA 可能是一个 CLP 的调节基因但并不是一个必需基因。有趣的是，Marazita 发现在中国的样本中，TGFA 并不与 CLP 相关，研究中使用的一些阳性分子标签在欧洲群体中明显，而在中国群体中呈阴性结果，这也从另一个方面说明了 CLP 基因定位中的遗传异质性。

四、4p16（MSX1）

MSX1 成为 CLP 的候选基因，是根据小鼠模型 MSX1 敲除后导致腭裂和少牙畸形而开始的。关联研究显示，MSX1 多态性和 CP 以及 CLP 具有连锁不平衡关系。MSX 蛋白在上皮间充质的相互作用中发挥作用。在颅面部的发育中，如果 MSX1 所在的 4p 片段缺失会经常导致腭裂；另外，其外显子 1 无义突变后可以导致牙齿发育不全和各种不同类型的腭裂。对 1000 例无血缘关系的唇腭裂患者进行此基因的测序，发现 MSX1 单独突变可以引发 2% 的唇腭裂。分析唇腭裂和单纯性腭裂传递不平衡的检验中发现，MSX1 在两组中存在明显差异。但在此区域当中，编码区域的突变分析并未发现明显的致病位点。此外，来自荷兰的家系研究中也未发现牙齿发育障碍与唇腭裂同时存在。结果表明，此基因并不能单独导致唇腭裂的发生。随后的报道中出现了矛盾的结论——此基因可能跟唇腭裂连锁，或者有报告称此基因并不与唇腭裂连锁。尽管研究结果是矛盾的，但究其原因是此类研究受种族影响的可能性较大。而最有说服力的研究来自对 MSX1 的测序分析，Jezewski 对不同种族的唇腭裂患者进行了比较研究，发现 MSX1 突变对 2% 的非综合征唇腭裂的发病具有作用，而样本中主要是唇腭裂患者。

五、6p23-25

对于此区域的基因定位研究较多，但是结论较少。关于此区域的连锁分析，Davies 报告了 3 个口面裂患者与 6p 相关，其中涉及 HGP22 及 AP2 两个基因。在 21 个意大利的样本中发现，6p23 与

CLP 有明显的连锁关系。另外,来自小鼠模型的研究表明,具有 AP2 无效等位基因的小鼠表现为 CLP,其基因下游的 375～930kb 具有断裂点,从而排除它是候选基因之一。另外,此区域中的 OFCC1 也在腭不发育中表达,但是功能至今不明。

六、14q24(TGFB3)

TGFB3 基因敲除小鼠的研究表明此基因与腭裂相关。TGFB3 在时空上主要表达在发育腭当中,TGFB3-/-小鼠腭突融合障碍。这表明,此类信号在人类中也发挥作用,其作用位点具有特异性,使得 MEE 细胞不能停止分化,凋亡下降,不能降解基底膜。而且异源性 TGFB3 促使腭突融合,MEE 细胞物理性接触,腭中缝形成。所以 TGFB3 是另一条关键的发育通路。但是人类的研究结果却是矛盾的,尽管 Meta 分析中发现过 TGFB3 与 CLP 连锁,但只有 15% 的家系能够连锁到此区域,因此表明 TGFB3 可能与部分 CLP 有关。另外,区域中的 BMP4 以及 PAX9 小鼠也发现存在口面裂的表现。

七、17q21.1(RARA)

RARA 是维 A 酸受体之一,对于口面部的发育非常重要。各种研究报告发现的结果是不一致的。Shaw 研究发现,此基因突变与 CLP 存在连锁关系,同时研究中提出 D17S579 在 CLP 和 CL 中频率较高,因此 RARA 可能是 CLP 的调节基因之一。家系研究的结果也证实此基因与 CLP 有关。但是 Stein 和 Vintiner 的研究并未发现它与 CLP 的连锁关系。

其中在来自中国的样本中发现,对于 NSCLP 群体 RARA 或者其附近位点可能是致病的候选基因。

八、19q13.1(BCL3、CLPTM1、PVRL2、TGFB1)

基因定位研究发现,此区位点与 CLP 具有关联或者连锁关系。此区中涉及 4 个主要基因——BCL3、CLPTM1、PVRL2、TGFB1。BCL3 定位于 19q13.1,与细胞的增殖、分化、凋亡有关。Stein 通过对 17 个家系的研究发现,原癌基因 BCL3 与 CLP 存在连锁关系,随后对散发病例及其父母的研究中也得到了 BCL3 与 CLP 存在连锁不平衡的结论。其中 BCL3 中的 D19S574 具有高度多态性并且与 CLP 连锁。CLPTM1 在胚胎组织中编码跨膜蛋白。PVRL2 编码跨膜糖蛋白,并属于脊髓灰质炎病毒受体家族成员之一。通过对南美群体和美国爱荷华群体的研究证实 PVRL2 具有 26 个突变体,其中包含 2 个罕见氨基酸突变体,但是其导致 CLP 的具体机制并不清楚。需要指出的是,同类基因 PVRL1 突变可以导致自体隐性遗传腭裂,其中 W185X 突变是其主要的突变类型,并且与 NSCLP 有关。而 TGFB1 与骨干发育不良综合征相关,但是此综合征中并没有 CLP 的表型。

九、TP73L

Celli 发现四肢畸形、外胚层发育不全、口面裂(ectrodactyly,ectodermal dysplasia, cleft lip/palate syndrome,EEC)是一种常染色体显性遗传病(EEC 综合征),主要表现为外胚层发育不全和唇腭裂。TP73L 定位于 3q27,其中 TP73L 基因发生了杂合性的突变。有趣的是,基因不同部位的突变会产生不同程度的腭裂,如 DNA 结合区域错义突变产生唇腭裂,C 末端突变产生唇裂或腭裂,处于保守区域之外的 N 末端突变只有腭裂的发生或者根本没有发生。迄今为止,只有少数非综合征患者进行了突变的扫描,但是没有突变的发生。另外,P63 蛋白域突变后,明显具有基因型和表型之间的联系。

第三节　染色体的重排

　　基因组的重排时常发生，导致缺失和重复两种结果，这种情况最好用 22q11 缺失综合征来解释。

　　有研究表明，此区域重复后导致腭裂，所以用比较基因组实时定量聚合酶链反应（polymerase chain reaction，PCR），等位基因丢失可能发现额外的腭裂位点。

　　腭心面综合征的经典基因型区域位于 22q11.2，长为 1.5～3Mb。Saitta 等研究后指出，减数分裂时同源染色体近端区域的内部交换是导致 22q11.2 缺失的主要原因之一。研究发现，于 22q11.2 缺失断点区域的低拷贝重复序列（low copy repeats，LCRs）在减数分裂期间的同源重组介导了缺失或重复的发生，从而产生了各种重组后的类型（图 4-1）。

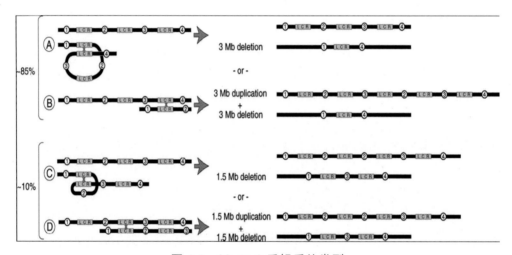

图 4-1　22q11.2 重组后的类型

　　图 4-1 中的①、②、③、④分别代表 LCR 区间的基因组片段，综合征区域低拷贝重复序列介导发生不同片段基因的重组，从而产生各种不同的基因型。临床命名的众多综合征，如 der（22）综合征、迪格奥尔格综合征、腭心面综合征、CATCH22 综合征等均因基因组重组不同所致。近期研究者通过基因特异性 PCR 或同源性比对，证实了 6 个调控单元 LCR22A、B、C、D、E、F 具有不同程度的序列同源性，在减数分裂期间形成断裂频率不同的重组特性，因而介导了 3Mb 典型缺失类型、1.5Mb 缺失类型及其他重组后的类型。

　　LCR 同源序列分析尚不能解释临床发现的各种缺失类型的原因，更为重要的是，经典缺失片段中约 30 个基因的功能及其相互作用还不清楚，其中包括 TBX1、CRKL 等候选基因。研究较多的候选基因是 TBX1，它位于 1.5Mb 的缺失区域，属于 T-box 转录因子家族成员之一。小鼠模型中单独 TBX1 失活后，可以导致心脏锥体干畸形及腭裂的发生。另外，CRKL 属于 3Mb 缺失区域，参与发病机制中细胞信号转导通路中的 TGFB（非 22q11.2）通路，从而不能使 CRKL 磷酸化，导致头颅神经嵴细胞分化受阻，咽弓系统不能正常发育，进而引起从咽弓衍化而来的颅、面、腭（腭裂或腭咽闭合不全）及心脏锥体干区域器官发育障碍。因此，本综合征可能除受 22q11.2 区域内多个基因的调控外，在 22q11.2 以外区域也存在调节基因，并与典型区域内 TBX1、CRKL 基因相互作用，调控颅、面、心等部位的器官发育。Baldini 研究表明，22q11.2 区域的多个候选基因呈现剂量依赖性，纯合性缺失表型比杂合性缺失表型产生的畸形谱更为广泛且严重,并与腭心面综合征的表型类似。另外,染色体水平上的缺失或者重复类型单独发生时,都将导致综合征某些表型的出现,但是其严重程度和外显率相差很大。

腭心面综合征属于遗传性疾病,其病变累及口腔和颅、颌、面部,部分具有单基因遗传特征,部分是由生殖细胞和体细胞(多个、多次)基因突变引起。但这些疾病的共同特点是遗传物质的变化。经临床观察,中国腭心面综合征患者的表型与西方国家的患者有所不同,常以先天性腭咽闭合不全和智力障碍为主,其发病因素及机制亦可能与西方国家有所差别。

第四节 唇腭裂与环境因素

唇腭裂中同卵双生子的发病一致率为 25%～50%,这表明除了基因之外,环境也是其致病因素。能引起唇腭裂的环境因素包括化学药物、调味品、食品添加剂、化妆品等。大多数化学物对人类有益,但有些却能引起胚胎期发育障碍进而导致出生缺陷。此外还有孕期因素,比如缺乏叶酸、吸烟、饮酒、接触农药、X 线照射、精神创伤等。

一、药物

从 1943 年 Warkany 发现环境因素对腭裂的发生具有促进作用以来,许多研究表明,苯妥英类、丙戊酸类和沙利度胺等药物都对腭裂的发生具有作用。现在已知的药物有激素类如醋酸可的松、地塞米松等,抗惊厥药如苯妥英钠、苯巴比妥等,镇静药如沙利度胺、地西泮等。比如,降胆固醇药(他汀类)可以通过口服而阻止胆固醇的生物合成,从而影响胆固醇依赖性的 Hedgehog 信号,此类信号对一系列组织结构,包括脸部的发育都有重要作用。如果妊娠期有他汀类药物暴露史,胎儿就有可能发生先天性缺陷,包括唇腭裂。另外,肾上腺皮质激素暴露后也有轻度腭裂的发生。

二、叶酸

实验表明,喝酒和吸烟都会提高唇腭裂的发病率,而叶酸能降低发病风险。环境因素对母体和胎儿的基因都会产生作用, 例如 TGFA、TGFB3、MSX1、BCL3、RARA、MTHFR、CYP1A1、NAT1、NAT2、GSTT1 和 EPHX1 基因,但是研究的结果并不一致。近来的 Meta 分析表明,吸烟和 TGFA 的突变存在比较统一的结果。

大量研究显示,叶酸对于唇腭裂的预防具有重要作用,补充叶酸后能减少唇腭裂和神经管畸形的发生。研究中,对 MTHFR 基因的多态性做了具体研究,发现 C677T 或 A298C 两位点的突变都能降低此酶的活性。相关研究的结果仍然存在争议,这可能是分析方法不同所致。MTHFR 活性不足对唇腭裂的发生是必需的,但并非充分条件。通过线性回归的方法发现,TT 和 AT 型的 MTHFR 和腭裂相关。另外的研究发现,母源的 MTHFR 变异也和腭裂相关。小鼠实验发现,叶酸结合蛋白失活后,可以导致唇腭裂的发生。

三、二恶英

最近的研究表明,食物、烟草、汽车尾气、工业漂白剂中广泛存在的二恶英会导致芳香烃受体突变,从而引起唇腭裂的发生。其中,芳香烃受体核转位分子 ARNT 作为辅助因子共同介导下游的

TGFA、TGFB、EGF 和 EGFR 等基因。小鼠实验研究显示,定位于 7 号染色体的 ARNT 内部在 300kb 缺失的情况下能导致腭裂发生。

四、吸烟

吸烟一直被认为是 CLP 发病的重要因素。孕期吸烟(包括主动吸烟和被动吸烟)和 CL/P 及 ICP 存在确定的相关关系,人群归因危险度高达 20%。Meta 分析表明,吸烟能轻度增加口面裂的风险,其相关风险度,唇腭裂为 1.34(1.25～1.44,95%可信区间),腭裂为 1.22(1.10～1.35)。烟草导致胚胎发育异常的途径可能有两个:①化合物产生具有生物活性的环氧化物,再形成 DNA 复合物,从而诱导突变的产生;②化合物干扰一些生物酶,如谷胱甘肽硫化转移酶和微粒环氧化物水解酶,促使酶的活性发生改变,进而影响 DNA 的某些位点。日本的研究表明,孕期吸烟,其胎儿唇腭裂的发病率明显上升。虽然吸烟和唇腭裂的关系尚不明确,但是应当引起重视。英国的研究证明,唇腭裂的发病与孕早期吸烟存在确定的相关性,并且呈剂量依赖性。而美国 Beaty 的研究结果则相反,孕早期吸烟不会导致唇腭裂的发病风险。

五、营养

孕期营养对唇腭裂的发生也是一个影响因素。孕早期多种维生素的摄入可以降低胎儿发生口面裂的风险。Meta 分析显示,多种维生素的摄入可以降低 25%的发病风险。但是多种维生素的补充是否可以预防口面裂需要更多的研究支持,目前由于样本过小且数据不足,因而难以评价结果。匈牙利的一项研究显示,多种维生素的摄入可以降低神经管缺陷的发生率,但是对于口面裂的预防并没有直接证据。研究发现,孕期或者孕前期服用高剂量叶酸(2.5mg 或者 1mg),前者发病率较高。叶酸缺乏可以导致口面裂,叶酸拮抗后也可以增加口面裂的发病风险。但是在人类中进行叶酸补充预防,其结果尚待确定。北美从 1990 年开始强制性地给予孕妇含叶酸的谷物,胎儿口面裂的发病率有所下降。在澳大利亚的研究中,孕妇的叶酸摄入是自愿的,其胎儿的患病率无从比较。

第五节　唇腭裂与分子遗传学

一、基因突变及其产生的后果

唇腭裂的大部分研究都是基于基因突变的理论基础。唇腭裂研究需要对基因组进行不断认识与探索,因此,基因组研究显得十分重要。同其他物种基因组一样,人类基因组的 DNA 并非是一个静态实体,相反,它将遭受各种不同类型的可遗传改变(突变)。大范围的染色体畸变,其中涉及染色体的丢失或获得,或者染色体的断裂与重接。根据对 DNA 序列的影响,小范围的突变可分为以下类型:

1 碱基置换　通常涉及单个碱基的替换,少数情况下几个或成簇的碱基可以通过一种形式的基因转变同时被替换。

2 缺失　一个或者多个核苷酸从序列中删除。

3 插入　一个或者多个核苷酸插进序列当中。

突变也可根据它们是否涉及单一的 DNA 序列,或者是否涉及两条等位或非等位序列的交换来分类。

新突变可产生于单一个体的体细胞或种系中。如果一个种系突变并未严重损害一个人生育能传递该突变的能力,它将传播于一个(有性)群体的其他成员。因此,源于 DNA 核苷酸序列水平上的差异,其 DNA 是稳定的,且可传至下一代细胞便称为突变。人类子代和亲代之间在形态结构、生理活动和生化代谢等方面都很相似,就是由于序列改变所在的基因能被传递下来,而具有遗传性。突变是进化的原动力,但它们也可能导致疾病。它们可以是某种表型异常的直接原因,也可能导致个体对疾病易感性的增加。通常低水平突变可以视为以疾病为代价,而允许偶然的进化新颖性与造成某个物种成员一定比例的死亡之间的一种平衡。

人类基因组的规模对 DNA 聚合酶的精确度提出了极高的要求:人类细胞的每一次分裂都需要由 60 亿个核苷酸组成的序列精确地复制。因而,基因突变可能发生在个体发育的任何阶段以及体细胞或生殖细胞周期的任何分期。如果突变基因是显性的,并在生殖细胞中发生,它们的效应可能通过受精卵而直接遗传给后代并立即在子代中表现出来;如果突变基因是隐性的,则其效应就可能被其等位基因所遮盖。如果突变发生在某一配子中,那么在子代中只有某一个有可能承继这个突变基因;如果突变发生在配子发生的早期阶段(如发生在成熟分裂的性母细胞),则多个配子都有可能接受这个突变基因,其传到后代的可能性就会增加。携带突变基因的细胞或个体称为突变体(mutant),没有发生基因突变的细胞或个体称为野生型。

变异效应对于携带的有机体既非有害也非有益,这种突变称为中性突变。有害的基因突变影响到基因表达,或者直接改变一段编码序列,或者改变至关重要的基因内或基因外序列。绝大多数被记载的致病性突变均被发现于编码序列中,这将引起遗传性疾病。据估计,人类有 30000 个结构基因,正常人的基因座位处于杂合状态的可占 18%,一个健康人至少带有 5～6 个处于杂合状态的有害突变,这些突变如在纯合状态时就会产生有害后果。

二、遗传性疾病的概念

遗传性疾病(hereditary disease)简称遗传病,是指生殖细胞或受精卵的遗传物质(染色体和基因)发生突变(或畸变)所引起的疾病,通常具有垂直传递的特征。遗传性疾病具有三个特征:①垂直传递。遗传病不同于传染病的水平传递,而是具有上代往下代传递的特点。但不是每个遗传病的家系中都可观察到这一现象,因为有的患者是家系中的首例,有些遗传病特别是染色体异常的患者,由于活不到生育年龄或不育,以致观察不到垂直传递的现象。②遗传物质(主要是指基因,也可包括染色体)的突变或染色体畸变。③不是任何细胞的遗传物质改变都可以传给下一代,只有生殖细胞或受精卵的遗传物质发生改变才可以传给下一代。例如 50% 的腭心面综合征患者是在减数分裂时发生了染色体的重组,并遗传给了下一代。

三、遗传因素在疾病发生中的作用

从环境与机体统一的观点看,疾病是环境因素(外因)和机体(内因)相互作用而形成的一种特殊的生命过程,伴有组织器官形态、代谢和(或)功能的改变。遗传因素是构成内因的主要因素,因此可以认为,任何疾病的发生都是环境因素与遗传因素相互作用的结果。但在某一具体疾病发生时,环境因素与遗传因素的相对重要性则要具体分析,大致有以下三种情况:①环境因素起主导作用的疾病;②遗传因素起主导作用的疾病;③环境因素与遗传因素都很重要,遗传因素提供了产生疾病的遗传背景,环境因素促使疾病表现出相应的症状和体征。但三者之间并无严格的界限,如非综合征唇腭裂是环境因素和遗传因素共同作用的结果;腭心面综合征具有早先定位较为明确的基因区域,并为小鼠基因纯合子与杂合子基因剔除实验所证实。

四、遗传性疾病的发病机制

人体细胞的组成、生理功能和生化反应均需要蛋白质的参与。蛋白质的构成单位是氨基酸,它的特异性受基因控制。DNA 分子上的遗传信息通过转录传递到 mRNA 分子上,含有 DNA 特定遗传信息的 mRNA 分子穿过核膜进入细胞质,将 mRNA 分子上转录的遗传密码翻译成氨基酸序列,合成特定的肽链,然后连接成蛋白质分子。如果基因发生了变异,则相应的结构蛋白、酶和各种激素也将发生变异,从而引起各种病理改变,导致遗传病的发生。遗传病的发病机制主要是由于 DNA 分子链上某一区域被某种物理、化学或生物因素干扰,引起分子结构的变化,从而导致该分子所控制的性状发生变化。

另一方面,基因组的不稳定性同样也可导致遗传病。约 10% 的细胞的 DNA 内有双核苷酸或三核苷酸的重复序列,这种重复序列具有不稳定性,其拷贝数会发生扩增而导致突变。早期表现为三核苷酸数量反复增加,引起体积增大,当超过某一阈值时便导致基因组的不稳定性,这时可以不引起或仅引起轻微的临床表现。但是这种三核苷酸数量在其后的几代中可急剧增加,导致临床发病。这种情况下发病越早症状越严重。目前已知至少有 17 种疾病的产生是由这种变化引起。

遗传病的发病中存在着基因异质性现象,临床上完全相同或极为相似的症候群可以分别由两种或更多的基因突变所导致。例如,X 染色体上两个不同的座位中任何一个发生突变均可导致血友病,其一是Ⅷ因子缺乏,导致甲型血友病;其二是Ⅸ因子缺乏,导致乙型血友病。再如,葡萄糖6-磷酸脱氢酶缺乏的变异型多达数百种,遗传性高铁血红蛋白血症可由 3 个不同的基因座位至少10 种不同的突变引起,其中既有等位基因突变,也包括非等位基因的基因异质性。我们正在研究的腭心面综合征就是一种有着较为广泛的基因异质性的常染色体遗传病,目前已知其基因存在于4q34.2、8p23、9q34.3、10p13-p14、17p13.3、22q11.2、22q13 等遗传位点。例如,4q34.2 的缺失可导致室间隔或房间隔缺损、肺动脉狭窄、黏膜下裂、第五指异常等与腭心面综合征相似的症状,而10p13-p14 缺失可导致肾发育不良、甲状旁腺功能减退症、免疫缺陷等疾病。虽然各个遗传位点分别处于不同的染色体上,但都能导致腭心面综合征的部分临床症状,即表型谱部分一致。而 9q34.3 的位点具有心脏发育畸形、癫痫、精神障碍等表型(OMIM 610253),从表型谱上也证实了这一点。

五、遗传性疾病的检出方法

1 群体调查法　调查某一地区一般人群中某遗传病的发病率及先症者亲属中的发病率,假如这两者的发病率有明显差异,则表明该病可能与遗传有关。

2 双生儿法　单卵双生儿具有相同的遗传基础,而双卵双生儿则不同,故可比较两者患病的一致性;若有显著差异,则表明该病可能属于遗传病。

3 家系调查与系谱分析　对初诊患者进行家系调查,制成系谱进行分析,按其传递方式可判断患者是否患有遗传病,并推断其遗传方式。

4 染色体检查　可判断患者是否患有染色体病。

六、单基因遗传病与唇腭裂

单基因遗传病主要分为常染色体显性遗传病、常染色体隐性遗传病和性染色体连锁遗传病。现发现某些综合征的基因均与唇腭裂相关。我们目前所进行的研究主要为常染色体显性遗传病,主要具有下列特征:①除新突变外,每一患者的双亲中必有一患者;②患者的子女或同胞中,患者与非患者的机会各为一半;③性状的传递与性别无关,即男性与女性患者都可以将遗传性状传递给儿子或女儿,且患病机会均等;④患者的正常子女所生育的后代全部正常;⑤如该病不损害患者的生存和生育,该性状便呈垂直传递。

常染色体显性遗传病与其他遗传方式的疾病存在着某些不同。在某些情况下常染色体显性遗传病的表现程度各不相同,有时其异常基因的表现极弱,以致有一代携带该基因者不出现临床症状,即该性状不外显。显性性状外显的比率称为外显率(penetrance),外显率为100%者称为完全外显,而不足100%者称为不完全外显。不完全外显有可能是内外环境因素影响的结果,例如细胞内除影响性状或疾病的结构基因外还有修饰基因,可以加强或减弱与该遗传性状有关的结构基因的作用。这种不完全外显的现象中隐藏着某种能够控制遗传病发生的因素,从而启发遗传学家努力探求影响致病基因外显的因素,以找到控制这些因素的方法。某些常染色体显性遗传病于生后数年至数十年后才发病,例如家族性多发性结肠息肉一直到40多岁才可能发生恶变。前期的研究结果证实,腭心面综合征患者的智力发育障碍在7岁之后呈明显下降状态,一般表现为70分左右。这种延迟发病的情况也见于遗传性舞蹈病和成年型多囊肾。但这种现象并不见于常染色体隐性遗传病。有时某些显性性状呈纯合型时其临床症状极重,多致死;而杂合子的表现度介于显性纯合型和正常纯合型之间。但由于两个患者婚配的机会极少,故纯合型的情况极少发生。一般情况下每组等位基因可以有2个以上的成员,如果某一等位基因座位有3个或3个以上的成员便形成复等位基因,例如人类ABO血型系统中的IAB基因即为共显性。每种常染色体显性遗传病均有一些是由于新突变所致,其频率一般为5×10^{-6}。

新突变的发生率与该疾病患者是否存活至成年和是否具有生育能力有关,如果患者在生育年龄前必然死亡,则新发生的病例总是由新突变所致。新突变多发生于相对高龄父亲的生殖细胞。Marfan综合征和软骨发育不全侏儒症均有这样的父亲年龄效应。散发病例父亲的年龄,较一般群体中父亲的年龄和由父亲传递而获得突变基因者的年龄均要高出5~7岁。现在已知的近1000种常染色体显性遗传病中极少发现有酶缺陷,这与隐性性状的基本缺陷为酶异常不同。目前已知人类有3000余种遗传性状(包括遗传病)是按常染色体显性遗传方式传递的。

七、多基因遗传病与唇腭裂

人类遗传病有两大类,除了上述单基因遗传病外,临床上还可见到一些在人群中发病率较高(>1%)、常表现为家族聚集倾向的性状或疾病,如糖尿病、特发性高血压、先天性出生缺陷(如非综合征唇裂及腭裂)、动脉导管未闭和精神分裂症。这些疾病受多对基因控制,每对基因之间没有显性与隐性的区分,而是共显性。多基因中的任何一个基因对于疾病的发生既不是必要条件也不是充分条件,这些基因对该遗传性状或疾病形成的作用是微小的,且效应大小不一,通过积累或叠加(也可以是互补)作用于一种疾病,并受环境因素的影响。这样的遗传方式称为多基因遗传。多基因遗传在人群中的分布呈连续变异的形式,为正态曲线分布。例如身高和智商属多基因性状,这些性状在一个随机取样的群体中由低到高逐渐过渡,大多数人接近平均值,位于两个极端者是少数。多基因遗传病的发病存在一个阈值,亲缘关系越远,通过遗传得到相似的基因组合的机会也越少,彼此之间相似的程度也越少。人群作为整体而言,有一些频率低、作用微小但有累积效应的致病基因,如果某一个体通过遗传得到许多这种基因并恰到好处地达到阈值,便会使原来不显露的疾病变得明显,这时致病的环境因素便决定了该性状或疾病的表现度。患者家系中其他成员是否会发生这种疾病,取决于是否获得这种恰到好处的基因组合,亲缘关系越近者这种可能性也越大。另一方面,决定某一性状所需组合的基因数越多,亲属通过遗传得到这些基因组合的机会便越少。

第六节　唇腭裂的研究方法及其进展

一、定位克隆的基本原理

摩根利用连锁规律成功地确定了基因在果蝇染色体上的相对位置，并建立了果蝇的基因图。然而由于不能直接在人类中进行繁殖实验，必须使用自然发生的家系资料，经过几十年，只有当先进的统计学技术发展起来之后，这一发现才开始应用于人类的连锁和基因定位的研究。不过，这些技术的应用只能偶尔地发现连锁，只有在体细胞遗传学的新技术尤其是细胞融合技术出现之后才有所突破，这些技术使得将基因定位于特定的染色体甚至染色带上成为可能。之后，随着分子生物学技术的出现以及分子遗传标记的发现，使得人类基因的定位取得了进一步发展。

（一）连锁分析的基本原理

基因定位的连锁分析是根据基因在染色体上呈直线排列，不同基因相互连锁成连锁群的原理，即应用被定位的基因与同一染色体上另一基因或遗传标记相连锁的特点进行定位。生殖细胞在减数分裂时发生交换，一对同源染色体上存在着两个相邻的基因座位，距离较远，发生交换的机会较多，则出现基因重组；若两者较近，重组的机会较少。重组 DNA 和分子克隆技术的出现发现了许多遗传标记——多态位点。利用某个拟定位的基因是否与某个遗传标记位点存在连锁关系以及连锁的紧密程度，就能将该基因定位到染色体的一定部位，使经典连锁方法获得新的广泛用途，成为人类基因定位的重要手段。

遗传连锁分析的目的是确定不同的遗传位点在染色体上的位置和先后排列的顺序，并且估算出不同位点之间的遗传距离。这些遗传距离是通过一些统计学方法来测量的。确定两个基因间距离的遗传单位是厘摩（cM）。如果两个基因相距 1cM，当染色体发生减数分裂形成配子时，这两个基因之间的重组概率是 1%。在连锁分析技术出现之前，人们只能研究表型。因此经典的遗传学分析不得不遵循这样一条途径：以表型为起点，由器官、组织、细胞、亚细胞结构逐层深入，直到最底层基因及其突变。生化遗传学的发展使该方法取得了很大成功。在基因产物的水平，如酶缺陷及血红蛋白变异体方面，这种方法取得了成功的结果。由于通过遗传密码可以将一个氨基酸的改变与 DNA 分子上相应核苷酸的改变联系起来，据此就可以推断 DNA 的突变。但是这个方法有很大的局限性，因为在对某种疾病进行研究的初期不可能对生物病因有很深入的认识，而生化指标并不能准确无误地指向某一缺陷，因此很难将疾病的表型和某一酶或者蛋白遗传缺陷联系起来。染色体上两个位点从亲代传给子代时，若相距 1cM，就有 1% 的重组机会。整个人类基因组含 3.2×10^9 bp，相应约有 3300cM，每个染色体平均约有 150cM，1cM 约为 1000kb。因此，一个致病基因和标记位点紧密连锁，两者无须在同一条染色体的同一区段，一条染色体可以产生大量的 DNA 多态，只要提供足够的家系，按孟德尔方式遗传的疾病都可将其基因定位。在连锁分析中，多态标记是极为有用的。在人类基因组中存在着 50000~100000 个串联重复序列家族，它们均匀地穿插于基因组，平均 50kb 有一个，这些都是很好的遗传标记，对突变的检测和基因定位研究起到了重要作用。

到了 20 世纪 80 年代初，随着整个人类基因组中遗传标记的不断发现和完善，有效地用于分析遗传标记与疾病基因的统计方法的发展，以及对 DNA 片段进行大规模克隆和测序技术的发展，为上述连锁分析的研究奠定了基础。这些技术可以成功地用于确定引起某种疾病的遗传基因。它通过首先确定某一缺陷基因的位置来寻找基因，而不依赖于对该基因正常或异常功能的理解。这一方法称为定位克隆(positional cloning)。定位克隆手段来自于经典遗传学和分子遗传学的结合。在 NSCL/P 的研究中，首例全基因组扫描在 2000 年完成，此实验用 5cM 的间距扫描发现了 10 个可疑位点。随后的 2002 年，Marazita 在上海对汉族的 NSCL/P 进行了一系列扫描，其中发现 3q 和 4q 区域，这在以往的研究中并未发现，他指出这是中国人所特有的位点。2003 年，他在叙利亚家系中检测到 17q13.1 的 *LOD* 值为 3.0，具有连锁意义。2003 年，Marazita 对土耳其 18 个核心家系进行了 10cM 的扫描，TGFA 呈阳性结果，由此说明小家系也可检测到连锁和关联关系。总之，定位克隆为唇腭裂的基因定位研究作出了不可磨灭的贡献。尽管有些结果反映在不同的人群和种族当中，但需要指出的是，研究方法的改进是以后进行此类研究的重要措施。尽管如此，定位克隆仍为研究这些突变引起的精确功能提供了先决条件，从而引发了突变与疾病严重程度和病程变异之间相互关系的系列研究。从 80 年代末期该方法取得成功后，它已成功地确定了几百个遗传病的基因。目前，由于人类基因组计划的不断完善，人类染色体上的大部分基因序列已知。随着分子方法在生物学和医学诸多领域的广泛应用，不借助于任何已知的单基因性状或疾病而直接分析正常基因的方法越来越普遍。

（二）连锁分析的应用

基因定位和基因图谱对遗传学、医学和人类及生物进化的研究都有十分重要的意义，它可提供遗传病和其他疾病的遗传信息，可以指导对这些疾病的致病基因的克隆和对病因的分析与认识，这些又取决于遗传图谱和物谱的相互依赖关系。通过多态位点标记进行连锁分析获得物理图谱的位置与遗传图谱，同时通过连锁分析(部分有减数分裂的交换)又能指导物理，使基因定位更为精细。

连锁分析检测基因突变可以指导遗传病的诊断过程，而应用遗传图谱可以在缺少任何生化或分子性质信息的情况下对遗传病进行诊断，例如应用限制性片段长度多态性（restriction fragment length polymorphism，RFLP）进行的临床诊断。应当指出，由于多种遗传标记的定位，RFLP 的应用更加广泛。遗传图谱对疾病诊断价值最明显的是当某一基因已位于某染色体，但尚未被克隆时，就可依赖于一个或多个遗传标记进行分析，利用它和该基因的重组关系进行基因诊断。连锁分析进行致病基因的鉴别与定位，需致病基因与遗传标记相关以诊断疾病，然而要认识这种关系就需要有足够数量的家系来确定这种连锁，有适当的可提供信息的 DNA 标记。后者较易，前者则难，尤其是稀少的疾病，患者在年幼时死亡。这时可采取两种方法：一是寻找大的家系，并从此家系成员中获得 DNA 信息，其优点是所有患者都是一个病，并由单一基因突变引起；二是收集大量的小家系。前者如慢性进行性疾病，后者如囊性纤维化(cystic fibrosis，CF)。实际上，人们希望能发现连锁需在大约 20cM 或以下，再大的距离一般就难以发现连锁关系，特别是分子遗传学的新进展推出的反向遗传学——定位克隆的策略，更加速了疾病基因的鉴定与定位。一旦通过连锁分析将疾病致病位点定位在染色体上的某一区域，便可利用这些遗传标记所提供的信息，把患者的染色体排列成单倍型之后与正常人的单倍型染色体进行比较，通过单倍型在减数分裂过程中的重组现象可以把与疾病表型连锁的单倍型区域缩小到最小范围，在定位区域内部或者附近选择可疑基因作为候选基因，然后对其进行 DNA 序列分析，查找缺失或突变。

（三）连锁分析的方法

1 直接法　在连锁分析的早期阶段，人们通过直接观察子代中重组子和非重组子的数量来计算重组率。直接法表面上准确无误，因为所有的重组子都被计算在内。然而，由于相位不清、不完全外显，再加上一些其他掩盖基因型的因素，仅能从实际信息中提取很有限的一部分，有时甚至会产生偏差。

② *Y* 统计法　由于家系中父代成员的相位不清，所以不能确定子代究竟是重组子还是非重组子。1931 年，德国内科医师 Bernstein 提出了一种间接分析相位的方法。由于子代个体的数目是确定的，其中每个成员在父代的两种相位下或为重组子或为非重组子。子代中重组子与非重组子的个数在两种相位下相互调换，但不论哪种相位，子代成员中重组子和非重组子的乘积是不变的，这一乘积值被定义为 *Y*。*Y* 值的大小依赖于重组率，当重组率为 1/2 时最大，当重组率为 0 时最小。Bernstein 统计出在不同重组率和家系条件下 *Y* 值的大小，研究者可以据此估算出重组率。*Y* 统计法比起直接法是一种进步，但它仍遗漏了一些遗传信息。

③ 同胞对法　1935 年由 Penrose 提出。应用这种方法检出连锁关系并不依赖于遗传模式，而是依赖于受累的患病同胞对是否共享等位基因。如果两个位点不连锁，就会符合孟德尔的独立分配定律，此时 25% 的受累同胞对共享父源和母源遗传标记的 0 个等位基因，50% 的受累同胞对共享等位基因中的 1 个等位基因，25% 的受累同胞对共享 2 个等位基因。如果遗传标记与致病基因是连锁的，受累同胞对共享等位基因就会偏离这一比例，共有 1 个或者 2 个等位基因的患病同胞对的比例会升高，共有 0 个等位基因的患病同胞对的比例则会降低。

④ 最大或然率法　1922 年由 Fisher 提出，是计算重组率的常用方法，1937 年由 Bell 和 Haldane 应用于多代家系分析。对于仅有两代的小家系，Fisher 提出利用最大或然率计算 *u* 值的办法进行分析。

⑤ Lod Scores 法　Lod Scores 是连锁相对于不连锁的概率比数取常用对数，该值为 3，表明连锁相对于不连锁的可能性为 1000 倍，定义为连锁；反之，若该值为 -2，则排除连锁。

LOD 值 = $\log_{10}$(likelihood of data if loci linked at θ/likelihood of data if loci unlinked at θ = 0.5)。$0 \leq \theta \leq 0.5$，结果是否阳性根据 *LOD* 值进行衡量，*LOD* 值 > 3 时肯定连锁，*LOD* 值 < -2 时否定连锁。

θ 值指重组率，即发生交换的配子占总配子的数量比。

二、其他基因定位方法

（一）体细胞杂交

体细胞是生物体除生殖细胞以外的所有细胞。将从身体分离的体细胞做组织培养进行遗传学研究的学科称为体细胞遗传学。体外培养细胞可人为控制或改变环境条件，并可建立细胞株长期保存，进行各种生理和病理研究。与基因定位有关的是体细胞杂交（somatic cell hybridization）。细胞杂交又称细胞融合（cell fusion），是将来源不同的两种细胞融合成一个新细胞。大多数体细胞杂交是用人的体细胞与小鼠、大鼠或仓鼠的体细胞进行杂交，其新产生的融合细胞称为杂种细胞，含有双亲不同的染色体。杂种细胞有一个重要的特点，在其繁殖传代过程中保留啮齿类的染色体，而人类的染色体则逐渐丢失，最后只剩一条或几条，其原因至今不明。这种仅保留少数甚至一条人染色体的杂种细胞是进行基因连锁分析和基因定位的有用材料。由于人和鼠类细胞都有各自不同的生化和免疫学特征，Miller 等运用体细胞杂交并结合杂种细胞的特征，证明杂种细胞的存活需要胸苷激酶。由于含有人第 17 号染色体的杂种细胞都因有胸苷激酶活性而存活，反之则死亡，从而推断胸苷激酶基因定位于第 17 号染色体上。这是首例用细胞杂交法进行的基因定位。由此可见，研究基因定位时，由于有杂种细胞这一工具，只需要集中精力于某一条染色体上，就可找到某一基因座位。

（二）原位杂交

重组 DNA 技术的建立与分子杂交相结合，从分子水平研究基因定位，发展了一系列有效方法。例如原位杂交（in situ hybridization，ISH）就是分子杂交技术在基因定位中的应用，也是一种直接进行基因定位的方法。分子杂交的基本原理是碱基的互补配对，同源的 DNA-DNA 链或 DNA-RNA 链在一定条件下能结合成双链，用放射性或非放射性物质标记的 DNA 或 RNA 分子作为探针,可探测到细胞基因组中的同源部分。1970～1978 年首次将分子杂交应用于基因定位,即用 α 及 β 珠蛋白基因的 cDNA 作为探针,与各种不同的人(鼠)杂种细胞进行杂交,再对 DNA 杂交情况进行分析,找出 cDNA 探针与人染色 DNA 顺序间的同源互补关系,从而将人的 α 及 β 珠蛋白基因分别定位于第 16 号和第 11 号染色体上。

原位杂交的特点是杂交在显微镜载玻片上中期染色体标本上进行。所谓原位,即指标本上的 DNA 原位变性,在利用放射性或非放射性标记的已知核酸探针进行杂交后,通过放射自显影或非放射性检测体系来检测染色体上特异 DNA 或 RNA 顺序,可用放射性颗粒在某条染色体的区带出现的最高频率或荧光的强弱来确定探针的位置,从而进行准确的基因定位。但原位杂交必须在已知探针的情况下方可进行,而在未知致病基因时则无法进行基因定位。放射性核素标记核酸探针与染色体显带结合进行原位杂交仍有不少缺点和局限性, 如需要使用放射性核素的特殊实验室、自显影曝光时间长、核素标记的探针不易保存、放射污染不利健康,特别是高质量的中期染色体标本在细胞培养基础上难以得到、观察费时、对间期核的研究难以进行等。

荧光原位杂交(fluorescence in situ hybridization,FISH)是一种非放射性原位杂交方法。用特殊荧光素标记核酸(DNA)探针,可在染色体、细胞和组织切片标本上进行 DNA 杂交,对检测细胞内 DNA 或 RNA 的特定序列存在与否最为有效。探针不是放射性的,而是将荧光染料与抗体蛋白结合进行检测,它们具有高度的亲和力,有与放射性探针相同或更高的分辨率。现已可用不同的荧光染料同时进行多重原位杂交,显示出不同的荧光色泽。这种多色 FISH 技术近年来发展迅速,已成为基因定位作图和医学诊断的重要手段之一。1992 年运用这种策略已能在中期染色体和间期细胞同时检测 7 个探针。科学家们的目标是用 24 种不同颜色来观察 22 条常染色体和 X、Y 染色体。荧光原位杂交提高了杂交分辨率,可达 100～200kb。此法除了基因定位外还有多种用途,已发展成为代替常规细胞遗传学的检测和诊断方法。以往腭心面综合征基因型的 FISH 诊断,由于探针单一,不能分析出致病基因的精确定位,但从染色体水平上的筛选研究中作出了不可磨灭的贡献。近年来通过小家系发现,染色体水平的基因片段的转移可以弥补外显率不足,这一重要发现又一次丰富了腭心面综合征的发病机制,即基因补偿可以使得表型正常,而基因型异常则提示我们在遗传咨询过程中,不但要注意患者的表型,而且对于表型正常的父母,基因型分型同样重要。

（三）定位克隆的基本步骤

1 收集家系资料。最重要的是确定所研究疾病的病因确实是由遗传引起,而且诊断一定要确凿、可靠,任何前期工作中的失误或疏忽都会给以后的工作带来不可估量的损失。

2 应用连锁分析的方法对疾病的遗传位点进行定位。选择足够数量的覆盖整个人类基因组的多态性遗传标记,对家系中成员的样本进行全基因组扫描,确定疾病的遗传位点。

3 用多个遗传标记的基因分型排列每个家系成员的单倍型。根据单倍型的重组情况确定致病基因在染色体上的精细定位区域,尽可能缩小连锁区域。

4 在致病区间内利用人类基因组数据库中已有的数据寻找与疾病的生理生化功能相关的候选基因。

5 寻找能够引起蛋白质结构改变并引起功能障碍的病理性突变或其他改变,如单碱基改变、插入、缺失突变等。

6 对突变进行功能研究。

（四）遗传图谱

精细的遗传图谱是连锁分析得以进行的基础。人类遗传学在过去几年中取得的最为重要的成果就是人类精细基因图谱的构建。其原因很简单,当获知基因的位置,但对它的其他信息一无所知时,基因图谱是我们找到并分离出基因的唯一途径。在过去的几年间,人们已经用这种定位克隆的方法成功地克隆了许多单基因疾病的基因。而且,目前人类遗传学研究的焦点已经从单基因疾病逐步转移到复杂的多基因疾病,精细的遗传图谱为我们提供了一条发现并最终分离出易感致病基因的途径。

1 遗传连锁图谱（genetic linkage map） 由一系列已知间距和前后顺序的遗传位点构成,这些位点通常是一些不具有功能的、严格按照孟德尔方式遗传的分子标记。遗传图谱上的一个个遗传标记就好像是人类染色体上的一个个路标,连锁分析本质上就是确定致病基因位于哪条染色体的哪几个路标之间。构建遗传图谱的基本原理是:真核生物体遗传过程中会发生减数分裂,在此过程中染色体上的遗传标记物要进行重组和交换,这种重组和交换的概率会随着染色体上任意两点间相对距离的远近而发生相应的变化。遗传标记物是存在于人类基因组上的、在不同个体之间存在差异的遗传物质,它们可以控制物种的表型特征,包括遗传病;它们也可以仅仅是基因型上可观察到的差异,而不产生表型差异。根据这一点,人们就可以推断出同一条染色体上两点间的相对距离和位置关系。正因为如此,我们得到的这张图谱也只能显示每个标记之间的相对距离。遗传图谱是根据不同遗传标记物的顺序和它们之间的重组率而确定的。人类遗传图谱的度量单位是厘摩(cM)。1cM 的定义就是重组率为 0.01,也就是说,在 100 个配子中会出现 1 个重组子,而其他 99 个配子则全部继承了父母的基因型。从序列长度上来讲,1cM 相当于 100 万个碱基,但两者之间没有确切的定量关系。为了测量减数分裂中标记物之间的重组率,必须从相应的减数分裂中获取足够的信息。只有在两个标记物均为杂合子的情况下,才能区分出亲代和子代间是否发生了重组。相邻两个遗传位点上的等位基因位于相同的染色体上时称为同相,若位于不同的染色体上时则称为异相。只有知道了不同等位基因之间的相位,才能分辨出减数分裂产生的配子是否发生了重组。在减数分裂中,一套由于紧密连锁而趋向于共同遗传的等位基因共同构成一个单倍型(haplotype),单倍型中的等位基因由于紧密相邻,更趋向于作为一个整体共同遗传而不会被重组所分离。一旦用遗传标记物构建出一套精细的遗传图谱,疾病的相关基因就可以根据疾病与相应的标记物之间的共遗传现象而被定位在染色体的特定位置上。我们称这一相对距离为遗传距离,由此构建的图谱也就称为遗传图谱。遗传图谱的重要性在于,它是将具体的生物现象和抽象的基因组之间联系起来的唯一纽带。

基因在遗传图谱上的位置能够帮助我们分离出构成基因的 DNA 片段,这就能使我们着手研究基因编码的蛋白质和突变对其功能的影响。经典的遗传图谱主要是研究多基因的相互关系、这些基因所构成的连锁群(linkage group)以及连锁群中各种多基因的线性关系。经典的遗传图谱不能告诉人们某个基因的具体位置,更不能克隆这一基因。物理作图(physical mapping)是指从 DNA 分子水平制作基因图,它表示基因(包括遗传标记)在染色体上的实际距离,是以碱基对为衡量标准的。物理图谱(physical map)最终是以精确的 DNA 碱基对顺序来表达,其作用就是描述 DNA 序列在基因组中的位置。如果将遗传图谱和物理图谱相比较,我们就可以根据基因的遗传位点直接将它定位在基因组中的相应 DNA 序列。

在整个人类基因组中,只有很少一部分 DNA 是编码蛋白质的,其基因是由转录成 mRNA 的 DNA 所构成的。如果将所有的原始 mRNA 分子排列,就能得到由表达的 DNA 序列所构成的图谱。此时,一旦获知遗传图谱和物理图谱分基因所定位的染色体区域,我们就能将注意力集中于 DNA

表达序列。遗传图谱、物理图谱和表达图谱的结合能极大地加快基因的寻找。自 1973 年第一次国际人类基因组制图(human genome mapping,HGM)会议召开以来,至今已定位的基因达 4000 多个,而且有一大批克隆和 DNA 遗传标记被定位。这些成果有力地推动了遗传咨询、基因诊断和治疗的进展,对医学理论和临床实践的发展起着十分重要的作用。在过去的十几年中,人类遗传连锁图谱的研究已大大地推动了人类遗传学的发展,其经历了从经典的基因连锁图谱到现代的 DNA 标记连锁图谱的过程。遗传图谱的构建需要稳定的家系来源。

在实验动物中可以通过大量的交配而精确测量重组率,但这在人类家庭中是不可能做到的。现在这一难题已被成功地用计算 LOD 值的数学方法加以解决。LOD 值计算是通过计算两点间在给定的重组率之下相互连锁的概率的比值来判断两者间是否连锁的数学方法,它可以判定连锁的阈值。不同家系在同一位点计算出的 LOD 值可以相加。

2　遗传连锁标记　人类基因组中最早的遗传连锁图谱诞生于 20 世纪 70 年代,它是以酶的多态性、疾病基因、血型分类和其他单基因表达产物作为标记物建立起来的。由于这些标记物之间的连锁不十分紧密,所以最初的遗传连锁图谱分辨率很低,基因组上的许多地方都是空白的。这时的人类遗传图谱由于可用的遗传标记物稀少和基因组的巨大而进展缓慢。

3　第一代遗传标记物　到了 20 世纪 80 年代,人们开始认识到基因组上许多不具有表型的 DNA 序列也具有多态性,遗传图谱的构建也随之产生了突破性进展。这些标记物被称为无意义的多态性分子,最先被应用的是限制性片段长度多态性(RFLP),它是由于某一位点单个碱基的多态性而造成的某一限制性酶切位点的有无。现代遗传连锁图谱的概念最早由 Botstein 等人提出,当时由于 DNA 限制性内切酶和连接酶的应用,限制性片段长度的多态性成为一种崭新的 DNA 多态性标记。Botstein 等提出来利用 RFLP 作为标记去构建多态性基因与这些标记的连锁关系,进而可以确定多态性基因的位置,随后亨廷顿舞蹈症成为第一个被确定的与某个 RFLP 标记连锁的常染色体遗传病。1987 年著名杂志 Cell 上发表了人类基因组第一张 RFLP 标记图谱,这一图谱在人类遗传学研究的历史上具有巨大的影响,为许多单基因疾病的成功克隆奠定了基础。但 RFLP 图谱有很大的局限性。RFLP 图谱的主要研究对象是各种形式序列水平上的 DNA 限制性酶的多态性,包括单碱基改变、插入、缺失突变、长度重复多态性等引起的酶切位点的获得或丢失,其检测手段主要是限制性酶切和 Southern 杂交。然而这一方法使得人类遗传研究进入分子水平成为可能。

4　第二代遗传标记物　由于在某一酶切位点只能是有或无两种状态,因此一个位点上只能有两种等位基因,在群体中的最大杂合度只能达到 50%。遗传标记物只有在杂合状态时才能提供遗传信息,因此许多 RFLP 标记物提供的信息非常有限,所以人们又开始寻找更为实用的多等位基因的遗传标记物。除了经典的 RFLP 标记物之外,大量其他的 DNA 标记物被发现,包括可变数量串联重复(variable number of tandem repeat,VNTR)、小卫星标记物(minisatellite marker)和微卫星标记物(microsatellite marker)的开发和使用。这些标记物具有更高的杂合度。小卫星标记物为 10～100bp 片段的多次重复,其分子量多为 0.5～40kb。小卫星的重复次数可用 Southern 杂交确定,因此也被成功地用于构建遗传图谱。然而,小卫星标记物倾向于聚集到染色体末端,因此,它的用途也不尽如人意。另外,Southern 杂交方法既费时又费力,而且也很不经济。小卫星标记物的片段很大,因此 PCR 的扩增也很不方便,已逐渐被更为有效的微卫星标记物所取代。微卫星标记物多为 2～4 个核苷酸片段的重复,它在染色体中的分布更为常见,也较为广泛。以 CA 重复为基础的微卫星标记物现已成为构建遗传图谱的基础,通过 PCR 可以很容易地确定其片段的大小。微卫星标记物由 (CA)n 重复序列组成,大量分布于基因组中,每一个单位的重复数目同样是不同的。通过鉴定和利用这些标记物两侧的、可用于 PCR 扩增的特异 DNA 序列,可以成功地将特异的 (CA)n 探针定位在基因组中。应用这些标记物可以将许多重要遗传病的基因定位到特定的染色体位点上。应用模型计算表明,用整个人类基因组作图,对于一个特定的遗传病基因座至少有一个紧密连锁的标记可用于遗传咨询和产前诊断而言,只需要几百个随机散布在人类基因组中的此种标记。高密度的微卫星遗传图谱目前已经构建完毕并可以供研究者自由使用,这一技术和策略的发展大大加快了孟德尔方式遗传病的基因定位和克隆工作的速度,并在一定程度上推动了许多复杂的多基因遗传病的研究。

目前人类精细的遗传图谱水平可达 1cM,即 1000kb(1Mb)左右;对于新的遗传标记物的研究,主要是通过来自许多已知标记位点基因型的三代大家系的经培养的永久性淋巴细胞系进行的,这些家系主要来自美国犹他州盐湖城和法国 CEPH 家系,两组家系均由用大量遗传标记分型的核心家系(双亲和大量子女)组成。科学界可以得到这些家系的 DNA,用来进行进一步的基因作图。随着可得到的 DNA 标记物越来越多,连锁分析正变得越来越重要。这种连锁关系不仅包括两个基因座之间的连锁关系,而且还包括一个疾病基因和一套标记(单倍型)之间的连锁关系。这样的单倍型越来越广泛地应用于许多研究以及遗传咨询和产前诊断。利用这样的遗传标记,其基因型组合能提供连锁信息的家系的比例明显增加。

5 第三代遗传标记物　如果一个群体存在两种以上的等位基因,其中最低的基因频率也比突变所能维持的高,即称为 DNA 多态性。实践中,当最低频率 ≥0.01 时,即认为是多态性。人类在基因上的相似率达到 99.9% 的单核苷酸多态性(SNPs)是人类基因变化的一种最常见形式。SNPs 是指在基因组的一个特异和定位的位点出现两个或多个核苷酸的可能性,SNPs 出现的频率估计是 1200～1500bp 中一个。作为基因变异的起因,SNPs 在对疾病的认识、治疗和预防方面有着巨大的潜力,它还可以揭示遗传因素对人的行为和个性的多方面影响。

当人类基因组大致框架图公布时,科学家已经鉴别了超过百万个的 SNPs。目前,已鉴定和放入数据库中的 SNPs 超过了 150 万个。并非所有的 SNPs 都导致疾病;SNPs 还可以用来测定个体对药物治疗的应答,或作为易患某种疾病的危险人群的标记物。与 SNPs 相关的各种类型的例子有无义突变(A-U)导致的镰刀型贫血病、V 因子 1691G-A 等位基因参与的深静脉血栓形成,以及细胞色素 P450 基因的几种形态影响药物代谢等等。

除了产生可分辨性状外,SNPs 在遗传学上最重要的意义在于可以作为遗传图谱制作的分子标记,使科学家可以定位一个重要基因。因为当一个 SNPs 位置靠近一个编码基因的序列时,这个 SNPs 极有可能同那个基因一同遗传。研究人员可以比较一个个体的已知 SNPs 图谱和对照组的同一 SNPs 图谱,如果受影响个体的图谱发生了变化,这种差异可能与遗传因素有关。绘制一个有效图谱所需的 SNPs 的数目据估计在 10 万(每 30kbDNA 有一个 SNPs)～100 万(每 3kbDNA 或更短距离有一个 SNPs)之间。一般而言,图谱上的 SNPs 越多越好,理想的数目是 60 万～100 万之间。随着 SNPs 的数目有可能增加到几百万个,研究人员面临的艰巨任务是找到那些有价值的位点。其中一种方法是筛选 DNA 片段的序列改变,筛选方法是通过比较实验样品和已知序列样品的结果,以确认序列改变。筛选样品的序列改变较之测序更节省时间,并且可以将样品的范围缩小,找到最有研究价值的 SNPs 样品。

SNPs 在基因组内的数量巨大,目前各种新技术的开发和检测手段的进步可以允许人们迅速地检测大量的 SNPs 来弥补其低多态性的不足。从目前来看,SNPs 有着许多优越性,如 SNPs 位点的丰富性以及多种非凝胶基础上的 SNPs 检测手段如 DNA 芯片以及微阵列技术。遗传图谱的构建是人类基因组研究必不可少的一步,它对于搞清基因的功能、定位、分离及克隆新基因,排列 DNA 片段,研究染色体上的基因排列顺序等起到不可估量的作用。遗传图谱在过去几年的基因组研究中发挥了巨大的作用,以致同样的策略也被应用于其他生物模式如小鼠以及植物遗传学的研究中。

三、人类基因组计划

经过许多世纪对外部宇宙的探索,我们至少对比较容易接近的部分有了大致的了解,正如维度概念一样,正在不断地增加;而对于内部世界,同样是一个令人惊叹的领域。直到现在,对于内部世界的探索在规模上一直是适度的和局限的。运用显微镜研究细胞及亚细胞结构提供了进入内部世界的一条主要途径,生物化学和分子、细胞生物学的开拓性进展紧随其后。为了给新的探索阶段铺平道路,这个催化剂就是人类基因组计划(human genome project,HGP)。唇腭裂研究随着基因组计划的实施也在不断发展,一些候选基因以及候选基因之间的关系正在被阐明。人类基因组计划对于唇腭裂研究具有重要而又深远的意义。

（王科）

参考文献

［1］Vieira A R,Avila J R,Daack-Hirsch S,et al. Medical sequencing of candidate genes for nonsyndromic cleft lip and palate［J］. PLoS Genet,2005,1(6):64.

［2］Lidral A C,Romitti P A,Basart A M,et al. Association of MSX1 and TGFB3 with nonsyndromic clefting in humans［J］. Am J Hum Genet,1998,63(2):557-568.

［3］Hecht J T,Mulliken J B,Blanton S H. Evidence for a cleft palate only locus on chromosome 4 near MSX1［J］. Am J Med Genet,2002,110(4):406-407.

［4］Fallin M D,Hetmanski J B,Park J,et al. Family-based analysis of MSX1 haplotypes for association with oral clefts［J］. Genet Epidemiol,2003,25(2):168-175.

［5］Mitchell L E,Murray J C,O'Brien S,et al. Evaluation of two putative susceptibility loci for oral clefts in the Danish population［J］. Am J Epidemiol,2001,153(10):1007-1015.

［6］Koillinen H,Ollikainen V,Rautio J,et al. Linkage and linkage disequilibrium searched for between non-syndromic cleft palate and four candidate loci［J］. J Med Genet,2003,40(6):464-468.

［7］Shaikh T H,Kurahashi H,Saitta S C,et al. Chromosome 22-specific low copy repeats and the 22q11.2 deletion syndrome:genomic organization and deletion endpoint analysis［J］. Hum Mol Genet,2000,9(4):489-501.

［8］Kobrynski L J,Sullivan K E. Velocardiofacial syndrome,DiGeorge syndrome:the chromosome 22q11.2 deletion syndromes［J］. Lancet,2007,370(9596):1443-1452.

［9］Baldini A. DiGeorge syndrome:an update［J］.Curr Opin Cardiol,2004,19(3):201-204.

［10］Rubini M,Brusati R,Garattini G,et al. Cystathionine beta-synthase c.844ins68 gene variant and non-syndromic cleft lip and palate［J］. Am J Med Genet A,2005,136(4):368-372.

［11］Tang L S,Finnell R H. Neural and orofacial defects in Folp 1 knockout mice［J］. Birth Defects Res A Clin Mol Teratol,2003,67(4):209-218.

［12］Abbott B D,Probst M R,Perdew G H,et al. AH receptor,ARNT,glucocorticoid receptor,EGF receptor,EGF,TGF alpha,TGF beta 1,TGF beta 2,and TGF beta 3 expression in human embryonic palate,and effects of 2,3,7,8-tetrachlorodibenzo-p-dioxin (TCDD)［J］. Teratology,1998,58(2):30-43.

［13］Olshan A F,Shaw G M,Millikan R C,et al. Polymorphisms in DNA repair genes as risk factors for spina bifida and orofacial clefts[J]. Am J Med Genet A, 2005, 135(3): 268-273.

[14] Tsai C H,Van Dyke D L,Feldman G L. Child with velocardiofacial syndrome and del(4)(q34.2): another critical region associated with a velocardiofacial syndrome - like phenotype[J]. Am J Med Genet,1999,82(4): 336-339.

[15] Devriendt K,Matthijs G,Van Dael R,et al. Delineation of the critical deletion region for congenital heart defects on chromosome 8p23.1[J]. Am J Hum Genet, 1999, 64(4): 1119-1126.

[16] Greenberg F,Courtney K B,Wessels R A,et al. Prenatal diagnosis of deletion 17p13 associated with DiGeorge anomaly[J]. Am J Med Genet,1988,31(1): 1-4.

[17] Motulsky A G. If I had a genetic test,what would I have and who would I tell?[J]. Lancet,1999,354(1): 35-37.

[18] Ott J,Bhat A. Linkage analysis in heterogeneous and complex traits[J]. Eur Child Adolesc Psychiatry,1999,8(3): 43-46.

[19] Carelle-Calmels N,Saugier-Veber P,Girard-Lemaire F,et al. Genetic compensation in a human genomic disorder[J]. N Engl J Med,2009,360(12):1211-1216.

第 二 篇
麻醉和护理

第五章
唇腭裂手术麻醉

唇腭裂是口腔颌面部常见的先天性畸形,国内发病率约为 1.6‰。近年来,随着社会压力的不断增大和环境的改变,其发病率呈现上升的趋势。据报道,全世界每小时约有 15000 个新生命诞生,若按 1.6‰ 的比例计算,唇腭裂患者的数量还是很可观的。由于唇腭裂畸形可导致患儿进食、语言和听力等多项生理功能障碍,因此国内外多认同早期修复的理念。目前多主张畸形修复的整个过程在小儿时期完成:单侧唇裂修复术在 3~6 个月时施行(有特殊手术需要者可提前至出生后 2周),双侧唇裂修复术在 6~12 个月时施行,腭裂修复术在 12~18 个月时进行。小儿时期,尤其是新生儿、婴幼儿的各项生理功能都发生急剧变化,与成人差别甚大。在实施麻醉时,必须熟悉与麻醉有关的解剖生理特点,选用合适的麻醉方法和监测手段,尽可能保持患儿生理内环境的稳态,以安全度过麻醉手术期。

第一节 唇腭裂患儿的解剖生理特点

一、解剖特点

(一)小儿气道的特点

婴幼儿的舌体比成人相对更长、更大。婴幼儿的会厌呈 U 形或 V 形,比成人更长且不灵活,而成人的会厌更扁平且易于弯曲,有弹性。婴幼儿的舌骨与甲状软骨相连,导致舌根部将会厌压低,使舌根部进一步突入咽腔。随着年龄的增长,舌骨与甲状软骨分离,会厌变得越来越垂直。到了成年,会厌与咽前壁的角度从 45° 逐渐变得更加靠近舌根部。

婴幼儿的喉部比成人前倾许多。刚出生时,声门裂位于第 3 和第 4 颈椎间隙对面的水平,即环状软骨的下缘;在 13 岁时可达到成人的位置,此时环状软骨的下缘位于第 7 颈椎的对面,而声门裂位于第 4 和第 5 颈椎间隙对面的水平。这些不同点造成了婴幼儿喉头位置比成人前倾。为了暴露婴幼儿的喉部,需要在头的自然位置垂直放入咽喉镜片,抬高婴幼儿的上背部和肩部以利于颈部的拉伸,这样可以暴露会厌,并避免咽喉镜片放入后掩盖住喉头。对喉部组织的轻柔操作是十分重要的,使用暴力会引起出血和气道的损伤。

声带的组成包括前部的韧带部分和后部的与杓状软骨相接的软骨部分。随着年龄的增加,韧带部分逐渐延长,其总长度可增加 50%~80%,声带的长度也增大。与此同时,软骨部分成角度地弯向气管并延伸。婴幼儿的声带是凹状的,随着年龄的增长,其凹面变小,而甲状软骨的移位也使声带变直。在婴幼儿期,声带的凹陷可能阻止弯形的气管内导管通过,这时换一根稍细的导管,在喉镜的帮助下有利于成功。当过度抬高喉镜时,偶尔可发现气管的角度向前增大很多,气管导管送入时感受到阻力,更有甚者,气管内导管的头端可能卡在声带的上方,这时只要轻轻放松喉镜,插管就能成功。

婴幼儿上呼吸道最狭窄处位于环状软骨水平,而成人上呼吸道最狭窄处位于声门裂。当气管导管不能通过环状软骨水平时,需要换一根细一点的导管。当气道的压力较高时,通常允许导管有少量的漏气。如果插入的气管导管型号太大,可能导致气道损伤,引起喉部水肿,拔管后可能发生上呼吸道梗阻。

（二）颅颌面畸形

唇腭裂畸形与近 150 种综合征相关,以颅颌面畸形综合征较为多见。最常见的是 Pierre Robin 序列征,表现为小颌、腭裂和舌后坠等畸形,患儿出生后即表现出明显的气道问题,插管非常困难。尽管 Pierre Robin 序列征患儿的气道缺陷可随年龄增大得到缓解, 但早期施行腭裂修复手术有助于改善气道畸形,提高进食和语言能力。其他常见的综合征包括 Goldenhar 综合征、Klippel Feil 综合征、Treacher Collins 综合征等。Goldenhar 综合征表现为一侧面部发育不良、下颌骨发育不良和颈部脊髓畸形。Klippel Feil 综合征主要表现为外耳和眼部畸形并伴有脊柱融合、颈胸椎侧凸和高腭弓等畸形。脊柱融合可造成颈部后仰严重受限。Treacher Collins 综合征表现为小下颌、小口、鼻后孔闭锁、眼睛和耳朵异常。对于这些颅颌面畸形的患儿,处理气道困难成了麻醉管理的主要问题。有些患儿术前气道梗阻症状明显,表现为夜间睡眠后打鼾,甚至出现阻塞性睡眠呼吸暂停,在哺乳时则可能发生窒息。此外,部分颅颌面畸形患儿随着面部发育,气道情况会发生改变,一生中可能有一段时间存在插管困难。对这些患儿应预先设计各种气道管理方案,并准备多种气管插管装置。对于那些未出现明显气道梗阻症状者,也需警惕其存在气道困难的潜在危险。

（三）先天性心脏病

唇腭裂伴先天性心脏病的发生率高达 3%～7%, 以单纯的房间隔和室间隔缺损最为常见。有些患儿无症状,常未被察觉。患儿母亲叙述其平时喂食困难,有容易疲乏、口周青紫等表现,尤其是喂食或哭闹时。若患儿出现皮肤黏膜发绀,则多提示伴有动静脉分流,循环缺氧严重。这类患儿存在呼吸、循环代偿功能减退的问题。

二、生理特点

（一）慢性鼻溢液

唇腭裂患儿常有慢性鼻溢液,这是由于喂食后食物反流入鼻咽的缘故,有时很难将其与呼吸道感染的症状区分开来。是否存在发热、流浓涕、咳嗽、肺部干湿啰音和血白细胞计数增多等有助于鉴别慢性鼻溢液与支气管炎、鼻窦炎或上呼吸道感染等疾病。而患儿家长提供的原来有无慢性溢液或溢液在外观及程度上有无改变等病史往往可帮助诊断。通常,伴急性呼吸道感染的患儿应暂缓手术。

（二）早产

唇腭裂患儿中早产的发生率较高。一般而言,年龄越小,手术麻醉风险越大。早产儿可能存在呼吸中枢发育不完全,全身麻醉后易出现呼吸暂停、心动过缓等并发症,多发生在手术中或术后 12 小时之内。部分早产儿可能存在肺支气管发育异常,表现为肺顺应性降低、通气 / 血流比（V/Q）失调、氧分压下降、呼吸急促、氧耗升高、肺部感染可能性增加,严重者可产生肺动脉高压和肺源性心脏病。早产儿还可能存在动脉导管未闭,可导致左向右分流、左室肥大、肺血流增加,并且产生充血性心力衰竭。因为细胞和组织免疫力下降,早产儿易发生肺部感染、皮肤感染、口腔感染、肝炎、败血症和脑膜炎等感染性疾病。这些严重并发症的发生率与妊娠后年龄密切相关。目前,临床上较多采用将妊娠后 44 周作为早产儿实施手术的相对安全年龄（妊娠后年龄的计算是从受精卵产生至婴儿出生后的目前阶段止,即出生时孕龄加上出生后年龄）。由于早产儿吞咽反射不健全,在进食时气道的防御功能存在缺陷,围手术期发生窒息的可能性较大,因此即使是最小的手术也需要住院治疗,至少要求术后严密观察 24 小时,以防止意外发生。

此外,妊娠后小于 44 周的早产儿吸入高浓度氧后发生晶体后纤维增生症的易感性明显增加。当视网膜动脉氧分压增高时,高氧可引起血管收缩、毛细血管内皮肿胀和视网膜边缘退行性变即晶体后纤维增生,最终可导致新的血管形成及纤维化、出血和视网膜剥离。这一时期若实施择期手术,需应用相对低的吸入氧浓度以使动脉血氧分压（PaO_2）不致过度升高。氧过多有潜在的危险,但低氧血症也会导致永久性的脑损害甚至死亡。因此,一旦术中需增加氧供时应立即提升氧浓度。

（三）营养不良

唇腭裂患儿由于上唇及腭部裂开,不能形成一个完整闭合的负压腔,吸吮动作常难以完成,常有喂食困难,甚至有些患儿一出生即以胃管鼻饲喂养,丧失了正常的吞咽和消化功能。患儿基本不是母乳喂养,营养成分不足,易出现营养不良性贫血,加重其发育障碍。因此,患儿的整体营养及生长发育情况常较正常同龄儿差,从体重、身高、头围的测量数据上也可表现出来。这类患儿体格状况欠佳,麻醉用药应视其具体情况而定,避免药物过量。由于合并其他严重畸形或母亲缺乏经验,唇腭裂患儿还常伴有轻度慢性脱水。当患儿术前禁饮禁食后,其脱水程度将会进一步加重,在腭裂手术中尤其值得注意,有可能导致在失血情况下输血输液量的估计不足。术前 2 小时给患儿进食清淡液体并不会增加胃酸量或胃容量,却可使脱水症状得到改善,但进食奶制饮料或母乳时胃排空速度较慢,不宜喂食。

（四）贫血

新生儿出生后 3 个月内,血液中的胎儿血红蛋白渐渐转变为与成人相同的血红蛋白,故出生后 2～3 个月是血红蛋白处于最低值的生理性贫血期,以后随时间的推移逐渐恢复正常。严重贫血可导致重要脏器血供、氧供减少,并与围手术期心脏停搏的发生率增加有关,故应暂缓手术。唇裂修复术的时机恰好在 3～6 个月,这一阶段中患儿的贫血状况很可能还未得到明显改善,若手术范围相对较大(如双侧修复时),则应推迟手术日期,直至血红蛋白数量恢复。理想的状况是患儿的血红蛋白达到 100g/L 以上。

第二节　麻醉前准备与用药

一、体格准备

对于唇腭裂患儿病情的复杂性,麻醉医师在术前必须要有清楚的认识。完善麻醉前准备可将患儿调整至最佳生理状态,以提高其对麻醉手术的耐受力。麻醉前访视时应仔细复习病史资料、体格检查和实验室检查,了解患儿是否合并其他先天性畸形,评估有无气道困难存在、有无呼吸和循环代偿功能减退、有无营养不良和发育不全、是否存在呼吸道感染和严重贫血等。

（一）术前气道评估

准确预测患儿是否存在气管插管困难十分重要, 这有助于选择合适的诱导方法和插管技术,以降低气道困难的死亡率。气道困难的最常见病因是下颌发育不全。正常情况下,使用喉镜暴露在舌前方能见到会厌和声门,但小下颌使得舌体移动的潜在空间明显减少,因而暴露不佳。舌体的移位度和声门的可视度在一定程度上取决于下颌、舌体的大小以及颈椎和颞下颌关节的伸展度等。术前预测时应使患儿颈部后仰、张口,用手指测量其舌骨至下颌支内侧缘间的距离,可估计出插管时所暴露的空间大小。稍大年龄患儿此距离约为 3cm,年龄小者此距离也成比例缩短。有些患儿下颌骨发育看似正常,但下颌骨的形态可能存在异常,由于下颌骨下空间狭小,结果发生插管困难。一些患儿可能没有呼吸道先天畸形,但有扁桃体肿大、喉乳头状瘤、气管异物、颈部包块或者前纵隔包块等。对这类患儿必须仔细询问平时对运动的耐受情况,何种情况下会出现发绀和明显的胸骨上凹下陷,睡眠时是否有鼾声、发绀和胸骨上凹下陷,睡眠是否较深,睡眠有无喜好体位等。

（二）呼吸系统准备

上呼吸道感染为小儿常见疾病。在发病期间,呼吸道由于炎症反应易激惹,围手术期憋气、血氧饱和度降低、喉痉挛、支气管痉挛等呼吸道并发症的发生率明显增加。对 2 万例大样本的前瞻性研究显示,这些并发症的发生率可能较正常高出 2～7 倍,在全身麻醉和气管插管时则高出 11 倍。对于疑有呼吸道感染的患儿,选择性手术应延期至明确诊断。但需要注意的是,麻醉医师必须根据患儿的具体情况进行分析评估,例如小儿流涕不一定是上呼吸道感染的临床表现（据统计,小儿每年有 20%～30% 的时间会出现流涕）,而非感染性流涕并不需要延迟手术。通常,处于感染前驱期的患儿会表现出间断性不适、烦躁、食欲下降,伴有或不伴咽部充血、红肿,血白细胞计数升高或正常,胸部摄片大多正常。既往病史、体格检查和辅助检查对于判断患儿是否存在急性上呼吸道感染及其严重程度是十分重要的。术前应详细询问呼吸系统疾病史、用药史、传染源接触史、家族史、围生期病史等。体格检查应包括呼吸频率、呼吸节律、呼吸幅度、吸呼时间比、是否有发绀等。辅助检查包括血常规、胸部 X 线检查,必要时可行动脉血气分析、痰液检查和肺功能检查。体格检查和辅助检查有阳性发现自然有助于诊断,但结果正常也并不能排除呼吸道早期感染的可能。另外,由于正常时小儿体温会出现波动且在脱水状态下更易发生变化,故不能仅根据体温高低来判断患儿是否存在感染。通常,38℃ 及以上提示有感染,38℃ 以下不能排除感染,但感染的可能性较小。一般认为,小儿单纯上呼吸道感染 2～4 周内呼吸道的激惹性较高,至少应该在感染症状消失 1 个月后再考虑重新安排手术。

哮喘也是小儿的一种常见疾病。控制不佳的哮喘患儿围手术期可能出现严重的呼吸问题,部分患儿即使在无症状期也存在肺功能减退。过敏原、室温过低、运动、焦虑和呼吸道感染等都可能诱发哮喘,导致急性支气管痉挛甚至气道梗阻。术前访视时应仔细询问病史,包括既往有无哮喘发作史、发作程度、治疗史、手术麻醉史等。体格检查包括生命体征,有无气短、咳嗽、咳痰、喘鸣、发绀,给予呼吸音听诊,这些对于判断病情十分重要。对于有哮喘发作史,但目前无症状不需常规药物治疗和有哮喘反复发作需预防给药但不处于活动期的患儿,不需作进一步的处理;而对于哮喘发作期或缓解期症状加重者,则需延期手术。

（三）循环系统准备

先天性心脏病患儿在行唇腭裂修复术前应进行充分的准备。麻醉医师对小儿先天性心脏病要有一定的认识,至少在第一次接触患儿时能发现其异常病史及体征,然后请儿科医师进一步会诊及做必要的检查。先天性心脏病可分为非紫绀型和紫绀型,前者又可分为左向右分流型（如在唇腭裂患儿中较常见的房间隔缺损和室间隔缺损）和无分流型,后者又可分为右向左分流型和以向右为主的双向分流型。一般情况下,左向右分流的非紫绀型先天性心脏病患儿可以耐受麻醉和手术;而紫绀型先天性心脏病患儿通常存在不同程度的慢性缺氧,易引起代谢性酸中毒,对麻醉耐受性差。此外,先天性心脏病患儿常通过红细胞、血细胞压积和血红蛋白增加代偿其慢性缺氧,由此导致的血液黏滞度增加、血管阻力增大易引起血栓形成。

体检时应检查是否有身体发育迟缓、指甲及口唇发绀(可在哭闹或运动时加重)以及呼吸增快。通过心电图检查,了解心肌供血及传导功能等。超声心动图检查十分必要,可以了解先天性心脏病的类型、有无血液分流及其类型和分流量的多少。对于右向左分流有明显肺动脉高压者,应先行心脏手术,待情况稳定后再行唇腭裂修复术。pH、$PaCO_2$、PaO_2 可明显影响肺血管阻力,术前行动脉血气分析,了解是否存在缺氧、代谢性酸中毒等,有助于判断是否可行唇腭裂修复术及麻醉。常规行胸部 X 线检查,尤其是左向右分流的先天性心脏病患儿,由于肺血流量增多、左心流出受阻使肺动脉血流增多或肺静脉淤血,易导致肺部感染等呼吸道并发症。

麻醉前还应检查患儿的血红蛋白水平,以了解其血液的携氧能力并为术中输血提供参照值。伴有严重贫血时,选择性手术应延期施行。对于唇裂修复术的时机选择目前国内外的观点较为一致,临床上常采用"三个 10"规则,即体重＞10 磅(4.54kg),血红蛋白＞10g/dl(100g/L),白细胞计数≤$10×10^9/L$。

(四)禁食和禁饮

对选择性手术,麻醉前应按常规禁食、禁饮。术前禁食的最终目的是避免反流和误吸,但是过长时间禁食会导致脱水、低血糖等不适症状,因此禁食时间需根据情况进行调整。小儿术前禁食时间不宜太长,一般 6 个月以下的小儿为 4 小时,6 个月～2 岁的小儿为 6 小时,2 岁以上的小儿为 8 小时;成人术前应禁食、禁饮 8～12 小时。有研究发现,婴幼儿饮用低脂奶和人奶的胃排空时间为 2.75 小时,而饮用葡萄糖水则为 1.75 小时。不同的乳液由于组成成分不同,胃排空时间也有差异。以酪蛋白为主的奶制品类似牛奶,在胃内可形成不可溶的凝乳导致消化吸收减慢;以乳清为主的奶制品类似人奶,其胃排空的速度相对较快。不同乳液的胃排空速度由快到慢依次为:人奶→以乳清为主的配方奶→以酪蛋白为主的配方奶→牛奶。目前美国麻醉医师学会(American Society of Anesthesiologists,ASA)指南推荐的最短禁食、禁饮时间见表 5-1。

表 5-1　ASA 指南推荐的最短禁食、禁饮时间

饮食种类	最短禁食、禁饮时间
清流	2 小时
母乳	4 小时
婴儿配方奶	6 小时
动物乳	6 小时
易消化的食物	6 小时

二、心理准备

(一)患儿的准备

婴幼儿的认知能力有限,一般而言,6 个月的小儿会因离开父母、到陌生环境等而感到害怕,1 岁的小儿则已开始有一些初级简单的心理活动。随着年龄的增长,唇腭裂患儿因无法掩饰的外貌畸形和语言功能异常,在与人交往中有意无意地遭到排斥,会造成自卑、敏感、悲观等心理障碍。通常此类患儿在具有较强的自我保护意识的同时又渴望得到认可和关爱。部分患儿性格孤僻,不善于表达自己的内心活动,不愿与人交往,社会适应能力和学习能力下降。部分已接受早期手术治疗的患儿,由于手术麻醉痛苦的体验与不良回忆,常使其对再次手术存在极度恐惧、焦虑甚至拒绝心理。麻醉医师应了解患儿的心理行为特点,术前与患儿多接触,关心并耐心引导患儿,和患儿建立友好相处的关系,以增加患儿对麻醉医师的信任度,消除其恐惧心理。在术前访视时可以与患儿做游戏以减轻其紧张感,在交流中发现并表扬患儿的优点则有助于增强其自信心并更好地配合麻醉。通过各种措施抑制与阻断患儿不良的心理活动,对减少麻醉用药量、维持生理状态稳定和减少术后并发症都有着重要意义。

（二）家长的准备

唇腭裂患儿的出生对其家长也是一个心理上的巨大挑战。由于患儿的畸形外貌与预想中的巨大反差,家长也往往会出现失望、焦虑、自卑等心理问题,甚至有个别家长会嫌弃患儿。在访视时麻醉医师还应与家长做好沟通,改变其观念,鼓励其给予患儿更多的爱和关注,帮助患儿建立一个温馨的家庭氛围,这也有助于减轻患儿的心理障碍。等待手术与麻醉的期间,患儿家长常常表现出极度的焦虑,术前应对家长进行耐心的解释,简单讲解相关的围手术期医学知识,并介绍近期的成功病例,以消除家长的顾虑并增强其信心,使其能在安抚患儿与做好麻醉前准备工作方面发挥积极的作用。

三、麻醉前药物准备

麻醉前用药主要包括麻醉性镇痛药、镇静安定药、抗胆碱能药等,多在麻醉诱导前1～2小时经肌内注射给予。合理的用药方案应尽量做到个体化,即结合患儿的年龄、身体和心理状况、药物反应以及手术麻醉史等作综合考虑。通常,1岁以内的婴儿在麻醉前无须使用镇静药物;对1岁以上的小儿,可视具体情况在麻醉前给予镇痛镇静药物。苯二氮䓬类是目前应用较广泛的麻醉前药物,可减轻焦虑并有遗忘作用。麻醉诱导前30分钟给予咪达唑仑糖浆0.5mg/kg口服可使患儿更配合,这对于先天性心脏病患儿也是有益的,可以使其在麻醉诱导时不过多地激动挣扎,能平稳度过麻醉诱导期。这方面其实很关键,试想,如果患儿哭闹不止,心脏做功怎么会不增加呢?麻醉前使用少量阿托品可防止反射性心动过缓并明显减少分泌。婴幼儿麻醉前肌注用药剂量见表5-2。

表5-2 婴幼儿麻醉前肌注用药剂量

年龄	体重	戊巴比妥钠(直肠)	吗啡	哌替啶	阿托品	地西泮
新生儿	3.3kg	30mg		3mg	0.15mg	0.66mg
6个月	8.1kg	45mg		7mg	0.2mg	1.6mg
1岁	10.6kg	60mg	1mg	10mg	0.2mg	2mg
2岁	14kg	60mg	1.5mg	12mg	0.3mg	2.8mg
3岁	15kg	90mg	2mg	15mg	0.3mg	3mg

第三节　麻醉实施与管理

一、麻醉的方法

（一）氯胺酮基础麻醉

氯胺酮静脉基础麻醉目前在国内仍被广泛用于小儿麻醉。氯胺酮是一种常用的麻醉药物,由于抑制丘脑-皮质通路和兴奋边缘系统而产生分离麻醉作用,临床上使患者保持一种木僵状态:眼睛睁开并有凝视,表情淡漠,肌张力增高。该药有强大的镇痛作用及遗忘作用,但不是完全的意识丧失。氯胺酮较适用于短时间的小手术,应用后上呼吸道骨骼肌张力能很好地维持,上呼吸道反射也可维持。术中基本能保持自主呼吸,不产生明显的呼吸抑制,不影响对二氧化碳的反应性。给药2～3分钟后可引起呼吸频率减慢,当快速大剂量给药或与阿片类药物合用时才产生明显的呼吸抑制。但氯胺酮可引起呼吸道分泌物增加,还有兴奋心血管中枢的作用,造成血压和心率同时上升。氯胺酮的常用剂量为4～7mg/kg肌内注射、1%溶液0.5～2mg/kg静脉注射。静脉注射30秒钟左右起效,肌内注射则需3分钟才能起效。一次静脉注射后麻醉持续时间约为10分钟,之后可选用诱导量的1/4～1/2作为维持量。由于缺乏呼吸道保护和有效的呼吸支持,这种方法已逐渐被淘汰。

（二）全凭静脉麻醉

丙泊酚和芬太尼复合中短效非去极化肌松剂是比较理想的全凭静脉麻醉药的组合,尤其适合于时间较短的手术。气管内插管有助于维持气道通畅,便于清理气道,实施人工通气。肌松剂不仅有助于呼吸管理,而且能松弛口咽部肌肉,以利于腭裂的手术操作。由于手术时间较短以及新生儿和婴幼儿的全身肌肉发育尚不完善,故应掌握好药物的用量,最好选择较短时效的药物。丙泊酚和芬太尼起效快、作用时间短,术后苏醒快速平稳。肌松剂首选非去极化类,如罗库溴铵、阿曲库铵等。适当辅助局部麻醉可显著减少全身麻醉药物的用量,有利于患儿苏醒。

（三）静吸复合全身麻醉

目前,国际上普遍采用静吸复合的平衡麻醉技术,即挥发性吸入麻醉药加氧化亚氮加氧气吸入。常用的挥发性吸入麻醉药有七氟醚和异氟醚。静脉麻醉药和麻醉镇痛药也以短效药物为主,如丙泊酚、瑞芬太尼。肌松剂可选择短效非去极化肌松剂罗库溴铵。

（四）全身麻醉复合外周神经阻滞

近年来,国内外对小儿外周神经阻滞正越来越关注。在围手术期,外周神经阻滞可以提供超前及延迟的镇痛。一般在麻醉诱导后、手术开始前是实施神经阻滞的最佳时机。唇裂手术患儿全身麻醉诱导后可行眶下神经阻滞,一旦神经阻滞起效,将减少全身麻醉药物的用量。眶下神经是三叉神经的终末支,支配上唇、下眼睑以及两者之间直至鼻旁皮肤和黏膜的感觉,它从眶下孔穿出,位于颧骨突出部位(鼻外侧的骨性突起)的内侧,所以很容易被阻滞。阻滞成功可麻醉上唇、鼻翼、鼻中隔、下眼睑和面颊的中部。需要注意的是,婴幼儿尤其是早产儿的血浆白蛋白含量较低,蛋白结合率下降,如果选择蛋白结合率较高的局部麻醉药,可能导致游离药物浓度升高,增加局部麻醉药毒性反应的潜在风险。目前临床上常用药物为0.25%布比卡因加1/20万肾上腺素。

二、麻醉的实施

（一）麻醉诱导

麻醉诱导过程会在患儿记忆中留下深刻印象。从清醒状态过渡到麻醉状态应当是愉快和平静的经历，不过，若实施不当也有可能造成心理创伤，成为经常萦绕在患儿脑中可怕的创伤性噩梦。对小儿没有一成不变的行之有效的诱导方法，在很多情况下都应因人而异地选择使用。对唇腭裂手术患儿，吸入诱导较为常用。

1 常用吸入麻醉药物

（1）七氟醚：是一种略带香味、无刺激性的吸入麻醉药物，具有对呼吸道无刺激、麻醉效力强、麻醉深度易调节、起效和苏醒迅速的特点，适宜用作唇腭裂患儿的麻醉诱导药物。但由于诱导时需使用高流量气体，故费用较高。七氟醚对血流动力学的影响主要表现为呈剂量依赖性地抑制心肌收缩力、降低收缩压、扩张外周血管，但对心率的影响相对较小。七氟醚对呼吸有较强的抑制作用，高浓度七氟醚吸入诱导时患儿常发生呼吸暂停，因此诱导时应进行辅助通气。

（2）氧化亚氮：为无色、味甘、对呼吸道无刺激的气体，具有较强的镇痛作用，但麻醉作用较弱。临床上常将氧化亚氮与其他麻醉药物合用，可加速诱导、降低合用药物的最低肺泡有效浓度，减少总用药量。氧化亚氮对心血管系统影响较小，同时可减轻含氟麻醉药物对心血管的抑制作用。单独使用时对呼吸抑制作用小，对通气量无明显影响，但在与其他麻醉药物合用时，呼吸抑制作用可能增强。当吸入50%的氧化亚氮时还可减弱患儿对缺氧的反应。

2 常用诱导方法

（1）12岁以下：适宜使用吸入麻醉药物如七氟醚加氧化亚氮加氧气。小儿吸入诱导的方法是：家长陪同小儿进入手术间，小婴儿可由家长抱着，大一点的孩子可坐在手术床上。将呼吸囊内的气体排空后，打开氧化亚氮和氧气（氧化亚氮与氧气之比为75:25）开关，总流量为5～6L/min。将面罩靠近小儿面部（也可用手握住螺纹管接头代替面罩），由于氧化亚氮较空气重而下沉，小儿很快就昏昏欲睡，此时紧扣面罩，将七氟醚开至6%～8%，并适当减少氧化亚氮流量，增加氧气流量（两者之比为50:50）。当小儿意识消失后，逐渐减少七氟醚吸入浓度至2%～3%维持。连接心电、血压监护，建立静脉通道。

（2）12岁以上：可采用静脉麻醉诱导。静脉穿刺前可在穿刺部位涂抹由利多卡因和丙胺卡因混合而成的恩纳乳膏，以减轻穿刺痛，并用专门的密封膜封闭至少1小时后才能施行静脉穿刺。开放静脉后给予芬太尼2～3μg/kg、丙泊酚2～3mg/kg和肌松剂行气管插管。

（3）对于不合作的小儿，不宜继续强迫小儿入睡，应中止吸入诱导，改用静脉、肌内、直肠给药进行诱导。若肌内或静脉注射运用熟练，可将注射时的不适减到最低程度。1～4岁小儿因不能忍受吸入诱导或不乐意接受静脉、肌内注射，给予咪达唑仑糖浆口服或直肠给药应是理想的方法。

（二）气管插管操作

1 无气道困难的插管 对于麻醉前预测无气道困难的患儿，可在麻醉诱导后保留自主呼吸或使用肌松剂进行气管插管。肌松剂通常应在确认面罩通气无异常后再使用。局部麻醉药如7%利多卡因气雾剂可帮助完善咽喉气管内黏膜的表面麻醉。较深麻醉或肌肉松弛的状态有利于插管时喉镜充分暴露和减少咽喉反射，但若插管不顺利有导致通气无法维持的危险。插管时轻轻压迫环状软骨有助于暴露声门。腭裂患儿插管时喉镜凸缘叶常会嵌入裂隙中，使喉镜在喉部移动困难，并可能对咽喉组织造成损伤、出血，采用低凸缘的弯镜片如Robert Shaw或Oxford镜片有助于解决这一问题。但多数情况下，在口咽腔有足够空间的患儿中，使用标准的直型Miller镜片已能满足需要。合并有唇腭裂的患儿,其裂隙较宽,特别是某些左侧腭骨有缺损的患儿,插管时喉镜凸缘叶易嵌入左侧齿槽裂隙,导致声门显露困难,在左侧齿槽裂隙充填纱布或在插管时尽量避开裂隙有助于声门的显露。插管时如采用短效肌松剂琥珀胆碱(2mg/kg 静脉注射),多数患儿都会发生心动过缓。用药前经静脉注射少量阿托品能有效预防心动过缓。

2 伴有或可能有气道困难的插管 唇腭裂伴先天性颅颌面畸形的患儿在麻醉后维持气道常有困难。在插管前判断患儿插管的困难程度,根据具体情况设计诱导计划十分关键。例如,在 Pierre Robin 序列征患儿中,小下颌和高喉头使得喉镜下无法窥见会厌和声带而造成插管困难,较大的舌体嵌于腭部裂隙中还有导致气道完全阻塞的可能。多采用让患儿俯卧,使其舌、下巴前移的方法以获得暂时的通气。已有慢性气道阻塞的患儿在插管过程中对缺氧的耐受力极差,将会在短时间内导致去氧饱和的发生。因此,对于可能存在气道困难的患儿麻醉诱导时都不能使用肌松剂插管,以防止发生意外。

临床上处理成人气管插管困难有多种方法,这些方法用于小儿的效果将会有所不同。若患儿小于 2 岁,可采用直接喉镜在清醒辅助表面麻醉下插管。尽管插管前给予纯氧吸入,但喉镜暴露和气管内插管时屏气、心动过缓、低血压、发绀仍时有发生。插管过程中持续吸入纯氧能减小 PaO_2 降低程度,消除心动过缓和低血压。对年龄稍大的婴幼儿,使用清醒喉镜插管常有一定困难。患儿不合作、口咽部肌肉对抗和反射过于活跃等,都可能会影响插管操作的顺利进行。

经鼻盲探插管对于成人较易完成,但在婴幼儿中很少能取得成功。由于婴幼儿喉头位置($C_2 \sim C_4$)比成人($C_4 \sim C_6$)更向前和向头侧、新生儿的声门下腔偏向后和向下等解剖因素的影响,使得经鼻盲探时气管导管常难以调整到位。另外,婴幼儿咽喉组织受机械刺激后易引起水肿,1mm 的水肿能使气道横截面积减少 50% 以上,严重水肿可导致通气完全堵塞。因此,对婴幼儿应采用明视下气管插管,以减少盲探插管所造成的损伤。

小儿纤维支气管镜的外径约为 3.5mm,可插入内径(ID)4.5mm 的气管导管内。实施明视下引导插管,在气道困难的婴幼儿病例中十分有用。对大于 1 岁的小儿可用纤维支气管镜作直接引导插管,小于 1 岁的小儿则利用其可视性以窥视气管导管通过另一鼻孔插入至喉部的操作情况作间接引导插管。

3 气管导管的选择 婴幼儿气管内导管的号码选择十分重要, 婴儿与较大儿童的导管号码是不同的(表 5-3)。小号的带套囊的导管在选择时需要选更小的号码。在插管前必须准备好大一号和小一号的气管导管备用。

表 5-3　气管导管的号码选择

年龄	导管号码
早产儿	2.5
足月新生儿	3.0
2～8 个月	3.5
8～12 个月	4.0
18～24 个月	4.5
>24 个月	4+年龄 /4

4 导管位置的确认 气管导管的位置可以通过喉镜直视下显露声门、两肺呼吸音的听诊、查看胸廓运动、测定呼气末二氧化碳分压($PetCO_2$)等确认。另外,腭裂手术常需采用过度后仰的体位

（图5-1）。在放置手术体位和术中移动头位时还可使导管产生2cm左右的移动,因而需加强这方面的观察和监测。若气管插管过深,可使导管进入一侧支气管引起单肺通气。一旦发现插管过深,应逐渐向外拔出导管,至两肺呼吸音相同后再退出2cm即可,并按常规方法重新确认导管的位置。插管前应选择合适的气管导管长度(门齿至气管中段的距离),儿童为导管头端进入声门后2～3cm,或根据公式[导管长度(cm)＝年龄(岁)/2＋12]确定。此时气管导管顶端基本处于气管的中部,减少了气管导管误入支气管或滑出气管的机会。

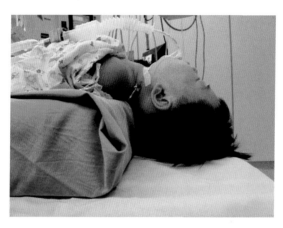

图5-1　腭裂患儿过度后仰的体位

5　导管的固定　由于婴幼儿的上呼吸道最狭窄部位在环状软骨水平处,通常对6～8岁以下的小儿导管套囊无须充气,选用合适管径的导管(以气道压力达到15～20cmH₂O时有管周漏气为宜)即可。留存一定的漏气空间可避免导管壁过度压迫,造成咽气管黏膜的缺血性损害以及术后的反应性气道水肿。但导管套囊不充气的缺点在于术中导管不易固定,使滑出的发生率增加。使用RAE导管对预防导管突然滑脱有一定的作用。在唇腭裂手术中,固定气管导管时还应注意不能对唇和面部周围组织形成压力或外形上的改变,以利于手术修复的进行。通常将导管维持于中线位置并用胶纸直接固定于两颊旁。

6　气管插管相关的并发症

（1）插管并发症

1）牙齿损伤:牙齿损伤在美国是麻醉相关医疗诉讼中最常见的原因。牙齿损伤病例中约有55%是由于全身麻醉苏醒过程中咬在口咽通气道上用力过度引起的,损伤程度不一,可表现为牙釉质破裂、牙本质破裂、牙髓及牙根损坏、牙齿撕脱或脱落等。若牙齿撕脱松动,应立即给予固定,否则牙齿脱落后会阻塞气道危及生命。对于仅靠牙冠固定的牙齿,应在拔除后用生理盐水湿纱布包裹以备再植用。如果牙齿发生碎裂,应找出所有碎片以防误吸。当术前检查发现患儿有牙列异常、牙周病时,应告知患儿家长潜在的损伤牙齿的可能性。此外,采用纤维支气管镜插管有助于避免插管操作中的牙齿损伤。

2）颈椎棘突损伤:未完全成骨、严重的骨质疏松、Down综合征、Morquio综合征、溶骨性损害患者均存在颈椎损伤的风险。

3）插管造成的软组织损伤:置入喉镜片或气管导管时可发生上下唇的挫伤或撕裂伤。手表、进行插管的手臂或袖子擦过眼部有可能造成角膜上皮擦伤。采取涂抹抗生素眼膏后以医用手术薄膜封眼的措施可起到很好的保护效果。

4）咽喉部的损伤:小的损伤包括撕裂伤、声带麻痹、杓状软骨半脱位、声带血肿等,在插管时发生率高达 6%,但很少出现长时间的后遗症。

5)气道反射:刺激咽部或喉部黏膜会导致迷走神经喉支介导的反射,如喉痉挛、支气管痉挛、心动过缓、心律失常。交感神经亢进可导致高血压和心动过速。另外,咽喉部的碰触也可导致咳嗽、恶心呕吐,使眼内压和颅内压升高。在插管前可能发生误吸。

6)插管误入食管:未发现气管导管误入食管是最严重的并发症。有很多方法可用于检测插管是否插至正确位置,但其金标准是存在呼气末二氧化碳波形。

7)支气管内插管:插管时气管导管较易进入右主支气管,由此引起的单肺通气可导致肺不张、低氧和高碳酸血症等。发生此类情况多与麻醉医师经验不足、插管后没有进行两肺听诊、气管导管固定不牢、体位变动等因素有关。

8)气管或支气管破裂:多由管芯突出导管尖端、插管时用力过度或多次插管引起。一旦发生,需要进行紧急胸腔引流和开胸修补术。

(2)术中并发症

1)呼吸回路漏气:为患儿选择的气管导管号码不合适是其主要原因。在腭裂患儿更容易造成术中口腔内血液或组织碎片进入气道。

2)气管导管梗阻:气管导管梗阻可由外部力量如腭裂开口器引起。但是,随着手术器械的革新,新型的腭裂开口器(图 5-2)的压舌板对导管有一定的保护作用,操作合理时一般不会发生导管梗阻。导管自身因素(如导管扭曲或套囊阻塞)也是引起梗阻的原因之一。管腔的阻塞(如分泌物、血液、肿瘤、异物)也较为常见,此时需要灌洗和吸引,必要时需重新放置导管。

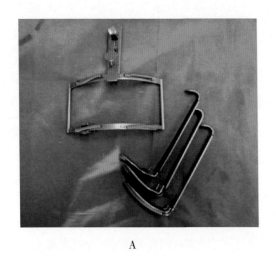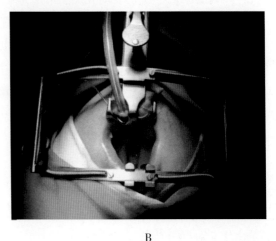

A   B

图 5-2　腭裂开口器

3)气管导管移位:头部的屈伸可使导管前进或后退一段距离,可造成支气管内插管或导管拔除。如腭裂手术患儿插管后需要摆放特殊体位,体位改变后必须重新听诊以确定导管的位置。

4)脱水或低温:无湿化或加温气体装置的气体传送系统易出现此类并发症。脱水可使分泌物黏稠,降低纤毛功能,使术后肺部并发症的发生率增高。

(3)术后并发症

1)喉水肿:可分为声门上、声门或声门下水肿,是拔管早期最重要的并发症,常见于小儿。婴幼儿声门下区域具有脆弱的呼吸上皮细胞,其黏膜下结缔组织疏松,易致损伤而出现水肿。环绕声门下区域的环状软骨呈不可扩张性,是小儿气道最狭窄部位,可限制水肿向外扩大。婴幼儿即使有轻度的声门下水肿亦可能引起气道梗阻,患儿可在拔管 6 小时内出现吸气性喘鸣。一旦发生喉水肿,可吸入湿化的、加温的氧气,局部喷雾 1:1000 肾上腺素,静脉使用皮质激素的效果尚不确定。如发生严重的气道梗阻可行气管切开。未经妥善处理,吸气性喘鸣减轻或消失,可能提示上呼吸道完全性梗阻。

2）咽喉痛:有报道咽喉痛的发生率高达 90%。拔管后咽喉痛或声嘶的相关因素包括导管过粗和使用润滑剂。

3）气道黏膜缺血、损伤:多因充气套囊压力过高、导管留置时间过长及经常移动导管等引起,严重溃疡者日后可形成环形瘢痕,造成气管狭窄。采用高容量低压套囊的导管,并对需长时间留置导管者定时放松套囊可予以预防。气道黏膜受损后易引发各种感染如咽喉炎、气管炎甚至肺炎等,应注意避免。喉部的溃疡可在 6 小时内发生,大多可痊愈,无后遗症。一旦喉部或气管出现坏死,通常需要外科手术干预。

4）声带麻痹:声带麻痹多由于迷走神经或喉返神经受到手术损伤所致,也可能是套囊将喉返神经压迫至甲状软骨上所致。此外,环氧乙烷消毒导管的局部反应也可能与其有关。

5）喉部功能障碍:即使清醒的患儿拔管后也会有一段时间存在喉部功能障碍,这可能是由于全身麻醉药的残留量抑制了机体的保护性反射所致。此时拔管可能发生分泌物、血液或异物吸入。

6）环状软骨脓肿:这种并发症十分罕见,发生于环状软骨后区域,多为黏膜损伤后继发细菌感染所致。

7）喉痉挛:喉痉挛为拔管后上呼吸道梗阻的最常见原因。当麻醉深度过浅,不足以预防喉痉挛反射时,分泌物或血液刺激声带局部可引起喉痉挛。因此,在清醒与深麻醉状态之间的患儿,气管拔管后最容易发生喉痉挛。发生喉痉挛后应托起下颌进行持续气道正压供氧,同时加深麻醉,必要时可给予小剂量肌松剂行气管插管甚至气管切开。

（三）麻醉维持

唇腭裂患儿常采用吸入麻醉药维持麻醉,以麻醉性镇痛药作辅助用药。可依据手术预计时间和可能出现的术后不适程度来指导用药。有报道,在患儿中早期使用少量芬太尼有助于其麻醉后平稳恢复,大多数患儿麻醉苏醒平稳,拔管时哭闹减少。平稳的苏醒可减少气道损伤、伤口渗血,无疑对术后恢复极为有利。适当的辅助局部麻醉可显著减少全身麻醉药的使用量,有利于患儿苏醒。

三、术中麻醉的监测与管理

（一）气道和呼吸的监测与管理

术中可通过观察患儿胸廓的起伏和节律判断潮气量是否足够,听诊两肺呼吸音判断有无单肺通气、支气管痉挛等,观察口唇、甲床颜色判断有无缺氧,观察有无颈外静脉怒张判断胸内压的高低。同时可监测呼气末二氧化碳分压和动脉血气、脉搏血氧饱和度、潮气量、气道平均压、吸气峰压、吸入氧浓度等。$PetCO_2$ 与 $PaCO_2$ 相近。$PaCO_2$ 和 $PetCO_2$ 差反映了肺内通气／血流的关系,两者差值增大,说明无效腔增加或肺内分流增加。在小儿气管插管定压控制呼吸管理中,我们要强调随时注意潮气量和呼气末二氧化碳分压,两者的突然变化往往说明呼吸道有问题,应立即进行评估。在小儿气管插管定容控制呼吸管理中,则要随时注意气道峰压和呼气末二氧化碳分压的变化。

目前婴幼儿唇腭裂手术中施行的机械通气较常采用定容控制呼吸,通常潮气量设定为 10～15ml/kg,呼吸频率为 20～25 次／分,吸呼时间比为 1:1.5。术中应根据患儿的具体情况调整呼吸机参数。通过增加吸入气流量、增高吸气峰压、增大吸呼时间比或增高呼气末正压可以使气道平均压上升,气道平均压增高可增进氧合,同时可影响肺内血流灌注,使血流分布到通气较差的区域。但过高的吸气峰压容易造成肺损伤,临床上一般将吸气峰压限制在 $30cmH_2O$ 以下。术中控制呼吸时,为使通气均匀、改善氧合、减少对血流动力学的影响,通气频率常低于患儿自主呼吸频率。通气频率的改变会影响气道平均压及氧合,也会使二氧化碳排出情况发生改变。过高的通气频率还会增加功能残气量,导致肺顺应性下降。

手术时,患儿头部周围被手术医师占据,头位常因手术操作而变动,麻醉医师应严密观察,及时发现导管的扭曲、折叠、滑脱及接口脱落等异常情况。对于先天性心脏病患儿,呼吸管理更应得当,因为缺氧、高碳酸血症、过高的肺泡压力可使肺循环阻力上升。术中 $PaCO_2$ 保持在 $4\sim5.3kPa$ $(30\sim40mmHg)$ 最为理想。如果保留自主呼吸,则应注意避免缺氧和二氧化碳蓄积。

(二)循环的监测与管理

加强对循环系统的监测十分重要。唇腭裂患儿术中一般只需无创性监测,主要包括心电图、无创动脉血压、尿量等。心电图是一项必需的常规监测项目,因为婴幼儿心肌顺应性差,迅速改变每搏量的能力小,一旦发生心动过缓,心输出量将明显减少。术中应根据患儿年龄设定适当的报警范围。无创动脉血压的测定有助于判断麻醉深度和循环容量,特别是使用吸入麻醉的患儿,术中发生低血压并不少见。血压计袖套气囊的选择很重要,袖套过宽测出的血压偏低,而袖套过窄则测出的血压偏高。如果使用上肢血压计,其袖套气囊应能包裹上臂长度的 2/3 才能测出较为准确的数据。正常情况下尿量和循环容量有直接的相关性,是判断循环容量和心输出量的一个重要依据,对出血较多的患儿可以作为一个辅助判断的手段。新生儿尿液浓缩和稀释功能有限,直至 2 岁时才能接近成人水平。除新生儿外,尿量达到 $0.5\sim1ml/(kg\cdot h)$ 说明肾脏灌流充足。

术中失血量受较多因素的影响,如患儿的循环系统和血液系统功能、麻醉状态、使用药物、手术修复条件、手术医师的技术等。失血量可由纱布、吸引瓶中的血量和连续监测的血细胞压积变化来估算。一般情况下,单侧唇裂修复手术失血量多在 $20\sim30ml$ 以内;双侧唇裂、腭裂修复手术失血量为 $50\sim100ml$ 不等;而齿槽突裂修复手术需植骨移植,创面较大,手术失血量可达 $100\sim200ml$。临床上并不存在绝对安全的血制品,因为献血前的筛选检查具有一定的漏检率,并且乙型肝炎病毒、丙型肝炎病毒、艾滋病病毒等均存在窗口期现象,因此输血有增加发生传染性疾病的危险。输血反应也是需要考虑的一个问题。目前,传统的输血观念已在改变,外科手术中减少输血或不输血将成为今后的发展趋势。目前多主张唇腭裂修复手术不输血,以补充平衡液和血浆代用品为主,也可根据术前血红蛋白基础水平、已有的潜在疾患和术中失血量的估计综合考虑决定是否需要输血。通常认为,血红蛋白 $90\sim100g/L$ 或血细胞压积 $28\%\sim30\%$ 仍属正常范围(对正常机体而言)。更多情况下,输血仅在小儿失血量 $\geq10\%$ 甚至 20% 时才予以考虑。如果必须输血,最好采用成分输血。成分血是采血后将其中的各类有用成分用科学方法进行分离后所制成的血液,其中有效成分浓度高,如 $200ml$ 浓缩红细胞中含有全血中的全部红细胞,总量为 $110\sim120ml$,血细胞压积达 $70\%\sim80\%$,氧运输能力和体内存活率与全血相同。与库存全血相比,成分血含钾、枸橼酸盐等物质更少。因而成分血具有疗效好、副作用小、节约血资源、便于保存和运输等优点。

手术过程中,患儿的输液量取决于每日需要量、术前体液负平衡程度、手术创伤引起的细胞外液转移和丢失量。患儿因为禁食、禁饮而导致的液体缺失可通过每小时的需求量×禁食、禁饮的小时数计算出来。儿童只要 $4\sim6$ 小时的禁食、禁饮就会导致缺水,婴儿只要 2 小时的禁食、禁饮就会导致缺水,而新生儿的哭闹、出汗、过度通气和发热都可导致不显性失水。另外,体温每升高 1℃,丢失的水分将增加12%。当婴儿在较高湿度的环境中或进行湿化气体通气时,不显性失水可减少 $30\%\sim35\%$。在术中,需要通过监测临床症状和体征(如心率、血压、尿量)来进行适当的液体治疗。

低钠血症是小儿术后较为常见的水和电解质紊乱。手术麻醉期间损失的是细胞外液,有较高的钠含量。当术中丢失的液体超过维持正常循环所必需的限度时会激活抗利尿激素的分泌机制,此时如果用5%葡萄糖等低渗液体进行补偿,将会导致稀释性低钠血症。婴幼儿一旦发生有临床症状的低钠血症将会导致严重的后果。因此,术中应输注晶体液,包括乳酸钠林格液或生理盐水。但晶体液不能提供热量,故还应按4~6mg/(kg·min)的用量输注葡萄糖液。需要注意的是,早产儿和新生儿的葡萄糖消耗量更高,可高达8mg/(kg·min)。此外,婴幼儿对胰岛素的敏感性低于成人,体重越轻,对糖的耐受性越差。糖输入不足或过多引起的低血糖或高血糖均会导致严重的后果。一旦发生低血糖,患儿可表现为烦躁不安、嗜睡、发绀和抽搐等;高血糖则可能导致高渗性利尿、昏迷和难以纠正的电解质紊乱等。因此,较为谨慎的做法是术中监测血糖,根据其结果调整糖的输入。

术中输液的标准如下:手术第1小时为10~15ml/kg,随后每小时的用量为基础需要量(2~4ml/kg)加上创伤需要量(2~4ml/kg)。术后输液量取决于每日需要量(表5-4)、术中体液负平衡的程度以及手术创伤引起的继续损失量。

表5-4　小儿每日输液需要量

体重	每日输液需要量
<10kg	100ml/kg
10~20kg	1000ml/kg(体重超过10kg时增加50ml/kg)
>20kg	1500ml/kg(体重超过20kg时增加20ml/kg)

(三)体温的监测与管理

婴幼儿调节体温的能力有限,虽然也能在一定范围内保持体温的恒定,但容易受环境因素的影响,在麻醉状态下尤其如此。患儿体温低于36℃称为体温过低,低温易导致患儿发生苏醒延迟、呼吸抑制、凝血障碍等,严重者可出现室颤和心跳骤停。唇腭裂手术过程中常需采取各种措施以保持体温的恒定。临床上常用于监测中心温度的部位包括食管、鼓膜、直肠等。食管温度能迅速反映心脏及大血管内血液温度的变化。鼓膜温度主要反映脑内温度。对于婴幼儿,直肠测温较易耐受,可使用直肠电子温度计连续监测术中体温变化,它可较准确地反映患儿的体内温度。但直肠测温反应较慢,在体内温度迅速变化时往往无法及时反映出来;而且,直肠测温还会受到探头置入深度及粪便的影响。

婴儿包括新生儿接受长时间的手术易发生大量热量丧失,这是由于相对大的体表面积、皮下组织缺少、呼吸热量转移的增多和不成熟的下丘脑体温调节中枢等因素所致。促使热量丧失增多的因素包括麻醉前用药、身体裸露、手术室寒冷、使用静脉麻醉药、使用肌松剂、输液输血、手术时间长、麻醉气体干燥,此外还有患儿的年龄、身材和体格状况等。低温可使麻醉药物清除减慢、苏醒延迟,采用下列方法有助于保持体温:①保持手术室室温恒定;②用手术巾覆盖患儿身体和头部的非手术区;③给予液体或血液加温;④使用辐射加热器、电热毯或循环水毯保持温暖;⑤加温湿化吸入气体等。辐射加热器可能导致皮肤烧伤、不显性失水增加、高热,使用时应注意保持仪器与患儿间的距离及使用时间。使用电热毯或循环水毯时,患儿背部受压导致血流减少,加热时易出现组织损伤,因而需注意控制加热温度。

婴幼儿在手术中也易发生体温升高。引起体温升高的原因包括使用阿托品类药物、手术室室温高、多层手术巾覆盖、灯光照射、轻度脱水和术前存在感染等。对一般的体温升高,多以物理降温为主;若出现高热,需积极查找病因,及早排除恶性高热的可能。

第四节　麻醉后恢复

目前临床上有两种拔管方式:清醒拔管和深麻醉拔管。前者指意识完全恢复后再拔管;后者指通气量足够,患者意识尚未恢复即拔管。唇腭裂手术后患儿口咽部创面组织水肿及舌后坠,加上气道保护反射尚未完善,易造成急性气道梗阻,一般不适合深麻醉拔管。必须严格掌握拔管指征,只有在患儿意识清醒、保护性气道反射完善、潮气量和每分通气量恢复正常、估计拔管后无引起呼吸道梗阻的因素后方可拔管,而且要做好再次插管准备。拔管前应吸净口、咽、气管内的分泌物,尽可能置入胃管吸引。但腭裂手术后应尽可能减少经鼻或口做口咽部吸引,也不主张放置口咽通气道,以免损伤缝合修补的部位。对术前已有中、重度气道阻塞的患儿,常需在其舌上用医用缝线悬吊,以便在发生舌后坠时能牵拉缝线使舌根远离咽后部。婴幼儿对缺氧的耐受力较差,由于拔管前气管内吸引可引起咳嗽、屏气致呼吸节律不均从而导致通气量减少,因此吸引时间不宜过长。拔管前应充分吸氧,以避免低氧血症。

值得注意的是,切忌将患儿无意识的动作视为苏醒。采用脑电双谱分析技术有助于监测与判断麻醉后的苏醒程度,且十分简便有效。脑电双谱指数的范围为0～100,随着逐渐苏醒,数值会增大。根据我们的临床经验,指数在85以上时可给予拔管。通常,待患儿苏醒拔管后,并确定气道保护性反射和通气功能恢复良好,才能给予适量的麻醉性镇痛药以实施术后镇痛。

(姜虹)

参考文献

[1] 朱也森.现代口腔颌面外科麻醉[M].济南:山东科学技术出版社,2001.

[2] 王国民.努力提高我国唇腭裂序列治疗的整体水平[J].中华口腔医学杂志,2004,39(5):352-354.

[3] Allman K G,Wilson I H. Oxford handbook of anaesthesia[M]. 2nd ed. New York:Oxford University Press Inc,2006.

[4] 杭燕南,庄心良,蒋豪,等.当代麻醉学[M].上海:上海科学技术出版社,2002.

[5] 施小彤,刘敬臣.小儿麻醉前用药研究进展[J].广东医学,2006,27(5):764-766.

[6] 张莉,张锦,任素杰,等.手术前后小儿及家长心理调查分析及麻醉前用药途径的选择[J].中国医科大学学报,2003,32(1):62-64.

[7] 邓晓明,罗茂萍,唐耿志,等.小儿七氟醚加氧化亚氮快速吸入和常规吸入诱导的比较[J].临床麻醉学杂志,2000,16(3):149.

[8] 徐辉,耿清胜,但颖之,等.光索在儿童颌面瘢痕畸形困难气管插管中的应用[J].中国口腔颌面外科杂志,2003,1(3):185-186.

[9] 纪均,黄慧敏,姜虹,等.脑电双频指数评估小儿术后镇静深度的可行性[J].上海交通大学学报(医学版),2007,27(2):218-220.

[10] Gow P J,Ghabrial H,Smallwood R A,et al. Neonatal hepatic drug elimination[J]. Pharmacol Toxicol,2001,88(1):3-15.

[11] Katoh T,Ikeda K. Minimum alveolar concentration of sevoflurane in children[J].

Br J Anaesth,1992,68(2): 139-141.

［12］Lerman J,Sikich N,Kleinman S,et al. The pharmacology of sevoflurane in infants and children[J]. Anesthesiology,1994,80(4): 814-824.

［13］Bernet V, Dullenkopf A,Maino P, et al. Outer diameter and shape of paediatric tracheal tube cuffs at higher inflation pressures[J]. Anaesthesia,2005,60(11): 1123-1128.

［14］Crawford M W, Hayes J, Tan J M. Dose-response of remifentanil for tracheal intubation in infants[J]. Anesth Analg,2005,100(6): 1599-1604.

［15］Wheeler M. ProSeal laryngeal mask airway in 120 pediatric surgical patients: a prospective evaluation of characteristics and performance[J]. Pediatr Anesth, 2006, 16(3): 297-301.

［16］Mellon R D,Simone A F,Rappaport B A. Use of anesthetic agents in neonates and young children[J]. Anesth Analg,2007,104(3): 509-520.

第六章
唇腭裂患儿的护理

随着医学科学的不断发展,唇腭裂畸形的治疗不再是单一的外科手术,而是综合序列治疗。医护本是一个同舟共济、合作共事的团队,因此其中涉及的学科除了口腔颌面外科、口腔正畸科、耳鼻咽喉科以外,也包括护理学、心理学,这也足以体现出护理工作的重要性。

本章所阐述的是患儿手术前后的护理工作,包括唇裂修复术、唇裂二期修复术、腭裂修复术、牙槽突裂植骨术的护理。在唇腭裂治疗组中,护士通常是与患儿及其家属接触时间最多的专业人员,同时又掌握了专业的护理知识、沟通技巧,加上长期的唇腭裂病例管理经验,因此能对患儿及其家属提供及时的、综合的指导和情感支持,使患儿在住院手术期间得到最佳的护理。

第一节 小儿的解剖与生理特点

唇腭裂畸形的外科手术治疗从婴幼儿时期即已开始,因此了解小儿各系统的解剖和生理特点有助于更好地开展围手术期的护理工作。

一、呼吸系统

婴幼儿无鼻毛,后鼻道狭窄,鼻黏膜血管丰富,易受感染,即使是普通的上呼吸道感染,婴幼儿也可能出现呼吸困难、烦躁不安等。小儿喉部呈漏斗形,声门下区较窄,故轻微炎症即可引起声音嘶哑和吸气性呼吸困难。婴幼儿的呼吸肌不发达,主要靠膈肌呼吸,呈腹式呼吸。小儿代谢旺盛,需氧量高,但由于呼吸系统尚未发育完善,只有采取浅快的呼吸作为消耗量最少的方式,因此年龄越小,呼吸频率越快,容易出现呼吸节律不齐。小儿的呼吸、脉搏之比与成人不同,见表6-1。

表6-1 小儿的呼吸、脉搏频率

年龄	呼吸	脉搏	呼吸:脉搏
新生儿	40～44次/分	120～140次/分	1:3
1岁以内	30～40次/分	110～130次/分	1:4～1:3
2～3岁	25～30次/分	100～120次/分	1:4～1:3
4～7岁	20～25次/分	80～100次/分	1:4
8～14岁	18～20次/分	70～90次/分	1:4

二、循环系统

小儿的心率相对较快,主要由于新陈代谢旺盛,身体组织需要更多的血液供给,而心脏每次搏出量有限,只有增加搏动次数才能满足需要。小儿的脉搏次数极不稳定,容易受体内外各种因素的影响而发生改变,如进食、活动、哭闹、发热等。一般体温每升高 1℃,心率增加 10～15 次／分。因此术后观察患儿的心率时应注意排除各种因素的干扰,提高准确性。小儿的血容量相对较成人多,但由于体重轻、体内有效循环量绝对值小,故手术中稍有出血,血容量就会明显降低。此外,由于小儿的新陈代谢率高,机体耗氧量高,对禁食、禁饮的耐受性较差,因此,术前应严格掌握禁食时间。

三、体温调节功能

小儿因体温调节中枢尚未发育完善,体温调节能力差,加上皮下脂肪少,容易受体内外环境因素的影响,所以术前、术中、术后都应注意控制环境温度、穿着适当,手术当天尤其应避免患儿在禁食的情况下哭吵,以免发生脱水,出现体温过高、体温过低的异常情况。此外,儿童由于代谢率高,体温可略高于成人,患儿如体温稍高于正常范围,家长也不必过于紧张,仔细观察即可。

第二节　唇裂修复术患儿的护理

我国护理专业中的"评估"一词最早出现在 20 世纪 90 年代,当时的护理专家就提出了以护理对象为中心、以护理程序为工作方法的系统化整体护理模式。护理评估是护理过程的基础与核心部分,评估的内容应包括生理的、心理的、社会文化的、发展的以及精神的诸方面的资料。与成年患者相比,患儿难以沟通,难以从他们那里主动得到各种信息。经过多年的临床实践,上海交通大学医学院附属第九人民医院总结出从接待患者入院这一时刻起即进行客观、准确评估的重要性,及时掌握信息,对于一些存在手术禁忌证的患者避免了不必要的住院、不必要的家庭经济支出和时间的浪费。从专业角度分析,根据患者的实际情况施以合适的卫生服务,能减少国家卫生资源的浪费,提高床位的利用率。

评估工作看似人人都会做,但要做好也不容易。工作中发现一些护士在评估时往往使用医学术语,患儿家属含糊应答或是否认,致使采集到的资料准确性降低了。究其原因,一些年轻护士缺乏沟通技巧,对评估工作的重视性不足,造成了收集信息能力的欠缺。因此管理者应进行专门的培训,及时调整偏差,为整个围手术期诊疗工作的顺利开展把好第一道关。

一、术前护理

(一)护理评估

1 健康史

(1)评估患儿的年龄是否符合手术要求,如单侧唇裂者至少在 3 个月以上,双侧唇裂者应达到 6 个月。

(2)评估患儿的营养状况,如体重是否达到该年龄段的标准,血红蛋白的数值。

(3)评估患儿呼吸道、消化道的情况。

(4)了解患儿是否存在其他先天性畸形,如先天性心脏病、手足畸形等。

[2] 术区情况　检查患儿面颈部有无湿疹、疖等皮肤感染,尤其是口鼻周围的皮肤。了解口鼻腔的卫生状况。

[3] 患儿及其家长的心理状况　家庭中一旦有唇裂患儿出生,父母在震惊之余往往会出现两种情况:一种是认为自身的原因造成孩子的缺陷,对孩子有愧疚感,表现出异常的紧张。这类父母会很担心周围人群的眼光,因此在手术治疗前会把孩子封闭起来。另一种是对孩子不闻不问,任由祖父母或外祖父母等亲属来抚养。青少年患者因自身外形的缺陷会产生自卑心理,表现出孤僻的性格。种种负面情绪都不利于手术的顺利进行,需要及早干预和支持。

（二）护理问题

[1] 潜在的家庭适应能力失调　与患儿颜面部畸形引起家庭的震惊有关。

[2] （父母）知识缺乏　与父母缺乏正确照看患儿的知识及对手术缺乏应有的知识有关。

（三）预期目标

[1] 家庭能良好地配合。

[2] 家长能正确照顾和喂养患儿。

[3] 家长能获得本次手术的有关知识。

（四）护理措施

[1] 加强对患儿家长的心理支持,营造轻松的病房氛围,让患儿及家长感受到周围平静、关爱的目光。随时与患儿及其家长打招呼,为其提供帮助,并给予正确的指导。对于成年患者,可向他们介绍成功的病例,让他们相互交流,以增强信心,也有助于稳定家属的情绪。

[2] 向患儿家长介绍喂养知识,患儿入院后即应改成汤匙喂养,以便适应术后的进食方式。目前各大医院都在缩短平均住院日,因此术前要反馈家长使用汤匙的情况,随时提醒。此外,应纠正患儿吮手指的习惯,防止术后损伤伤口。

[3] 从患儿入院起至手术前这段时间,护士应注意观察其有无咳嗽、流涕、发热等上呼吸道感染症状。工作中注意倾听,取得信息,并指导家长采取预防感冒的措施。保持病室内空气相对清新,尽量减少陪护人员,避免患儿接触有呼吸道感染症状的人员。

[4] 指导家长不要给患儿面部涂抹各种护肤类化妆品,以免引起皮肤过敏而影响手术。如患儿面部皮肤有湿疹(图 6-1),应及时使用药物控制。

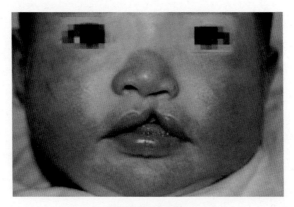

图 6-1　湿疹

[5] 术前准备

（1）完善各项检查与化验。

（2）术前一日完成药敏试验,向家长（患者）做好必要的宣教,让他们对术中、术后的情况有所了解,同时做好自身准备、物品准备。清洗全身皮肤,尤其是口唇部、鼻部,保持局部皮肤的清洁。对于婴幼儿患者,由于皮肤娇嫩,局部如有干痂存在,可用婴儿皮肤清洁油浸软后擦洗干净,切勿用力擦洗,以免皮肤破损。术日晨再次检查颜面部的清洁情况。术前一日再次测量体重,防止入院时因穿着过多等因素出现体重测量的偏差而影响药物剂量的计算。

（3）合理安排禁食、禁饮时间。小儿术前禁食、禁饮时间不宜太长,婴幼儿禁食 6 小时,禁饮 4 小时;儿童禁食 8 小时,禁饮 4 小时。术前最后一次进食时间往往在夜间,为了防止患儿次日早晨因为饥饿哭闹而导致体温升高,要确保夜间的最后一次进食,夜班护士应适时地叫醒家长,反馈患儿的进食情况。

（4）术日晨认真监测体温,检查患儿的穿着。

（5）术前按照医嘱准确地完成术前用药,一般肌注阿托品 0.02mg/kg,以减少呼吸道分泌物。

二、术后护理

（一）护理评估

1 评估患儿的生命体征。

2 评估患儿的营养状况。

3 评估患儿的排泄情况。

4 评估患儿的皮肤完整性。

（二）护理问题

1 有窒息的危险　与全麻术后呕吐、误吸及喂养方式不当有关。

2 有受伤的危险　与家长缺乏防止伤口损伤的知识,患儿哭闹、搔抓伤口有关。

3 舒适度的改变　与组织损伤、排便不畅有关。

4 有感染的危险　与唇部伤口未及时清除血痂、鼻涕及食物残渣污染有关。

（三）预期目标

1 患儿术后不发生窒息。

2 患儿未发生伤口及其他部位的损伤。

3 患儿术后不吵闹,进食量无变化。

4 患儿术后未发生伤口感染。

（四）护理措施

1 为了防止患儿发生窒息,手术结束后应先进入苏醒室,待其完全清醒拔除插管后再返回病房。

（1）苏醒室护理

1）体位安置:去枕平卧位。为防止患儿清醒前发生躁动坠床、误拔插管等情况,应妥善固定患儿四肢,同时也应固定好插管,防止出现松动现象,并设专人看护,确保安全(图 6-2)。

2）保持呼吸道通畅:有效地吸清插管内的分泌物,确保气道通畅。

3）氧气吸入:术后氧气低流量持续吸入,直至拔管。

4）观察:继续心电监护,观察心率、血压、呼吸、血氧饱和度和体温的变化,发现异常及时处理,并做好记录。

5）拔管:严格掌握拔管指征,即患儿完全清醒,咽喉反射完全恢复,有足够的潮气量和每分通气量,在呼吸空气 20 分钟后脉搏、血氧饱和度达正常范围时方可拔管。拔管前后都应吸清口鼻腔内的分泌物。吸管插入位置应该较深,直至胃内,以便吸清胃内分泌物,防止拔管后呕吐引起误吸。

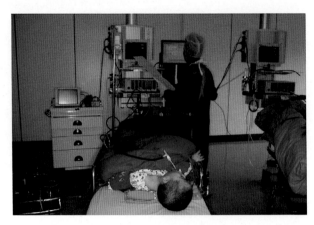

图 6-2　苏醒室护理

6）呼吸道梗阻的处理：拔管后如有上呼吸道梗阻现象，应立即放置口咽通气管并妥善固定，这样可支持患儿通气，有利于吸清口腔内的分泌物，保证氧气的吸入。

（2）病房内护理：全麻术毕拔除气管内插管后，患儿往往有一段嗜睡期，返回病房后 6 小时内仍应按未清醒前的要求护理。

1）用物准备：床边备好吸引装置、氧气装置、血氧监测仪，铺好病床。

2）体位安置：原则上取去枕平卧、头偏向一侧位或侧卧位，以利于血液、唾液的流出，防止呕吐物逆行性吸入。婴幼儿患者可根据其年龄特点适当调整体位，但不改变原则，比如，可侧身抱起患儿，让患儿头部与身体处于同一水平；也可平抱患儿，使其头偏向一侧。3 岁内的婴幼儿耐受力低，对外界的刺激反应非常敏感，稍有不适和疼痛即出现急躁、手舞足蹈、哭叫不宁等现象，这样的体位可使患儿得到满足，便于家属安抚患儿，以减少哭闹、防止呛咳、减少伤口出血。

3）保持呼吸道通畅：术后注意观察，如口鼻腔内存在分泌物，应及时、有效地吸清，但也应该避免家长过度紧张而不停地要求吸痰的现象，因为过多不必要的吸痰反而会刺激口内伤口，加重咽喉部的肿胀。护士应该进行正确的评估，仔细讲解，以放松家属的情绪。

4）呼吸观察：观察时应注意方式，避免直接接触患儿而引起其哭闹，从而影响观察结果的准确性；还应注意观察患儿的面色，严密监测心率、呼吸、血氧饱和度。患儿呼吸频率加快时应注意区分是否因体温升高所致。根据患儿哭声、发音判断是否有声音嘶哑、喉头水肿，一旦发生喉头水肿，应立即通知医师应用激素治疗，并密切观察其呼吸变化。如发生舌后坠妨碍呼吸，应及时使用拉舌钳，并放置口咽通气导管，防止窒息的发生。

5）术后首次喂食：应先由护士评估患儿的情况，患儿必须完全清醒、呼吸音清晰、无呛咳现象时才能开始喂食。一般术后 4 小时先喂少量温开水，无呕吐、无呛咳者可喂食奶类流质。应避免在患儿哭闹及熟睡的情况下喂食，防止呛咳。

2 为了避免患儿发生损伤，应采取以下措施：

（1）患儿返回病房后，可用安全别针将其两侧衣袖固定于裤子的外侧，防止其抓伤口。

（2）5 个月以上的患儿取侧卧位睡眠时，应指导家属注意看护，防止患儿转身俯卧擦伤伤口。

（3）示范并教会家属正确使用汤匙或滴管。汤匙不宜过大，不宜使用质薄的金属汤匙。喂养时汤匙应置于健侧，贴近下唇，避免碰触伤口。

（4）不给患儿由硬质材料制成的长柄玩具，以免碰及伤口。

（5）教会家属正确抱患儿的姿势，避免患儿的下颌靠在家属肩部玩耍。患儿和家属的脸部应朝同一方向，这样可避免患儿伤口撞及家属肩部、手臂的危险（图 6-3）。

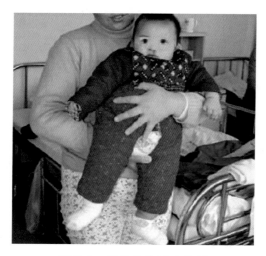

图 6-3 抱患儿的正确姿势

（6）患儿的病床应加护栏,防止发生坠床的危险。

（7）对于戴唇弓的患儿应避免外力触及唇弓;如有胶布过敏现象,可取下唇弓,但要防止摔跤和撞伤。

3 为了提高患儿的舒适度,应采取以下措施:

（1）保持安静、舒适的环境,避免过多的探视人员。

（2）患儿应由以往主要的抚养人来陪伴,并尽量保持以往的生活习惯,以减少其不适感觉。

（3）术后注意保持患儿排便通畅,防止因腹胀而导致患儿哭闹。

（4）术后机体各项功能正处于逐步恢复的阶段,此时不宜给患儿添加辅食和改变以往的饮食习惯,以免引起腹泻。

4 为了保持伤口清洁,防止感染,可采取以下措施:

（1）术后第一天去除外敷料后彻底清除伤口的血痂。平时如有渗血、鼻涕、食物残渣留在伤口上,应及时用生理盐水擦洗干净,并指导正确的擦拭方法,忌用力擦拭伤口。

（2）病房内保持清新的空气,减少探视人员,防止外来感染。

（3）按照医嘱准时准量地使用抗生素,以有效预防感染。

（4）注意观察患儿体温的变化,如有异常,应积极寻找原因,及时处理。

5 术后 5～7 天伤口拆线时,为了让患儿保持安静、配合的状态,目前临床上大都采取氯胺酮基础麻醉下拆线。一般拆线后患儿在苏醒室观察 2 小时,情况稳定后返回病房;回病房后 4 小时内仍要求按全麻术后未清醒前进行护理。

（五）康复指导

1 拆线后仍应注意保持口唇部的清洁干燥,避免食物残渣、鼻涕等的沾染。

2 拆线 2 周后用大拇指按摩伤口。

3 拆线后应继续防止患儿跌跤等外伤,避免口唇部的碰撞,以免伤口裂开。

三、鼻唇二期修复肋软骨移植术后的护理

鼻唇二期修复肋软骨移植术一般在青少年期以后进行。因为患者已成年,又经历过唇裂手术,对二期修复术有一定的要求,术前应详细告知各类事项,有助于患者放松心情以及术后良好的配合。其术后护理措施如下:

1 胸部肋软骨移植处用敷料覆盖,术后应保持局部清洁、干燥。

② 观察患者呼吸的频率、节律,注意听取主诉。

③ 术后 48 小时内肋软骨移植处可有轻度疼痛。术后如出现咳嗽,应教会患者用手轻按胸部伤口,以减轻局部疼痛。

④ 手术当天一般取平卧位,24 小时后可取半坐卧位,并逐步下床活动。

⑤ 鼻唇二期修复术为了塑造鼻腔外形,术后往往在双侧鼻孔内放置膨胀海绵 3 天。术后应教会患者张口呼吸,同时经常补充水分,以缓解口渴现象。

⑥ 术后注意营养补充,进食高热量、高蛋白、富含维生素的流质,促使伤口早日愈合。

第三节 腭裂修复术患儿的护理

一、术前护理

(一)护理评估

1 患儿的评估 临床上可见一些腭裂患儿以综合征的形式表现,如同时伴有听力障碍、先天性心脏病等。由于腭部裂开,口鼻腔相通,患儿无力吸吮母乳,或是乳汁从鼻孔溢出,从而影响正常的母乳喂养,增加了喂养难度,在一定程度上影响了患儿的营养摄入,影响其健康成长。腭裂患者的另一个特点是发元音时产生过度鼻音,发辅音时鼻漏气,这样的语言会不同程度地影响与他人的交流。因此术前应详细评估患者是否存在面部、四肢及内脏器官的先天性畸形(图 6-4),评估患者的发育、营养及心理状况等。

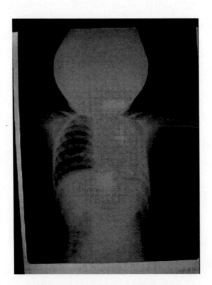

图 6-4　先天性一侧肺缺损

2 手术条件评估 与唇裂修复术相比,腭裂修复术创伤较大,失血量较多,术后并发症也较严重,因此周密的术前准备不容忽视。

术前认真了解、观察患儿是否存在发热、咳嗽、肺部啰音、腹泻、白细胞计数异常等,以评估急性上呼吸道感染、急性胃肠道感染的情况,还应了解患儿有无严重贫血、口内有无溃疡等感染灶;对成年患者,尤应注意活化部分凝血活酶时间(activated partial thromboplastin time,APTT)、凝血酶原时间(prothrombin time,PT)是否存在异常。如有以上情况,应推迟手术时间,确保手术在健康状况良好时进行。

（二）护理问题

1 家庭适应能力失调 与患儿腭部形态异常、喂养困难有关。

2 营养状况的改变——低于机体需要量 与患儿吸吮困难、进食时容易呛咳有关。

3 言辞沟通障碍 与患者的腭裂语音(即过度鼻音、鼻漏气)、腭裂术后腭咽闭合不全有关。

4 焦虑(成年患者) 与患者对环境不熟悉、对整个治疗方案不了解、有以往失败的手术经历而对本次手术效果的担心有关。

5 家长(患者)知识缺乏 与患儿家长缺乏正确的喂养及照看知识、家长(患者)不了解手术前后如何采取必要的准备有关。

（三）预期目标

1 达到家庭的适应与良好的配合。

2 家长能正确地喂养患儿。

3 患者能与医护人员进行有效的沟通。

4 患者熟悉环境,对本次治疗建立起信心。

5 家长能正确地照看患儿,家长(患者)能描述术前、术后的注意事项。

（四）护理措施

1 促进患儿家庭的适应与有效配合 腭裂的综合序列治疗需要较长的周期,要获得满意的治疗效果,患儿家庭的良好配合是前提,尤其在语音治疗过程中,患儿家长的积极性起着决定性的作用,因此要让患儿家长能正确地认识腭裂,充分了解配合治疗的重要性,使其家庭发挥积极作用。

2 提供正确的喂养知识 患儿入院后即应指导家长改用汤匙喂养,以便术后能适应这种方法进食,减少哭闹的发生。完全性腭裂患儿由于口内裂隙大,进食时容易引起呛咳,因此喂食时应让患儿保持坐位或者半坐位,头胸部稍向后,以减少误吸入肺部的机会。临床上可以见到 12 个月左右的患儿,饮食仍以奶类为主;事实上,大于 4 个月的婴儿,无论母乳、混合或是人工喂养都不能满足其生长发育的需要,也不能单纯依靠增加奶量来满足其营养需求。所以应根据患儿的不同年龄段给予家长相应的指导,合理添加辅食(详见本章第五节)。不过,手术前后 2 周不适宜添加辅食,以免引起胃肠道不适应而造成腹泻,影响手术的进行。

3 缓解患者的焦虑、紧张情绪 患者入院时护士应主动与之交流,详细介绍医院环境、主管医师、责任护士;介绍周围病友,并鼓励患者与之交往;介绍同病种治愈后的患者,以消除其紧张心情;向家属了解患者的性格特点,在生活上给予细心照顾,使患者对本次治疗建立起信心。

4 术前准备

（1）术前宣教:向家属(患者)介绍有关检查、化验与治疗的目的和主要方法,术前应注意的事项(如防止呼吸道、消化道感染等)以及患者术后的体位、进食情况等。对较大的患儿应进行引导,避免其术后哭闹,以减少切口的张力及出血。

（2）准备工作:咽成形术患者术前 2 天开始用呋喃西林麻黄素溶液滴鼻,以达到清洁的目的;术前 1 天必须做好全身清洁工作,完成相应的药物过敏试验。为了防止患儿入院时衣着过多引起的体重偏差,确保麻醉药物剂量计算准确,术前 1 天应再次测量体重。指导家长(患者)备齐物品。通知术前禁食、禁饮的时间:1～3 岁的幼儿为 6 小时,3 岁以上的儿童为 8 小时,成年患者为 8～12 小时。术日晨认真监测患者的体温,检查患者的穿着以及识别标志的佩戴情况。术前 30 分钟根据医嘱完成术前用药。

（3）术前观察：Robin 序列征患者(图 6-5)往往伴有小下颌、舌下垂、呼吸道阻塞三联征,临床上可见到这些患儿平时睡眠时主要以侧卧位为主,也有的患儿取俯卧位(采取这些卧位可以使舌头向前伸,有利于防止呼吸道阻塞和减少能量消耗),手术前护士应向家长了解患儿平时的主要睡姿。由于年轻的父母不一定是患儿的主要抚养人,为了掌握正确的信息,护士应主动观察这类患儿的睡姿,以便术后仍让患儿采用以往的卧位,保持呼吸道通畅。

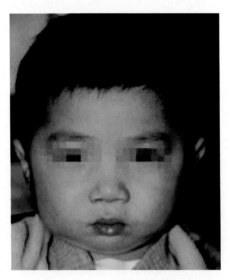

图 6-5　Robin 序列征患者

在护理工作中,护士应该主动地去仔细观察患者的各种症状,以便及时发现问题。儿科护理工作具有一定的复杂性,护士必须具有强烈的责任感;而唇腭裂的治疗综合了口腔颌面外科与儿科两大学科的内容,只有把两者有效地结合起来,才能更好地开展工作。

二、术后护理

（一）护理评估

1　评估患者的体温、呼吸频率及节律。

2　评估患者的声音变化。

3　观察切口有无渗血,评估呼吸道分泌物的性质。

4　观察患者进食情况,了解摄入食物的种类及数量。

5　评估患者的排泄情况。

6　评估切口疼痛的程度、止痛方法的效果。

（二）护理问题

1　有窒息的危险　与全麻术后呕吐、咽喉部组织水肿、痰多而咳嗽无力、喂食过多过急有关。

2　吞咽困难　与口内创口及咽喉部疼痛、术后恶心呕吐有关。

3　舒适度的改变　与口内组织损伤、咽喉部肿胀有关。

4　语言沟通困难　与口咽部疼痛、害怕发音、担心发音不清楚、害怕与人交谈有关。

5　潜在并发症　如咽喉部水肿、出血、伤口感染。

（三）预期目标

1　患者术后未发生窒息。

2　患者能摄入足够的营养,体重不发生异常变化。

③ 患者的面部表情、身体各部位放松,能安静入睡。

④ 患者能采用合适的方式进行语言沟通。

⑤ 患者术后未发生并发症或是并发症被及时发现和处理。

(四)护理措施

1　防止窒息和呼吸道梗阻

(1)苏醒室护理:同"唇裂术后护理"。

(2)病房内护理:腭裂患儿全麻术后拔除气管内插管返回病房后,仍应按未清醒前的要求护理。床边应备好吸引装置、氧气装置、血氧监测仪。取平卧位,头偏一侧;或取侧卧位,便于口内分泌物流出,防止呕吐物逆行性吸入。对于 Robin 序列征患者,应根据手术前观察到的睡姿,让患儿采用以往的卧位,必要时可以使用舌体牵引,防止舌后坠,保持呼吸道通畅。口鼻腔内如有分泌物,应及时、有效地吸清,防止呛咳,但也应该避免家长因过度紧张而不停地要求吸痰的现象,因为过多不必要的吸引反而会刺激口内创口,加重咽喉部的肿胀。护士应该进行正确的评估,仔细讲解,同时严密观察患儿呼吸、心率的变化,并做好记录。

术后应仔细倾听患儿的哭声,成年患者可让他发出声音,如有声音嘶哑,说明有喉头水肿存在,应立即通知医师使用激素治疗。严密观察呼吸情况,同时床边备好急救物品,一旦发生呼吸困难,及时配合医师做好气管切开,防止窒息的发生。对于咽成形术患者,按医嘱在 24 小时内常规使用激素静脉注射,防止咽喉部肿胀。

2　监测体温　由于小儿体温调节中枢功能薄弱,易受环境等因素的影响,常会出现高热,术后必须注意监测体温,每小时 1 次,直至平稳。如有体温异常,应积极寻找原因,同时做好降温处理。保持室内空气流通。患儿着装应适宜,便于体内热量的散发,防止高热抽搐的发生。

3　饮食管理　患儿完全清醒 4 小时后,先由护士进行评估,要求呼吸音清晰,无呛咳、呕吐现象。在不哭闹、不熟睡的状态下,可先喂少量温开水,观察 15 分钟左右,没有呕吐者可以喂食温流质。手术当日以牛奶、果汁为主;术后第一天起食物种类可扩大到各种口味的流质,主要是患儿术前食用过的、术后喜欢的口味,并尽量采取甜咸流质交替,以增加患儿的进食量,保持营养平衡。喂食时忌过快、过多,应少量多次,尤其是 24 小时内,防止呛咳发生。术后喂养以汤匙为主,避免用吸管、奶瓶等物。在上海交通大学医学院唇腭裂治疗研究中心,患儿 1 周岁左右施行腭裂修复术。这一年龄段已到了断奶时间,饮食应以软饭、面类为主。利用这一机会,可以指导家长改变患儿对奶瓶的依赖,手术康复后逐步添加辅食。术后流质饮食维持 7～10 天,半流质维持 1 周,之后可进普食。

4　创口的观察与护理　术后 24 小时内应注意观察创口的渗血情况。手术当天唾液中带有少量血水而未见明显的渗血或出血点时,局部无须特殊处理,遵照医嘱常规使用止血药物即可;同时向患者及家属耐心解释,避免不必要的紧张。为了防止创口出血,术后应指导患者进食温流质,避免过烫的食物。避免患儿大声哭叫和不必要的口内检查,严禁患儿将手指、汤匙、吸管、玩具等物纳入口中,以防创口裂开。注意保持口腔清洁,成年患者可用漱口水漱口,患儿可鼓励其进食后多饮水,以达到冲洗口腔、防止食物残渣遗留、防止口腔异味的目的。腭裂术后常规应用抗生素 3 天,护士应准时准量地给药,防止创口感染。如口内切口处有碘仿纱条填塞,术后 8～10 天抽除,抽除后患者须平卧、禁食 2 小时,注意观察切口内有无出血。

5　提高舒适度　常规措施同"唇裂术后护理"。由于口内有创口,咽喉部肿胀,吞咽时会有明显的疼痛感,尤其是咽成形术术后,患者往往因为咽喉部疼痛而不肯进食。国外有报道认为,鼓励给予止痛药物,使患儿在进食时不感到疼痛是很重要的;而在国内一般不主张使用止痛剂。在临床上可使用一些护理方法,如让患者在进食前饮用一些薄荷味的饮料,使咽喉部产生清凉的感觉,暂时可减轻疼痛感,以利于及时进食。此外,术后第一天可用生理盐水、抗生素、激素等药物做雾化吸入。药物通过雾化罐形成细微的气雾,随着患者的吸气而进入呼吸道,雾滴小而均匀,温度接近体温,药液作用于咽喉部,有助于局部消炎、消肿并减轻疼痛。

6 加强护患沟通　术后护士应主动与患者交流,耐心倾听患者对创口不适的描述。鼓励患者用语言交流,回答患者的问题时,语速要慢而清楚,语言要通俗易懂,避免使用专业术语,必要时使用手势等肢体语言。对于患儿,可为他们提供一个轻松的病区环境(图6-6),与他们一起做游戏,以建立一种亲近、信赖感。同时指导家长在日常生活中不宜用"打针"等言词来吓唬患儿,而是正确地教导孩子,不让他们感到自己的特殊性,让他们融入周围的环境,从小培养健康、宽容的心态。

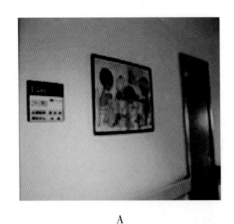
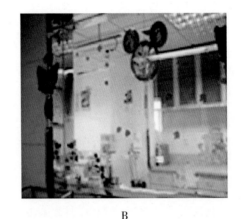

A　　　　　　　　　　　　　　　　　B

图6-6　病区环境

7 术后并发症的护理

(1) 咽喉部水肿:多由气管内插管的创伤和压迫、手术对咽部的损伤所致,患儿年龄越小越容易发生。

护理措施:术后严密观察,可通过患儿的哭声、发音来发现。按照医嘱准时准量地使用激素,可减轻或防止咽喉部水肿的发生,必要时做好气管切开的准备。

(2) 出血:术后早期出血(原发性出血)多因术中止血不完善所致,术后较晚期的出血(继发性出血)多因创口感染所致。

护理措施:如发现口内有鲜红色血液流出或是患者出现频繁的吞咽动作,应立即通知医师,吸清口腔内分泌物,检查有无活动性出血及出血部位,协助判断出血原因。根据出血情况,准备好相应的物品,如为渗血,用止血纱布或浸有肾上腺素的小纱布行局部填塞或压迫止血;如为鼻腔创面出血,用1%麻黄碱溶液滴鼻,或者用浸有麻黄碱液的纱条填塞;如为切口内出血,用碘仿纱条填塞;如发现有明显的出血点,则准备好缝针、缝线、持针器等物品,以便医师及时缝扎止血。

另外,临床上也遇见过因凝血因子缺乏、凝血功能障碍所致的出血,针对这种情况,应准备相应的止血剂、新鲜血液。详细询问病史能有效地防止、减少此类出血。

(3) 感染:腭裂术后偶见局限性感染,护理预防措施参见上述"创口的观察与护理"。

(五)康复指导

1 注意口腔卫生,进食前后饮水或漱口。

2 术后坚持流质饮食7～10天、半流质饮食1周,以后逐步过渡到普食。

3 加强腭部肌肉的功能锻炼,1个月后可吹口琴、吹气球等;3个月后用大拇指按摩腭部,加强腭咽的闭合。

4 术后 1 个月进行门诊随访,了解腭部创口的愈合情况、语音情况,并进行语音训练的安排等。

第四节　牙槽突裂植骨术后护理

多数唇腭裂治疗中心主张的牙槽突裂植骨手术年龄为 9～11 岁,而这个年龄段的孩子已经能够理解与手术相关的信息。因此,术前应让患儿共同参与了解手术的相关知识、术后注意事项,尤其重要的是让他们了解术后运动将受到限制,从而做好心理准备,以取得良好的术后配合。牙槽突裂植骨术后护理的目的在于保护植骨和取骨部位,观察有无出血和感染症状,做好相应的护理。

一、术后护理

1 取髂骨处创口用腹带加压包扎 1 周。应做到有效包扎,防止出血,并随着患者活动量的增加随时调整松紧度。

2 注意保持口腔卫生,防止继发感染。可以通过多饮水来冲洗口腔或者用漱口水漱口,同时根据医嘱应用抗生素 3～5 天。

3 由于植骨,术后第一天面部肿胀可能会比较明显,可抬高头部或使用冰袋来改善面部肿胀,同时给予患者及家属相应的指导,避免不必要的紧张。

4 术后进食流质饮食 3 天、半流质饮食 1 周,之后改为软食。

5 髂部植骨后 3 天内主要以床上活动为主,减少局部活动。应注意保持骶尾部皮肤的清洁、干燥,防止压疮的发生。3 天后下床活动,并逐步增加活动范围,但应避免剧烈运动。

二、康复指导

1 保持口腔卫生,多饮水或者多漱口。

2 髂部创口拆线后应注意保持局部的清洁、干燥,以防止感染发生。待创口完全愈合后方可洗淋浴。

3 患儿回到学校后 3 个月内应避免剧烈运动,体育课免修。

第五节　唇腭裂患儿的喂养指导

营养(nutrition)是指人体吸收、利用食物中的营养素和其他活性物质的过程。良好的营养状态是保证小儿正常生长发育的物质基础,也是帮助儿童预防急慢性疾病、保证健康成长的重要因素。唇腭裂患者进行外科手术的年龄多为婴幼儿时期,而这个年龄段是一生中生长发育最快的时期,随后从母体获得的免疫力逐渐消失,而自身免疫力还未产生;幼儿期生长发育仍较快,尤其是语言和智力发育加快,这就要求摄入比成年人或大龄儿童相对更多的热量和营养素。但同时,小儿的消化系统和神经系统尚未发育完善,胃容量小,消化功能弱,乳牙萌出后咀嚼食物的能力还较差。综合这些因素,小儿易患营养不良、腹泻、消化功能紊乱等疾病。因此合理喂养是婴幼儿获得良好营养的关键,既要满足小儿的营养需要,又要考虑到小儿的消化功能。

一、唇腭裂患儿的喂养

(一)唇腭裂患儿的进食特点

唇腭裂患儿由于唇部裂开、口鼻腔相通,口腔内不能或难以形成一个完整的密闭结构,因而无法形成有效吸吮所必需的负压;腭裂患儿软腭的肌群组成虽与正常儿童的软腭相同,但由于肌纤维结构的改变,中断了腭咽部完整的肌环,无法形成腭咽闭合,造成口鼻腔相通,导致吸吮功能障碍,或使乳汁从鼻孔溢出;腭心面综合征患儿的腭部形态可以完全正常,但功能却十分低弱。这些都影响了患儿的正常母乳喂养,迫使有些家长改成人工喂养,既增加了喂养难度,又在一定程度上影响了患儿的营养状态以及健康成长。

(二)唇腭裂患儿喂养指导的重要性

一个正常喂养的步骤包括完整、协调的吸吮、吞咽及其协调过程。吸吮是依靠一个封闭的口腔吸吮乳头产生负压的过程,而唇腭裂患儿大都无法做到。在喂养唇腭裂患儿时还会产生一些危险因素,如吸吮无效、吸入过多的空气、乳汁从鼻腔溢出、过长时间的喂养使患儿产生疲乏等,这些都会导致患儿进食量不足、体重不达标,从而无法达到健康成长的目的。

经调查,唇腭裂患儿家长喂养知识的掌握程度与其文化程度呈正相关,而相当一部分唇腭裂患儿来自农村,其父母受教育程度普遍较低。美国腭裂颅面协会明确要求将患儿营养状况的评估及进食管理作为护理学在唇腭裂序列治疗中的法定内容,以期为家长提供指导和教育,掌握患儿每周营养摄入量和体重变化。由此可见对唇腭裂患儿进行喂养指导的重要性。自唇腭裂患儿出生起,家长即应得到系统的、持续的喂养教育和指导,在保证患儿健康成长的同时,也能使患儿在各个年龄段顺利得到综合序列治疗,避免各种并发症的发生。

(三)唇腭裂患儿喂养指导及健康教育展望

医院内的喂养指导、健康教育,患儿只能在有限的住院期间得到,远远不能满足唇腭裂家庭的需要。唇腭裂的综合序列治疗应该从患儿出生前的咨询开始,序列治疗小组中的成员除了医师、护士外,还应扩展到产前护理顾问、喂养指导专家、社区健康教育工作者,使唇腭裂护理的内容从医院扩展到社区。

随着产前检查的不断完善,当准父母们得知自己的孩子将是唇腭裂患者时,随之而来的是震惊、沮丧等负面情绪;在剩下的怀孕时间里,是对即将出生的孩子的担忧。当唇腭裂患儿出生后,营养、喂养方面的困难会造成家长的恐惧感。唇腭裂患儿该怎样寻求治疗途径?入院手术前该做些怎样的准备工作?患儿应该处于怎样的状态下才能完成手术治疗?唇腭裂患儿出院后如何进行伤口的持续维护和功能锻炼?随着唇腭裂患儿的成长,如何预防可能出现的心理问题?以上一系列问题需要产前护理顾问、专科护士、健康指导专家、心理医师、社区卫生工作者的参与才能得以解决,由此也反映出唇腭裂治疗团队的重要性。

团队中的专科护士依靠自己专业的护理教育、沟通技巧、长期的团队协作和病例管理的经验,往往是团队中掌握最全面知识和技能的成员,也是患儿家庭最需要的指导者和帮助者。在唇腭裂患儿从出生到整个疗程结束的过程中,专科护士和健康指导专家要为患儿及其家人提供及时、综合的指导和情感支持,因此国内很需要更多专业人员的加入。对于唇腭裂这类特殊人群的家庭,从患儿出生起即应进行针对性的喂养指导和健康教育,使综合序列治疗逐步向个体化的方向发展。

(四)唇腭裂患儿的喂养方式

1 母乳喂养 母乳是婴儿最理想的天然食品,因为母乳的营养成分最适合婴儿的需要。母乳含有多种免疫因子,有助于增强婴儿的抗感染能力,也不容易发生过敏,所以母乳喂养既方便又经济。美国儿科科学院和卫生与人类服务部建议6个月内的婴儿使用母乳喂养。一般情况下,单侧不完全性唇裂以及合并牙槽突裂的患儿可以有正常的吸吮功能,不影响母乳喂养。哺乳时应注意患儿体位(母亲呈45°斜抱婴儿),切忌平卧位喂奶,以免引起呛咳和逆行性中耳炎。即使患儿失去部分吸吮力,吸奶时可用手指堵住唇裂处,帮助唇部闭合,使患儿顺利吸吮。

母乳喂养唇腭裂患儿时,母亲可取坐位,哺乳一侧的脚稍垫高些,将患儿抱在怀中。患儿的头靠在母亲的前臂,脸侧向母亲胸部,使患儿的嘴与母亲的乳头在同一水平位置上,便于患儿咬住乳头。母亲用对侧手指托起乳房,将乳头和部分乳晕送入患儿口内。哺乳后应将患儿轻轻抱直,头靠在母亲的一侧肩部,背向外,然后轻拍患儿背部,使哺乳时吞入的空气排出,防止平躺后溢乳。

溢乳在普通婴儿中虽也常见,但唇腭裂患儿由于哺乳时会吞入大量的空气,因此家长更应小心乳汁从鼻子中反流。如出现这种现象,应将患儿置于前倾位,便于清除鼻子和口内的乳汁,防止呛咳而引起吸入性肺炎。在哺乳过程中,有时乳汁会从患儿鼻子中流出,此时应停止哺喂,将患儿前倾,擦净鼻腔内的乳汁,休息一会儿再重新哺喂。

2 奶瓶喂养　对于双侧唇裂或混合唇腭裂等畸形程度严重、不能正常吸奶的患儿,母乳喂养困难较大,母亲可用手法或奶泵挤奶,然后再用奶瓶喂给患儿;也可直接使用奶瓶喂养。

要选择能有效降低吸吮阻力,使乳汁更容易流出的奶瓶,以保证患儿能顺利吸到乳汁,但也不能速度过快,要让患儿在吸吮的间隙能调整呼吸,防止呛咳。

(1) 奶瓶的种类

1) 奶嘴孔带十字切口的硬质奶瓶:这是一种最简单的改良后的奶瓶。与普通奶瓶相比,其无须很大的吸力,奶汁更容易流出。奶嘴上的十字切口经过几次吸吮后逐渐加大,直到患儿能够以正常的速度和频率吸吮。如果切口太小,患儿因不能顺利吸出奶汁而容易疲劳,同时也不能达到正常的奶量;如果切口过大,因为短时间内进入口内的奶汁速度过快、量过多,患儿不能协调吸吮和呼吸节奏,从而造成鼻腔反流或是从口内流出。十字切口的大小以奶瓶倒立,奶汁的流出速度为1～2滴／秒为宜。值得注意的是,必须经常检查奶嘴上的十字切口大小,并加以调整。

2) 带快流速奶嘴的奶瓶:这种奶瓶是由一个带有快流速的奶嘴和一个可挤压的用于增加流速的瓶身所组成,对于唇腭裂患儿,能够有效地进行喂奶。奶瓶中的一根管子是内置导气管系统,能够消除大多数真空和气泡。导气管可把空气引到奶瓶顶部,使奶液顺畅地流到奶嘴,患儿吸奶时不费劲,也减少了打嗝、吐奶;因为没有真空,能有效防止液体流入耳中,从而防止中耳炎的发生。另外,奶瓶中的导气管使空气和奶液有效分隔,奶液中的营养成分不被空气氧化,婴儿对奶液中维生素C的吸收也可提高。这种奶瓶的奶嘴犹如母亲的乳房,让婴儿吸吮时更舒适。

3) 贝亲奶瓶:这是一种由儿童医疗事业机构在日本生产的奶瓶。Y形的奶嘴较宽,厚度为普通奶嘴的2倍,奶嘴底部位置由单向活瓣组成。宽的奶嘴会跨过裂口,患儿含在口内更加稳定。奶嘴厚的一侧(空气阀门的一侧)能挤压硬腭,薄的一侧较软,含在舌头上方,用于优化挤压。当薄的一侧被挤压时,奶汁流入患儿口内。奶嘴底部的空气阀门能重新注入奶汁。单向活瓣避免了奶汁从奶嘴向奶瓶的回流,减少了空气的摄入。这种奶瓶能让患儿控制流速。由于奶嘴比较大,喂奶时家长应观察患儿是否因流速过快而感到不适。如果患儿吞咽了几次而没有呼吸,出现咳嗽,说明流速太快,应拿开奶嘴,等患儿恢复后再继续喂奶,并应减慢流速。患儿和家长都需要一段时间来适应,尤其刚开始使用时,应仔细观察,随时调整流速。

4) 美赞臣奶瓶(Enfamil唇腭裂奶瓶):这种奶瓶的侧边是软的,可以被挤压。奶瓶带有一个长的十字奶嘴,也可替换为一个宽底的奶嘴,这样会提供更好的挤压效果。使用这种奶瓶时,应在患儿开始吸吮几秒后再进行挤压。挤压的力度应由轻到重,并根据患儿的反应进行调节,直到患儿能够接受的流速。一般2～3秒挤压一次，充分挤压时奶瓶内会有一连串的泡泡冒出。患儿舌头的活动会使奶嘴碰到裂口的边缘，此时应紧握奶瓶，避免奶嘴对裂口部位的摩擦而引起疼痛。

5）特殊奶瓶（美德乐奶瓶）：这款奶瓶由一位Robin序列征患儿的母亲所设计。整个奶瓶由奶嘴、奶瓶、盘和硅胶圈四部分组成。软硅胶奶嘴有一个储奶部分，能容纳27ml牛奶，并有一个狭缝的开口。储奶部分有三个刻度：无流出（短线），中流速（中线）45度，高流速（长线）90度，用来标记相对于患儿嘴部的位置。白色的硅胶阀安装在一个聚丙烯盘上，阀门和盘一起用硅胶圈连接在瓶上（80ml或150ml带奶嘴的瓶）。使用前，在奶瓶内注入母乳或牛奶，把奶嘴、奶瓶、盘和硅胶圈组装在一起。由于奶嘴的部件比较多，安装时应注意正确进行，以免影响奶瓶使用的成功率。为了给奶嘴注奶，可将瓶子竖起，使空气进入奶嘴，然后倒转奶瓶，重复此动作，直到奶嘴被注满奶水。

喂奶时，流量的控制要依靠奶嘴上端裂口的方向，将奶嘴放入患儿口内，短线与患儿的鼻子相对，奶嘴开口是平的或0流量，这给了患儿开始喂奶前的调整时间。奶嘴可以转到中流速或高流速的位置，许多患儿能够适应并使用这个充足的流速，如果不够的话可以用挤压奶瓶来增加流速，还需要大力挤压奶嘴的储奶部分。

唇腭裂患儿在喂养上存在着不同程度的障碍，应该根据患儿的各自情况选择合适的奶瓶、奶嘴进行喂养。

（2）奶瓶的喂养方法：唇腭裂患儿采用奶瓶喂养的关键是要有正确的喂养姿势。根据唇腭裂畸形程度的不同，可采取不同的喂养姿势。角度的选择以患儿吞咽时不发生呛咳为宜，一般采取45°的半坐卧位至90°的坐位。将患儿抱在腿上，把奶嘴沿一侧面颊放入口内，这样奶汁可以借重力作用通过咽部进入胃内，而不是流入鼻腔或耳道，还能减少喂奶时呛咳、奶从鼻腔内溢出及耳道感染的机会。同时，要尽量使患儿的下颌贴向胸部，以改善吸吮效果，减少吸入胃内的空气。喂奶时，不要把奶嘴放置在裂孔的一边，更不能放置在裂孔处；要让患儿用舌去适应、寻找奶嘴，这样可减少患儿呕吐。

喂奶要有规律，采取少量多次的喂奶方法。喂奶速度要根据患儿的吞咽速度加以调整。每次喂奶尽量在30～45分钟内完成。唇腭裂患儿吸吮时比正常婴儿更加费力，且容易疲倦，有时吸吮时消耗的能量多于从奶中得到的能量。

3 汤匙喂养 对于唇腭裂畸形程度较重的患儿，如母乳或奶瓶喂养困难较大，患儿不能进行有效吸吮，可采用汤匙喂养。唇裂术后的患儿不宜进行母乳喂养和奶瓶喂养，也需采用汤匙喂养。汤匙应选择圆钝的、大小合适的软质材料制品，避免使用质薄的、过大的成人使用的汤匙，以免碰伤患儿唇部，或者因每匙流质过多而引起呛咳。对于因手术需要而改成汤匙喂养的患儿，为了减少其不适应程度，可选用连匙奶瓶（图6-7）。这种奶瓶的奶嘴部分被一个软质小匙所替代，既可达到汤匙喂养的要求，又可让患儿看到奶瓶，得到心理安慰。另外，唇腭裂患儿跟正常婴儿一样，在4～6个月后应该添加辅食，品尝不同质地和味道的食物，使口腔和面部得到正常发育。在给患儿半流质、软食和块状食物时可用汤匙喂养。

喂食时抱起患儿，将汤匙放在其健侧唇部，贴近下唇，避免接触唇裂处（这样习惯后在术后喂食时可避免接触创口而引起感染）。然后将匙内流质倒入患儿口内，待其咽下后再喂入第二匙。喂食的速度可根据患儿的具体情况而定，但应避免在患儿哭闹或入睡时喂食，以免引起呛咳。汤匙喂养能避免将太多的空气吸入胃中，打嗝及呛咳的发生率低，还能加强唇部的运动。

4 管饲喂养 对于Robin序列征患儿来说，如果呼吸道阻塞的程度比较严重，可能会出现口腔运动和吞咽功能障碍。这类患儿的喂养难度更大，需要放置一根鼻胃管来提供必需的营养，让患儿获得良好的营养支持，直到患儿的呼吸情况比较稳定，并能尝试经口进食为止。最初的管饲喂养

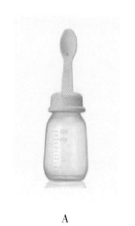
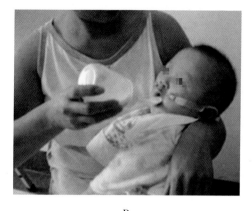

A　　　　　　　　　　　　　　B

图 6-7　连匙奶瓶喂养

应由护士来完成,待患儿的情况稳定后再指导家长进行喂养。喂养之前应让家长充分了解患儿的情况、耐受力,掌握喂养方法以及确定胃管在胃内的方法等。

二、婴幼儿的营养需要

唇腭裂的序列治疗是指从患者出生到长大成人的每一个生长发育阶段,有计划地对其相应的形态、功能和心理缺陷进行分期治疗。其中,口腔颌面外科的手术治疗是在患者的婴幼儿阶段实施的。因此,合理、充足的营养不仅是生长发育的需要,而且是手术治疗的前提。

（一）婴儿期的饮食特点

根据母亲、婴儿的不同情况,婴儿喂养的方法可分为母乳喂养、混合喂养和人工喂养三种。婴儿长到 4 个月后,无论哪种喂养方法都不能满足其生长发育的需要,更不能单纯地依靠增加奶量来满足婴儿的需要,所以就要逐步增加固体食物,即添加辅食。这也是为断奶做准备,还能逐步培养婴儿良好的饮食习惯。而不同的喂养方式使婴儿的食物转换目标也有所不同,母乳喂养的婴儿其食物转换方式是帮助婴儿逐渐用配方奶或兽乳完全替代母乳,同时引入其他食物;混合喂养和人工喂养的婴儿其食物转换方式是逐渐引入其他食物。

（二）婴儿辅食添加的原则

婴儿辅食添加应遵循"由少到多、由稀到稠、由细到粗、由一种到多种"的原则。由于婴儿的胃肠功能不够完善,容易发生消化吸收功能紊乱,添加辅食时,要让婴儿有个适应的过程。首先选择的食物必须是易于吸收、能满足生长需要、又不易产生过敏的食物(通常为谷类及其制品),然后是蛋黄、鱼类、细嫩的蔬菜,再是肉类、全蛋、豆类,最后过渡到易消化的家庭食品(表 6-2)。此外,辅食

表 6-2　婴儿辅食添加顺序

年龄	添加食物	补充物质
1～3 个月	果汁、菜汤、鱼肝油	维生素 C、D 和铁
4～6 个月	米糊、奶糕、稀粥、蛋黄、鱼泥、菜泥、水果泥(逐渐过渡到半流质饮食)	热量、动植物蛋白、维生素、矿物质
7～9 个月	米粥、面条、蛋、肝泥、肉末、豆腐、饼干(逐渐过渡到固体食物)	热量、蛋白质
10～12 个月	稠粥、软饭、豆制品、碎菜、碎肉、水果(直至断奶)	各类营养物质

注:表中 1～3 个月婴儿添加的食物不是真正意义上的辅食,它们的作用是补充母乳或牛乳中维生素 D 的不足以及人工喂养时维生素 C 的损失。

添加应有适当的时间,过早加入固体食物会增加食物过敏、肠道感染的机会,过晚则将错过味觉、咀嚼功能发育的关键年龄,造成不良饮食习惯、断奶困难、婴儿营养不足等。

(三)幼儿的进食特点

进入幼儿期(1～3岁)后生长逐渐平稳,较婴儿期旺盛的食欲略有下降,但仍属生长发育迅速增长的阶段。随着乳牙的逐步长齐、咀嚼和消化能力的逐步成熟、神经心理的发育,幼儿表现出自我进食的欲望,食欲满足,即会产生愉快、满足的体验。食欲是一种心理反应,此时正是培养幼儿良好的独立进食习惯的时机。幼儿的进食还受到家庭中成人饮食习惯的影响,此时小儿的进食过程形成了以后接受食物的类型。幼儿阶段的进食还有一个特点,即食欲的波动,如一天中早餐吃得很少,中餐吃得较多,而晚餐又吃得少。这种波动说明幼儿已有调节进食的能力,不宜过度地强迫其进食。综合这些特点,幼儿期应养成定时进食、不挑食、不偏食的良好饮食习惯。

(四)幼儿的饮食安排

幼儿期活动量增大,每天应供给足够的能量,其中蛋白质、脂肪、碳水化合物三者之比为10%～15%:25%～30%:50%～60%。每天的膳食中应确保优质蛋白的供给,优质蛋白应占蛋白质总量的50%左右,包括牛奶、鱼、瘦肉、蛋、豆制品等。每天的膳食安排要合理,做到粗细搭配、荤素适宜。饮食品种要多样化,以引起幼儿的食欲。注意进食黄绿色蔬菜和新鲜水果,补充矿物质和维生素。虽然蔬菜和水果都含有维生素,但它们的营养成分各有不同,因此不能用水果代替蔬菜。幼儿的膳食应避免油腻过重、油炸质硬的食物,避免吃花生、豆粒、瓜子等食物,以防吸入气道引起窒息。为了保证每餐的进食量,不宜给幼儿吃过多的零食,尤其在餐前,应禁食零食。

(五)婴幼儿营养缺乏症

营养不良(malnutrition)多见于婴幼儿。由于摄入不足或食物不能被充分吸收,以致不能维持正常的代谢,迫使机体消耗自身组织,出现体重不增或减轻、生长发育迟缓、脂肪逐渐消失、肌肉萎缩、全身各系统功能紊乱、免疫力低下等临床综合征。唇腭裂畸形就是营养不良的病因之一。婴幼儿营养不良可分为三度(表6-3)。

表6-3　婴幼儿营养不良的分度

分度	体重低于正常均值	身高	消瘦	皮肤	精神状态
Ⅰ度	15%～25%	无影响	不明显	干燥	无明显变化
Ⅱ度	25%～40%	稍低于正常	明显	干燥、苍白	情绪不稳定
Ⅲ度	40%以上	明显低于正常	皮包骨样	苍白、无弹性	委靡、烦躁与抑制交替出现

营养不良的预防主要是消除病因。婴幼儿家庭要从社区中得到科学育儿知识的指导,懂得母乳喂养、混合喂养及人工喂养的具体方法,养成小儿定时进食、不挑食、不偏食的良好饮食习惯。

(陈利琴)

参考文献

［1］薛富善,袁凤华.围手术期护理学［M］.北京:科学技术文献出版社,2001.

［2］邱蔚六.口腔颌面外科学［M］.第6版.北京:人民卫生出版社,2008.

［3］赵佛容.口腔护理学［M］.上海:复旦大学出版社,2004.

［4］李小妹.护理学导论［M］.第2版.北京:人民卫生出版社,2006.

［5］Losee J E,Kirschner R E. Comprehensive cleft care［M］. New York: McGraw-Hill, 2008: 147-169.

［6］姜安丽,石琴.新编护理学基础［M］.北京:高等教育出版社,1999.

［7］胡嫦.儿科护理学［M］.北京:中国医药科技出版社,2005.

［8］曲维香.标准护理计划:外科分册［M］.北京:北京医科大学-中国协和医科大学联合出版社,1997.

［9］陈利琴.唇腭裂患儿手术前后贫血状况的观察与营养指导［J］.上海护理,2002,5:56-57.

［10］郭红卫.营养学［M］.北京:科学出版社,2000.

［11］于秀荣,于金香.先天性唇腭裂患儿修补术前后的喂养护理［J］.中华护理杂志,2001,36(6):412-414.

［12］黎海芪.儿科学［M］.北京:高等教育出版社,2003.

［13］Jane B,Buth B. Pediatric nursing: cleft lip and cleft palate［J］. Connecticut: Appleton & Lange,2005: 488-495.

［14］赵琦,王岩,付丽华,等.腭裂患儿的指导及护理体会［J］.中国伤残医学,2008,6(4):105.

［15］戴宝珍,余剑珍.临床护理教程［M］.上海:复旦大学出版社,2005.

第三篇
唇腭裂修复术

第七章
唇裂修复术

外科手术是治疗唇裂畸形的主要方法。其治疗效果除了与手术方法的选择、器械的精细度、术者的技巧有关外，还与唇裂畸形的严重程度以及是否伴有其他畸形有关。近年来，随着鼻-牙槽骨塑形（naso-alveolar molding，NAM）的开展，唇裂的手术效果尤其是鼻唇同期手术的效果有了明显的改善。良好的鼻-牙槽骨塑形不但方便了手术操作、降低了手术难度，还能明显提高手术的治疗效果。

要想获得良好的手术效果，必须了解各种不同唇裂畸形的解剖特点。根据正常人唇的解剖形态，应用唇裂修复的序列治疗概念和不同的手术方法，结合自身的优势灵活应用，才可能获得满意的治疗效果。

第一节　概述

唇裂修复的目的是恢复唇部的正常形态和功能。正常上唇有完整的口轮匝肌结构，且与邻近的面部表情肌有着固有的连接，从而具有吸吮及唇部各种细腻的表情等功能。正常唇部的上下唇比例协调，两侧人中嵴明显、对称，人中凹陷，唇弓明显，唇红缘清晰，唇珠突起、丰满，上唇下部轻微撅起。两侧鼻孔对称，鼻尖、鼻小柱居中，鼻翼呈拱状，鼻唇角正常（图 7-1）。

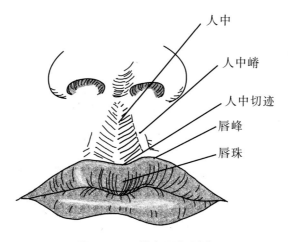

人中
人中嵴
人中切迹
唇峰
唇珠

图 7-1　正常鼻唇部形态

唇裂手术同期是否行鼻畸形矫正的问题，原先一直存在着争议，争议的焦点就是早期鼻矫正是否会影响鼻软骨的发育导致鼻翼长度不足、鼻孔过小。现在的观点基本达成一致，早期行鼻畸形矫正对鼻发育的影响不大，尤其是有条件做鼻-牙槽骨塑形者，其影响更小。因此目前唇裂手术同期一般都行鼻畸形矫正术。

唇裂的外科手术由最初的简单缝合、直线缝合,到以后的曲线切口直线缝合、矩形组织瓣修复、三角形组织瓣修复和旋转推进组织瓣修复,已经历了几个世纪。经过长期的临床实践,手术方法不断改进和创新。现代的手术方法已经能够得到比较满意的修复效果。但是,由于每种手术方法均有各自的长处和不足,加之唇裂的畸形程度也存在着个体差异,术者所掌握的手术方式的熟练程度也不同,所以至今尚无一种手术方式能适合于任何类型的唇裂患者。因此,每位术者应根据不同病例的个体特点选用适宜的手术方法,只有灵活应用才能达到比较理想的手术效果。术者本身也要认识到唇裂的手术方法有个不断改进和提高的过程,能够获得良好的实际效果的方法都是可行的好方法。一个可行的途径就是对唇裂术后长期随访所表现出来的畸形吸取经验教训,从而反过来指导我们发现唇裂一期修复后所存在的问题,并对这些问题加以避免或改进,使原先的方法得到改良或产生新的方法。

唇裂修复术的操作包括定点画线、切开、缝合三个主要步骤,这其中又包含了很多要素。定点时要认准并保留既存的正常解剖结构和标志,尽量保留足够多的组织,以备二期手术有修复的余地。健侧唇峰点(即3点)的位置不能为了下降的方便而下移,1、3两点的距离不能小于1、2两点的距离;患侧唇峰点(即4点)的位置不能向外侧移位过多,以免使患侧上唇的宽度过短,这些都将为以后的修复带来无法弥补的错误。定点应准确,避免切开时要再次确认瓣的位置是否准确。适当注意两侧的对称性,因为大于3mm的差距肉眼是很容易辨别出来的。很多病例无法做到两侧口角到唇峰的距离等长,不然,两侧的唇高不容易控制;反之,只注意唇高,可能使患侧唇峰定点偏外侧较多,加之缝合时的错位,会导致术后中线偏移明显,唇珠偏斜。如何取舍要根据术者的临床经验。切开时要准确,以使创缘整齐,并需在解剖结构移位的地方作松解切口,以达复位目的。肌肉松解应在颌骨骨膜上进行,这样可以去除异常的肌肉附着,尽可能恢复到正常的解剖位置上。手术操作时应沿定点的亚甲蓝线垂直整齐地切开,用小镊子轻夹轻捏组织,以避免皮肤创伤。止血要准确及时,避免蚊式钳钳夹过多的组织而引起组织变形。如裂隙过宽而存在较大张力时,需在口腔前庭黏膜转折处作松弛切口,以减少缝合张力,同时要避免由于牙槽部的塌陷而造成组织内卷,使两侧唇红的厚薄出现较大的差异。缝合时应使各层组织准确对位,用可吸收线分别缝合肌层及皮下组织,用细针细线缝合皮肤;要做到对等平齐,轻度外翻;操作应轻柔精细,这些都有利于减少手术引起的瘢痕。尤其是唇峰点及唇红的对合要准确,以避免唇峰点分离。口轮匝肌要对位缝合,避免产生沟状凹陷以及患侧唇部组织下垂。双侧唇裂手术时,应尽量把侧唇的肌肉留给做唇珠的部分,以避免口哨样缺损畸形。鼻底肌肉组织尽可能在中线复位缝合,同时要做到组织无太大张力,以避免鼻翼过宽畸形。

第二节　单侧唇裂修复术

一、单侧唇裂的解剖特点

单侧唇裂分类繁多,各地并不统一。目前常用的分类为单侧完全性唇裂、单侧不完全性唇裂(Ⅰ度、Ⅱ度)和隐裂。畸形最严重的是完全性唇裂,隐裂的畸形最轻微。下面介绍单侧完全性唇裂的解剖特点。

单侧完全性唇裂由于上唇部完全裂开,口轮匝肌分离不再形成环状结构,而是沿裂隙边缘向上,健侧异常附着于鼻小柱基底部,患侧异常附着于鼻翼基底部。当肌肉运动时,牵拉鼻小柱、鼻中隔软骨下缘向健侧偏斜,使患侧鼻翼向外下方移位,导致患侧鼻孔宽大、鼻翼塌陷、鼻翼脚塌陷外移。唇部正常解剖标志移位和消失,健侧唇峰点向上移位,人中嵴不明显,唇红变薄,干唇红变窄,患侧唇宽不足。特别是伴有牙槽裂和腭裂的患者,患侧鼻底塌陷导致鼻唇部畸形更加严重(图7-2)。

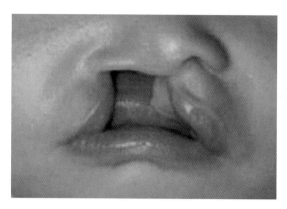

图 7-2　单侧完全性唇裂的解剖特点

二、单侧唇裂的常见手术方法

(一)Randall 唇粘连术

Randall 为了提高完全性唇裂的手术效果,提出了切开唇裂边缘组织、对唇裂部位进行部分封闭的极简单的唇粘连手术方法。该手术将完全性唇裂改变为不完全性唇裂,缩窄牙槽裂的宽度,降低其在数月后进行唇裂修复术的难度,从而使上唇和外鼻获得接近正常的外形。

如图 7-3 所示,Randall 最初设计了在两侧唇裂的边缘部形成宽短的三角瓣,并将其重叠缝合的唇粘连手术方法。

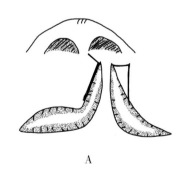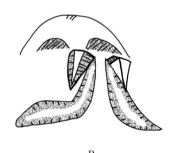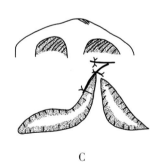

A　　　　　　　　　　　　B　　　　　　　　　　　　C

图 7-3　Randall 唇粘连术之三角瓣重叠缝合
A. 定点　B. 切开　C. 缝合

以后,Randall 等为了降低唇部张力,采用了如图 7-4 所示的在唇裂缘形成基部相对较宽的两个矩形瓣,并在组织内用 3-0 尼龙线行减张缝合,从黏膜侧开始,缝合针在离缝合线 1.0～1.5cm 的皮肤处穿出,然后从该针孔重新穿入,再通过肌肉层与对侧相对的皮肤部位穿出。通过缝合唇组织全层,而后从黏膜侧穿出并打结完成手术。利用该方法缝合唇裂后,不需要再对上颌组织进行剥离。

现在通过 NAM 的应用,可以缩小裂隙,改善牙槽骨段的弧度,矫正鼻翼塌陷的程度,减少术后组织的张力,完全可以一次完成手术。

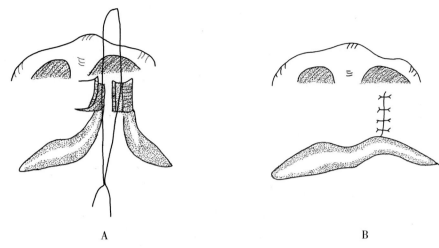

图 7-4 Randall 唇粘连术之矩形瓣重叠缝合
A. 切开 B. 缝合

（二）Le Mesurier 矩形瓣法

按常规以鼻底定点 1、1′，3、3′点为健、患侧唇峰。在 3、3′点外上方分别定 2、2′点，使 2-3=3′-2′，且此长度应稍短于唇高的 1/3。患儿唇高一般为 12mm，故 2-3 或 3′-2′ 一般不超过 4mm。自 2′点沿 1′-2′延伸至 4，使 2′-4=3′-2′，且 1′-4 大致平行于红白唇嵴。患侧矩形瓣 3′-2′-4 的旋转角度决定唇峰的高度，影响人中的形态，旋转过大则唇峰位置过高。由于术后两侧生长不均衡，健侧常偏短，故设计时应使患侧较健侧略短 1～2mm。线 1′-4 一般为直线，也可轻度向裂隙侧凸出。1′-2′-3′组织瓣向上旋转，以助修复鼻底。健侧裂隙边缘自 1-3 切开，待上部切口分层缝合后再作 3-2 切口，以便正确掌握 3-2 的长度和角度。红唇部多用直线缝合，若患侧红唇薄弱，则用健侧红唇全层插入（图 7-5）。

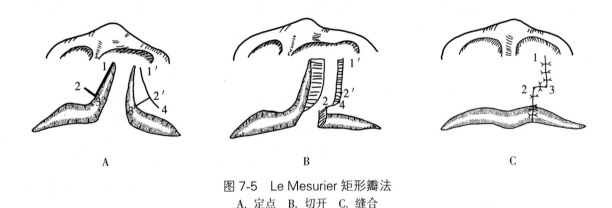

图 7-5 Le Mesurier 矩形瓣法
A. 定点 B. 切开 C. 缝合

Le Mesurier 矩形瓣法适用于裂隙较宽的患者，其优点是红白唇嵴自然，对患侧红唇破坏小，唇峰形态好；缺点是人中下部有瘢痕，后期有两侧生长不均衡的倾向，运用灵活性小，术中切开后不易修改，患侧常较健侧长，术中需作适当调整。

（三）Rose-Thompson 直线缝合法

Rose-Thompson 直线缝合法的优点是切口瘢痕与人中嵴重叠，定点精确，操作简单，但牺牲组织较多，适用于Ⅰ度唇裂或唇隐裂。该手术须将远期瘢痕挛缩的可能性考虑在内。与任何唇裂修复术一样，定点是关键步骤，须参照健侧鼻底，用细针头蘸亚甲蓝在患侧鼻底定点 1、1′，1-1′间距离为健侧与患侧鼻底宽度之差。将偏斜的鼻小柱推向中线，使之恢复正常位置，有助于准确定点。测量健侧鼻底至唇峰的高度，并作为患侧定点的标准。在两侧唇峰定点 2、2′，用弧形切口可增加上唇高度。定点画线后局部用含肾上腺素的局麻药浸润,以利止血及便于操作。切开皮肤,充分分离肌层和黏膜,准确对位,注意与皮肤切口的一致性。用可吸收线作皮下缝合,缝合不宜过紧,以减小切口张力,减轻皮肤瘢痕。唇红部可做 Z 成形术,以防止直线瘢痕收缩(图7-6)。

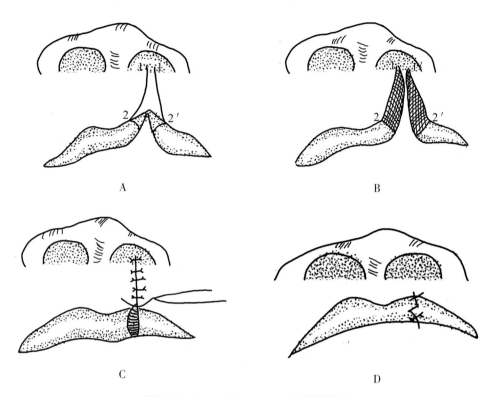

图 7-6 Rose-Thompson 直线缝合法
A. 定点 B. 切开 C. 肌肉及皮下对位缝合 D. 红唇 Z 成形术

(四)下三角瓣法

下三角瓣法由 Tennison 于 1953 年提出的术式改良而来。该法的优点是定点测量明确,初学者易于掌握,并保存了唇缘的自然解剖结构,术后患侧的唇高易于恢复,与健侧对称。其缺点是要在患侧切除一些正常的唇组织,故术后上唇横向组织较紧而具张力。另外,由于三角瓣嵌入上唇下1/3 部,瓣尖又恰在人中下份,破坏了人中凹的正常形态,有损于术后的外形。在很多病例,特别是不完全性唇裂,术后远期常可出现患侧唇高过长的现象,而且二期修复时较困难,因此需要加以注意。

1 定点 健侧唇峰定点为 1,人中切迹定点为 2,以 1-2 的长度在唇红缘等距测量定点 3,然后在患侧裂隙的唇缘上定点 4。4 点至患侧口角的距离约等于 1 点至健侧口角的距离,前者通常略短,如此则能保持术后两侧唇峰口角距的对称。3、4 两点缝合后即构成患侧唇峰。

将健侧鼻底线的中点定为 a 点,并由此点至健侧唇峰点 1 点作连线 a-1,a-1 即为健侧唇的高度,修复后的患侧唇高应与此相等。

将健侧鼻孔底的中点定为 a 点,将其至健侧鼻翼基部及健侧鼻小柱根部的距离分别测出。然后在患侧裂隙两侧鼻底的相应部位等量测定而得出 6 点和 7 点,6、7 两点缝合后应使患侧鼻底宽度与健侧相等。

健侧唇高 a-1 减去患侧唇高 3-6 即为健患侧唇高差(以 X 表示),即患侧修复后的唇高应为3-6+X。

Tennison 法之所以称为下三角瓣法,乃是在健侧唇裂隙边缘的下方设计一三角形缺隙,再由患侧唇做成相似的三角形组织瓣嵌入以修复之。故在健侧唇裂隙边缘 3 点处向健侧唇方向作一切口线,此线的长度应为健患侧唇高差(X),同时还要使此切口线与 3-6 连线呈 120°。此切线的末端即定为 5 点。当切开 3-5 连线,将 3-6 连线复位至垂直向,并使 3 点与 1 点居于同一水平线上时,则在 3-6 线的下方形成一个以 X 为边长的等边三角形缺隙,即可使患侧具有与健侧相等的唇高。

在患侧鼻翼下方的皮肤上先以 7 点为圆心、以 3-6 为半径画弧线,再以 4 点为圆心、以 3-5(即 X)为半径画弧线,将两弧线的相交点定为 8 点。然后分别以 4 点和 8 点为圆心、以 3-5 为半径,在 7-8 连线内侧皮肤上画弧线并相交于 9 点。最后用亚甲蓝分别连接 3-6、3-5、7-8、8-9 及 9-4 连线,可见在患侧的 7-8 距离加 8-4 距离即与 a-1 距离相等而作为患侧修复后达到与健侧相等的唇高。至此,定点即告完成。

⃞2 切开 选用 11 号尖刀片,按所画的各连接线分别行全层唇组织切开。画线外的红唇缘近裂隙末端的红唇组织应暂时保留,以备修整红唇时使用。在 7-8、9-4 连线内上方所遗留的小块组织,经过适当修整后向上方旋转,用以修复鼻底部的缺隙;如不需要,可将其切除。

如裂隙较宽,为减少缝合张力及恢复鼻小柱和鼻翼的正常位置,应加作松弛切口以减张。通常可在裂隙两侧的口腔前庭黏膜转折处作水平向切口,但一般仅作在患侧即可。切开黏膜和肌层直至骨膜上,切口的长度应根据松弛的范围而定。切开后即可用刀柄或骨膜剥离器将唇颊部软组织自骨膜上剥离,剥离的范围可达梨状孔边缘、眶下孔区域及后方的磨牙区,但应根据裂隙大小、鼻小柱及患侧鼻翼基部移位的程度而定。

⃞3 缝合 用 5-0 可吸收线和 6-0 尼龙线在各创口及组织瓣相应位置的各点分层缝合皮肤、肌层及口腔黏膜。对单侧完全性唇裂,尚需封闭患侧鼻底裂隙。除可使用患侧 7-8、9-4 连线内侧上方组织转移至鼻底以修复外,还可采用在鼻底裂隙两侧各作一矩形黏骨膜瓣,向下翻转缝合,置线头于口腔侧,以修复形成口腔面组织,再拉拢缝合鼻小柱裂隙及患侧鼻翼基部内侧的皮肤,以修复鼻腔(图 7-7)。

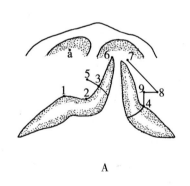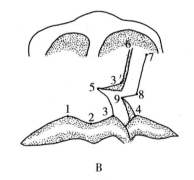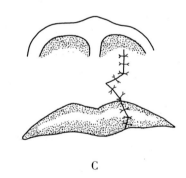

图 7-7 下三角瓣法
A. 定点 B. 切开 C. 缝合

(五)Millard 旋转推进法

该法为 Millard 在 1958 年所提出,后经国内外学者们作了不少改进,形成了许多改良方法。该法的主要优点是切除组织少,可最大限度地保留唇部的自然解剖结构,上唇下部组织丰满、松弛,并恢复了唇下缘自然的前翘,患侧唇部下份的瘢痕线与人中嵴相近似,鼻小柱复位较完全等。其缺点是定点的灵活性较大,使初学者不易掌握,对于部分完全性唇裂患者会出现患侧唇高不足。Millard 旋转推进法有 Ⅰ 式和 Ⅱ 式之分。

⃞1 Millard Ⅰ 式旋转推进法 此法定点步骤灵活,而不像其他方法需要实际测量。先定点唇峰和人中切迹,若患侧唇峰不明显,可根据人中切迹至健侧唇峰距离测定。定出鼻底点 6、7 及唇峰点 3、4 后,在鼻小柱根部偏健侧定 5 点,患侧鼻翼基底稍外下方定 8 点。沿定点画线。5-3 呈弧线,下段基本与人中嵴平行。先切开 5-3,切口长度以能使唇峰扭转下降至正常位置为宜。因此可根据情况调整 3 点位置,若下降不足,可将 5 点外移,但不可超越鼻小柱健侧边缘,否则健侧唇高也会加长。患侧 7-4 切开后,长度应与 5-3 相等。裂隙较宽时,4 点可稍外移。切开 7-8,旋转患侧鼻翼,使之恢复正常位置。不完全性唇裂患侧鼻底较宽时,可于鼻底切除一小三角形组织。旋转健侧 6-3-5 组织瓣至鼻底,此瓣的旋转有助于矫正向健侧偏斜的鼻小柱位置。若患侧唇高不足,可自 2′ 点沿红白唇嵴稍向外延长,若延长过多可使患侧唇宽度减小(图 7-8)。

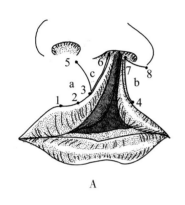 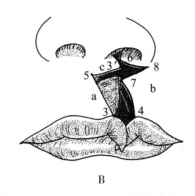 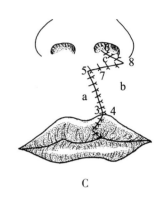

图 7-8　Millard Ⅰ式旋转推进法
A. 定点　B. 切开　C. 缝合

此法运用灵活,整个手术过程中各步骤可不断进行修改调整。切口瘢痕位于人中嵴和鼻底,唇弓和人中嵴外形好,唇下半部丰满微翘,后期两侧生长不均衡现象少见。术后短期内,由于切口周围充血等反应,患侧唇高可能稍显短,后期可自行恢复。鉴于以上优点,此法被称为不完全性唇裂的最佳修复方法。

在裂隙较宽的完全性唇裂,为形成足够大的患侧组织瓣而将 4 点外移,从而牺牲过多红唇组织,造成唇弓不对称是本法的最大缺点。

② Millard Ⅱ式旋转推进法　针对 Millard Ⅰ式手术方法的不足,特别是难以使裂隙较宽的完全性唇裂患者唇弓充分旋转下降的缺陷,Millard 设计了Ⅱ式旋转推进法。保留唇弓形态仍为定点设计中必须遵循的原则。6、7 及 3、4 定点方法同 Millard Ⅰ式法。5 点位于健侧鼻小柱边缘和唇中线之间。自 3 点起沿人中嵴向上并转向外侧,至 5 点全层切开。Millard Ⅱ式法与Ⅰ式法的主要区别在于自 5 点起向外下方延长至 p 点,这一步骤称为“back-cut”。X 点一般不越过健侧人中嵴。p 点位置灵活,可根据旋转量进行调整。自患侧 7 点起沿鼻翼基底作弧形切口,切开 6-3、7-4 裂边缘,切除少量红唇。健侧旋转下降后应使 3-p 等于 7-4。用小拉钩牵引患侧鼻孔顶端,充分游离组织瓣 6-3-p。在 3-5 弧线上定点 9,使 5-9 大致等于 5-p,并将此两段切口相对缝合。通过鼻翼旁弧形切口和龈颊沟松弛切口将患侧鼻翼和唇部在骨膜上广泛剥离,然后作 7-p 尖角对位缝合。切口 3-p 与 7-4 不一定相等,可在保证 2 点位置正确的前提下进行调整。关闭鼻底时,注意保持两侧唇高一致。有时可在 4 点内上方形成一小三角瓣,插入 2 点上方的小切口内,可望获得更好的红白唇嵴外形。最后分三层关闭伤口(图 7-9)。

此法除具有 Millard Ⅰ式法的全部优点外,尚可延长鼻小柱,矫正鼻穹隆畸形,鼻翼外形好,手术方法非常灵活。但是,很难用 Millard Ⅱ式手术方法在不同的病例中得到相同的效果。Millard Ⅰ

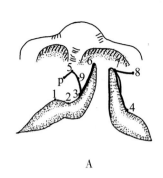
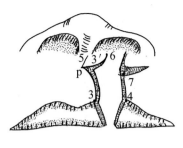
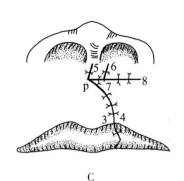

A   B   C

图 7-9　Millard Ⅱ 式旋转推进法
A. 定点　B. 切开　C. 缝合

式中用于修复鼻底的瓣在Ⅱ式中用于延长鼻小柱,因此,对患侧瓣提出了额外要求,增加了患侧瓣既要向健侧充分推进,又不能明显影响患侧唇宽的手术难度,即有可能使唇高得到充分降低。但由于瓣的横行转移,导致鼻孔过小。另外,由于鼻解剖特征的种族及组织量的差异,Millard Ⅱ式中某些优点的体现程度会有一定的变化,如用健侧旋转瓣修复患侧鼻底变为延长鼻小柱。

（六）罗慧夫改良的 Millard 法

台湾长庚医院的罗慧夫(Noordhoff)教授根据自己长期的临床实践,在 Millard 法的基础上进行了改良,提出了更加实用的方法,这种方法在临床上已得到了广泛的应用。

定点同 Millard Ⅰ式法,沿3、4点连线切开,继续向上至鼻前庭。抬高患侧鼻小柱,形成鼻前庭黏膜缺损区,应用患侧唇红黏膜瓣形成蒂在上的 L 瓣,修复患侧鼻前庭的黏膜缺损。如果裂隙过宽,还可利用下鼻甲黏膜瓣一起修复鼻腔黏膜的缺损。将两侧的唇红黏膜瓣相对缝合,封闭鼻腔和上唇黏膜。8 点的位置在患侧鼻翼基底内侧,切开后 C 瓣旋转插入缝合。患侧唇红形成干唇三角瓣,插入健侧唇红的干唇内,增加健侧干唇的高度,可避免唇红的凹陷畸形和干湿唇线的峰状畸形。唇红缘可作微小的附加切口,以形成良好的唇弓形态(图 7-10)。

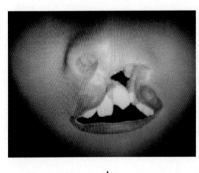
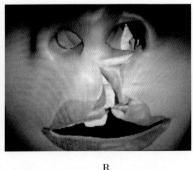
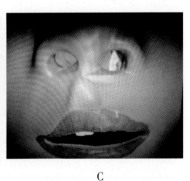

A   B   C

图 7-10　罗慧夫改良的 Millard 法
A. 单侧完全性唇裂　B. 切开后,C 瓣插入 8 点,健侧唇红三角区形成,患侧唇红三角瓣形成　C. 缝合后

罗慧夫的改良方法亦可同期矫正鼻畸形。彻底分离双侧鼻翼软骨和鼻软骨,使患侧鼻翼软骨恢复到正常位置后固定。延长患侧鼻小柱,患侧鼻小柱后穹隆的黏膜缺损由同侧的唇红黏膜瓣转入修复。

（七）九院的改良 Millard 旋转推进法

上海第九人民医院王国民教授在临床实践中提出,手术方法越简单越好,能用简单方法解决的问题就不需要用烦琐的方法来解决。

1 定点　将 Millard 方法的 5 点定在鼻小柱的患侧,C 瓣向上修复鼻小柱后侧和鼻底的缺损,这样 3、5 连线缝合后形成的人中嵴与健侧人中嵴接近对称。无论是不完全性唇裂还是完全性唇裂,患侧鼻翼下方的 8 点都不切开,这样就少了一条横行的瘢痕,术后效果更美观,而且同样能够获得足够的唇高。先定点唇峰和人中切迹,若患侧唇峰不明显,可根据人中切迹至健侧唇峰的距离测定。定出鼻底点 6、7 及唇峰点 3、4 后,在鼻小柱根部偏患侧定 5 点。至此,定点即告完成。

2 切开　选用 11 号尖刀片,按所画的各连接线分别行全层唇组织切开。画线外的红唇缘近裂隙末端的红唇组织应暂时保留,以备修整红唇时使用。健侧黏膜翻转向前庭沟区,缝合唇系带剪开后遗留的创面,使得唇裂修复术后有良好的前庭沟深度。同时进行肌功能修整,以使肌肉得到良好的复位,和错位的皮肤产生一定的分离。对裂隙较宽者,为减少缝合张力及恢复鼻小柱和鼻翼的正常位置,应加作松弛切口以减张。通常可在裂隙两侧的口腔前庭黏膜转折处作水平向切口,但一般仅做在患侧即可。切开黏膜和肌层直至骨膜上,切口的长度应根据松弛的范围而定。切开后即可用刀柄或骨膜剥离器将唇颊部软组织自骨膜上剥离,剥离的范围可达梨状孔边缘、眶下孔区域及后方的磨牙区,但应根据裂隙大小、鼻小柱及患侧鼻翼基部移位的程度而定。

3 缝合　用 5-0 可吸收线和 6-0 尼龙线按各创口及组织瓣相应位置的各点分层缝合皮肤、肌层及口腔黏膜。如为单侧完全性唇裂,尚需封闭患侧鼻底裂隙。除可使用患侧 7-4 连线内侧上方组织转移至鼻底以修复外,还可在鼻底裂隙两侧各作一矩形黏骨膜瓣,向下翻转缝合,置线头于口腔侧,以修复形成口腔面组织。再拉拢缝合鼻小柱裂隙及患侧鼻翼基部内侧的皮肤,以修复鼻腔侧(图 7-11)。

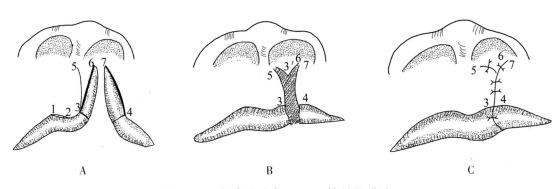

图 7-11　九院的改良 Millard 旋转推进法
A. 定点　B. 切开　C. 缝合

红唇的修复是唇裂修复的一个重要部分,也是相当有技术难度的一部分,一方面红唇部本身就是很精细的解剖结构,有很强的立体感;另一方面唇部位于脸部较中心的位置,常处于美学焦点上,左右稍有不对称,就会被放大,显得很明显。常用的红唇修复方法有三种:①直线缝合法,即将裂隙缘两侧红唇末端组织修整后对位缝合。此法易在术后红唇游离缘遗留凹陷畸形。若能将两红唇末端组织中的肌组织从红唇和膜下分离出来对位缝合,再缝合黏膜层,则可以明显减少这种凹陷畸形的发生。②用健侧红唇末端组织形成的三角形红唇肌瓣插入患侧红唇沿红唇干湿黏膜交界线切开的切口中,用健侧红唇上尚存的唇珠形态恢复红唇的外形。其缺点是红唇上的切口缝合线与白唇上的切口缝合线方向一致,易产生术后伤口瘢痕收缩而使唇峰上移。③用患侧红唇末端组织形成的三角形红唇肌瓣插入健侧红唇沿红唇干湿黏膜交界线切开的切口中,用患侧红唇组织重建唇珠的形态。如此缝合后,皮肤和红唇的切口不在同一方向的直线上,避免了切口瘢痕组织收缩的影响。术者应视患者的实际情况和自身操作技术的熟练程度进行个性化设计(图7-12)。

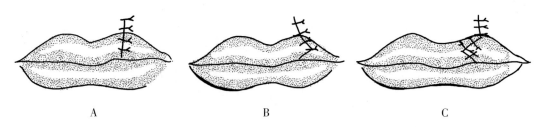

图 7-12　红唇的修复
A. 直线缝合法　B. 健侧肌瓣插入患侧切口中　C. 患侧肌瓣插入健侧切口中

(八)唇隐裂的黏膜内缝合法

唇隐裂有多种类型,各种类型的唇隐裂的手术方法也不同,适用于黏膜内缝合的唇隐裂适应证的掌握也不一致。我们的经验是,上唇皮肤没有明显凹陷及色素沉着,唇红缘没有明显错位,不需要切开调整的唇隐裂均可行黏膜内缝合。但这部分唇隐裂不是很多。

手术方法的描述比较简单,但实际操作的要求比较高。在上唇黏膜侧对应于皮肤隐裂线的位置直线切开黏膜,将部分离断的肌层完全切开,千万不可切破皮肤。仔细分离两侧的肌层,向皮肤侧翻卷缝合,形成人中嵴形态,同时将离断的肌肉对位缝合。缝合上唇黏膜层,修整唇红,消除凹陷,用直线、三角瓣、Z 形瓣均可。

第三节　双侧唇裂修复术

对于双侧唇裂,临床常分为双侧完全性唇裂、双侧不完全性唇裂和双侧混合性唇裂。双侧混合性唇裂包括一侧完全性唇裂、一侧不完全性唇裂;或一侧完全性唇裂、一侧隐裂;或一侧不完全性唇裂、一侧隐裂;也可见双侧隐裂患者。畸形最严重的是双侧完全性唇裂,双侧混合性唇裂的对称性要求比较高,双侧隐裂最轻。

一、双侧完全性唇裂的解剖特点

双侧完全性唇裂常伴有双侧牙槽裂,其中间的前颌骨前突和偏斜的程度不同表现为不同的畸形程度。前唇组织的大小决定着将采用不同的手术方法,术后的效果也不一样。双侧唇裂是上唇部两侧裂开,前唇组织中几乎没有口轮匝肌,双侧裂隙外侧的口轮匝肌沿裂隙边缘向上异常附着于两侧鼻翼基底,牵拉鼻翼基底向外侧、下方移位,形成过宽的鼻孔。双侧鼻翼塌陷,鼻小柱短小,严重者鼻尖直接附在前唇上(图7-13)。

双侧唇裂的组织畸形程度比单侧唇裂严重,手术难度也比单侧唇裂大。目前所采用的术式,按前唇的发育情况分为前唇原长修复术和前唇加长修复术,以及台湾长庚医院的双侧唇裂修复术和双侧混合性唇腭裂分期修复。

二、前唇原长修复术

前唇原长修复术在临床上应用较多,其定点设计和操作均较简单,效果较好,适用于正在生长发育阶段的婴幼儿以及前唇发育较好且长度足够的成年患者。本法在手术后短期内上唇可稍嫌短

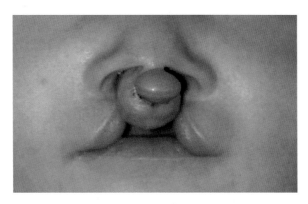

图 7-13　双侧唇裂

小,但随着上唇功能的恢复和年龄的增长,其高度会逐渐恢复正常,故远期效果良好。

（一）定点

点 3 定在鼻小柱基部稍外;点 2 定于前唇缘,相当于术后唇峰位置;点 1 定于前唇红唇缘中点,即术后人中切迹处。点 2-3 连线即为修复后的人中嵴,故两侧点 2-3 连线的位置应参照正常人中形态来调整,切不可以前唇原有的形态作为修复后的人中,以免术后上唇形成三等份的不良外观。

在侧唇上先定点 4,定此点时应考虑修复后上下唇宽度的协调性。点 4 不应仅定于侧唇的红唇最厚处,可用下唇 1/2 宽度或接近此宽度,由口角测量而定出点 4。沿红唇皮肤嵴向上连线至点 5,再作点 2 至点 3 连线。按同法完成另一侧定点。

（二）切开

沿 2-3 连线切开至皮下,将 2-1 连线切开,剥离并向口腔侧翻起前唇外侧缘的皮肤黏膜瓣,作修复口腔黏膜层之用。再将侧唇部 4-5 连线全层切开,刀片尖端可向外侧倾斜,以保留足够多的红唇组织。仔细止血,如需修复鼻底,同单侧唇裂鼻底修复法。同法切开另一侧。

（三）缝合

为了使鼻翼基部获得良好的复位,宜采用自点 2、点 4 两唇峰点开始的由下而上的分层逆行缝合法,以保证两侧上唇高度的对称性。按同法进行另一侧的缝合(图 7-14)。

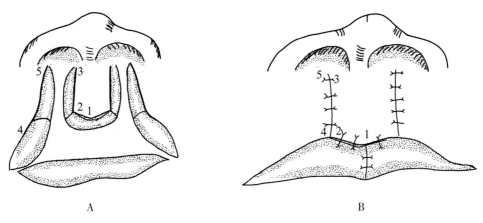

图 7-14　前唇原长修复术
A. 起点　B. 缝合

双侧唇裂的红唇修复后常因前唇下端的红唇组织菲薄而显得不够丰满,其解决方法主要有两种:一种是用去上皮的两侧唇红末端组织瓣作衬里,用前唇唇红黏膜组织瓣覆盖其表面形成唇珠;

另一种是利用前唇唇红黏膜瓣作前庭衬里,用两侧唇红组织瓣在中线对位缝合修复唇珠。

在双侧唇裂原长修复术中,还有叉形瓣储备法修复术,储备的叉形瓣主要用于后期鼻小柱高度的延长。定点基本同前唇原长修复术,不同之处在于点 3 位于同侧鼻小柱基部,点 3 外侧唇红缘定点 6,连线 3-2-6,形成 3-2-6 瓣。在鼻翼基底定点 8,切开 7-8 连线,将 3-2-6 瓣插入缝合,即形成叉形瓣。后期延长鼻小柱时,再切开 3-2-6 瓣,将两瓣在鼻小柱下对位缝合,延长鼻小柱,7-8 切口原位缝合(图 7-15)。

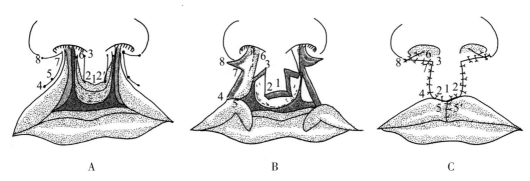

图 7-15　双侧唇裂叉形瓣储备法修复术
A. 定点　B. 切开　C. 缝合

三、前唇加长修复术

前唇加长修复术中以双侧矩形瓣的术式较为常用。此法是将侧唇的唇组织转移到前唇的下缘,以缩减上唇横向距离来增加上唇纵向长度。用此法修复后的上唇在术后短期内有较好的外形,但随着上唇的生长发育和年龄的增长,可逐渐出现上唇下部过紧而上部突出,上唇横向过窄而纵向过长,红唇缘内翻的现象。故此法仅适用于前唇短小的成人患者及前唇特小的幼儿患者。

(一) 定点

点 1、2、3 的确定同前唇原长修复术,点 4 定于侧唇鼻底平鼻翼基部平面的红唇皮肤交界处,点 5 定于裂隙两侧唇缘,相当于唇峰内侧的人中切迹处的位置。根据点 2-3 的距离定出点 6,应使点 4-6＝2-3。在点 4-6 连线上定点 7,应使点 6-7＝1-2,角 567 接近 90°。点 5-6 的长度灵活性较大,一般约为上唇全长的 1/3,旋转后作为上唇中央全长的下份。还应注意,点 6 至红唇缘的距离一般应稍长于点 7 至红唇缘的距离,如此可形成较为明显的唇弓外形。

(二) 切开及缝合

按照定点画线,切开唇组织,将点 4 与点 3、点 6 与点 1、点 7 与点 2 相对缝合。最后将两侧唇红组织瓣相对缝合修复唇珠(图 7-16)。

四、长庚医院的双侧唇裂修复术

(一) 定点与连线

在前唇中点定点 1,前唇两侧的唇峰点定点 2、3,2-3 的距离 4～5mm。前唇的宽度向上逐渐缩小,至鼻小柱基部 3～4mm。鼻小柱侧面的组织为两个叉形瓣,瓣的下缘起于人中嵴上端,垂直于前唇瓣的纵向切口,横向外至皮肤与黏膜的交界处,转折向上沿着膜样鼻中隔的皮肤黏膜交界处向上到鼻翼穹隆。前唇下缘的切口设计成唇弓的形态,切口在白唇线上方。侧唇唇峰点 2、3 位于红唇最宽处,一般位于侧唇红线与白唇线交点外侧 3～4mm 处。侧唇的切口位于白唇线上方 1mm 处,形

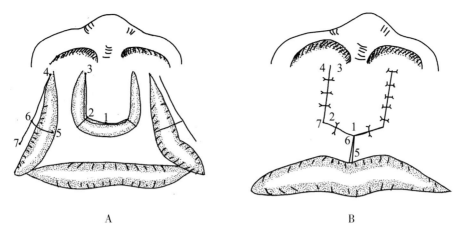

图 7-16 前唇加长修复术
A. 定点 B. 缝合

成白唇线-唇缘瓣,用于唇弓的重建。

（二）切开与缝合

用 11 号刀片在前唇按连线直线切开,将前唇瓣由前颌掀起。用剪刀将前唇、叉形瓣及鼻小柱与鼻中隔分离。用大双钩钩住鼻翼,使前唇、叉形瓣及鼻小柱向头侧前移,使鼻小柱在新的位置上缝合。侧唇切口注意要在白唇线上方 1mm 处,留下 1mm 宽的白唇线与其内侧的红唇及唇缘内部的口轮匝肌组成白唇线唇缘瓣,用于唇弓重建。肌层的解剖在上颌的骨膜上进行,解剖范围示个体情况而定。两侧肌层在中线缝合没有太大的张力即可。用 PM 瓣和 L 瓣缝合封闭鼻底和上唇黏膜,过宽的裂隙可应用下鼻甲瓣。肌层下半部用垂直褥式缝合,上半部简单缝合,肌肉上缘用缝线固定于鼻中隔,以防止术后唇部下垂。将前唇的唇峰点与侧唇的唇峰点相对应作精确缝合。全层的 OM 瓣放置在前唇皮瓣之下,其长度稍长于唇峰至唇中点的距离,以利于形成撅嘴的形态及饱满的唇珠。长庚医院的双侧唇裂修复术常同期行鼻畸形矫正术。双侧鼻翼边缘作田岛式(Tajima)切口,在目视下用剪刀解剖外侧鼻翼软骨,直到鼻头的纤维组织与软骨彻底分离为止。将两边分离后的下外侧鼻翼软骨在中线行褥式缝合,将鼻头的纤维脂肪组织重新缝合于鼻翼软骨上。将田岛式切口的多余皮肤切除,缝合切口。用 5-0 PDS 线对鼻中隔、鼻翼-颜面沟作内外固定缝合,借以关闭因软骨解剖所产生的死腔,也能对下外侧软骨的外侧脚提供额外的支撑(图 7-17)。

五、双侧混合性唇腭裂分期修复术

对于双侧混合性唇腭裂,尤其是两侧相差悬殊、明显不对称且伴有腭裂时,上海第九人民医院的经验是患儿 3 个月时先用改良的 Millard 法做严重一侧的唇裂修复术,等到患儿 12 个月时再做腭裂修复术,同期做对侧唇裂修复术。这样可以早期将患儿的严重畸形改变为轻度畸形,也容易将两侧不对称畸形做到对称,亦没有增加手术次数,只是在分期手术时,对唇珠的修复要求更高,往往会造成唇珠不丰满。

六、功能性唇裂修复术

功能性唇裂修复术并不是一个单独的手术，而是在唇裂修复术时将移位的口轮匝肌解剖分离，并复位到正常位置，使术后上唇的功能恢复正常。

（一）定点

按常用方法在红唇缘处定出各点,然后在患侧鼻底裂隙两侧定出两点。沿红唇皮肤嵴连接裂

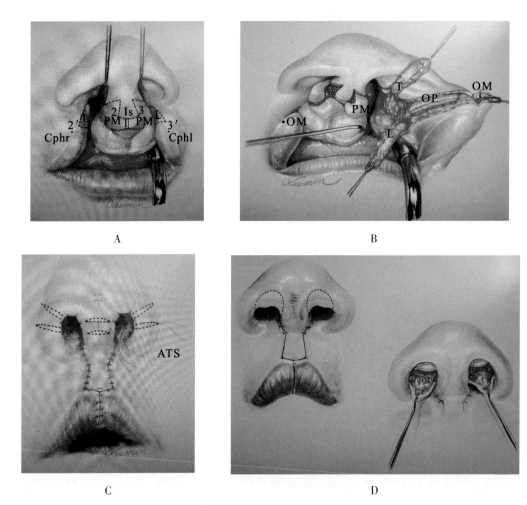

图 7-17　长庚医院的双侧唇裂修复术
A. 定点　B. 切开　C. 缝合　D. 田岛式切口

隙两侧的连线,同时标画出健侧人中嵴及患侧的鼻唇沟线,此两线分别为健侧和患侧解剖分离口轮匝肌的外侧范围。双侧唇裂则按保留前唇长度的手术法定各点,其肌解剖的范围则为双侧的鼻唇沟。

（二）切开及肌解剖

沿裂隙两侧的连线切开并向口腔侧翻起黏膜瓣，先用 15 号刀片或小眼科剪分别在两侧创口的皮肤和肌之间、肌和口腔黏膜之间按前述解剖范围锐性分离口轮匝肌。然后在健侧的鼻小柱基底深面切断前鼻棘的异常附着肌,并将肌束旋转向下,此时在前鼻棘处可形成小盲袋。同时还需在健侧唇珠位置分离,形成另一个小盲袋。在患侧,应剪断异常附着在鼻翼基部及梨状孔外侧缘的肌束,形成一较宽大的肌瓣,并将其旋转向下。双侧唇裂同样经两侧侧唇缘切口,按单侧唇裂的肌解剖方法进行。与此同时,还需将前唇的口腔黏膜自前庭沟黏膜转折处切开,并将口腔黏膜瓣向下方翻起,或在前唇侧方切口的两侧由皮下分离成贯通隧道,以使两侧肌瓣能在中线相互缝合。

（三）缝合

先缝合两侧自裂缘内翻的黏膜瓣以修复口腔侧。将患侧肌瓣向下旋转并牵拉向健侧,用手术剪将此肌瓣分为上 2/3 及下 1/3 两个瓣。将上份肌瓣缝合于前鼻棘下的盲袋内,下份肌瓣缝合于健侧唇珠部位的盲袋内,以支撑形成丰满的唇珠。将健侧肌瓣与患侧的两肌瓣间行交叉缝合。如此即完成口轮匝肌的重建。皮肤创口的缝合可酌情选用 Tennison 术式或 Millard 术式。红唇可按常规方法修复。

对双侧唇裂,先将两侧唇裂缘翻向口腔侧的黏膜瓣在前唇的口腔侧相互缝合,然后将两侧肌瓣在前唇的皮肤下在中线处行端端缝合,最后缝合皮肤。修整红唇时,可先将两侧唇的末端创口在中线相互缝合,再将翻起的前唇黏膜瓣覆盖于其表面。小心切除覆盖区域内的口腔黏膜上皮后,逐一对位缝合创缘。

第四节　微小唇裂修复术

一、微小唇裂概述

唇隐裂是唇裂中畸形最为轻微的一种,目前国外学者用得比较多的专业名词是"submucocial cleft lip"或"microform cleft lip",以后者比较常用。这两个英语词组翻译成汉语几乎都可是"唇黏膜下裂"或"微小唇裂"。近年来,国内在临床上还是习惯称"唇隐裂"。无论从唇裂的性质还是畸形程度来说,"唇隐裂"一词确有不全之处,而称"微小唇裂"更符合其唇部畸形的状态(图7-18)。

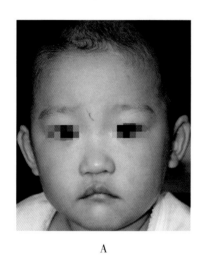
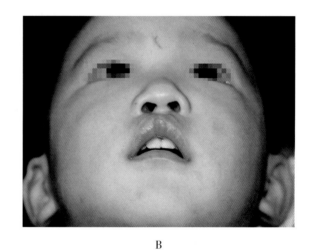

A

B

图 7-18　微小唇裂
A. 正位　B. 仰头位

近些年,在以唇腭裂治疗为主的临床专科科室,微小唇裂患儿有明显增多的趋势,尤其是最近几年,微小唇裂患儿明显增多,而完全性唇裂患儿明显减少,已成为国内外的一个比较突出的现象,这可能与孕期超声影像技术和性能的提高密切相关。目前我国微小唇裂增多的主要原因可能来自两个方面:首先是由于微小唇裂局部畸形的程度常常十分轻微,但其手术方法与完全性唇裂修复术式几乎相同,使大多数家属难以接受或认同,同时患儿的家属对其术后的期望值普遍很高,从而对手术医师的操作技能要求特别高,使一些基层医院和非专科医院的手术医师难以接受这项挑战,常常主动把这些患儿介绍到国内一些比较知名的专科医院就诊。其次是由于专科医院的医师在操作技能上的优势,他们只能被动或主动地接受来自各地区的微小唇裂患儿。还有不少微小唇裂家属认为,由于唇部畸形并不明显,随着患儿的长大唇部畸形可能会逐渐消失或改善。事实上,微小唇裂患儿随着年龄的增长,原来唇部并不明显的畸形会越来越明显(图7-19)。

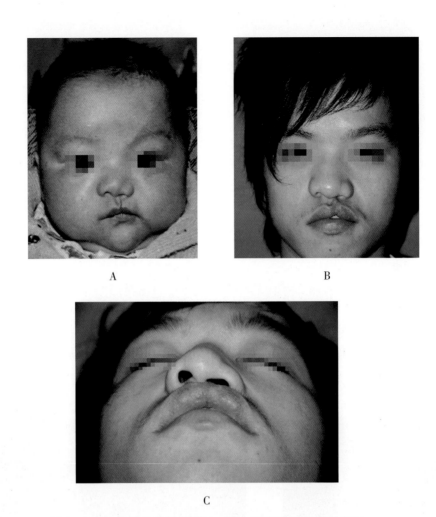

图 7-19 随着患儿年龄的增大,微小唇裂畸形越来越明显

　　据上海交通大学医学院唇腭裂治疗研究中心的临床数据显示,2006 年 7 月～2011 年 8 月在该专科病区接受手术治疗的 4728 例唇腭裂患者中,共有微小唇裂 216 例,其中男性 128 例,女性 88 例;本地患者 26 例,外地患者 190 例。临床资料还显示,微小唇裂所占的比例虽不高,但在临床上也不少见,应引起国内同行的关注和重视。

　　目前国内外对其手术方法的报道不一,较多的临床医师按单侧唇裂的手术方法行常规唇裂修复术,也有医师报道采用内切口或黏膜切口,但仅仅是在学术会议上的交流,尚未看到这方面有影响力的文章或报道。总而言之,国内外对微小唇裂的手术方法还是比较多的,只是目前还没有代表性的术式。长期的临床实践经验表明,由于微小唇裂的畸形程度远不如完全性唇裂那么严重,因此手术比完全性唇裂要简单得多。但正是由于这一点,微小唇裂患儿家属的要求也往往非常高,他们对术后效果的满意度往往较其他唇裂患儿家属低得多。因此建议手术医师术前要与患儿家属进行充分的沟通,使他们了解术后可能发生的问题,尤其是术后唇部的瘢痕和外鼻形态的不对称。微小唇裂患儿术后唇部遗留瘢痕是避免不了的,尤其是一些瘢痕体质的患儿,有可能出现局部瘢痕增生畸形,甚至个别患儿因术后局部瘢痕增生影响外观的形态。

二、手术年龄

　　微小唇裂手术的术前检查同其他唇裂修复术相同,但应根据手术者操作技能的熟练性或临床经验选择合适的手术年龄,不应盲目追求尽早手术。有些微小唇裂患儿甚至可在 12 个月以后进行手术。

三、手术方法

麻醉方法和手术时患儿的体位与其他唇裂修复术相同,建议气管内插管。

手术方法不建议选择行经典的 Tennison 式和 Millard 术式。前者除切口线严重影响上唇正常解剖标志外,局部瘢痕广泛和明显,同时有切除局部组织过多等不足之处。后者虽然是目前国内外十分流行的唇裂修复术术式,但由于在患侧鼻底有一横切口,该切口线在术后常常可有明显的瘢痕形成。另外,在临床上常常发现用 C 瓣者和无 C 瓣者术后局部的瘢痕完全不同,有 C 瓣者术后局部瘢痕常常较没有 C 瓣者明显得多,尤其是瘢痕体质者,其原因有待国内同行共同分析和总结。

临床上仔细观察每一位微小唇裂患儿后不难发现,其实他们的局部畸形也是十分复杂的,有的患侧外鼻畸形明显,有的唇部肌肉不对称,但他们有一个共同特点——局部组织缺损并不严重。因此,手术医师在选择或决定手术方法时应严格按照整形外科的手术原则,把术后难以避免局部的瘢痕尽可能做得隐蔽或接近健侧的解剖标志或形态。由于在临床上还没有完全成熟的术式,故不应急于提出我们的方法,待有成熟的方法后再作介绍。下面是几位微小唇裂患儿术前术后的照片,供大家参考(图 7-20～图 7-23)。

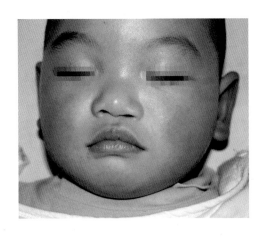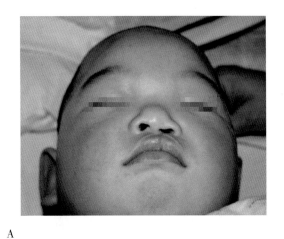

A

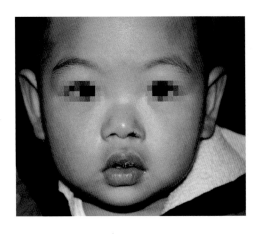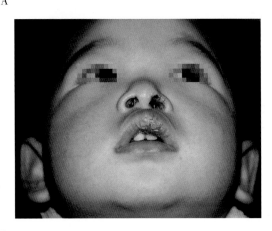

B

图 7-20　微小唇裂之一
A. 术前　B. 术后

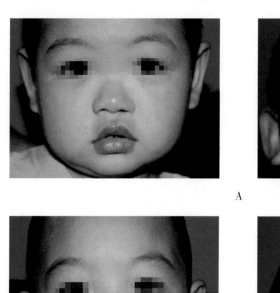
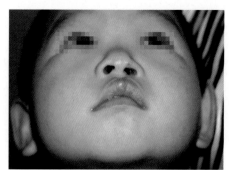

A

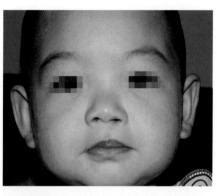
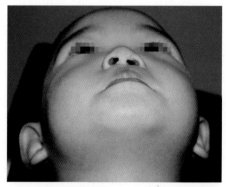

B

图 7-21　微小唇裂之二
A. 术后 1 个月　B. 术后 4 个月

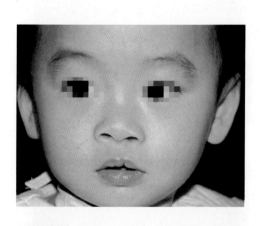
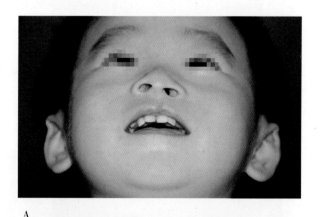

A

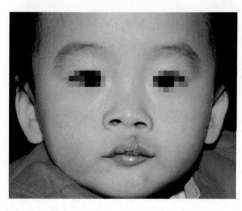
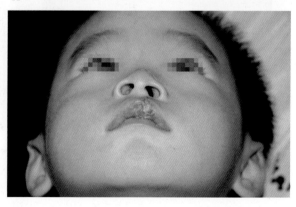

B

图 7-22　微小唇裂之三（部分切开）
A. 术前　B. 术后

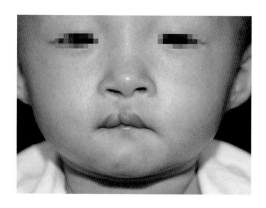
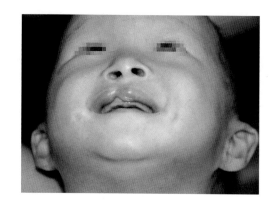

A

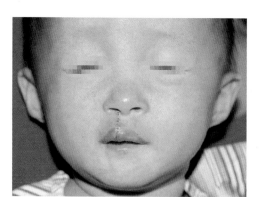
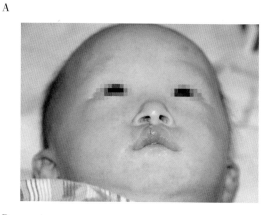

B

图 7-23　微小唇裂之四（改良直线切口）
A. 术前　B. 术后

（杨育生　王国民　张勇）

［1］邱蔚六.口腔颌面外科学［M］.第6版.北京:人民卫生出版社,2008.

［2］王光和.唇腭裂的序列治疗［M］.北京:人民卫生出版社,1995.

［3］石冰.唇腭裂修复外科学［M］.成都:四川大学出版社,2003.

［4］Randall P. History of cleft lip nasal repair［J］. Cleft Palate Craniofac J,1992,29(6): 527-530.

［5］Mohler L R. Unilateral cleft lip repair［J］. Plast Reconstr Surg,1987,80(4): 511-517.

［6］Noordhoff M S, Chen Y R, Chen K T, et al. The surgical technique for the complete unilateral cleft lip nasal deformity［J］. Oper Tech Plast Reconstr Surg,1995,2(3): 167-174.

［7］Mulliken J B. Repair of bilateral complete cleft lip and nasal deformity—state of the art［J］. Cleft Palate Craniofac J,2000,37(4): 342-347.

［8］Randall P,Whitaker L A,LaRossa D. The importance of muscle reconstruction in primary and secondary cleft lip repair［J］. Plast Reconstr Surg,1974,54(3): 316-323.

［9］LeMesurier A B. A method for cutting and suturing the lip in the treatment of complete unilateral clefts［J］. Plast Reconstr Surg,1949,4(1): 1-12.

［10］Noordhoff M S. Reconstruction of vermilion in unilateral and bilateral cleft lips［J］.

Plast Reconstr Surg,1984,73(1): 52-61.

[11] LaRossa D. Respecting curves in unilateral cleft lip repair[J]. Oper Tech Plast Reconstr Surg,1995,2(3): 182-186.

[12] Grayson B H. Presurgical nasoalveolar molding in infants with cleft lip and palate [J]. Cleft Palate Craniofac J,1999,36(6): 486-498.

[13] Cho B C. New technique for correction of the microform cleft lip using vertical interdigitation of the orbicularis oris muscle through the intraoral incision[J]. Plast Reconstr Surg,2004,114(5): 1032-1041.

[14] Byrd H S,Salomon J. Primary correction of the unilateral cleft lip nasal deformity [J]. Plast Reconstr Surg,2000,106(6): 1276-1286.

[15] Salyer K E, Genecov E R, Genecov D G. Unilateral cleft lip-nose repair—long-term outcome[J]. Clin Plast Surg,2004,31(2): 191-208.

[16] Salyer K E. A passion for excellence[J]. Journal of Craniofacial Surg,2009,20 (2): 1632-1634.

[17] Wang G,Yang Y,Wang K,et al. Current status of cleft lip and palate management in China[J]. J Craniofac Surg,2009,20(2): 1637-1639.

[18] Vargervik K,Oberoi S,Hoffman W Y. Team care for the patient with cleft: UCSF protocols and outcomes[J]. J Craniofac Surg,2009,20(2): 1668-1671.

[19] Martin R A, Hunter V, Neufeld-Kaiser W, et al. Ultrasonographic detection of orbicularis oris defects in first degree relatives of isolated cleft lip patients[J]. Am J Med Genet, 2000, 90(2): 155-161.

[20] Mulliken J B. Double unilimb Z-plastic repair of microform cleft lip[J]. Plast Reconstr Surg, 2005, 116(6): 1623-1632.

第八章
腭裂修复术

　　腭裂修复手术与唇裂修复手术有所不同,其区别在于:①唇裂的治疗目的主要是修整外形,而腭裂则是恢复复杂的语言功能,前者较后者更易达到目的。②唇裂的位置表浅,手术操作较容易,出血较少,手术风险较小;而腭裂的位置较深,手术操作较困难,出血较多,有一定的手术风险。③唇裂的本质是软组织畸形,其移位的组织容易复位;腭裂的本质是骨和软组织畸形,其移位的组织不容易复位。

　　在腭裂修复术前,都应积极地、尽可能早地开始正畸治疗。而正畸治疗以选用对上颌骨具有生理性刺激和引导复位作用的 Hotz 板为好。其原因有二:一是患儿从出生到实施腭裂修复手术的这段时间较长,医师有足够的时间来完成对错位骨段的复位;对单纯性腭裂而言,也具有完成缩窄裂隙的充裕时间。二是 Hotz 板的佩戴可以保证婴幼儿在腭裂修复前有正常的吮吸功能、身体发育,以及不让舌位发生明显改变。这样将有利于患儿正常语音的建立和腭裂语音的矫治。

　　正畸治疗使腭裂裂隙变窄的主要目的不只是为了降低手术操作的难度,而是简化手术操作步骤,减少术中腭黏骨膜瓣的分离和创伤,使翼上颌结节区和硬腭裸露骨面上形成的瘢痕组织减少或消失。手术中,要求保证封闭裂隙的鼻腔黏膜能完整缝合而不遗留创面,使软腭的创伤轻、移位小,软腭长度和动度得到最大限度的恢复等。

　　腭裂修复手术的时机、术式会直接影响到患儿的语音效果、面部形态的生长发育及咽鼓管的功能,所以在选择手术时机和术式上应作慎重考虑。要针对每一位患儿的畸形特点,采用个体化的治疗模式,为实现腭裂术后语音的正常提供条件。

一、手术目的和要求

　　腭裂手术修复是序列治疗的关键部分,其主要目的是修复腭部的解剖形态;改善腭部的生理功能,重建良好的腭咽闭合,为正常吸吮、吞咽、语音、听力等生理功能的恢复创造条件。修复的基本原则是:①封闭裂隙,延伸软腭长度;②尽可能将移位的组织结构复位;③保留与腭部营养和运动有关的血管、神经和肌肉附着点,以改善软腭的生理功能,达到重建良好的腭咽闭合功能之目的(图8-1);④尽量减少手术对颌骨发育的干扰;⑤减少手术创伤,确保患儿的安全。

二、手术年龄

　　对于腭裂修复术最合适的手术年龄问题,至今在国内外仍有争议,其焦点是手术后的语音效果和手术本身对上颌骨发育的影响。归纳起来大致有两种意见:一种是主张早期进行手术,在12～18个月手术为宜;另一种则认为在学龄前,即5～6岁施行手术为好。主张早期手术的学者认为,12～18个月是腭裂患儿开始说话的时期,在此以前如能完成腭裂修复,有助于患儿比较自然地学

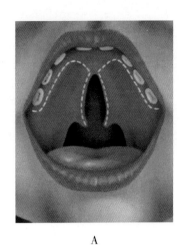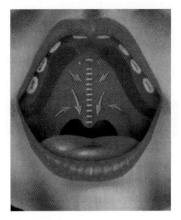

A   B

图 8-1 腭裂修复示意图
A. 切口设计 B. 缝合

习说话,也有利于养成正常的发音习惯,同时可使软腭肌获得较好的发育,重建良好的腭咽闭合,得到较理想的发音效果。早期手术对颌骨的发育虽有一定影响,但并不是决定性因素,因腭裂患者本身已具有颌骨发育不良的倾向,且在少年期可行扩弓矫治和(或)颌骨前牵引纠正上颌骨畸形,成人后颌骨发育不足的外科矫治较腭裂语音治疗的效果理想。这些观点目前已得到国内外多数学者的赞同。此外,早期手术矫正腭帆张肌的解剖异常,也有助于改善咽鼓管功能,改善患儿的听力又有助于其智力发育,更好地促进患儿语言能力的正常发育。有研究表明,腭裂的手术时间推迟到4 岁以后,则有90%以上的患儿无正常的发音习惯。持另一种意见的学者则认为,早期手术语音效果虽好,但麻醉和手术均较困难,手术危险性较大。同时,过早手术由于手术创伤和黏骨膜瓣的剥离可能破坏血供,加上术后瘢痕形成等原因,都是加重上颌骨发育不足的主要因素,使患儿成长后出现面中部凹陷畸形。故主张5 岁以后待上颌骨发育基本完成后再施行手术为宜,同时也减少了麻醉和手术的困难。但 Ross 通过对全世界多个唇腭裂中心的相关资料所作的综合统计分析发现,大年龄组和小年龄组患者相比,腭裂修复术后对生长发育的受限程度似无明显差异。他甚至断言,腭裂患儿在 10 岁前的任何时间内手术都会干扰其上颌骨的生长发育。此外,还有些学者曾提出腭裂二期手术的方法,即早期修复软腭裂,大年龄期再修复硬腭裂,以期既有利于发音,又有利于颌骨发育。其缺点是一个手术分二期进行,手术复杂化,同时在行二期手术时增加了手术难度,故尚未得到众多学者的支持和患儿家长的接受。目前这一术式主要在欧洲部分国家施行。

上海交通大学口腔医学院经过 30 多年的临床观察,通过对不同年龄时接受腭成形术者的颌骨发育状况、腭咽闭合功能以及语音效果的客观检测和比较分析等一系列研究,结果表明,在 18 个月左右施行腭成形术者,无论是腭咽闭合功能还是语音效果,均优于大年龄手术者。至于对上颌骨发育的影响,主要表现在牙弓宽度方面,对上颌骨前后向发育的影响并不明显。幼儿早期手术操作方便,腭黏骨膜瓣非常容易剥离,而且出血很少,手术野清楚;同时由于硬软腭组织小,缝合针数相应减少,因此完成手术的时间比大年龄者快,术后反应也比大年龄者小,一般不需要补液,术后当天患儿就可以进流质饮食。幼儿麻醉的危险性也是相对的,随着麻醉和监测仪器以及药物的不断更新,也为确保小年龄施行腭裂修复术的安全性提供了重要的先决条件。因此,只要所在医院或科室具备一定的条件,麻醉由有经验的麻醉师承担,手术医师与麻醉师密切配合,幼儿麻醉仍然可以获得相对的安全性。目前在实际工作中,各单位仍应根据实际情况来决定合适的手术年龄。除考虑患儿的全身情况、手术方法、语音效果和上颌骨发育等因素外,更要重视单位的设备条件,麻醉、手术的技术力量,以确保手术的安全与质量。

三、术前准备

腭裂修复术较唇裂修复术复杂,手术操作较难,创伤较大,失血量较多,术后并发症也较严重,所以术前的周密准备不应忽视。首先要对患儿进行全面的健康检查。体格检查的内容主要是患儿的生长发育、体重、营养状况、心肺功能,有无其他先天性畸形及全身器质性疾病。实验室检查主要是胸片、血常规、出凝血时间、活化部分凝血活酶时间(APTT)或凝血酶原时间(PT)。值得一提的是,部分腭裂患者可同时伴有全身其他部位脏器或肢体畸形,必要时应做针对性检查。手术应在腭裂患儿健康状况良好时进行,否则应推迟手术时间。对于胸腺增大的患儿,由于其应激反应能力较差,受麻醉、手术等刺激易发生心跳停搏等意外,建议最好推迟手术;如不推迟手术,则手术前3天需服用激素,预防意外发生。口腔颌面部也应进行细致检查,如有面部、口周及耳鼻咽喉部的炎症性疾病,需先予以治疗。扁桃体过大可能影响手术后呼吸者,应予以摘除。同时应保持口腔和鼻腔的清洁,术前先清除口腔病灶。

对畸形程度严重或大年龄患儿,术前要做好输血准备,术后应用抗生素,如需要,预先还要制妥腭护板。

四、麻醉选择

腭裂修复手术均采用全身麻醉,以气管内插管为妥,以保证血液和口内的分泌物不流入气管,保持呼吸道通畅和氧气吸入。腭裂手术的气管内插管可以经口腔插管,也可经鼻插管,但临床上以前者为多。经鼻插管可借鼻孔固定,又不干扰口内的手术操作;但是行咽后壁组织瓣转移手术时,则应采用经口腔插管,用胶布将其固定于左侧口角或下唇的一侧,最好用缝线在口角处缝合一针加强固定,以防插管移动或滑脱。幼儿的喉头黏膜脆弱,气管内插管可能损伤喉头或气管而引起喉头水肿,造成严重并发症,故操作时应细致、轻柔、正确。

五、手术方法

法国牙科医师 Le Monnier 早在 1764 年就施行过关闭腭裂的最原始手术。1861 年 Von Langenbeck 提出了分离裂隙两侧黏骨膜瓣向中央靠拢,一次关闭软硬腭裂的手术方法,被人们认为是腭裂修补的基本术式。在长期的临床实践中,专家们提出了很多手术方法并不断加以改进,以达到修复目的。把众多手术方法归纳起来大致可分为两大类:一类是以封闭裂隙、保持和延伸软腭长度、恢复软腭生理功能为主的腭成形术(palatoplasty),另一类是以缩小咽腔、增进腭咽闭合为主的咽成形术(pharyngoplasty)。后者的适应证是腭咽闭合功能不全者。大年龄患儿或成年患者,如有必要两类手术可同时进行;幼儿患者一般只需行腭成形术,待以后有必要时再二期行咽成形术。

(一)腭成形术

不管何种腭裂修复手术方法,除切口不同外,其基本操作和步骤大致相同。

1 Von Langenbeck 术　Von Langenbeck 是第一位设计并应用同时关闭硬、软腭裂隙手术方法的学者。此方法的优点在于手术操作相对简洁,术后裸露骨面较小,可能对上颌骨生长发育的影响较小;其缺点则是软腭后退较少。

(1)体位:患儿平卧,头后仰垫肩。手术者的位置以手术操作方便及术者的习惯而定,一般在手术台前端、患儿的头顶或头侧。

(2)切口:在作切口前先在腭部用加适量肾上腺素的 0.25%～0.5% 利多卡因或生理盐水作局

部浸润注射,以减少术中出血,利于剥离黏骨膜瓣。用11号尖头刀片在腭舌弓外侧翼下颌韧带稍内侧切开,绕过上颌结节的后内方至硬腭,沿牙龈缘1~2mm处向前切开黏骨膜瓣,直至超过裂隙1cm。应注意,切口在硬腭应深达腭骨骨面,勿伤及腭降血管和伴行的神经束,也勿超越翼下颌韧带外侧,以免颊脂垫露出。

(3)剖开裂隙边缘:沿裂隙边缘由前向后直抵腭垂末端,小心地将边缘组织剖开。软腭边缘特别是腭垂部分的剖开应该小心进行,用力适中,刀刃必须锋利。因这部分组织十分脆弱,极易造成撕裂。

(4)剥离黏骨膜瓣:以剥离器插入松弛切口,向内侧剥离直抵裂隙边缘,将硬腭的黏骨膜组织与骨面分离。剥离黏骨膜瓣时一般出血较多,可用盐水纱布(或加入适量肾上腺素液)填塞创口,紧压片刻即可。若瓣末端有搏动性出血点,应结扎或缝扎止血。剥离黏骨膜组织瓣时,要求迅速准确,助手及时吸去血液,使手术野清晰,方便手术;并应随时用压迫法止血,以减少手术中的出血量。

(5)拨断翼钩:松弛切口的后端,在上颌结节的后上方扪及翼钩的位置,用剥离器拨断翼钩。此时,腭帆张肌便失去原有张力,两侧腭瓣组织可松弛地被推向中央部,以减少软腭在中线缝合时的张力。

(6)腭前神经、腭降血管束的处理:欲使腭瓣向后推移,应尽量延伸软腭的长度,以进一步消除软硬腭交界处的张力,同时妥善处理该神经、血管束。处理的方法是:黏骨膜瓣分离后掀起,显露两侧腭大孔,用血管分离器或牙槽刮匙从腭大孔后缘细心插入,提起血管神经束根部,小心游离血管神经束1~2cm,以消除其对腭瓣的牵制。对成年患者行腭前神经、腭降血管束处理时应该格外小心,若有失误极易将腭血管神经束推断,从而导致同侧组织瓣部分坏死,严重者可发生腭部洞穿缺损。也有人将腭大孔后缘骨质凿除,使神经、血管束向后部推移,但这种方法后推的程度有限。

(7)切断或剪断腭腱膜:在软硬腭交界处,将黏骨膜瓣拉向外后侧,显露腭腱膜,用细长弯头组织剪刀或11号锋利尖刀片沿腭骨后缘剪断腭腱膜。可视裂隙的大小、需要松弛的程度决定切断或不切断鼻腔黏膜。这样可使两侧软腭鼻黏膜得到充分游离,并能在中央无张力下缝合。

(8)分离鼻腔侧黏膜:用弯剥离器沿硬腭裂隙边缘切口鼻侧面插入,并充分分离,使两侧鼻腔黏膜松弛,能在中央缝合,以消灭鼻腔创面。分离时,应注意剥离器刃应紧贴骨面,否则易穿破鼻腔侧黏膜。

(9)缝合:将两侧腭黏骨膜瓣及软腭向中央靠拢,后推与对侧组织瓣相接触后,用0号或3-0细丝线将两侧组织瓣分层缝合。缝合应自前向后先缝合鼻腔侧黏膜,再缝合软腭肌层,最后由后向前缝合口腔侧黏膜。在硬腭区,可采用纵行褥式与鼻腔侧黏膜兜底缝合加间断缝合,使两侧黏骨膜瓣内侧缘与鼻腔侧紧密贴合,防止黏骨膜瓣脱离骨面,保持腭穹隆的高度。

(10)填塞创口:用内包裹碘仿纱条的油纱布条填塞于两侧松弛切口处。填塞可以防止术后出血、食物嵌塞,并减少组织张力,以利创口愈合。除翼钩拨(凿)断处外,应勿过度填塞,否则可造成松弛切口创缘外翻。值得一提的是,由于目前小年龄腭成形术患者较多,因此,上海交通大学医学院唇腭裂治疗研究中心提出在松弛切口放置止血纱布或不作任何处理也可。但对大年龄患者或有渗血者必须缝扎活跃渗血点,以防术后出血。

2 单瓣术 亦称后推或半后推术,适用于软腭裂。该方法由Dorrance(1925)首先提出,后经张涤生教授改进,由二次手术合为一次完成。其手术方法为:先在一侧翼下颌韧带稍内侧起,绕过上颌结节的内后方,距牙龈缘2~5mm处沿牙弓弧度作一弧形切口,至对侧翼下颌韧带稍内侧为止,然后剥离整个黏骨膜瓣。此种切口不能切断腭前神经、腭降血管束,只宜游离之。如前端的弧形切口在乳尖牙部位(成人在前磨牙部位)即弯向对侧,称为半后推切口。这类切口由于腭瓣较小,故可将神经、血管束切断,并结扎之,也可保留血管神经束,并作充分游离。

依上法拨断翼钩,并将腭腱膜或连同鼻侧黏膜剪断,这时整个腭黏骨瓣就可以向后方推移,从而达到了延长软腭的目的。然后将腭裂边缘剖开形成创面,分层缝合软腭。如果硬腭后缘鼻侧黏膜不剪断,可在软腭裂隙两侧鼻侧黏膜作 Z 形黏膜瓣交叉,以达到延长鼻侧黏膜的目的。最后将黏骨膜瓣前端与腭骨后缘的膜性组织缝合数针,以固定黏骨膜组织瓣。用碘仿纱条油纱布填塞两侧切口及腭骨组织暴露创面,敷料可用缝线(或用护板)固定之。

③ 两瓣术　又称两瓣后推术,是在 Von Langenbeck 法的基础上加以改良发展而来,是多瓣法中最常用的手术方法,能达到关闭裂隙、后推延长软腭长度的目的。该法适用于各种类型的腭裂,特别适用于完全性腭裂及畸形程度较严重的不完全性腭裂。其手术方法为:修复完全性腭裂时,切口从翼下颌韧带内侧绕过上颌结节后方,向内侧沿牙龈缘 1～2mm 处向前直达裂隙边缘并与其剖开的创面相连。

修复不完全腭裂时可根据腭裂畸形的程度,切口到尖牙或侧切牙处即斜向裂隙顶端,即呈 M 形,然后剥离黏骨膜组织瓣,剖开裂隙边缘,拨断翼钩,分离鼻腔黏膜,剪断腭腱膜,最后缝合。单侧完全性腭裂时,由于健侧与鼻中隔犁骨紧连,不可能在该侧显露和分离鼻腔黏膜。此时,硬腭鼻侧面的关闭就不可能是两侧鼻黏膜相对缝合,而必须将健侧犁骨黏膜瓣向上翻转,使创缘与患侧鼻侧黏膜缝合,以封闭鼻腔侧创面(称犁骨黏膜瓣手术)。

以前,犁骨黏膜瓣手术常与唇裂修补同时进行,以先修复硬腭的缺损;目前则常作为腭裂手术关闭鼻腔创面的组成部分,很少单独施行。其手术方法为:在健侧腭瓣形成后,沿裂隙边缘的切口,用扁平剥离器直插入犁骨骨面,先以点突破,即可容易地将犁骨黏膜分开。然后在犁骨后缘向颅底方向作斜行切口,形成梯形瓣,则犁骨黏膜瓣即可翻转向对侧接近,与对侧鼻侧黏膜缝合,关闭鼻腔创面。修复双侧完全性腭裂时,在犁骨作双 Y 形切口,剥离后形成双侧犁骨黏膜瓣与两侧裂隙之鼻腔侧黏膜相对缝合,关闭鼻腔侧创面。如单独施行犁骨黏膜瓣手术,则需先在健侧腭部与犁骨交界处切开,缝合时,患侧裂隙边缘亦需剖开并稍加分离,然后将犁骨黏膜瓣插入此间隙中与患侧瓣边缘相对缝合几针即可。

④ 提肌重建术　Braithwaite(1968)等提出修复腭裂时应恢复腭帆提肌的正常位置。手术时不仅应将软腭肌从硬腭后缘、鼻后嵴等不正常的附着处游离,同时应将游离的肌纤维与口、鼻腔侧黏膜分离,形成两束蒂在后方的肌纤维束,然后将两侧肌纤维束向中央旋转对对端、交织缝合在一起使之呈拱形(即正常的悬吊姿态)。通过手术将移位的腭帆提肌纤维方向重新复位在正常位置,从而进一步发挥腭帆提肌对腭咽闭合的作用。其操作步骤与两瓣术基本相同(图 8-2)。

⑤ 软腭逆向双 Z 形瓣移位术　该方法由 Furlow 于 1978 年报道。通过口腔面和鼻腔面两个方向相反、层次不一的 Z 形黏膜肌瓣交叉移位,以达到肌纤维方向复位和延长软腭之目的,适用于裂隙较窄的各类腭裂和腭裂术后腭咽闭合不全或先天性腭咽闭合不全者。其手术方法为:剖开裂隙边缘后,在口腔黏膜面的裂隙两侧各作一个 60°的斜行切口,形成 Z 组织瓣,蒂在前面(近硬腭)的组织瓣切口仅切开口腔黏膜层;蒂在后方(近软腭游离末端)的组织瓣切口应切断肌层达鼻腔侧黏膜。分离后,在口腔侧即形成两个层次不一的对偶三角组织瓣,即一蒂在前的口腔黏膜瓣与一蒂在后的口腔黏膜肌瓣。然后在鼻腔面作两个方向与口腔面相反的斜行切口,以形成鼻腔侧两个层次不一的对偶三角组织瓣,即一蒂在前面的鼻腔黏膜瓣与一蒂在后面的鼻腔黏膜肌瓣。最后分别将鼻腔面和口腔面的对偶组织瓣交叉移位缝合,裂隙两侧的肌纤维方向也将随组织瓣的移位交叉而恢复到水平位,并相对重叠近似正常。同时,由于 Z 形组织瓣的交叉,还达到了延长软腭的目的(图 8-3)。

美国费城儿童医院的 Randall 教授于 1979～1992 年间应用 Furlow 术治疗腭裂 390 例,其中

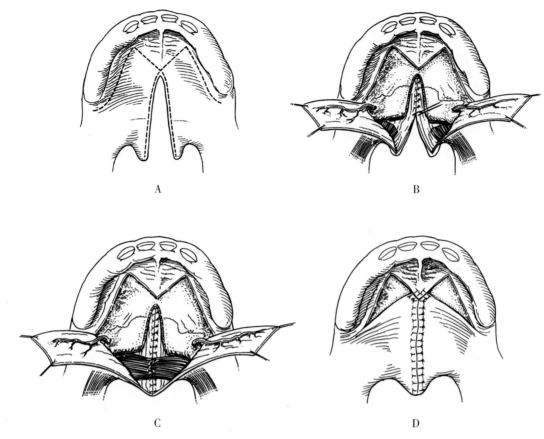

图 8-2　提肌重建术

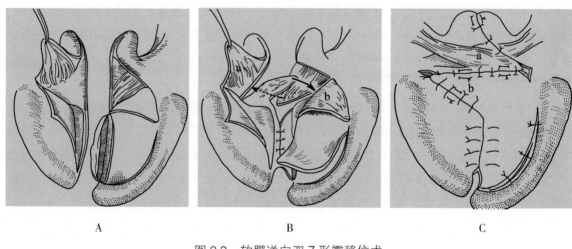

图 8-3　软腭逆向双 Z 形瓣移位术

181 例手术年龄小于 6 个月,术后都曾接受语音病理学家的语言治疗。术后 5 年随访,其中 88.4%
的患儿具有良好的腭咽闭合功能和良好的语言功能。

　　Furlow 本人提出以下意见:

　　(1) 术后患者的软腭确实可以延长 1cm,但半数以上患者在术后早期并无明显的语音改善。

　　(2) 不在硬腭作松弛切口,避免骨面暴露妨碍上颌骨的发育。

　　(3) 不截断翼钩,避免妨碍咽上缩肌的功能。

　　(4) 不在咽侧作潜行分离,避免损伤腭帆提肌。

　　6　岛状瓣手术　该方法由 Millard 于 1962 年首先报道,主要用于封闭腭裂后推修复术时因剪断腭腱膜和鼻侧黏膜后在软、硬腭交界处形成的菱形创面，以防止该部位创面愈合后瘢痕挛缩致软腭继发性缩短，影响软腭长度。其手术方法为：按单瓣后推术操作形成腭部舌形黏骨膜瓣。剥离后，剪断腭腱膜及鼻侧黏膜，将黏骨膜瓣连同软腭后推，即在硬腭后缘的鼻侧形成一菱形创面。此时将单瓣的两侧血管神经束充分游离，在瓣的前端两侧各作一由前向后的斜行切口（勿切断血管神经束），则形成带两侧血管神经束的双蒂菱形岛状组织瓣。将岛状瓣向后翻转，使其黏膜面在鼻腔侧，创面在口腔侧，缝合于硬腭后缘黏膜缺损区，以达到消灭鼻腔创面之目的。该方法应与腭裂修复术同时进行。修复软腭裂或不完全腭裂时，硬腭部位的舌形切口应前移到切牙孔，即可利用硬腭前区的黏骨膜作岛状组织瓣，后区的黏骨膜瓣组织可后推。应注意，该方法不适宜在 1～2 岁时进行，以免手术创伤和硬腭区裸露创面影响患儿的颌骨发育。

（二）咽成形术

咽成形术是指对腭咽闭合不全者进行缩小咽腔、增进腭咽闭合而施行的各类手术的总称。最常用的手术方法有以下几种：

1 咽后壁组织瓣转移术 此方法是利用咽后壁黏膜瓣转移至软腭部，达到延长软腭长度、缩小腭咽腔，从而有效地增进腭咽闭合功能、改善发音条件的目的。该方法适用于软腭过短或者腭垂缺少、软腭与咽后壁距长、软腭活动度差、咽侧壁移动度好的腭咽闭合不全者。其手术方法如下：

（1）设计：在软腭从腭垂正中切开至软腭中部，或用缝线或单钩将软腭向前牵拉，充分暴露咽后壁。用亚甲蓝液在咽后壁上画出一舌形瓣边界，蒂在上方，相当于第一颈椎平面上方。瓣的宽度和长度必须根据患者腭咽闭合不全的程度、腭咽腔的深度、咽侧壁向中央移动的程度以及咽后壁的宽度进行设计。瓣的宽度不应过窄，为咽后壁宽度的 2/3 以上。其长度以瓣的游离端与软腭中部或前部鼻侧面在无张力下缝合为宜。用含有 1/10 万或 1/20 万肾上腺素的 0.25%～0.5% 利多卡因液在椎前筋膜浅面作浸润注射，以便于剥离和减少出血。

（2）切开：先在咽后壁设计瓣的下端缝合一针作为牵引线，按设计线作切口，深达椎前筋膜浅面。用组织剪剥离，形成咽后黏膜肌瓣，使瓣的下端游离并向上翻转可达软腭中后部鼻侧面。咽后壁两侧组织向中央拉拢缝合于椎前筋膜上，以缩小咽后壁创面。

（3）形成软腭创面及缝合：在软腭中后交接部位的鼻侧黏膜面相应形成一蒂在腭垂方向的黏膜瓣，将鼻侧黏膜向后翻转，使形成的创面可以接纳咽后壁组织瓣的缝合。将咽后壁组织瓣创面与软腭创面紧密贴合，瓣的前端作贯穿全层褥式缝合，其余部位作间断缝合。

2 改良咽后壁组织瓣转移术 近年来，上海交通大学医学院唇腭裂治疗研究中心在原有咽后壁组织瓣转移术式的基础上进行了改良，对 466 例行改良术的患者进行了随访，术后出现轻度腭咽闭合功能不全者仅 7 例，有效地提高了咽成形术的成功率。值得指出的是，该术式仅限于腭裂修复术后和先天性腭咽闭合功能不全者，不能和腭裂修复术同时进行。其手术方法如下：

（1）局部麻醉方法，咽后壁组织瓣的设计、制备与传统的咽后壁组织转移瓣相同。

（2）在距腭垂 0.5～0.7cm 的软腭口腔面处作一横行切口，宽度与咽后壁组织瓣宽度相同。贯穿切开至鼻腔黏膜，去除咽后壁组织瓣末端处 0.3～0.5cm 附着黏膜，将其组织瓣插入切口间。将组织瓣的左、右、中缝 3 针固定于肌层，最后缝合软腭切口。

3 腭咽肌瓣转移术 虽然咽后壁组织瓣成形术有缩小咽腔、增进腭咽闭合的效果，已成为改善腭咽闭合的一种常用方法，但由于形成咽后壁的两侧纵行切口均切断了进入咽上缩肌的运动神经，因此，咽后壁是静态地延长软腭，将腭咽腔一分为二来达到缩小腭咽腔的目的，从而使讲话时不能进行协调运动。Orticochea（1959）提出动力性鼻口咽括约肌手术，即利用两侧腭咽肌瓣的转移，可以不损伤肌瓣的运动神经，从而建立一个有收缩功能的新咽腔。其手术方法如下：

（1）腭咽肌瓣制备：先在一侧腭咽弓下端附着处缝合一针以作牵引。沿腭咽弓前外侧和后内侧黏膜分别作一纵行水平切口，从扁桃体窝上端至腭咽弓附着端，切口深度应达咽上缩肌浅面。在平舌根水平横行剪断黏膜及腭咽肌下端，形成蒂在上方的腭咽肌膜复合组织瓣。注意不能分离过高，以免损伤咽丛。腭咽肌瓣掀起后，将腭咽弓创缘对位拉拢缝合，关闭创面。

（2）咽后壁创面制备：在相当腭平面的咽后壁部位中央作一蒂在上方，宽1.5~2.0cm、长1.0~1.5cm的咽后壁组织瓣；或在咽后壁中央与腭咽弓后缘切口相连作一横切口，深度达椎前筋膜浅面。

（3）腭咽肌瓣转移及缝合：将两腭咽肌瓣向中线旋转90°。缝合时，先将两瓣游离端转成水平方向，相对褥式缝合黏膜环；然后将其向上翻转，使其创面与咽后壁组织瓣创面相对褥式缝合固定，并将黏膜肌瓣边缘与咽后壁创缘紧贴缝合，形成咽后壁突起呈横嵴状的括约肌环。如在咽后壁中央作横切口，则将横切口缘向上下稍加分离、翻转，然后将腭咽肌环创面与咽后壁创面相贴合，肌环两边缘与咽后壁创缘相缝合，形成咽后壁带状突起呈横嵴的括约肌环。

（4）腭咽肌瓣的手术适应证：①4~5岁以上；②无扁桃体炎症反复发作史，咽侧窝无粘连，易于显露腭咽弓者；③咽腔横径宽、腭咽弓发育较好者，可借腭咽肌瓣转位有效地缩小咽腔横径；④咽腔前后距离短、软腭运动良好者，可有效地重建良好的腭咽闭合。

六、术后处理

1 腭裂手术后，需待患儿完全清醒后才可拔除气管内插管。拔管后患儿往往有一嗜睡阶段，因此回到病室或复苏室后，仍应按未清醒前护理严密观察患儿的呼吸、脉搏、体温；体位宜平卧，头侧位或头低位，以便口内血液、唾液流出，并可防止呕吐物逆行性吸入。病房应配有功能良好的吸引设施，以便及时吸除口鼻腔内过多的分泌物。在嗜睡阶段可能发生舌后坠，妨碍呼吸，可放置口腔通气道，必要时给氧气。如发现患儿哭声嘶哑，说明有喉头水肿，应及时用激素治疗并严密观察呼吸。常规可用地塞米松5mg肌注或静脉用药。发现呼吸困难时应尽早行气管切开术，防止窒息。术后高热应及时处理，预防高热抽搐、大脑缺氧导致意外发生。

2 注意术后出血。手术当天唾液内带有血水而未见有明显渗血或出血点时，局部无须特殊处理，全身可给止血药。如口内有血块则应注意检查出血点，有少量渗血无明显出血点者，局部用纱布压迫止血；如见有明显的出血点应缝扎止血；量多者应及时送回手术室探查，彻底止血。

3 患儿完全清醒4小时后，可喂少量糖水，观察0.5小时，没有呕吐时可进流质饮食，但每次进食量不宜过多。流质饮食应维持至术后2~3周，再过渡到半流质1周，3周后可进普食。

4 每日应清洗口腔，鼓励患儿饮食后多饮水，以利于保持口腔卫生和创口清洁。严禁患儿大声哭叫和将手指、玩具等物纳入口中，以防伤口裂开。术后8~10天可抽除两侧松弛切口内填塞的碘仿油纱条，创面会很快由肉芽和上皮组织所覆盖。腭部创口缝线于术后2周拆除，如线头感染可提前拆除。若患儿不配合，缝线可不拆除，任其自行脱落。

5 口腔为污染环境，腭裂术后应常规应用抗生素3~5天，预防创口感染。如发热不退或已发现创口感染，抗生素的应用时间可适当延长。

6 为了术后有利保持口腔清洁，可用呋嘛滴鼻液滴鼻，每日2~3次。

七、术后并发症

（一）咽喉部水肿

由于气管内插管的创伤和压迫以及手术对咽部的损伤，都可能导致咽喉部水肿，造成呼吸和吞咽困难，甚至发生窒息。

防治措施:应根据患儿年龄选择适宜大小的插管,防止导管对气管壁持续性压迫。插管动作要熟练轻巧,尽量减少创伤。手术时尤其是行咽成形术时操作应仔细、轻巧,止血彻底,以减少组织损伤和血肿形成。在关闭创面时必须确认两侧缝合层次正确无误。术后给予适量激素可以减轻或防止咽喉部水肿的发生,必要时应作气管切开。

（二）出血

腭裂术后大出血并不多见,但在幼儿患者,虽有少量出血也能引起严重后果,故术后应严密观察是否有出血现象。术后早期出血(原发性出血)多由于术中止血不全所致,出血部位可来自断裂的腭降血管、鼻腭动脉、黏骨膜瓣的创缘以及鼻腔侧暴露的创面。术后较晚期的出血(继发性出血)常由于创口感染所引起。

如果发现出血,先要查明确切的出血部位和出血原因。如为渗血,可用明胶海绵、止血粉、止血纱布或浸有肾上腺素的小纱布行局部填塞和压迫止血。如出血在鼻腔侧创面,可滴入1%麻黄碱溶液数滴,或以浸有麻黄碱液的纱条填塞和压迫止血。发现有明显的出血点时,应及时缝扎止血。如查明为凝血障碍引起的出血,应输鲜血,并给予相应的止血剂,如维生素 K_1、K_3 或酚磺乙胺等,必要时应请相关科室会诊,协助进一步明确诊断和处理。

（三）窒息

腭裂术后发生窒息极为罕见,而一旦发生将严重威胁患者的生命,应该给予足够的重视,积极预防窒息的发生。腭裂术后患者应平卧,头偏向一侧,以免分泌物、渗血或胃内容物误入气道。腭裂术后患儿的腭咽腔明显缩小,加上局部的肿胀,使患儿的吞咽功能较术前明显下降。尤其是对一些手术时间长或小下颌(Robin 序列征)患者,更应加以注意。

防治措施:除了咽喉部水肿的防治措施外,患儿完全清醒后应进流质,速度不宜过快,一次进食量不宜过多;在咳嗽和大声哭闹时暂时不宜进食。一旦发生窒息,应迅速吸清口内、咽喉部的液体,速请麻醉医师行气管插管,并请相关科室人员共同抢救。若两肺有分泌物,即使行气管切开,其效果也差。

（四）感染

腭裂术后严重感染者极少见,偶有局限性感染。严重感染多由于患儿抵抗力差、手术操作粗暴对组织损伤太大以及手术时间过长等所致。

防治措施:术前必须对患儿进行全面检查,在健康状况良好的情况下方可手术。术中尽量减小组织损伤,创缘缝合不宜过密,缝线以 0 号或 3-0 线为宜。术后注意口腔卫生,鼓励患儿饮食后多喝水,以防止食物残渣遗留创缘,同时常规用抗生素 3～5 天。

（五）创口裂开或穿孔(腭瘘)

详见第十二章"腭裂术后复裂及穿孔"的相关内容。

（陈阳）

参考文献

　　[1] 邱蔚六.口腔颌面外科学[M].第 6 版.北京:人民卫生出版社,2008.

　　[2] 王国民,朱川,袁文化,等.汉语语音清晰度测试字表的建立和临床应用研究[J].上海口腔医学,1995,4(3):125-127.

　　[3] Kuehn D P, Moller K T. Speech and language issues in the cleft palate population: the state of the art[J]. Cleft Palate Craniofac J,2000,37(4): 348-351.

［4］Morris H L,Bardach J,Jones D,et al. Clinical results of pharyngeal flap surgery：the Iowa experience[J]. Plast Reconstr Surg,1995,95(4)：652-662.

［5］Viator J A, Pestorius F M. Investigating trends in acoustics research from 1970-1999[J]. J Acoust Soc Am,2001,109(5)：1779-1783.

［6］Patterson D,Connine C M. Variant frequency in flap production：a corpus analysis of variant frequency in American English flap production[J]. Phonetica,2001,58(4)：254-275.

［7］王国民,袁文化.咽后壁组织瓣转移术[J].口腔颌面外科杂志,1997,7(4):282-285.

［8］Axer H,Jantzen J,Graf von Keyserlingk D. An aphasia database on the internet：a model for computer-assisted analysis in aphasiology[J]. Brain Lang,2000,75(3)：390-398.

［9］Perry A R,Shaw M A. Evaluation of functional outcomes (speech,swallowing and voice) in patients attending speech pathology after head and neck cancer treatment(s)：development of a multi-centre database[J]. J Laryngol Otol,2000,114(8)：605-615.

［10］Warren D W. Velopharyngeal orifice size and upper pharyngeal pressure-flow patterns in cleft palate speech: a preliminary study[J]. Plast Reconstr Surg,1964,34(1)：15-26.

［11］McWilliams B J,Glaser E R,Philips B J,et al. A comparatives study of four methods of evaluating velopharyngeal adequacy[J]. Plast Reconstr Surg,1981,68(1)：1-10.

［12］Mayo R,Warren D W,Zajac D J. Intraoral pressure and velopharyngeal function[J]. Cleft Palate Craniofac J,1998,35(4)：299-303.

［13］Morley M E. Cleft palate and speech[M]. 7th ed. London：Churchill Livingstone,1970：69-285.

［14］Folkins J W. Issues in speech motor control and their relation to the speech of individuals with cleft palate[J]. J Cleft Palate,1985,22(2)：106.

［15］Peterson G E. The evalution of speech signals[J]. J Speech and Hearing Disorders,1954,19：158-168.

第九章 腭心面综合征和 Pierre Robin 序列征

第一节　腭心面综合征

一、概述

腭心面综合征(velo-cardio-facial syndrome, VCFS)是一种在临床上比较罕见的基因异常引起的先天性疾病。由于有些患者的临床表现与 DiGeorge 综合征患者极其相似,因此两者在临床上常常很容易被联系在一起,并且有学者认为两者是同一种疾病。VCFS 与 DiGeorge 综合征一样,可以发生染色体的异常,但两者的发生率是有争议的。

20 世纪 60 年代中期,Angelo DiGeorge 医师报道了他在临床上发现的一组特有的先天性疾病患者,但他当时关注的主要问题集中在患者的心脏和血液流量等方面。当然,他当时也发现这些患者同时伴有不同程度的唇或腭部的解剖畸形。到了 70 年代后期,美国学者 Robert Shprintzen 在前人的研究基础上,比较详细地报道了他平时在临床上所观察到的这些患者。由于他是一名出色的语音病理学家,所以他除了不断地详细报道了这些患者的临床特征和临床表现外,还介绍了比较有效的治疗方法,但主要集中在语音病理学方面。他的多篇文献报道尽管比较详细,当时在该领域也很有代表性并产生了比较大的影响力,但他几乎很少涉及有关 VCFS 患者临床诊断和病因学等方面的内容。在当时,他是这方面最有影响力的研究者之一,在国际相关的学术会议上常常被特邀作专题演讲。因此,国外有的文献以及有学者把 VCFS 称为 Shprintzen 综合征。但是近年来,他似乎已淡出了该学术领域,在国际相关的专题会议上已很难找到他的身影,在近期的 VCFS 国际研究会上也很少看到他的研究报道。进入 80 年代后,随着分子生物学技术的不断发展和进步,人们对 VCFS 也有了前所未有的新的认识,同时对它的分子遗传学研究也有了更多的了解。一些研究者高兴地发现,90% 的 VCFS 患者第 22 对染色体的 q11 区域可出现畸形,有些学者在他们的研究中意外地发现 10% 左右的 VCFS 患者中有类似的家族史。

这些年尽管通过国内外科学研究者和临床医师的不懈努力,对 VCFS 有了不少了解,但在国内外对其名称至今仍有些争议。由于 VCFS 患者的临床表现十分复杂,因此至今 VCFS 在临床有多个命名也就不难理解了。由此可见,目前在国内外仍有大部分专科医师还缺乏对此综合征的认识和了解。2002 年有国外学者报道,该综合征的首诊年龄在 10.3 岁;而上海交通大学医学院唇腭裂治疗研究中心对 1999~2006 年在该中心就诊的 110 例腭心面综合征患者的统计资料显示,首诊时的平均年龄为 13.2 岁(4～38 岁)。值得高兴的是,近年来各国学者通过对该疾病的不断地深入研究,尤其是生物学技术的快速发展,对该疾病的认识已有了很大的变化。目前,国内外的学术交流也日益增多和深入,并在国际上成立了 VCFS 研究会,为来自世界各地的专家和学者提供了共同交流的学术平台,以利于共同探讨和分享大家在该疾病诊治过程中的经验和教训。

综上所述,由于早期在国内外医学界对 VCFS 这一先天性疾病的认识不十分清楚,故习惯于用报道者的人名来命名。20 世纪 80 年代,日本学者为了避免 VCFS 与临床上常见的腭裂术后引起的腭咽闭合功能不全相混淆,习惯把它称为先天性腭咽闭合功能不全,并在临床上使用了很多年。1978 年美国学者 Shprintzen 等首次将其称为腭心面综合征。但目前国内外学者对 VCFS 的诊断标准还存在一些争议,在对 VCFS 患者的治疗上也没有真正意义上的统一的治疗方法。国内学者王国民曾在 1998 年报道其团队对 VCFS 患者语音障碍方面的临床治疗结果,同时也提出了他们对 VCFS 患者语音方面的治疗方法和原则。王国民和他的团队回顾并总结了他们所治疗的 110 例 VCFS 患者的疗效,其结果进一步证实了他们的治疗方法的科学性和实用性。他们对 VCFS 患者语音方面的治疗原则由两个部分组成:当患者确诊为 VCFS 后,首先改善其腭咽闭合功能,然后再进行行之有效的行为疗法,而行为疗法就是语音治疗。几乎所有的 VCFS 患者的临床表现都十分复杂,大部分患者已有多方或多次就诊的痛苦经历,加上专科医师对该疾病的认识程度有限,加重了该疾病的治疗难度也就不难理解了。

在日常门诊时有些 VCFS 患者或他们的家属常常会焦急地提出很多问题,部分患者家属甚至是带着怀疑的心情前来就诊。作为有责任的医师必须非常认真地听完他们的主诉和他们提出的每一个问题,然后耐心地一一向他们解答。专科医师的用语要通俗化,尽量避免过多使用专业术语。另外,大部分 VCFS 患者的智商(IQ)值一般在 65～90 之间,其听力可以微低于正常者一些,但并非十分低弱,加上患者长期以来的语音障碍,导致他们的性格十分内向,很少愿意主动说话和他人交流。故专科医师在询问病史时应特别注意,室内尽量不要有过多的人,问诊时要带有同情心,仔细、认真地辨听患者的发音和语音清晰度。

在临床上明确诊断 VCFS 后,要耐心告诉患者及其家属该疾病的特殊性,并说明治疗内容和主要方法,同时告知治疗所需的费用和疗程、在整个治疗过程中可能会发生的并发症,以及在治疗过程中需要他们的配合内容。我们的治疗经验表明,在 VCFS 的整个治疗过程中,除了医师的临床经验和操作技能以外,患者或家属配合的程度也可以直接影响治疗的效果。

二、流行病学研究

国内外对 VCFS 发病率的报道各有不同,大概在 1:7000～1:2000 之间。Wilson 报道新生儿的 VCFS 发病率为 1:4000, 而 Goodship 报道为 1:3900。Skarsdóttir 报道了瑞典约塔兰地区新生儿的 VCFS 发病率为 14.1:100000, 而哥德堡为 17.8:100000。Devriendt 报道了比利时弗兰德新生儿的 VCFS 发病率为 1:6395。Tezenas 报道用 FISH 检测新生儿的 VCFS 发病率为 1:4500, 这个数据远高于 Katzman 报道的 1:6297。Botto 报道亚特兰大新生儿的 VCFS 发病率为 1:5950,其中黑人、白人及亚洲人群相近,为 1:6500～1:6000,而西班牙人为 1:3800。Shprintzen 报道了国际 VCFS 中心的统计结果表明,新生儿的 VCFS 发病率为 1:2000。但他认为有些 VCFS 患者出生时没有明显的先天性心脏病和腭裂,所以近 1/4 的患者在出生时未被发现,因此他估计新生儿的 VCFS 发病率应该在 1:1600 左右。

三、遗传学机制

（一）22q11.2 微缺失

VCFS 的主要分子遗传学机制是由于减数分裂期间,22q11.21～22q11.23 区域的 8 个低拷贝重复序列(low copy repeats,LCRs)介导了同源染色体的非等位基因不平衡重组,导致了一条 22 号染色体长臂的微缺失(microdeletion),使得该区域等位基因的单倍剂量不足(haploinsufficiency),致使神经嵴衍生的咽弓咽囊结构异常。其中 85%～90% 的患者出现了位于 LCR-A～LCR-D 内的 3Mb 典型缺失（typical deleted region, TDR）,10%～12% 的患者出现了位于 TDR 内的 LCR-A～LCR-B 的 1.5Mb 近端嵌套缺失（proximal nested deletion）,少数患者出现了除此之外的不典型缺失(atypical deletion）。

（二）22q11.2 微重复

理论上,两条 22 号同源染色体重组会导致一条染色体长臂出现微缺失,那么相应的另一条会出现相同长度的微重复(microduplication)。但是,文献上报道 22q11.2 微重复远比 22q11.2 微缺失要少。Ensenauer 首先报道了 22q11.2 微重复的存在,他发现这些微重复患者的表型和 VCFS 相似。随后,一些学者相继报道了 22q11.2 微重复的患者,他们发现存在相对应典型缺失的 3Mb 重复、1.5Mb 近端嵌套重复以及不典型重复,而这些患者的临床表现都符合 VCFS 的诊断。

（三）其他染色体畸变

随着对 VCFS 研究的深入,一些学者发现类似 VCFS 表型的患者出现了 22q11.2 以外其他染色体的畸变,如 4q35、8p23、10p14、17p13,在这些区域都存在基因的缺失或重复,这使得 VCFS 的基因型更加复杂。

四、遗传学咨询

大多数(>90%)VCFS 患者是新生散发的,少数(<10%)VCFS 患者遗传于父母,且呈常染色体显性遗传。如果父母一方有染色体的畸变,则有 50% 的可能性遗传给子女;如果同胞有此病变而父母没有,那么新生同胞的致病风险相对较低,但却高于普通人群。因此患有或曾有 VCFS 孕产史的夫妇,有必要在母孕期对胎儿进行产前检查。同时,产前超声检查发现有圆锥动脉干畸形的胎儿,也应该进行产前基因型的测定。VCFS 可在超声引导下行羊绒毛取样(妊娠 9～12 周),或超声引导下行羊膜腔穿刺羊水取样(妊娠 14～22 周),或超声引导下行脐带穿刺脐带血取样(妊娠 22～37 周),进行基因型检测。

五、基因研究

对于 VCFS 基因功能的研究,主要集中在染色体 22q11.2 区域。这个区域包含了 40 多个基因,目前大部分基因的功能及信号途径还未完全被阐明,只有少数被认为是 VCFS 的主要候选基因,如 TBX1、CRKL、HIRA、GSCL、UFD1L、CDC45L、COMT、PRODH、ZDHHC8、DGCR8。目前这些基因正在深入研究中。

六、临床表现

VCFS 是一种多发畸形综合征,其临床表现复杂多样。2006 年国际腭心面综合征研究会网站报道,其相关临床表现多达 180 种以上(表 9-1),主要症状有先天性心脏病,特别是圆锥动脉干畸形,包括法洛四联症、主动脉离断、永存动脉干、室间隔缺损等;特异面容,包括眶距过宽、眶下区扁平、睑裂较窄、鼻梁较挺、长脸等;腭咽部发育异常,包括腭裂、腭隐裂、先天性腭咽闭合不全、语音障碍等;胸腺及甲状旁腺发育不良,包括免疫功能低下、T细胞数量减少、低钙血症等;精神、行为及认知能力障碍,包括双相情感障碍、精神分裂症、学习障碍、智力低下等。由于每个患者的表型存在差异,因此没有一个患者可以出现所有畸形,每个畸形也不都出现在所有患者中。

表 9-1 VCFS 的临床表现

颅面部及口腔表现		
1. 腭裂,腭隐裂,腭咽闭合不全	35. 小耳畸形	69. Reynaud 现象
2. 小下颌或下颌后缩	36. 轻度不对称双耳	70. 小静脉畸形
3. 后脑或颅底扁平	37. 频发中耳炎	71. Willis 环异常
4. 婴儿期不对称性哭啼面容	38. 轻度传导性耳聋	**颅内及神经系统表现**
5. 结构型不对称面容	39. 感觉神经性耳聋(单侧多见)	72. 室周囊肿(多位于前角)
6. 功能型不对称面容	40. 耳部皮赘或凹陷(不普遍)	73. 小脑蚓部小
7. 上颌垂直过长(长脸)	41. 外耳道狭窄	74. 小脑发育不全
8. 平直的侧面观	**鼻部表现**	75. 脑白质的未明确白亮物
9. 先天性缺牙	42. 鼻背突出	76. 全身肌张力减退
10. 过小牙	43. 球状鼻尖	77. 小脑共济失调
11. 牙釉质发育不全(乳牙列)	44. 轻度鼻穹隆分叉(鼻尖分叉)	78. 癫痫
12. 低肌张力面容	45. 鼻翼基底缩窄,鼻孔缩小	79. 脑卒中
13. 口角下垂	46. 鼻道狭窄	80. 脊柱裂,脊髓脊膜膨出
14. 唇裂(不普遍)	**心血管表现**	81. 轻度发育迟缓
15. 小头畸形	47. 室间隔缺损	82. 大脑外侧裂增宽
16. 小颅后窝畸形	48. 房间隔缺损	**咽喉部及呼吸道表现**
眼部表现	49. 肺动脉瓣狭窄或闭锁	83. 婴儿期上呼吸道梗阻
17. 视网膜血管迂曲	50. 法洛四联症	84. 腺样体变小或缺失
18. 睑下淤血(过敏性黑眼圈)	51. 右位主动脉	85. 喉蹼(前端)
19. 斜视	52. 永存动脉干	86. 咽腔气道增大
20. 睑裂狭小	53. 动脉导管未闭	87. 喉软骨软化
21. 角膜后胚胎环	54. B型主动脉离断	88. 杓状软骨增生
22. 小视(神经乳头)盘	55. 主动脉狭窄	89. 咽部张力减退
23. 角膜神经突起	56. 主动脉瓣异常	90. 咽部运动不对称
24. 白内障	57. 锁骨下动脉异常	91. 咽腔肌肉较薄
25. 虹膜结节	58. 血管环畸形	92. 单侧声带麻痹
26. 虹膜缺损(不普遍)	59. 颈动脉起端异常	93. 反应性气道病
27. 视网膜缺损(不普遍)	60. 大血管移位	94. 哮喘
28. 小眼畸形	61. 三尖瓣闭锁	**腹部、肾脏及肠道表现**
29. 轻度眶距过宽	**脉管畸形**	95. 肾脏发育不全
30. 轻度垂直眶部异位	62. 颈内动脉中线移位	96. 多囊肾
31. 上睑水肿	63. 颈内动脉扭曲	97. 腹股沟疝
耳部及听力表现	64. 颈静脉异常	98. 脐疝
32. 耳轮过度皱褶	65. 颈内动脉缺失(单侧)	99. 肠旋转不良
33. 附加小叶	66. 椎动脉缺失(单侧)	100. 腹直肌分离
34. 突起的杯形耳	67. 颈总动脉低分叉	101. 膈疝(不普遍)
	68. 椎动脉扭曲	102. 巨结肠(罕见)

四肢表现	130. 轻度智力低下	骨骼及肌肉异常
103. 小手足畸形	131. 注意缺陷障碍	159. 脊柱侧凸
104. 锥形指(趾)	**精神及心理问题**	160. 隐性脊柱裂
105. 短指甲	132. 双相情感障碍	161. 半椎体
106. 手足粗糙,红色鳞状皮肤	133. 躁狂抑郁症	162. 蝶状椎骨
107. 局限性硬皮病	134. 快速或极快速循环型情感障碍	163. 融合椎骨(常出现在颈椎)
108. 四肢挛缩	135. 情感障碍	164. 骨量减少
109. 拇指三节指骨	136. 抑郁症	165. Sprengel 畸形,肩胛骨畸形
110. 多指(趾)畸形(不普遍)	137. 轻躁狂	166. 马蹄内翻足
111. 软组织并指(趾)	138. 分裂情感性障碍	167. 骨骼肌较小
婴儿期表现	139. 精神分裂症	168. 关节脱位
112. 喂养困难,发育停滞	140. 冲动	169. 长期腿痛
113. 呕吐经鼻腔	141. 情感平淡	170. 平足
114. 胃食管反流	142. 恶劣心境	171. 关节过度伸展或松弛
115. 易激惹	143. 环性心境障碍	172. 肋骨融合
116. 长期便秘	144. 社交不成熟	173. 额外肋骨
泌尿生殖器表现	145. 强迫症	174. 脊髓栓系
117. 尿道下裂	146. 广泛性焦虑	175. 脊柱瘘管
118. 隐睾	147. 恐怖症	**皮肤及毛发异常**
119. 膀胱输尿管反流	148. 重度惊恐反应	176. 过多的头发
语音问题	**免疫功能异常**	177. 皮肤较薄(易于看到皮下静脉)
120. 重度鼻音	149. 频发的上呼吸道感染	**其他异常**
121. 重度语音不清(声门堵塞音)	150. 频发的下呼吸道疾病(如肺炎、支气管炎)	178. 无呼吸暂停的自发性氧饱和度降低
122. 语言功能受损(轻微迟滞)	151. T 细胞计数减少	179. 血小板减少症,BernardSoulier病
123. 腭咽闭合功能不全(较严重)	152. 胸腺素减少	180. 青少年类风湿关节炎
124. 声音尖锐	**内分泌异常**	181. 体温调节功能减弱
125. 声嘶	153. 低钙血症	**继发的序列征或综合征**
认知及学习问题	154. 甲状旁腺功能减退	182. Robin 序列征
126. 学习障碍(数学概念化,阅读理解)	155. 甲状腺功能减退	183. DiGeorge 序列征
127. 抽象思维困难	156. 轻度生长发育缺陷,身材相对矮小	184. Potter 序列征
128. IQ 值降低	157. 胸腺发育不全或缺失	185. CHARGE 综合征
129. 智力临界正常	158. 小脑垂体(罕见)	186. 前脑无裂畸形

　　笔者团队所报道的 110 例 VCFS 患者的临床表现显示,其临床症状确实十分复杂。在唇腭裂治疗研究中心,前来就诊的患者主要有以下临床特征:①相似的面容,每一位患者虽然来自不同的国家和地区,但他们的面形有着惊人的相似之处,如同出自同一个家庭,表现为睑裂较窄、内眦间距偏大、双侧眶下扁平、长脸者居多等(图 9-1);②语音清晰度差,有过度鼻音、鼻漏气,辅音弱化或脱落;③腭部解剖形态几乎正常,但软腭、咽侧壁活动微弱,有的软腭和咽侧壁甚至毫无动度(图 9-2);④常伴有其他临床症状,如先天性心脏病、学习能力低下、听力不同程度的异常;⑤若行血液染色体检查,有典型面容的大部分患者存在 22 号染色体异常;⑥头颅侧位定位片静、动态时软腭活动度减弱,软腭与咽后壁间隙较大。

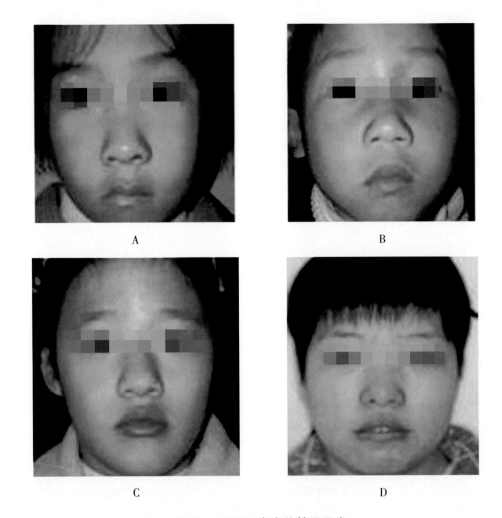

图 9-1　VCFS 患者的特异面容

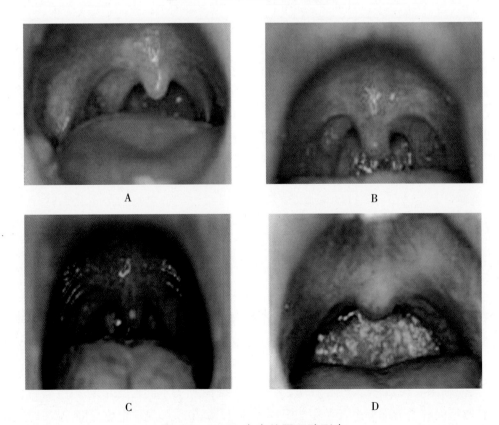

图 9-2　VCFS 患者的腭咽腔形态

VCFS 表型的扩增及其多样性使得本综合征与其他综合征的表型产生了重叠,如 Noonan 综合征主要表现为特殊面容、成比例的矮小身材、先天性心脏病、颈蹼、胸廓畸形、隐睾、智力低下等,Smith-Lemli-Opitz 综合征主要表现为典型面容、唇腭裂、先天性心脏病、智力低下、尿道下裂、隐睾、四肢畸形等,Alagille 综合征主要表现为胆管细小、胆汁淤积、心血管畸形、蝶样椎骨、面部异常等,Goldenhar 综合征主要表现为眼部畸形、耳部畸形、脊柱畸形、面部异常、先天性心脏病、肾脏发育不良等,CHARGE 综合征主要表现为眼组织缺损、先天性心脏病、鼻后孔闭锁、生长发育迟缓、生殖器发育不良和耳部异常等,VATER 综合征主要表现为脊柱畸形、肛门闭锁、食管闭锁、食管气管瘘、先天性心脏病、四肢畸形、肾脏发育不良等。这些表型的重叠很容易混淆临床医师对 VCFS 的认识,也给 VCFS 的临床诊断带来了困难。

七、临床诊断

国内外学者早期对 VCFS 的临床症状了解不多,认识也不足,因此患者首诊时的年龄也往往比较大。在 20 世纪初,即便在一些发达国家中,VCFS 患者的初诊平均年龄也在 10 岁以上。另外,VCFS 复杂多样的临床表现也给诊断带来了一定的困难,其临床表型与其他综合征的重叠更易混淆临床医师对本综合征的认识。笔者认为,可以根据每一位 VCFS 患者或家属的主诉,详细观察患者面部特有的形态或面容,尤其应仔细全面地检查患者在发音时口腔内软腭和咽侧壁的活动度、语音的清晰度、辅音脱落或弱化的程度。头颅定位侧位片在临床上经常被作为常规的检查方法,一般拍摄三个位置:即先拍摄静态位,然后嘱患者分别发"ka""m"音,观察和评价其软腭活动度在动态和静态时的变化,并分别拍摄下来。这些患者除了语音清晰度差外,还有过度鼻音、先天性心脏病、行为和认知能力低下等临床症状,可比较明确地诊断该综合征。在有条件的单位,还可以通过分子遗传学检测方法,如实时荧光定量 PCR 技术、微卫星标记、荧光原位杂交、多重连接依赖式探针扩增(multiplex ligation-dependent probe amplification,MLPA)、阵列比较基因组杂交(array comparative genomic hybridization,aCGH)等进行分子诊断。上海交通大学医学院唇腭裂治疗研究中心通过 10 余年的临床观察和研究,对临床症状典型的 VCFS 患者应用分子遗传学方法进行染色体检查,结果表明,几乎所有患者都有异常,主要表现在第 22 对染色体长臂 q11 区域的异常。这一研究结果为明确诊断该先天性疾病发挥了积极的作用。

八、治疗原则

VCFS 属于多系统性的多发畸形,一般应根据临床症状进行多阶段、多专科的综合治疗,包括心胸外科、整形外科、神经外科、口腔科、小儿科、耳鼻咽喉科、精神病科、语音病理学、免疫学、心理学、医学遗传学等。其治疗过程包括从出生到成年的漫长时期。

（一）新生儿期

低钙血症、胸腺发育不全、免疫功能低下、先天性心脏病是新生儿期的关注重点。甲状旁腺发育不全引起的低钙血症需要通过补充钙剂来调节血钙浓度,不过过量的补钙可能会引起肾脏结石。胸腺发育不全或者胸腺缺失会引起 T 细胞减少及其功能减退,导致免疫功能缺陷,因此检测 T 细胞计数及免疫功能是必要的。多数 VCFS 患者会出现轻度的胸腺发育不全,但很少引起 T 细胞计数减少及免疫功能缺陷,不需要特殊治疗;如出现免疫功能轻度缺陷,可以适当注射预防性抗生素和疫苗。重度胸腺发育不全或胸腺缺失患者需要通过注射成熟 T 细胞或植入胸腺组织来治疗。先天性心脏病可以通过心超及 X 线检查并诊断,再通过手术治疗。少数患者还会出现其他系统疾病,如肠旋转不良、肾脏发育不全、脊柱畸形等,需要干预治疗。

（二）婴幼儿期

喂养和吞咽困难、先天性心脏病、呼吸道感染、生长发育迟缓是婴幼儿期的关注重点。许多原因可以引起喂养和吞咽的困难，如咽、舌、食管肌肉的运动不协调和肌张力减退引起的胃食管反流，这需要长期的喂养训练和吞咽反射的培养来改善，并可使用阻滞胃酸分泌和促进胃动力的药物。先天性心脏病引起的短促呼吸也是引起喂养和吞咽困难的一个因素，手术治疗先天性心脏病仍是这一时期需要解决的重点。腭裂也会引起喂养和吞咽困难，而这一时期也是手术治疗腭裂的最佳时期。由于免疫功能低下和吞咽困难，患儿常发生呼吸道感染，所以预防和治疗呼吸道感染也是这一时期的重点。此期是生长发育的第一个高峰期，可以通过生长激素来调节生长发育迟缓。

（三）儿童及学龄期

呼吸道感染、语音问题、生长发育迟缓、认知及行为能力障碍、精神症状是儿童及学龄期的关注重点。这一时期呼吸道感染仍需要预防和治疗。语音问题主要是腭咽闭合不全引起的，需要通过手术和语音训练来改善。先天性耳聋和学习能力的障碍也会影响发音，需要通过手语和强化语言训练来治疗。生长发育迟缓可以通过生长激素来调节。认知能力障碍主要体现在抽象思维、阅读理解和数学运算方面，行为能力障碍主要体现在社会化接触方面，通过学校的有效学习能改善这些症状。此期的精神症状主要为小儿多动症或注意力缺陷症，可以通过药物结合行为治疗。

（四）青少年及成年期

生长发育问题、认知及行为能力障碍、精神症状是青少年及成年期的关注重点。青少年期是生长发育的第二高峰期，也需积极治疗生长发育迟缓。认知及行为能力障碍仍可以通过有效的学习和社交锻炼来改善。此期的精神症状主要是精神分裂症和双相情感障碍，可以由精神病专家制定相应的治疗方案。

九、语音障碍治疗

长期以来，国内外学者对腭心面综合征患者语音障碍的治疗报道有所不同，治疗方法更是各异，结果也难以一致。国外有学者主张首先选择非外科手术疗法，即使用发音辅助器（speech aid，SA）治疗，同时配合语音训练。这一方法虽然风险不大，但疗效非常有限，且需要较长的治疗过程（一般为2～5年，有的更长），大部分VCFS患者最后还是需要手术。纵观近20年国内外的文献，目前对腭心面综合征的语音障碍治疗方法大致可归纳为两大类，即外科手术和非手术疗法。外科手术是目前国内最常用的治疗方法，也是首选的常规方法；非手术疗法常常用可摘式发音辅助器。笔者所在中心选择非手术疗法的病例只有因全身因素不能接受咽成形术者，如血液病和严重的先天性心脏病等，以及因第一次咽成形术失败而不能再次接受咽成形术者。笔者所在中心曾经有一例VCFS患者，用发音辅助器治疗后语音功能已完全正常，但该患者6年后又主动要求外科手术，并弃用了原来的发音辅助器。值得指出的是，无论选用何种方法，均需通过改善腭咽闭合功能后，紧接着积极配合行之有效的语音训练，直至完全获得正常语音。若手术效果未能获得良好的腭咽闭合功能，语音治疗效果往往不理想，甚至不能进行语音训练。所以只有在进一步改善腭咽闭合功能的基础上才能考虑进一步的语音治疗。由此可见，临床上对腭心面综合征语音障碍的诊治具有十分强烈的挑战性，每一位从事该专业的医师，除了熟悉该疾病外，还需掌握良好的专科操作技能，两者缺一不可。手术操作的具体方法可参见"咽成形术"相关内容。

第二节　Pierre Robin 序列征

一、概述

1923 年,由法国医师 Pierre Robin 首先报道了一类新生儿合并小下颌畸形、舌后坠、呼吸困难的疾病,1934 年又在这些临床表现上增加了腭裂这一临床表型。起先, 这类患者被定义为 Pierre Robin 综合征(Pierre Robin syndrome),1984 年 Pasyayan 和 Lewis 提出其并非综合征,因为此类患者的所有畸形都是在同一种病理生理改变的基础上发生的。在孕早期,腭板的生长发育是垂直向的,被正在发育的舌分隔为左右两块。此时如果出现羊水不足或宫内窘迫,就会影响胎儿头颅的正常发育。舌体未下降,就会使腭部继续保持左右分开,形成 U 形的腭裂。此外,下颌的生长被延迟了,舌的位置向后移位,使得气道狭窄。自此,该综合征更名为 Pierre Robin 序列征(Pierre Robin sequence,PRS),简称 Robin 序列征。

PRS 的患病率为 1/14000~1/8500,男女的发病没有明显差异。但在双胞胎中的发病率相对要高,大约是普通人群的 9 倍,尤其是同卵双生的婴儿。

二、遗传学研究

许多因素被认为与 PRS 的遗传性有关。PRS 患儿的其他家庭成员往往患有唇裂或腭裂(13.0%~27.7%)。有学者回顾了这方面的文献,在检索了 Medline 中有关"PRS 同遗传"的关键词后得到以下结果:常染色体 1-6、10-13、16-18 区域的缺失、复制、转变、易位与 PRS 有关。通过统计学分析,笔者发现腭裂同以下区域的染色体缺失密切相关:2q32、4p16-13、4q31-35;同以下区域的染色体复制有关:3p24-23、3p26、3q23-25、7q22-32、8q21、10p15-11、14q11-21、16p12-13 以及 22q12-13。小下颌畸形同以下区域的染色体缺失密切相关:4p16-14、4q31-35、6q25-27 以及 11q23;同以下区域的染色体复制有关:10q24、18q12-23。

三、分类

根据是否伴有其他综合征,Robin 序列征可以分为单纯性 Robin 序列征 (isolated Robin sequence, iRS)和综合征性 Robin 序列征(syndromic Robin sequence, sRS)两大类。Hanson 和 Smith 报道,单纯性 PRS 约占 40%,25% 伴发某些综合征,另外 35% 可合并多种畸形但无特定综合征。与 PRS 伴发的综合征可达 40 余种,其中最常见的是 Stickler 综合征,据文献报道可达 11%~18%,其次为腭心面综合征、马歇尔综合征、Treacher Collins 综合征、Catel-Manzke 综合征、Kabuki 综合征、Nager 综合征等。

PRS 的死亡率为 5%~30%,其中单纯性 PRS 的死亡率为 5.9%,而综合征性 PRS 的死亡率则可上升为 22.8%。

四、临床表现

(一)小下颌或颌后缩

小下颌或颌后缩是 Robin 序列征最常见的临床症状,表现为下颌骨短小且呈双侧对称性后缩。下颌骨的发育不良以颏部最为明显,常呈现特殊的侧貌(图 9-3)。小颌畸形使降下颌肌群支持减少,造成了舌坠入咽下间隙,即舌后坠。

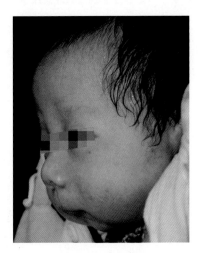

图 9-3　小下颌

曾有文献报道,大部分 PRS 患者的下颌骨会出现飞跃性生长,至 4~6 岁时侧貌接近正常,其他症状也会随之缓解;但 Hermann 和 Eriksen 等发现,从 2~22 个月大的患儿中并未发现下颌骨的飞跃性生长;也有学者认为,到 5 岁为止,即使下颌骨有加速生长,患儿的咬合关系和面形与正常人相比仍然有显著差异。

（二）舌后坠及呼吸、喂养困难

罹患 PRS 的新生儿一出生就面临两大问题:呼吸阻塞和喂养困难。这两者是相互关联的,且每个患儿的严重程度又不尽相同。以往学者认为呼吸阻塞主要是由于舌后坠所致,即舌坠入咽下间隙后,影响了会厌的运动,使呼气容易,吸气困难。而后有学者反驳上述意见,通过鼻咽纤维镜检查发现舌后坠并不是呼吸困难的主要原因。有人将 PRS 患儿的呼吸阻塞分为四类:Ⅰ类,舌背位置后移接触咽后壁;Ⅱ类,舌的位置后移压迫软腭,使之同咽后壁的间距缩小;Ⅲ类,咽侧壁向中线活动使得咽腔阻塞,此时舌同咽后壁间并无接触;Ⅳ类,咽腔括约肌的收缩。

对舌的形态和大小也有着不同的观点,有学者认为 PRS 患者的舌体形态和大小基本是正常的,但也有学者认为其舌体是偏大的。根据各种不同综合征的诊断标准,上述观点都是正确的。另外,舌固连也是 Robin 序列征的常见并发症。

Robin 序列征患者可能表现出吸气相明显的呼吸困难,伴有发绀、呼吸费力、胸骨凹陷(漏斗胸,图 9-4)与肋骨凹陷,特别是当患者仰卧时这种现象十分明显。患者睡眠时常呈俯卧位或侧卧

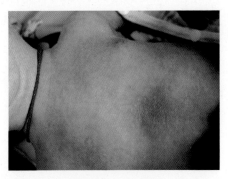

图 9-4　漏斗胸

位,以缓解舌后坠导致的上气道狭窄所带来的通气困难。大部分患者出生时即有呼吸困难,也有部分患者可能会推迟。Wilson 报道,70%的患者在出生 24～51 天后出现呼吸困难。

呼吸困难和舌后坠可能是导致喂养困难的主要原因。喂养困难包括喂养时间延长、摄入量少、喂养时呛咳和胃食管反流等,因此,患儿常常出现营养状况差、睡姿改变、反复肺部感染,若监护者喂养经验不足,可发生吸入性肺炎和窒息,死亡的病例也并非少见。

（三）腭裂

除了小下颌和舌后坠,腭裂出现在 PRS 中的比例最高可达 90%,但是否视其为诊断的首要条件仍有争议。

Robin 序列征患者的腭裂常呈 U 形或 V 形,大多数情况下其腭裂宽度大于单纯性腭裂患者。有的学者认为 U 形腭裂(图 9-5)是继发性的,小下颌导致舌向后移位而部分嵌顿于腭架之间,妨碍了软腭的融合和向后生长;而 V 形腭裂经常见于腭部融合的初始阶段,而不是继发于小下颌畸形。临床上发现 PRS 患者的软腭肌层发育差,比普通腭裂患者的腭咽腔明显加深。更为常见的是部分患儿可出现张口受限。

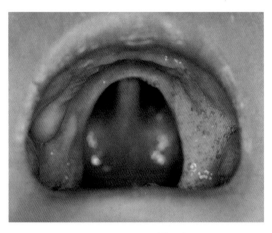

图 9-5　U 形腭裂

（四）其他

Robin 序列征患者常伴有许多其他畸形,包括眼部异常(青光眼、内斜视、小眼畸形和先天性无泪等)、耳部异常(低位耳、耳畸形等)、肢体畸形(并指畸形、马蹄外翻足、寰枕半脱位、胸廓畸形和舌骨畸形等)。约有 20%的患儿存在智力发育障碍,可能是继发于呼吸困难导致的长期脑缺氧。若患儿通气量严重不足,则有可能向肺源性心脏病发展。

五、评估与监测

对一个 PRS 患者的初步评估,最重要的是观察其舌后坠和气道堵塞的状况,如果同时出现上述症状,则可考虑为 PRS。对于其父母来说,要认识到仅有不到 40%的患儿为非综合征性 PRS。PRS 仅仅是描述其呼吸道和喂养的问题,可能还合并有其他尚未明确诊断的综合征,所以对于大部分患儿来说,最终的诊断要依靠后续的评估。

气道阻塞的诊断主要依靠体格检查、血气分析和监测仪。对于婴儿,诊断气道阻塞是非常重要的,有时也是相当困难的,因为婴儿很少打呼噜或发出喘鸣音,而且婴儿睡眠呼吸暂停的现象不能表现。监测患儿时应保持其在仰卧位,因为气道阻塞的临床症状在俯卧位时是不能观察到的。仰卧位时,有气道阻塞的患儿在胸骨上、胸骨下、肋间部位可呈现随胸廓活动而出现的凹陷。血气分析可用来检测由于气道阻塞而带来的组织缺氧和血碳酸过多,由于二氧化碳潴留,会出现 pH 下降和继发性血碳酸盐含量升高。但即使氧分压低于 45mmHg,婴儿的皮肤仍会呈现出粉红色,作为缺氧的一个指标其显然具有迷惑性。非侵入性的脉搏含氧监测仪、呼吸睡眠暂停监测仪在衡量气道阻塞的程度和次数上显然是非常有用的。

多导睡眠监测仪可被用来区分中心性和阻塞性的睡眠呼吸暂停,它由鼻腔感应器、口腔感应器、二氧化碳监测头、胸腹部运动监测头、隔神经肌电活动记录头、脉搏含氧监测仪、心电监测、流速计等组成。如果在呼吸暂停时没有检测到肌肉的活动,就可证实为中心性睡眠呼吸暂停;反之,在气流消失时有肌肉的活动,就可诊断为阻塞性睡眠呼吸暂停。

六、治疗

Robin 序列征的治疗主要包括全身与局部两部分, 包括呼吸困难与喂养困难的治疗以及腭裂的手术修复。

(一) 呼吸困难的治疗

呼吸困难应根据不同的畸形程度选择合适的治疗方法。大部分患者可采用保守疗法,仅仅是训练患儿俯卧位睡姿,或是采用人工气道、功能性矫治器等;而当呼吸道梗阻问题严重或保守治疗无效时,则必须采用外科治疗方法,包括气管切开术、舌粘连术、下颌牵引成骨前移等等。具体方法的选择取决于患者的畸形程度和术者的经验及偏好。

1992 年 Sher 强调了鼻咽纤维镜在 PRS 治疗中的重要性,可用来观察气管、增殖体、后鼻腔和口咽腔的情况。他指出,鼻咽纤维镜的结果可明确 PRS 的类别,并指导治疗方案的制定,尤其是在出生 1 个月内。I 类患者 90% 是单纯性 PRS,尽管他们的临床表现差异很大,但通过强制性的俯卧位或长期的鼻咽腔通气管置入,可减轻大部分患者的呼吸困难。大概有 87.5% 的非综合征性 PRS能通过保守治疗改善其呼吸道的问题。俯卧位使得舌位置向前,减少了其后坠阻塞下咽腔的机会,证明颈部的延伸对于改善气道有很大的作用。如果俯卧治疗是有效的,那就维持 1～6 个月,允许神经肌肉适应及下颌骨的生长。虽然这种治疗不可能使下颌骨充分生长至正常水平,但能使其部分伸长,从而缓解气道阻塞的严重程度。当单纯的俯卧治疗无效时,可考虑放置鼻咽通气管,建立人工气道。放置的深度以能听见气流的声音为准(约为 8cm),末端应作适当修整,可在鼻孔外留出约 2cm 长的距离,并用丝线固定。但放置鼻咽通气管也可出现并发症,如窒息、咬合错乱、软组织损伤等。Sher 提出,如果 PRS 患者留置鼻咽通气管的时间超过 30 天,则需要外科手术干预。如果保守治疗能改善患者的症状,就应尽可能避免手术;而如果外科手术对于改善营养状况和呼吸道梗阻是不可避免的, 就要尽早进行手术。6.3% 的单纯性 PRS 需行唇舌粘连术, 另外 6.3% 需行气管切开术。

III 类、IV 类和大部分 II 类患者都合并有遗传学综合征、神经性问题或其他畸形,仅有 29.4% 的患者可通过保守治疗得到改善,35.3% 的患者需行唇舌粘连术,35.3% 的患者则需行气管切开术。

唇舌粘连术最早是由 Douglas 在 1946 年提出的,通过将后坠的舌体前移而减轻呼吸道梗阻的状况。手术方法为:将舌的前端缝合至下唇,适当加压,并保持 12 天左右。粘连术的并发症主要是粘连处伤口裂开,所以缝合必须牢固,加压要适当。此外,感染和唇部瘢痕也是并发症之一。唇舌粘连术可有效减轻呼吸道梗阻的症状,但对于改善进食、增加营养并不是非常有效的,尤其是对于那些合并有综合征的 PRS 患儿来说,倾向于额外的外科治疗手段。

气管切开术可增加通气量,改善呼吸道症状,但随之而来的也是沉重的负担,通常要等到患儿3 岁以后才能拔除气管套管。大于 60% 的带管患者可出现肉芽肿、气管狭窄、气管软化等并发症。

随着下颌牵引成骨技术的发展,能有效延长下颌的长度,这种技术使得 PRS 的治疗翻开了崭新的一页。手术一般在全身麻醉下进行,黏膜的切口类似于行下颌矢状劈开的位置。剥开软组织、暴露骨面后,牵引钉可被放置在骨面相应的位置,用电锯或骨凿切开颊侧皮质骨,并将舌侧黏膜从骨面上掀起,避免损伤舌神经,用窄的骨凿凿开舌侧皮质骨。要避免手术器械直接接触松质骨,以最大程度地减少对牙齿和下牙槽神经的损伤。在截骨完成后,可在断端放置牵引器,并开始牵引,直至牵引到呼吸道阻塞状况得到改善、下颌骨延长到预期的长度。对成年患者,牵引速度为每天1mm;但对婴幼儿患者,牵引速度可为每天 2～3mm,因为在这个年龄段,骨的愈合是非常迅速的。牵引成骨术可避免 90%～95% 的 PRS 患者施行气管切开术,但术后的护理是非常重要的。术后并发症主要有骨折、神经损伤、颞下颌关节功能紊乱、髁突移位、髁突吸收等。

1983 年,Epois 报道由于颏舌肌在下颌骨位置的异常导致了 PRS 患者小下颌畸形、舌后坠的发生,建议在颏下(正中联合下方)作长约 2cm 的切口,切开并分离至骨膜,松解颏舌肌以及下颌舌骨肌、颏舌骨肌在下颌骨的附着,并尽可能分离至下颌角位置,使得舌尖的位置可自由前进到正常位置。从 1991～2005 年 Epois 共为 14 位患儿施行了上述手术,其中 8 个男孩、6 个女孩,除 1 例外均伴有腭裂,平均手术年龄为 15 周。其中 11 例合并其他综合征(6 例术后仍需行气管切开术),另 1 例非综合征患儿术后也需要行气管切开术,其余患儿的呼吸道状况都得到了改善,从而避免了气管切开术的施行。

综上所述,对于 I 类 PRS 患者来说,首选的治疗方法是唇舌粘连术,而当唇舌粘连术无效时,可采用下颌骨牵引成骨来迅速牵出下颌,以改善呼吸情况。

（二）喂养困难的治疗

随着呼吸困难症状好转,大部分患儿的喂养问题也会随之减轻。在进行气道处理之前,部分患儿需要通过胃管进行喂养(图 9-6);待患儿呼吸困难解决后,可尝试从口腔进行喂养,建立正常的口腔喂养途径后拔除鼻饲管。鼻饲管的拔除时间在各医院差别较大,从 7 天～18 个月不等。部分存在严重喂养困难的患儿,可能需要行胃造口术并长期留置导管。

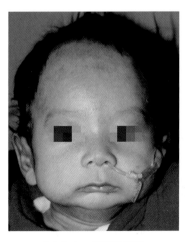

图 9-6　留置胃管

经口喂养时可以采用前倾位或侧卧位,并采用少量多次的方法,以避免过长的进食时间使患儿疲劳,同时减少患儿喂养时的能量消耗。用奶瓶喂养时应选择长而开口较大的奶嘴,并使奶嘴位于舌体中份,利于患儿获得食物。可对舌体进行按摩而使舌体放松并前伸,以利于喂养。此类患儿饮食中所含的热量可适当高于正常儿童,以改善营养状况。也有学者提出采用喂养辅助器的方法来纠正患儿的喂养困难。

(三)腭裂的手术修复

腭裂的修复作为 Robin 序列征治疗中的重要步骤,也受到了学者们的关注。腭裂修复的焦点集中在两方面,一是术中术后并发症的预防,二是患者的语音预后。

对于合并 PRS 的腭裂修复时机,大多数学者建议其腭裂修复时间应大于一般腭裂患儿,至少应推迟到呼吸道的症状改善之后再施行。

1 麻醉的选择 腭裂修复手术均采用全身麻醉,以气管内插管为宜,以保证血液和口内的分泌物不流入气管,保持呼吸道通畅和氧气吸入。PRS 患儿由于小下颌,常出现插管困难,如处理不当,会导致气道损伤、肺部误吸和低氧血症,甚至死亡。所以麻醉前的评估尤为重要,应询问有无睡眠打鼾、能否平卧、有无睡眠时憋醒和发绀,并检查颜面发育有无不对称,有无小颌畸形、张口受限、小口畸形等异常。对预测有气管内插管困难的患者,应向患者及其家属交代风险,争取患者及其家属的配合。目前,对于术前麻醉评估可能出现插管困难者,首选纤支镜引导下插管,可在明视情况下准确、快速地把导管插入气管,避免反复插管而损伤黏膜引起出血、充血水肿、喉痉挛等并发症,大大减少了对组织的损伤,也可保证插管部位的准确。

2 并发症及其预防 呼吸困难是 Robin 序列征患者腭裂修复中的一个难题,也是术中术后最常见的并发症。Antony 和 Sloan 发现,5.7%的患者在腭裂修复术的围手术期出现了气道阻塞,其中 1/2 为 PRS 患者,气道阻塞主要出现在麻醉诱导期和术后 48 小时内。在周炼和马莲等的研究中,6 例 PRS 患者中 5 例出现了插管困难,其中 1 例在术后麻醉恢复期出现了呼吸困难伴严重的低氧血症,最低血氧饱和度为 48%。Dell Oste 也报道了 1 例 PRS 患者,在行腭裂修复术后出现了严重的舌、腭及咽喉部水肿。发生呼吸困难的原因主要有:①由于患者合并有小颌畸形,暴露声门十分困难,部分患儿声门甚至无法完全暴露,大大增加了插管的难度。插管时间的延长直接导致了血氧饱和度的降低,同时由于反复的插管操作,引起声门及其周围组织水肿,也增加了术后气道阻塞的危险性。②手术时间过长,压舌板压舌时间长,增加了舌、腭及咽部组织水肿的概率,从而引发术后气道阻塞。③某些术式操作复杂或剥离范围较为广泛,更易引起术区的水肿,也增加了气道阻塞的危险。Antony 和 Sloan 在研究中发现 Furlow 成形术较其他术式更明显地增加了气道阻塞的概率。

对于气道阻塞的预防,有学者提出应该延期手术,待患儿 3~4 岁气道情况好转后再行腭裂修复术。周炼和马莲等认为,经过全面的术前风险评估及严格的风险控制,由经验丰富的医师进行麻醉及手术,多数 Robin 序列征患者腭裂修复术无须延期实施。也有学者报道,在患儿 3 个月大时可同期行腭裂修复术和口底骨膜下松解术,但此方法尚未推广,疗效有待明确。对于手术时间长或气道条件差的患儿,术后可在 ICU 观察 24 小时,适当延长拔管时间 12~24 小时,并在舌体上留置一根缝线,以备紧急情况下牵出舌体。对于已经发生气道阻塞的患儿,则应当果断重新插管,或行紧急气管切开术,防止窒息发生。

3 语音预后 大部分外科医师认为用常规腭裂修复术修复 PRS 后的效果往往差于一般腭裂患儿,尤其是那些 U 字形腭裂的 PRS 患儿。

根据 Lehman 等的研究,65.4%的患儿在腭裂修复术后均可取得满意的语音效果,剩余患者存在不同程度的腭咽闭合不全,其中 75%的患者在咽成形术术后取得满意的效果。de Buys Roessingh 报道了 38 例 Robin 序列征患者,其中 12 例(32%)需要行咽成形术,并且单纯性 Robin 序列征与综合征性 Robin 序列征的语音预后无明显区别,且语音预后与出生时的呼吸和喂养困难的严重程度无明显相关性。Abramson 报道了 24 例 Robin 序列征患者,分别采用 V-Y 修复术和 Von Langenbeck 修复术进行腭裂修复。采用 V-Y 修复术的 16 例患者中,有 1 例出现了腭咽闭合不全;而采用 Von

Langenbeck 修复术的 8 例患者中，则有 7 例出现了腭咽闭合不全。共有 7 例患者行咽后壁组织瓣转移术，其中 6 例出现了阻塞性睡眠呼吸暂停，需要将咽后壁瓣取下。因此笔者认为，应该采用其他方法替代咽后壁组织瓣转移术，如对标准咽后壁瓣转移术进行改良，或采用软腭延长术及制作发音辅助器等。

在 Robin 序列征的治疗方面，随着新材料的使用、手术操作水平的提高、术式的不断改良、麻醉技术的进步，各种治疗措施在改善疗效的同时也逐渐减小了创伤。而且随着 Robin 序列征患者生存率的提高，人们对于语音、面形方面的关注程度逐渐加大。现在对于 Robin 序列征的治疗正逐渐向着个性化和序列治疗的方向发展。

（乌丹旦　吴忆来　万腾　王国民）

参考文献

［1］Shprintzen R J. Velo-cardio-facial syndrome：a distinctive behavioral phenotype［J］. Ment Retard Dev Disabil Res Rev,2000,6(2)：142-147.

［2］Scambler P J. The 22q11 deletion syndromes［J］. Hum Mol Genet,2000,9(16)：2421-2426.

［3］Gothelf D,Frisch A,Michaelovsky E,et al. Velo-cardio-facial syndrome［J］. J Ment Health Res Intellect Disabil,2009,2(2)：149-167.

［4］王国民,吴忆来,陈阳,等.腭心面综合征的诊断与治疗的临床研究［J］.口腔颌面外科杂志,2007,17(4):324-327.

［5］Ou Z,Berg J S,Yonath H,et al. Microduplication of 22q11.2 are frequently inherited and are associated with variable phenotypes［J］. Genet Med,2008,10(4)：267-277.

［6］Robin N H,Shprintzen R J. Defining the clinical spectrum of deletion 22q11.2［J］. J Pediatr,2005,147(1)：90-96.

［7］Wentzel C,Fernstrom M,Ohrner Y,et al. Clinical variability of the 22q112 duplication syndrome［J］. Eur J Med Genet,2008,51(6)：501-510.

［8］Shprintzen R J. Velo-cardio-facial syndrome：30 years of study［J］. Dev Disabil Res Rev,2008,14(1)：3-10.

［9］Bassett A S,Chow E W,Husted J,et al. Clinical features of 78 adults with 22q11 deletion syndrome［J］. Am J Med Genet A,2005,138(4)：307-313.

［10］Wang G,Wang K,Chen Y,et al. Sequential treatment of speech disorders in velocardiofacial syndrome patients：an 8-year retrospective evaluation［J］. J Craniofac Surg,2009,20(2)：1934-1938.

［11］Wang K,Wang G,Yang Y,et al. Utilization of three-dimensional computed tomography for craniofacial phenotypic analysis in children with velocardiofacial syndrome［J］. J Craniofac Surg,2009,20(6)：2013-2019.

［12］王国民,袁文化.咽后壁组织瓣转移术［J］.口腔颌面外科杂志,1997,7(4):282-285.

［13］Anderson K D, Cole A, Chuo C B, et al. Home management of upper airway obstruction in Pierre Robin sequence using a nasopharyngeal airway［J］. Cleft Palate Craniofac J, 2007, 44(3)：269-273.

［14］Daskalogiannakis J,Ross R B,Tompson B D. The mandibular catch-up growth controversy in Pierre Robin sequence［J］. Am J Orthod Dentofacial Orthop, 2001, 120(3)：

280-285.

[15] Demke J, Bassim M, Patel M R, et al. Parental perceptions and morbidity: tracheostomy and Pierre Robin sequence[J]. Int J Pediatr Otorhinolaryngol, 2008, 72(10): 1509-1516.

[16] De Buys Roessingh A S,Herzog G,Cherpillod J,et al. Speech prognosis and need of pharyngeal flap for nonsyndromic vs syndromic Pierre Robin sequence[J]. J Pediatr Surg, 2008,43(4): 668-674.

[17] Dell'Oste C,Savron F,Pelizzo G, et al. Acute airway obstruction in an infant with Pierre Robin syndrome after palatoplasty[J]. Acta Anaesthesiol Scand, 2004, 48(6): 787-789.

[18] De Sousa T V,Marques I L,Carneiro A F,et al. Nasopharyngoscopy in Robin sequence: clinical and predictive value[J]. Cleft Palate Craniofac J,2003,40(6): 618-623.

[19] Evans A K,Rahbar R,Roqers G F,et al. Robin sequence: a retrospective review of 115 patients[J]. Int J Pediatr Otorhinolaryngol,2006,70(6): 973-980.

[20] Hermann N V,Kreiborg S,Darvann T A,et al. Early craniofacial morphology and growth in children with nonsyndromic Robin sequence[J]. Cleft Palate Craniofac J,2003,40 (2): 131-143.

[21] Kirschner R E,Low D W,Randall P,et al. Surgical airway management in Pierre Robin sequence: is there a role for tongue-lip adhesion? [J]. Cleft Palate Craniofac J, 2003,40(1): 13-18.

[22] Lehman J A,Fishman J R,Neiman G S. Treatment of cleft palate associated with Robin sequence: appraisal of risk factors[J]. Cleft Palate Craniofac J,1995,32(1): 25-29.

[23] Schaefer R B,Gosain A K. Airway management in patients with isolated Pierre Robin sequence during the first year of life[J]. J Craniofac Surg,2003,14(4): 462-467.

[24] Wagener S,Rayatt S S,Tatman A J,et al. Management of infants with Pierre Robin sequence[J]. Cleft Palate Craniofac J,2003,40(2): 180-185.

[25] Gorlin R J.头颈部综合征[M].第4版.马莲,译.北京:人民卫生出版社,2006.

第十章
面横裂与罕见面裂修复术

　　面横裂以及罕见面裂与唇腭裂一样,是口腔颌面部的先天性畸形,但其发生率远低于唇腭裂。根据上海交通大学医学院唇腭裂治疗研究中心的手术病例统计数据显示,近5年的住院病例中,面横裂患者仅占1%左右。由此可见,面横裂和罕见面裂在临床上都是十分罕见的病例,即便在一般大学的综合性教学医院或著名的医疗中心也是非常少见的。然而近年来,无论在临床上还是在和国内外同行间的学术交流中,大家常常就有关面横裂和一些罕见面裂的治疗感到困惑,同时也有一种共同的感受:现在有关面横裂、罕见面裂方面的文章和参考书实在太少见了。事实也是如此,目前国内很少有比较全面地介绍这方面的参考书和详细的文章。虽然面横裂的发生率远比唇腭裂低,罕见面裂在临床上也很少见,但这些罕见患者还是存在的,尤其是在那些以唇腭裂治疗为主的临床科室,每年都有非常少量的面横裂、罕见面裂患儿前来就诊。为了使这些特殊患者能得到良好的医疗服务,我们这一代从事唇腭裂治疗的医师应当义不容辞地承担起这方面的责任和义务。正是在这种感受和冲动下,我们完成了这一章节。

第一节　面横裂概述

　　复习和回顾近年来在国内外文献中有关面横裂的英语专业名词,国内的教科书中最常用的是"horizontal facial cleft",而国外的文章以"transverse facial cleft"为多见。两者的区别主要在哪里呢?英汉医学词典的解释是:口腔科学者习惯于用前者,而胚胎学者习惯于用后者。面横裂与唇腭裂一样,是面裂大家族中的一员,但其发生率远较唇腭裂低得多。世界卫生组织给罕见病下的定义是:患病人数占总人口的0.065%~0.1%之间的疾病。目前在世界卫生组织已公布的5000~6000种罕见病中,有无提及面横裂我们还不十分清楚,但按其定义,面横裂、面斜裂理应属于罕见性先天性疾病。

　　和唇腭裂一样,面横裂也有单侧和双侧之分。面横裂患者在患侧常常可伴有一个或多个畸形的增生物,临床上称为附耳(图10-1)。其形态和大小各不相同,有的可伴有瘘口或瘘管。附耳可以是一个,也可以有多个,它常常伴有软骨。患儿的患侧下颌骨和患侧颌面部一般都小于健侧,因此,面横裂患者的面部常常是不对称的。随着患儿年龄的增大,畸形程度常常会越来越明显。根据畸形的部位,临床上又可将面横裂分为第一、二鳃弓综合征。对面横裂的临床诊断一般并不十分困难,目前的治疗方法主要是外科手术。外科手术的修复术方法不少,但国内外报道最多的方法有Z或W术式,或局部直线修复术。Rogers和Mulliken在2001年报道了1980~2001年在美国哈佛医学院儿童医院住院手术的13例面横裂患者,并对他们进行了随访,他们的平均年龄为11个月。笔者统计了 2007 年 4 月 1 日～2010 年 4 月 30 日在上海交通大学医学院唇腭裂治疗研究中心住院手术的病例共 3462 例,其中面横裂患者有 29 例(女性 18 例,男性 11 例),年龄最小 3 个月,最大 72 个月(平均 13.1 个月);上海籍 6 例,23 例来自全国各地。在 29 例面横裂中,双侧 4 例,右侧 16 例,左侧 9 例。本组病例接受手术时的平均年龄略大于美国学者 2001 年报道的平均 11 个月。根据我们在临床治疗中的经验和教训,吸收和分析国内外学者已报道的内容,我们提出了在临床上进行面横裂修复术的方法。

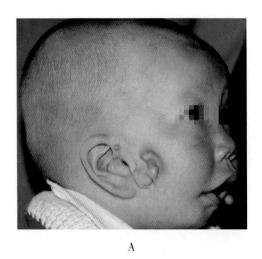
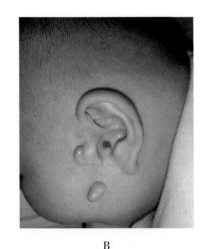

A   B

图 10-1   附耳

面横裂是由于在胚胎发育时上颌突与下颌突未能正常完全融合而产生的一种先天性颌面部畸形,也是一种在临床上比较少见的先天性畸形。面横裂可以是单侧,其主要表现为两侧口角不对称,患侧可以伴有附耳;而双侧面横裂主要表现为巨口症(图 10-2)。应该指出的是,面横裂患者除口角、颊部畸形外,可伴有患侧面部、下颌骨和颈部的肌肉等发育异常。最常见的是患侧面颊部或颈部发育畸形,导致两侧面颈部不同程度的不对称。有些患者在患侧耳前、腮腺区等部位出现瘘口或瘘管,但最常见的是附耳。对面横裂患者的外科治疗应尽早进行,这样既可改善患儿的进食功能,又能最大限度地减少或避免患儿流涎,还有助于预防牙颌畸形的发生。

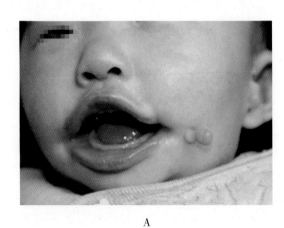
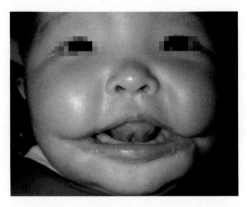

A   B

图 10-2   巨口症

第二节　面横裂修复术

面横裂修复术的术式远远没有唇腭裂修复术那么多或复杂,目前国内外学者报道的主流术式还是比较集中的,而且国内外学者对面横裂的治疗观点也非常相似。建议尽早完成面横裂修复术,通过手术既可以尽早改善患儿面部的局部畸形,也可以减少或避免患儿流溢(流口水)的临床症状,更重要的是可以尽早消除或减轻面部畸形给患儿和家人带来的身心影响。

一、适应证

单侧面横裂的手术适应证和单侧唇裂修复术相似,全身无器质性疾患、营养和生长发育基本正常者,局部无湿疹或皮肤糜烂等症状,一般在 3 个月以上可以进行面横裂修复术。双侧面横裂的修复手术远较单侧复杂,所需手术时间、术中出血等都不同于单侧面横裂修复术,因此不建议尽早手术,一般可在 6 个月或更大一些时根据患儿的实际情况和术者的临床经验选择合适的手术时间,我们不赞成盲目追求过小年龄完成该手术。本组病例中接受手术时最小年龄为 3 个月,平均手术年龄是 13 个月。但从近来国内外学者对面横裂修复术的报道中发现,患者接受手术时的年龄在 10 个月以上者比较多见,2001 年美国学者报道的年龄也是 11 个月。另一方面,这可能与面横裂在临床上比较少见,以及患者家属对该畸形的认识不足也有一定的关系。对每一位相关的专业人员来说,不应忽视这些信息,其至少说明目前在面横裂的手术年龄上还有值得进一步讨论的空间,而不应该单纯或片面追求尽早完成面横裂修复术。本组的临床资料显示,有些面横裂患儿可伴有不同程度的气道异常或畸形,术前应进行全面的检查和仔细的了解,以免在麻醉或手术时发生意外。我们的临床实践体会是:面横裂修复术虽然在任何年龄段都可进行,但在手术操作上,年龄大一些的患儿比小年龄要容易一些,术后长期效果也比较理想。特别需要指出的是,如果术者的操作还不够熟练,更不应一味追求小年龄手术;若术者所在医院的麻醉技术力量有限,也不宜提倡过小年龄手术。为了方便手术操作,建议麻醉时选择鼻插管;如果插管麻醉时不顺利或手术时间过长,手术当天不宜返回原病房,建议入 ICU 或特殊病房,必要时可带鼻插管 1～3 日。一旦发生呼吸困难,在及时查明原因后应尽快和相关科室的专业医师共同处理,必要时尽早施行气管切开术,不应盲目等待。除了有特别或其他特殊的医嘱之外,一般面横裂患儿术后的处理类似于唇裂修复术。

二、手术方法

(一)口腔颌面部软组织的解剖、生理特点

人类口腔颌面部的皮肤薄而柔软,尤其在婴儿期更为明显,其皮下组织疏松,血管、神经分布丰富,从而使人类的面部表情显得十分丰富,这与局部皮肤易于伸展活动的特性是分不开的。因此,术者有必要掌握或熟悉该部位的解剖标志和生理特点,以提高在该部位的整形手术和外伤缝合术的操作技术。颊部、鼻翼、人中等处的皮肤与皮下组织紧密贴合,常常不太容易分离,在清创、缝合时应特别注意,以免术后影响局部外形或效果。在口腔颌面部,特别是青壮年,这些部位的皮脂腺、毛囊和汗腺等都十分丰富,因此比较容易发生炎症或皮脂腺囊肿。这一区域的血管十分密集,血供也相当丰富,是非常有利于组织再生的;同时这些区域的抗感染力强,也有利于伤口的愈合。由于口腔颌面部解剖和生理上的特点,一旦这些部位发生外伤,也较其他部位容易出血,手术

也是如此。口腔颌面部的浅层血管吻合支非常密集,而该区域往往多围绕于自然开口部的周围,如口腔、鼻腔等部位。口腔颌面部的静脉与颅内静脉窦关系非常密切,因此在炎症时应该特别小心,要积极预防口腔颌面部炎症向颅内蔓延的可能性,从而避免或减少颅内感染的发生。

口腔颌面部皮肤和皮下组织的弹性纤维和肌纤维自然相连的解剖特点,使局部皮肤在外伤或手术切开后容易裂开,因此,临床专科医师在缝合这一部位时,应特别注意防止创缘皮肤内卷的倾向,以免术后影响伤口愈合或导致伤口裂开。特别应该指出的是,临床专科医师在口腔颌面部进行外科手术时,在设计皮肤切口的方向时原则上应尽可能考虑与皮纹或自然沟一致或接近,这样既有利于切口的早期愈合,又有利于术后瘢痕不过分显露。口腔颌面部表情肌丰富,在该区域手术时,应该特别注意对表情肌的正确对位缝合,避免由于缝合不佳或错位使患者术后的面部表情功能受到不同程度的影响。另外,手术医师除了应注意皮肤皱纹及自然沟的走向外,也不应忽视对局部皮下的面神经、血管、腮腺导管以及重要组织结构的保护。

（二）常用的手术方法

面横裂的外科修复既要顾及患者术后的功能恢复,又应严格遵守整形外科颌面部修复手术的原则。术者在设计切口时,应该充分考虑术后瘢痕是否符合局部隐蔽的治疗原则,同时注重对患侧口轮匝肌的正确复位和重建,使术后局部瘢痕畸形降到最低,尽量隐蔽或使其处于比较自然的状态。国外比较流行 Z 成形术(图 10-3)或 W 成形术术式,但本组资料的病例都没有选择和使用该术式。从理论上讲,国外的这种流行术式有利于减少或降低术后局部瘢痕的牵缩,可有效防止因局部瘢痕过度牵缩而影响患者面部的美观。事实上,正是这些试图减轻瘢痕牵缩的附加切口,在临床上并没有或难以真正达到目的,反而使患者的局部瘢痕比直线缝合时更加明显(图 10-4);更糟糕的是,这一术式为以后的再次手术增加了不小的难度。本组病例的随访结果显示,术者在术中正确处理患侧口轮匝肌的复位以及轻巧和微创的手术过程,使面横裂局部直线缝合的术后结果远较 Z 成形术和 W 成形术术式的瘢痕显得隐蔽和轻微。

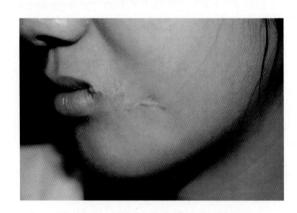

图 10-3　Z 成形术术式的 Z 形切口

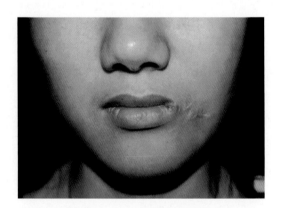

图 10-4　患侧口角瘢痕

面横裂修复术的主要原则是:双侧口角大小和形态力求相似,患侧口角瘢痕隐蔽,口轮匝肌对位正确,口角在静态和动态时呈自然状态。

国外学者常用的面横裂修复术的术式有面横裂成形术、Z 成形术或 W 成形术。本文仅介绍目前国内最常用的面横裂修复术。

■ 定点　首先确定口角的位置。单侧面横裂口角的位置一般不难确定,临床上常常以健侧口角作为标准,但笔者建议患侧可以比健侧小 2～3mm。如果患侧的口角完全等同于健侧的长度,术后患侧的口角在视觉上仍有偏大的感觉。

确定双侧面横裂的口角位置时,可以在口角外侧画一连线为 a,再由患侧瞳孔向下画一垂直线 b,a、b 两线的交叉点即术后双侧口角的位置。在预成的口角处的上唇缘处定 c,下唇缘处定 d,以后将 c、d 两点以外的裂隙相缝合,即可关闭裂开的面横裂(图 10-5、图 10-6)。

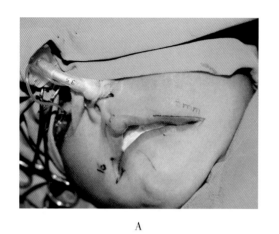 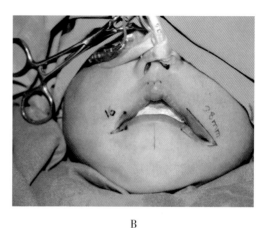

A　　　　　　　　　　　　　　　　　B

图 10-5　切口设计

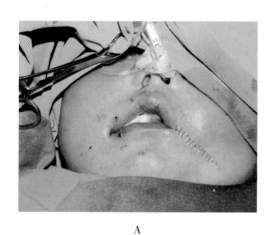 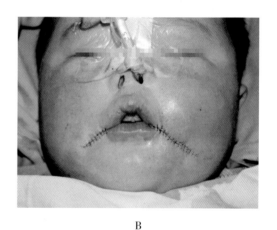

A　　　　　　　　　　　　　　　　　B

图 10-6　缝合伤口

2 切开与缝合　从口角的外侧缘,紧沿裂隙的上下缘皮肤与唇红黏膜交界处各作一切口,切开皮肤、肌层,但不宜切透黏膜。同时应注意刀与黏膜的方向,建议尽量多留肌层,以便缝合后的黏膜形成口腔黏膜在无张力下进行。对有些面横裂畸形并不严重的患者,不应随意延长切口,紧沿裂隙边缘切开皮肤、肌层、黏膜,按黏膜层、肌肉层、皮肤分层缝合。对面横裂畸形严重的患者,也可在裂隙皮肤延长处作一个或多个 Z 形交叉缝合,这样可以避免或减少伤口愈合后瘢痕直线收缩(这一方法在本组病例中没有应用)。为了在术后使患者患侧口角圆钝,可在切开翻转的上(或下)唇红部按唇红部留约 1cm 长切断,同时在唇黏膜内侧作一附加切口,使之成为一蒂在近中线侧的唇黏膜瓣。在缝合口角时,将上(或下)唇红黏膜切除约 0.5cm 后形成创面,翻转 180°缝合,即形成口角形态。

3 术后护理　面横裂修复术的术后处理与唇裂修复术几乎相同,但对于麻醉插管不顺利者,或手术时间过长者,应特别注意严密观察患者术后的全身与局部变化,尤其不能忽略对患者的气道护理,必要时可带气管插管入 ICU 病房观察。建议手术者和麻醉医师共同积极、认真商讨后,制定有效的个体化的术后医嘱。在有条件的医院,术后患者应进复苏室,待其完全清醒后拔管,观察

2～6小时后,无特殊异常即可返回病房。

（1）全身的观察：体温、血压、心率、呼吸、氧饱和度以及尿量等都应该被列入严密观察的内容。如患儿有营养或生长发育不良,或手术时间过长,或伴有其他畸形者,建议术后当天用氧饱和度和心电监测仪进行监测。全身可用些止痛药、止血药、激素等。待患儿完全清醒后4～6小时可进少量流食。建议术后第一次进食由护士完成,同时耐心地把给患儿的进食方法示范给家属,并告诉患儿家属正确喂养的重要性。术后喂养是面横裂修复术整个治疗过程中不应忽视的重要环节之一,应引起大家的足够重视和认真对待。根据患儿的实际需要可用抗生素3～5日。一般术后不建议给患儿使用镇痛泵。

（2）局部的观察：术后当天应严密观察术区伤口有无出（渗）血。由于面横裂术区解剖部位的特殊性,敷料一般不容易被固定,故术日可暴露伤口,次日用生理盐水清洁伤口后,局部涂安尔碘或其他刺激性比较小的皮肤消毒外用药。应该指出的是,保持局部伤口的清洁非常重要,尤其是患儿每次进食后,应及时进行伤口清洗。一般术后7天可以拆线,如局部张力过大或有其他异常者可以酌情适当延期拆线。同时要告诉患儿家属如何进行局部拆线后的合理护理,并建议患者或家属在伤口处给予局部按摩。嘱患者术后1个月及时复诊,复诊是整个医疗过程中的一部分,以往多被认为是可有可无的程序,护士应和患者或家属耐心地解释,以便得到他们的积极配合和认真对待。对有些路途较远的患者,可主动进行随访。

4 术后并发症的防治 面横裂修复术后的并发症在临床上非常少见,本组病例无任何并发症发生,但这并不意味着面横裂修复术后不会发生并发症。并发症可分全身和局部两方面。

（1）全身并发症：虽然面横裂患儿的营养或生长发育程度比一般同年龄者会差一些,但面横裂修复术后发生全身并发症者非常罕见。由于面横裂患儿常伴有不同程度的一侧小下颌畸形,常常会增加麻醉医师插管的难度,也可以不同程度地影响插管的操作。随着麻醉药物的不断推陈出新和器械的创新,现在可以使用内镜下插管,大大方便了插管过程,也缩短了插管时间,故而在麻醉过程中出现并发症已经非常罕见了。如果一旦发生气管插管不顺利,为了避免术后并发症的发生,可以置气管插管入ICU病房,观察1～3日后酌情拔除气管插管后再回病房。面横裂修复术后患者一旦出现异常烦躁,应该尽快排除缺氧的可能性,必要时尽早行气管切开,不应盲目等待。本组中有1例患者术后置鼻插管入ICU观察1天,没有异常并发症的发生。

（2）局部并发症：面横裂修复术后最常见的并发症是术区出血或渗血,这往往和术者的操作有一定的关系,也和患儿哭闹等有一定的关系。对少量渗血,可以局部压迫片刻止血;对有比较明显的活动性出血,应尽快探查,积极寻找出血的原因,不宜盲目地等待和观察。局部活动性出血有可能是术中止血不全或缝合过松等造成,一般在出血处缝合后局部加压即可。如手术区域有肿胀,往往是小血管结扎线松脱等原因所致,应尽快入手术室探查,及时给予处理,并予以严密观察。本组中没有术后出血、裂开的病例。面横裂修复术术后局部伤口裂开,早期多由于术者操作不慎或患儿误伤,或患儿全身营养不佳等原因所致。术中正确对位,术者操作精细、轻巧,一般可以避免或减少这些并发症的发生。拆线时局部伤口裂开往往是缝合或局部张力过大所致,一旦在拆线时皮肤伤口有裂开,检查局部组织和创面无异常时即可重新缝合,局部可用蝶形胶布减张。应该指出的是,再次缝合时局部创缘（面）应正确处理、对位良好,并在无张力下完成。面横裂患者术后瘢痕一般不十分明显。

第三节　罕见面裂

罕见面裂属于颅颌面畸形。笔者常常和相关科室的专家讨论有关罕见面裂的内容,被告知目前我国这些病例在临床上较罕见,如在上海交通大学医学院唇腭裂治疗研究中心,从 2007 年 4 月 1 日～2010 年 4 月 30 日的 3462 例住院手术患者中,上唇正中裂仅 3 例,双侧面斜裂仅 1 例。由此可见,我国面裂的发生率远较欧美国家和地区低。近几届国内全国性的唇腭裂学术大会和相关的学术大会上也很少有学者报道有关罕见面裂和上唇正中裂的文章。所以,这是一种少于 0.1% 的口腔颌面部先天性畸形,目前我国的发病率少于 1993 年国外学者 Apesos 的报道。

一、上唇正中裂

上唇正中裂(median cleft of upper lip)又称 Tessier 0 号裂,它是一种目前在我国非常罕见的面裂,常可伴有上牙槽、鼻部、眶部及颅脑等畸形(图 10-7)。上唇正中裂虽然十分罕见,但就其临床分类至今还难以明确或一致。Millard 等学者认为上唇正中有裂开者就可诊断为上唇正中裂,但还有众多学者认为上唇正中裂应根据患者的局部临床表现。临床上对上唇正中裂有真性和假性之分,它们的鉴别主要以眶距的增宽或狭窄为依据。真性上唇正中裂除上唇正中裂开外,还伴有眶距增宽、鼻根部宽而扁平、牙槽及腭部不同程度的裂开,但出现颅脑畸形者并不多见,也称之面正中裂综合征。假性上唇正中裂的眶距一般不宽,亦伴有鼻面部畸形、牙槽及腭部裂开,有时可出现颅脑畸形,属于 DeMyer 序列征。本组病例按上述原则均诊断为真性上唇正中裂。在对上唇正中裂患儿手术前要特别注意,不应盲目急于手术,以防术中、术后难以预测的并发症发生。

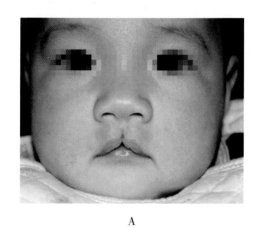
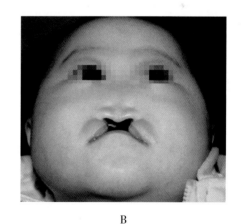

A　　　　　　　　　　　　B

图 10-7　上唇正中裂
A. 正位　B. 仰头位

(一)手术适应证

上唇正中裂患儿的手术适应证基本和唇裂修复术相似,但由于上唇正中裂在临床上比较罕见,虽然手术的复杂性和难度远不如唇裂修复术,但术者在操作时所需的时间一般会比唇裂修复术长一些,故不应特别强调 3 个月内完成该手术。术者应根据所在医院的设施和自身的操作技能综合考虑,同时不应忽略患儿的全身发育等因素。因为上唇正中裂修复术是选择性手术,患者的安全和术后效果永远是第一位的。临床上在诊断上唇正中裂时，不应忽略对患儿颅面部的问诊和检查。

（二）麻醉方法

全身麻醉，气管内插管后（建议口腔插管）放置体位，基本与唇裂修复术相同。

（三）手术方法

常规消毒后，用 3-0 或 5-0 丝线固定经麻醉医师确认深度的气管插管。用 11 号或 15 号刀片沿上唇裂隙边缘切开皮肤至鼻小柱底部，充分解剖和分离裂隙两侧的口轮匝肌，使其有足够松弛度，并能自然地使双侧的口轮匝肌复位在正常的位置。沿鼻小柱正中凹陷边缘切开直至鼻尖部，完整切除鼻部的瘘管，分离鼻小柱两侧的皮下组织，并在鼻小柱基底部与皮肤结合处作 Z 形交叉，即可延伸短小的鼻小柱。彻底止血后，分层缝合上唇、鼻小柱、鼻尖部的创面。术者在定点时应确认无误，操作时应轻巧、精细，对位必须准确，符合正常鼻、唇部的外形。

（四）术后处理和护理

上唇正中裂修复术的术后处理和护理基本同唇裂修复术，除发生异常者外，主要是保持局部伤口清洁、干燥。每天可用生理盐水擦洗局部伤口，并涂以安尔碘。应积极防止感冒后出现流涕。一般术后 7 天可拆线，局部畸形严重者或张力过大者可延长 2～3 天后拆线。

二、罕见面裂

罕见面裂（rare facial cleft）除了在临床上非常罕见外，其临床表现一般也比较复杂，并可伴有面部不同程度的硬软组织缺损，严重时常常累及一侧或双侧的下眼睑（图 10-8）。目前对罕见面裂

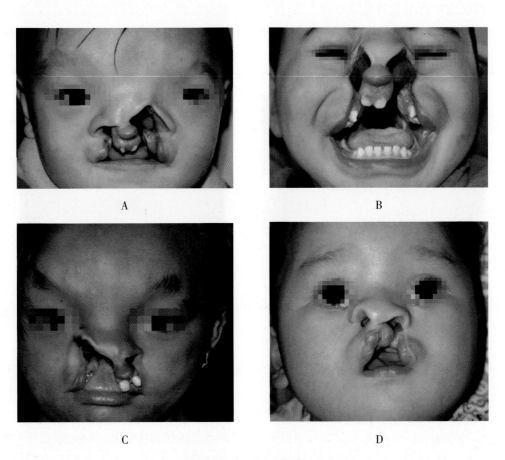

图 10-8 罕见面裂

尚没有成熟的修复术式的文献报道,因此,如何更好地使罕见面裂患者得到满意或有效的治疗是值得重视和关注的问题。由于临床上罕见面裂患者不多见,故不宜急于尽快完成手术,而应该认真、多次与相关科室的专业人员进行面对面的病例讨论,以期制定合适的或具有针对性的可行性个体化治疗方案。罕见面裂的手术往往需要多次进行,并需要其他相关科室的专家同台手术,不提倡各做各的盲目手术。一些成功的和不理想的术后病例进一步证实,第一次手术对以后的治疗非常关键。因此,术前需要做好充足的准备,制定具有针对性和可行性的完整的治疗方案,包括从麻醉到手术后的专科护理,以及术后随访和家属的配合等内容都不应被忽视。这些内容和罕见面裂患儿的治疗似乎没有直接的关系,但在整个治疗过程中将发挥一定的作用,临床医师应充分重视这些和医疗有着密切关联的内容。

图 10-8 显示的 4 例罕见面裂的治疗结果似乎可以说明,畸形的程度与手术效果虽然有着十分密切的关系,但事实进一步证实,并非是畸形越严重,术后效果就越差。由于术者在术前的各项准备工作和重视的程度的不同,其治疗结果也可以发生变化。这 4 个病例客观地给大家展示了欲了解的问题,也充分证实了术前多学科的病例讨论是必不可少的,不应由于临床工作繁忙而被轻易地放弃或被忽视。因为术前相关科室的专业人员一次或多次面对面地讨论在整个治疗过程中将起到非常重要的指导作用,任何一个著名的或有实力的专业科室和才能出众的专科专家都难以替代多学科的讨论意见或结果。我们不能也不应该因为临床上罕见面裂患者十分罕见而原谅自己在医疗工作中的失误,这对患者和自己所在的学科是非常不负责任的表现和做法,更不应该发生由于术者准备工作不足而引起的问题。多学科合作是现代医学发展和进步的一种标志,近年来,国内外无数成功的病例用事实告诉我们,医学的进步和发展需要人们不断地用心去探讨和总结,包括多学科的默契配合和良好合作。

由于笔者在治疗罕见面裂方面所掌握的知识面还非常有限,因此,对罕见面裂治疗的详细修复方法在此难以描述,除了在术前应有多个学科专业人员的多次专业讨论外,建议做好以下几点:①手术安全和手术质量永远应放在第一位;②不应忽略分次手术的必要性和重要性,施行分次手术时不应伤害或因设计失误而增加再次手术的难度;③先解决主要畸形,尽量利用可被使用的组织瓣修复局部的畸形缺损;④为了最大限度地提高患者术后局部功能的恢复,手术时尽可能关闭洞穿缺损区内层和外层,最大限度地利用好局部仅有的肌肉和组织,也不应随意切除邻近的任何组织;⑤建议相关科室的专家共同上台合作完成手术;⑥关闭创面后局部应无明显或过大张力;⑦设计切口时应尽可能做到隐蔽,符合或与颌面部生理皮纹、自然沟等相接近;⑧术者除专业操作技能必须熟练外,还应认真对待各科专家术前讨论的意见和方案,并建议术者事先认真准备好多套可行性手术方案,手术过程不宜过长;⑨术后加强局部清洁和护理,保持局部伤口的清洁,常规使用生理盐水和安尔碘,对一些清洁较差的患儿可加用 1.5%过氧化氢溶液和生理盐水交替清洗伤口;⑩由于患者局部伤口的范围常常比较广泛,张力也往往比唇裂大,因此建议术后 10~14 天拆线;⑪不应忽略全身用药和术后进食等。

综上所述,由于罕见面裂患者存在口腔颌面部的严重缺损和畸形,往往可伴有不同程度的全身营养不良或其他部位的畸形,部分患儿可有生长发育的滞后或异常,临床上需要进行多次修复手术,而且每次手术所需的时间也比较长,因此不建议尽早完成罕见面裂患儿的手术。特别应该指出的是,术者应客观地权衡自身的专业技能,权衡相关科室专业人员的技能和可配合程度,权衡医院相关职能部门的支持程度等综合实力和情况而决定能否手术或何时手术。一般不主张在患儿年龄过小或各方面条件还不成熟的前提下而匆匆忙忙地进行手术。一旦第一次手术失误或术后效果不完美,将给患儿和术者带来终身的遗憾,因为再次手术的难度非常非常高。术者和其所在的团队只要认真做好术前的每一件简单和平凡的小事,最终得到的结果往往是"极致",即患儿和家属满意,并赢得同行们的高度赞赏。

(王国民)

参考文献

［1］邱蔚六.口腔颌面外科学［M］.第6版.北京:人民卫生出版社,2008.

［2］Rogers G F, Mulliken J B. Repair of transverse facial cleft in hemifacial microsomia: long-term anthropometric evaluation of commissural symmetry［J］. Plast Reconstr Surg, 2007, 120 (3): 728-737.

［3］Habal M B, Scheuerle J. Lateral facial clefts: closure with W-plasty and implications of speech and language development［J］. Ann Plast Surg, 1983, 11(3): 182-187.

［4］Torkut A, Coskunfirat O K. Double reversing Z-plasty for correction of transverse facial cleft［J］. Plast Reconstr Surg, 1997, 99(3): 885-887.

［5］Apesos J, Anigian G M. Median cleft of the lip: its significance and surgical repair［J］. Cleft Palate Craniofac J, 1993, 30 (1): 94-96.

［6］Millard D R, Williams S. Medial lip clefts of the upper lip［J］. Plast Reconstr Surg, 1968, 42 (1): 4-11.

［7］Imai Y, Seino H, Toriyabe S, et al. Cases of true and false median cleft with polypoid masses in the facial midline［J］. Cleft Palate Craniofac J, 2007, 44 (6): 667-672.

［8］Vargervik K, Oberoi S, Hoffman W Y. Team care for the patient with cleft: UCSF protocols and outcomes［J］. J Craniofac Surg, 2009, 20(2): 1668-1671.

［9］Kawamoto H K. The kaleidoscopic world of rare craniofacial clefts: order out of chaos (Tessier classification)［J］. Clin Plast Surg, 1976, 3(4): 529-572.

［10］马莲.唇腭裂与面裂畸形［M］.北京:人民卫生出版社,2011.

第四篇

继发畸形修复术

第十一章
唇裂术后继发鼻唇畸形

第一节　口鼻的解剖形态学

一、口唇的美学地位

　　颜面是人体美的集中体现部位,其中口唇的美学地位仅次于眼。优美的唇部形态可以展示人面下部的端庄、淳厚、秀丽、高雅和无限的魅力。口唇及其周围有众多的表情肌分布,其灵活、微妙而细腻的运动,可将一个人的欢乐、甜蜜、深情、幽默、惊讶、愤怒等内心情感变化表现无遗。因此有人认为唇部的美学重要性可与眼部并驾齐驱,甚至于有过之而无不及。

二、口唇的表面形态

（一）上唇的表面形态

　　上唇的皮肤部分称白唇,其中央为人中,呈上窄下宽底尖的梯形。成人的人中上宽 6～9mm,下宽(即唇峰间宽)8～12mm,人中中央为一浅纵沟,称人中沟,该沟在唇弓缘上 3～5mm 处较深,称人中窝。人中的两侧隆起称为人中嵴,从鼻小柱两侧缘下端鼻底部开始,微向外下方走行,止于两侧唇峰。通常以人中嵴的长度来表示上唇的高度。婴幼儿的上唇高度为 8～13mm,而成人则为 15～18mm。人中嵴的两侧为侧唇区,以唇面沟与颊面沟为界。自婴儿到成年,上唇高度只增长 60%,而其宽度则增长 120%(图 11-1)。

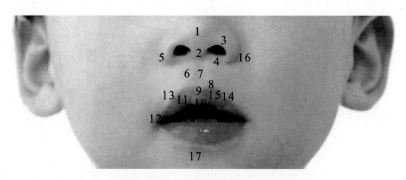

图 11-1　正常唇鼻的表面形态

1. 鼻尖　2. 鼻小柱　3. 鼻翼　4. 鼻底堤状隆起　5. 鼻翼脚　6. 人中嵴　7. 人中窝　8. 唇峰　9. 人中切迹　10. 唇珠　11. 唇珠旁沟　12. 口角　13. 沟状线　14. 唇弓　15. 红唇　16. 鼻唇沟三角　17. 颏唇沟

　　红唇亦称朱红缘,是口唇皮肤和口胶前庭黏膜的移行部。上唇红唇中部(相当于两侧唇峰之间的范围)向前向下突出(在婴儿期更为明显),称为唇珠。唇珠两侧的红唇稍欠丰满,称唇珠旁沟,此沟的存在更衬托出唇珠的突出、生动而富有魅力的形象。在两沟区,下唇红唇比上唇厚约20%。红唇区充满纵行细密的皱纹。红唇转向口内为粉红色光亮有黏液腺的口腔前庭部唇黏膜。

唇弓是白唇和红唇的交界缘,呈优美的弓背形,称唇弓缘,亦有"爱神之弓"之称。此缘微隆起,与人中嵴相接处形成两个等高的峰顶角,称唇峰。成人唇峰角一般为160°,儿童唇峰角较小,因而唇峰表现得更为显著。唇弓的中点低于唇峰并向前突出,形成唇弓的最前点,称人中切迹或人中点。唇弓缘上方3～5mm处有一基本与之平行并横过人中嵴的浅沟,称沟状线。唇弓缘下方3～5mm宽的红唇区(唇珠区除外)微内收,稍显扁平。这样形成了唇弓缘和上唇下部的突翘,促成了唇珠的突悬(图11-2),使上唇的立体形态更加动人。

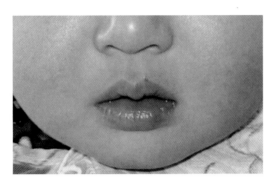

图 11-2　上唇唇珠

(二)下唇的表面形态

下唇的形态比较单纯,其唇弓缘微微隆起,呈弧形。红唇较上唇稍厚,突度比上唇稍小,高度比上唇略短,与上唇比例相协调。下唇与颏部交界处形成一沟,称颏唇沟,该沟过浅或过深会影响面容。成人的颏唇沟形态异常常表明有咬合或颌骨畸形的存在。

三、外鼻的表面形态

外鼻表面似一个基底向下的三棱锥体,上窄下宽。前棱的上端位于两眶之间,与额部相连,称为鼻根;向下为鼻梁,鼻梁的两侧为鼻背。前棱的下端为鼻尖,鼻尖两侧的半圆形隆起称为鼻翼。三棱锥体的底部为鼻底,鼻底被鼻中隔的前下缘及鼻翼软骨的内侧脚构成的鼻小柱分成左右两个前鼻孔。鼻翼向外侧与面颊交界处有一浅沟,称为鼻唇沟。根据形态美学要求,从鼻根至鼻尖的直线距离约占面长的1/3较合适,鼻宽相当于鼻长的70%较为理想。

外鼻骨性支架为额骨的鼻部,称为鼻骨(nasal bone),其两侧为上颌骨额突。额骨的鼻骨切迹与鼻骨相连,成为鼻骨的坚强支撑点。鼻骨成对,其上缘、外侧缘和下缘分别与额骨、上颌骨额突、鼻外侧软骨上缘连接,其后面的鼻骨嵴与额嵴、筛骨垂直板和鼻中隔软骨连接。鼻骨上端窄而厚,下端宽而薄,故临床上发生的鼻骨骨折多位于下2/3处。如鼻骨下端发生内沉,可造成鞍鼻。

鼻骨下缘、上颌骨额突内缘和上颌骨腭突游离缘共同围成梨状孔。鼻骨下缘为梨状孔的最高点,如果此处特别高耸,则称为驼峰鼻。

外鼻的软骨支架主要由鼻外侧软骨和鼻翼大软骨组成,另有数目不等的小软骨(如籽状的鼻翼小软骨)参与,借助于致密的结缔组织附着在梨状孔边缘,各软骨之间也通过结缔组织连接。故该支架弹性很大,在一般外力作用下,变形后可以回复原形,不易导致局部畸形。由于鼻的形状、大小和结构的不同,构成了人类各种族的鼻形特点。

鼻外侧软骨位于鼻梁与鼻背的侧面,上方连接鼻骨下缘和上颌骨额突,两侧的内侧缘在鼻中线会合并连接鼻中隔软骨的前上缘。隔背软骨的底面观呈"个"字形,两侧翼为鼻外侧软骨,中间为鼻隔板,即鼻中隔软骨。鼻翼大软骨又名下侧鼻软骨,呈马蹄形,其外侧脚构成鼻翼支架,左右内侧脚夹住鼻中隔软骨前下缘构成鼻小柱支架。鼻翼小软骨和籽状软骨统称鼻副软骨,充填于鼻外侧软骨和鼻翼大软骨之间(图 11-3)。

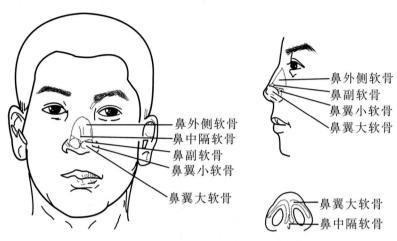

图 11-3　鼻外形及其骨和软骨支架

四、鼻唇形态的一体性

口唇是具有语言、吞咽、咀嚼等功能并能表达情感的器官。口鼻都是面部重要的形态器官,只有面部五官呈现和谐的对应关系,才能产生整体美感。外鼻、口唇的形态以及上、下颌骨的发育程度,包括它们与牙齿的关系等,都直接影响到面部整体的协调和美观。在唇裂术后畸形的修复中,要牢记鼻唇一体性的概念,因为鼻和唇可互相影响,互相制约,对手术的整体设计有着不可忽视的作用。

第二节　唇裂术后继发畸形的产生及修复

唇裂术后继发畸形可以分为骨性畸形和软组织畸形两大类,从部位上分有唇畸形、鼻畸形以及上颌骨牙槽突畸形。从生长发育的角度来看,骨性畸形和软组织畸形相互作用,唇畸形和鼻畸形相互影响,有时必须采用唇鼻畸形联合矫正术方有可能获得预期的疗效。限于篇幅,本节内容把唇裂术后继发的唇和鼻两种畸形分割开来,对口唇畸形的发生进行专门讨论,有利于唇裂术后继发畸形发病机制的探讨,也有利于畸形矫正疗效的提高。

一、唇裂术后继发畸形的产生

当今唇裂修复的方法已经日趋完善,术后唇形态和功能的恢复也多较满意,但仍然有许多因素影响唇裂术后的疗效,其中包括:

（一）患者因素

唇裂术后随着患者年龄的增长,上唇部的瘢痕、组织错位以及结构上的不协调等,需要再次手术修复提高。上唇部有比较复杂的形态和结构,有些结构,如人中嵴、人中窝以及鼻底堤状嵴等难以达到修复如常的程度。唇裂术后在平面上的畸形多容易修复,而对复合组织三维结构上的序列畸形和位置畸形,如唇、鼻、皮肤、肌肉、软骨、牙颌、牙槽、颌骨等组织器官的移位、发育不足和缺损等,即便是运用唇腭裂序列治疗的方法,往往也难以在一期手术中完全矫正并获得与健侧相适应的组织生长模式。

(二)手术因素

各种手术方法本身固有的不足,术者对手术技术理论理解与掌握的差异,术后伤口感染或裂开等并发症的发生,均可导致继发鼻唇畸形。

(三)生长因素

随着术后的继续生长发育,上唇形态可在三维平面上发生较大程度的适应性改变,往往会使手术后的小问题逐渐演变为显著的畸形,因而需要在不同的生长阶段对唇裂手术所引起的继发畸形进行不断的矫正,以满足患者对其上唇形态和功能上的需要。

唇裂修复术是术者的外科技艺与审美水平的高度结合。而上唇的二期修复手术对象多为已经产生思想和具有强烈的自我意识的学龄儿童,还包括对美学要求更高的中青年患者。无论是患者还是手术医师,在面对一期修复手术不当或失误造成的上唇严重畸形时,常常因为显著的瘢痕组织、错位的组织结构以及缺乏良好有效的组织修复条件等问题,需要充分地沟通和有效地理解双方所能实现的目标。有时上唇二期修复手术难度很大,甚至超过了一期修复手术。因此要求整形美容医师潜心研究,缜密思考,精心设计,千方百计地提高二期手术的修复疗效,解除患者的精神压力及心理负担,使他们能愉快地投身于学习和工作。当然,努力钻研技术,做好上唇一期修复手术,防止发生严重的继发畸形,乃是减轻唇裂术后唇鼻畸形的根本措施。

此外,了解唇鼻区域的正常解剖,熟悉唇鼻形态和组织结构的异常,掌握唇裂术后继发畸形的病理改变,准确理解唇腭裂患者的个性特征是进行二期修复手术的前提和基础。

二、唇裂术后继发畸形的本质

(一)口轮匝肌的修复不准确

虽然口轮匝肌的修复在唇裂修复中早已受到重视,如果术者对该肌的解剖及病理变异了解不够,采用的手术方法势必难以完全改变口轮匝肌的方向。Nicolau(1983)首先明确提出功能性唇裂修复术,他指出,若手术中未能做到口轮匝肌的准确解剖复位,对唇的形态和功能的恢复均属不利,随着术后的继续生长发育,还可出现裂侧唇过长或过短畸形。在临床工作中,绝大多数未行口轮匝肌准确复位的病例都存在不同程度的静态和动态唇畸形。对于这类患者,首要问题是根据畸形的严重程度,在进行口轮匝肌重新修复的基础上同时矫正其他畸形,否则一些伴发畸形就不能得到满意的矫正。

(二)忽略了唇鼻一体性的修复设计

术者没有充分认识到唇鼻作为一个复合体结构,往往只注重一个内容的手术而忽略了唇鼻一体性的修复设计。唇、鼻是互为影响的一对结构,尽管国内外的一些学者在唇裂修复时同时矫正鼻畸形,但在我国有许多学者在单侧唇裂修复时只注重矫正鼻孔的形态,而未矫正移位变形的鼻翼大软骨和鼻小柱、鼻翼脚等结构。结构上的错位和口轮匝肌异位附着常常牵拉组织,使鼻小柱偏斜、鼻翼塌陷、鼻翼脚移位,甚至鼻底过宽等畸形依然存在。因此,唇裂手术的基本思想是不仅要使鼻翼大软骨复位和排除病理性肌牵拉因素,以使鼻小柱和鼻翼脚复位,更应注重矫正其他形式的畸形,使唇鼻整体结构在一个经过调整的位置上继续生长发育。对于双侧唇裂术后出现的鼻小柱过短、鼻尖低平、两侧鼻翼塌陷、鼻底宽大等畸形,许多学者在一期手术时对唇鼻形态进行加工,但在患者进入青春期后，仍然需要对鼻唇外形进行修整，否则很难自行矫正。根据目前已掌握的亚洲人的鼻形特点，对于唇裂鼻畸形的基本矫治手术方法的选择，除了单侧唇裂鼻畸形的一些基本矫正法外，还应该重视诸如延长矫正鼻小柱、抬高鼻尖、修复鼻底瘘等方面的工作，以期取得满意的手术矫正效果。

三、唇裂术后畸形修复的原则

1953 年 Steffensen 提出唇裂修复术后唇鼻应该达到的基本要求，其包括：①皮肤、肌肉、黏膜准确对位缝合；②口轮匝肌复位；③人中下部轻度前突外翻；④唇弓对称，红唇丰满；⑤瘢痕少，不会因瘢痕挛缩影响唇鼻畸形修复后的稳定；⑥鼻翼鼻孔对称，鼻小柱长度适当，鼻唇角正常。

总的来说，在后期修复时，如果有一项要求未达到，可以选择有限的局部畸形矫正术；有两项未达到时，则通常需要进行彻底的唇或鼻的畸形矫正术或者唇鼻联合修复术。

在临床上，根据畸形情况，对不影响唇鼻整体形态、较为局限的畸形，可以选择局部修复术；对唇有显著畸形者，需要重新进行功能性唇裂修复术；对鼻畸形严重者，要行彻底的鼻畸形矫正术；而对唇鼻均有显著畸形的患者，则应该采取唇鼻畸形联合矫正术。

四、继发畸形修复术的年龄

唇裂术后继发畸形的唇修复术，任何年龄均可实施；对于继发畸形的鼻修复术，手术年龄尚有不同见解。国外一些学者在唇裂修复的同时做彻底的鼻畸形矫正术，经过长期随访未发现不良后果。

在临床工作中，一些因早期行鼻畸形矫正术后造成的小鼻翼、小鼻孔畸形病例也并非罕见，部分畸形严重者后期的矫治十分棘手。根据人群生长发育调查资料，一般认为男孩子在 20 岁左右，女孩子在 18 岁左右，身体发育基本定型，鼻骨发育基本见好，鼻翼软骨及鼻外侧软骨发育完成而不会出现大的变化时行鼻畸形矫正术比较适宜。由于鼻部手术创伤大，形成的瘢痕组织广泛，会影响鼻翼大软骨和鼻翼的血供，故如果过早进行手术，瘢痕组织即有可能导致鼻发育障碍。婴幼儿的鼻翼大软骨非常薄弱，5 岁以后软骨才有一定的强度，因此，多数人认为继发鼻畸形的修复术以 5 岁以后或学龄早期较适宜。从人种特征上来说，不同人种的面形特点各不相同，欧美人多呈现高鼻梁、窄鼻翼和鼻小柱高挺的特点，而黄种人的表现恰恰相反。这种面形上的差异反映了唇、鼻在发育方式上的不同，故而有些欧美国家的修复手术方法和理念并不完全适合我国唇裂术后患者的唇鼻结构特征的需要，引入的手术设计方法要审慎应用，这一点尤其要注意。我国学者多主张在青春期以后，待鼻发育基本成熟后的 13～18 岁再做彻底的矫正手术，这样的疗效好而稳定，但患者需承受相当长时间的心理重负。因此还要考虑到临床手术的及时性，把局限性和彻底性很好地结合起来。

五、唇裂术后继发畸形的专科病历记录

对于每一位唇裂术后继发畸形的患者，都应该详细记录其病史、手术史以及唇、鼻、咬合、颌骨等畸形的相关情况，这样既可以了解唇裂术后畸形产生的客观基础，也可以成为研究分析畸形类型和复杂程度的客观记录，为进一步准确诊断畸形特点、制定修复方案提供翔实而客观的分析资料。采用专科病历记录的方式，可以较好地针对唇裂术后唇鼻畸形进行全面记录。其内容如下：

（一）一般项目

1 唇裂及治疗后情况：唇裂：左侧，右侧；程度：Ⅰ度，Ⅱ度，Ⅲ度，隐裂。

2 手术史：第一次：　年　月；年龄：　岁　月。

3 术式：旋转推进法，下三角瓣法，口轮匝肌修复，前唇原长法；其他：　。

4 鼻畸形矫正术:同期,未矫正;其他: 。

5 术后并发症:无,感染,裂开(部分,全部);其他: ;第二次手术: 。

（二）唇畸形情况

1 唇形:正常,松,紧,过长,过短;人中切迹:正中,偏左　mm,偏右　mm。

2 唇弓:对称,不对称;1～2点距离　mm,2～3点距离　mm。

3 唇弓缘:整齐,缺损;部位: ;形态: 。

4 唇高:唇峰至鼻底:左侧　mm,右侧　mm。

5 唇长:唇峰至口角:左侧　mm,右侧　mm。

6 人中嵴:有,无,凹陷;皮肤瘢痕:不明显,明显。

7 肌性隆起:无,轻,明显;部位: 。

8 红唇:对称,裂侧不丰满,明显切迹,较厚,下垂;畸形情况: 。

（三）鼻畸形情况

1 鼻尖:居中,偏左,偏右,低平。

2 鼻小柱:居中,偏左,偏右;高度:左侧　mm,右侧　mm。

3 鼻孔:左侧:正常,大,小;右侧:正常,大,小。

4 鼻翼(左侧、右侧):正常,塌陷(左侧、右侧):轻、中、重。

5 鼻底(左侧、右侧):正常,平坦,凹陷,有瘘孔,过窄,过宽。

（四）双侧唇裂

说明前唇、侧唇和鼻两侧情况(略)。

（五）原腭裂及治疗后情况(略)

（六）原牙槽裂及治疗后情况(略)

（七）牙颌关系

1 牙列式: 。

2 前牙关系:正常,切对切咬合,反咬合牙位;反咬合距离: mm。

3 后牙关系:正中咬合,Ⅱ类咬合,Ⅲ类咬合;其他: 。

4 上颌牙弓:正常,狭窄部位: ,狭窄程度: mm。

5 前颌骨情况:正常,前突　mm,后缩　mm。

6 梨状孔周(左侧、右侧):正常,发育差(左侧、右侧):轻、中、重。

7 上颌骨(左侧、右侧):正常,异常(左侧、右侧):前突　mm,后缩　mm。

（八）其他

（九）诊断

（文抑西）

第三节　唇裂术后继发畸形的评估

　　唇裂的治疗从以往单一的手术治疗到序列治疗,直至今天个体化的序列治疗,每一步发展都浸透着一代代医务工作者成功和失败的经验总结。对唇裂患者而言,现行的各种治疗方法都存在着正反两方面的影响,至今没有一种能够完全恢复患者颌面部所有形态和功能的方法。

在临床实践中,对于不同的唇裂,手术切除的组织量不同,术后所形成的瘢痕也不同。唇裂患者术后或多或少存在着面部软组织畸形,其中又以鼻唇畸形为重,因此对术后鼻唇畸形的评估具有重要的意义,它是总结唇裂手术治疗经验、评定手术效果、改进手术方法的重要途径。通过评估,可以真正对每个患者做到个体化的序列治疗,并且有助于减少术后面部畸形的发生,使唇裂治疗达到规范化。

一、唇裂术后继发畸形评估的基本方法

唇裂术后继发畸形的评估方法可分为主观评估和客观评估两种。

（一）主观评估

主观评估一般为调查者对患者及其家属进行的问卷式调查,将术后面部不同部位的形态和功能分等级,如非常满意、满意、一般、不满意和非常不满意,或用数字代替分级等。同时也可由几位经验丰富的专科医师对患者术后的鼻唇畸形进行盲评。

主观评估可根据调查者的需要将不同的等级进行量化,如将非常满意定为 5 分,满意定为 4 分,一般定为 3 分,不满意定为 2 分,非常不满意定为 1 分,然后用组间相关系数(interclass correlative coefficient,ICC)等统计学方法进行统计分析,得出结论。

但是,患者与医师之间存在观察角度和期望值的不同,对同一患者术后面部形态的评估可能会存在差异。因此,主观评估的客观性和重复性较差,说服力和科学性相对较低。

（二）客观评估

客观的面部形态评估是对患者面部的解剖形态进行标记,用辅助测量工具测量后进行记录,得到客观的评估数据。它可以同时对患者术前、术后及其与正常人群的面部形态学数据进行统计学比对分析,得到患者术后鼻唇畸形的客观评估。

1 直接测量法(contact measuring methods) 主要采用各种传统的测量工具,如游标卡尺、直角规、量角器等,对面部软组织的各点、线、面进行测量,得到各解剖部位的数据和比例关系。面部标志的定点是直接测量法的关键。

（1）面部标志:包括点、线、角。

1）点(points):在面部分析时,常会用到一些人体测量学上的点,其中的一些点位于骨表面(骨性标志),另一些点则位于皮肤表面(临床标志)。下面介绍一些在鼻唇评估分析中非常重要的标志点。

● 中线点(midline points)(图 11-4)

头顶点(vertex,V):头部位置处于法兰克福平面(Frankfort horizontal plane,FHP)上时的最高点。

发际点(trichion,TR):发际前缘的中点。

眉间点(glabella,GL):鼻根上方,眉弓水平垂直正中线上的隆起点。

鼻根点(nasion,N):鼻额缝的中点,是前额与鼻之间的最凹点。

鼻尖点(nasal tip,T)/ 鼻突点(pronasale):鼻小叶最突出的点。

鼻下点(subnasale,SN):鼻小叶角的顶点,即鼻小柱与上唇的交界点,覆盖前鼻棘。

唇正中点(stomion,ST):面部垂直正中线与两唇间唇裂水平线相交处的假想点。

颏前点(pogonion,PG):下颌最前端的中点。

颏下点(gnathion,GN):下颌最下缘的中点。

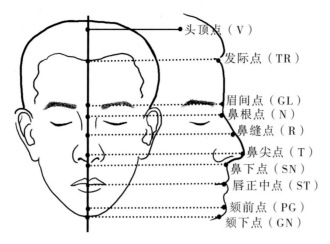

图 11-4　面部中线点

● 鼻旁点（paranasal points）（图 11-5）

鼻眦点（nasal canthus）：眼裂的内部结合。

颞眦点（temporal canthus）：眼裂的外部结合。

鼻翼点（alare）：鼻翼转角的最外侧点，通常用来测量鼻小叶的宽度。

口角点（cheilion）：上、下唇连接的点。

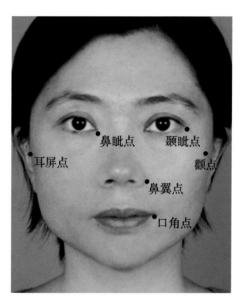

图 11-5　鼻旁点、外侧点

● 外侧点（lateral points）（图 11-5）

颧点（zygion）：颧弓最外侧的点。

耳屏点（tragion）：耳屏上缘的 V 形切迹。

2）线（lines）：在人体测量学和临床医学领域，法兰克福水平线和面线是头部两条最重要的线（图 11-6），另一条重要的线是鼻基线（图 11-7）。

法兰克福水平线（Frankfort horizontal line，FHL）：眶下缘到耳屏上缘间的连线。在侧面成像时，法兰克福水平线应该是水平的。

面线（facial line，FL）：眉间到颏前点间的连线。它是测量额鼻角与鼻唇角的基线。面线在分析

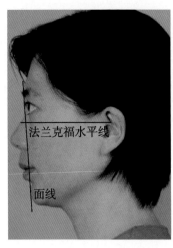

图 11-6　法兰克福水平线、面线

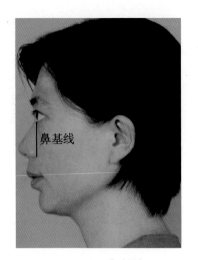

图 11-7　鼻基线

和界定鼻锥与面中部、前额、颏之间的比例关系时有意义。

　　鼻基线(nasal base line，NBL)：从鼻眦点到鼻唇沟，沿鼻根皮肤的一条略微倾斜的线。在对鼻小叶隆起部分测量时，常以鼻基线作为基线。

　　3）角度(angles)：主要有额鼻角和鼻唇角(图 11-8)。

　　额鼻角(frontonasal angle)：眉间与鼻背之间所形成的角。其大小取决于种族和年龄，亚洲人和非洲人的额鼻角比白种人要更大一些。额鼻角与鼻功能没有相关性。

　　鼻唇角(nasolabial angle)：鼻小柱底部(鼻下点)与上唇之间所形成的角。鼻唇角在一定程度上与鼻功能有关，鼻唇角越小，吸入气流进入鼻腔时就越垂直，空气也就越能到达鼻腔更高处。从美学角度看，鼻唇角比额鼻角更重要。

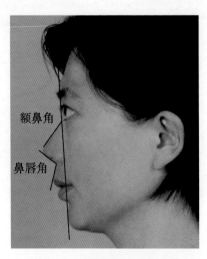

图 11-8　额鼻角、鼻唇角

　　(2) 常用的测量

　　1）鼻基本测量

　　鼻锥高度(pyramidal height)：鼻根到鼻下点(鼻小柱底部)的距离(图 11-9)。

　　鼻锥长度(pyramidal length)：鼻根到鼻尖的距离(图 11-9)。

　　鼻锥宽度(pyramidal width)：骨性、软骨性鼻锥基底部在两侧鼻基线之间的距离(图 11-10)。

　　鼻小叶宽度(lobular width)：左、右鼻翼外侧壁最突点之间的距离(图 11-10)。

鼻尖宽度(width of tip)：两侧穹隆之间的距离(图 11-10)。

鼻小柱高度(height of columella nasi)：中线上两侧鼻小叶上部相交处下缘与鼻小柱基底之间的距离(图 11-11)。

鼻底宽度(width of nasal floor)：两侧鼻翼基底外侧点之间的距离(图 11-11)。

鼻孔孔径(nostril diameter)：鼻翼基底内侧点与同侧鼻小柱基底之间的距离(图 11-11)。

2）唇基本测量(图 11-12)

口裂宽：两口角之间的距离。

上唇高：唇正中点到鼻底之间的距离。

唇峰口角距：唇峰点到同侧口角的距离。

鼻翼口角距：鼻翼基底外侧点到同侧口角的距离。

鼻翼唇峰距：鼻翼基底外侧点到同侧唇峰的距离。

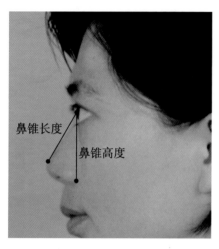

图 11-9　鼻锥高度、鼻锥长度

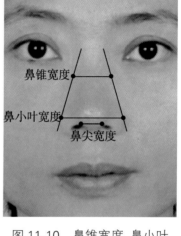

图 11-10　鼻锥宽度、鼻小叶
宽度、鼻尖宽度

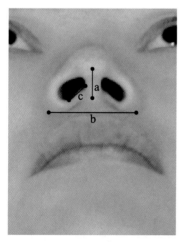

图 11-11　鼻小柱高度、鼻底
宽度、鼻孔孔径
a. 鼻小柱高度　b. 鼻底宽度
c. 鼻孔孔径

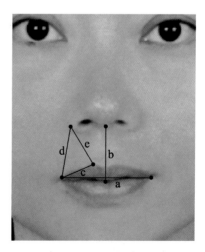

图 11-12　唇基本测量
a. 口裂宽　b. 上唇高　c. 唇峰口角
距　d. 鼻翼口角距　e. 鼻翼唇峰距

3）面部其他基本测量

面高（facial height）：发际点到颏下点之间的距离（图 11-13）。

面宽（facial width）：两侧颧点之间的距离（图 11-13）。

鼻眦宽（width of nasal canthi）：两侧鼻眦点之间的距离（图 11-13）。

颞眦宽（width of temporal canthi）：两侧颞眦点之间的距离（图 11-13）。

面上 1/3 高（height of superior 3rd of face）：发际点到鼻根点之间的距离（图 11-14）。

面中 1/3 高（height of middle 3rd of face）：鼻根到鼻下点之间的距离，即鼻锥高度（图 11-14）。

面下 1/3 高（height of inferior 3rd of face）：鼻下点到颏下点之间的距离（图 11-14）。

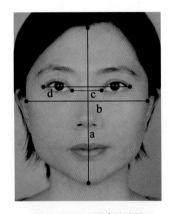

图 11-13　面部测量
a. 面高　b. 面宽　c. 鼻眦宽
d. 颞眦宽

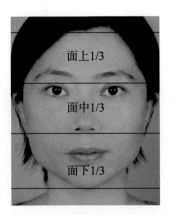

图 11-14　面部在水平方向
大致分为三等份

（3）基本比例关系

1）鼻基本比例关系：鼻基本比例关系说明鼻在面部的位置，与面高、面宽及其他面部结构是否协调；主要包括鼻锥高／面高、鼻锥宽／面宽、鼻锥宽／鼻眦宽、鼻小柱高／鼻尖鼻底距离（鼻尖凸度）、鼻尖宽／鼻小叶宽等。鼻测量评估中重要的指数还包括临床鼻指数（nasal index）和鼻小叶（鼻尖）指数（lobular/tip index）。

临床鼻指数＝（鼻小叶宽×100）／鼻锥高（图 11-15）

鼻小叶（鼻尖）指数＝（两鼻孔腹侧尖部之间的宽度×100）／鼻小叶最大宽度（图 11-16）

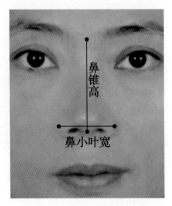

图 11-15　临床鼻指数

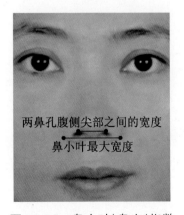

图 11-16　鼻小叶（鼻尖）指数

2）唇基本比例关系:唇基本比例关系说明唇在面部的位置,与其他面部结构是否协调;主要包括口裂宽/面宽、口裂宽/鼻眦宽、上唇高/面下1/3高等。

此外,鼻小叶宽/口裂宽的比例关系表示鼻唇之间的关系。

（4）测量方法

1）面部直接测量:20世纪80年代Lesilie G. Frarkas建立了系统化的面部直接测量法。该方法简单易行,获得的数据客观、真实,但是用直尺测量时可能压迫面部组织使之变形而使测量数据不精确;采用数显游标卡尺可避免压迫面部组织,数据采集更加简便。测量数据的准确性与测量人员的经验有关。面部标志点的确定具有主观性,可重复性稍差。

2）面部石膏模型测量:面部石膏模型测量是对面部软组织取模,通过机械操作灌注石膏模型,然后在石膏模型上标注各标志点进行测量。这种方法可以随意选择测量点,但因操作烦琐、石膏模型长期久置会变形以及资料保存不便等,目前在临床上已较少使用。

2 间接测量法(non-contact measuring methods)　间接测量法不接触患者,用辅助设备如照相机、螺旋CT、激光扫描、三维数码相机等获取面部形态,最终得到数据。这类方法测量时间较短,减少了测量时与患者直接接触引起的不适,不会导致组织变形,目前已越来越多地应用于临床。但不能否认的是,这些设备在收集面部形态数据时会产生误差,致使数据分析不准确。

（1）照片测量法(measuring on photographs):唇裂术后鼻唇畸形的临床表现很复杂,一般用语言难以描述,所以,标准化、高质量的术前术后照片是最基本、最重要的病例资料。但是,口腔颌面部头像摄影没有统一的标准,给患者手术前后面部形态的对比和患者之间面部形态的对比带来了困难。面部照片应该有统一标准,以确保获得高清、高精的相片,为临床治疗计划的制定、治疗结果记录、教学和学术活动提供基本资料。

1）摄像设备基本设置:要拍摄高质量的照片资料,所需要的标准设备有数码单反相机、数码记忆卡、读卡器、电脑、彩色打印机等。

● 数码单反相机镜头:数码单反照相机可以拍摄网格状照片,这样可以做到更加准确地取景。建议使用90~105mm的变焦镜头,以最大限度地获得深景,同时图像变形度和照片颜色失真率最小。拍照时不能使用广角镜,避免影像放大失真。以往的数码单反相机的感光片最大只有模拟机的2/3,摄像时要计算相应的物距,否则照片上噪点过多,影响其清晰度。随着科技的发展,新型数码单反相机的感光片已经能够达到全画幅的效果,而且可以自动调节相应的物距,最大限度地减少了噪点的产生,保证了照片的高质量。

● 背景和光线:拍摄医用头面部照片,背景最好选择淡蓝色,这样与皮肤颜色的对比度很强。

光线的应用对于医疗摄影也是十分重要的,最佳的设备是照相机内置环形闪光灯。为了保证在拍摄时有持续的灯光,在被拍摄人的两侧前端各放置一个柔光灯箱,呈45°,距离1~1.5m。在摄影棚条件的光线下,设置光圈>16(18、20等均可),曝光时间<1/125秒。启动白平衡,拍摄几张对比后,可以确定相机设置。

2）头面部摄像基本要求:拍摄面部照片,进行手术前后或不同患者之间的对比时,每一次的拍摄距离和照相机光圈、曝光时间等设置应该一致。患者取坐位,取下耳环、项链等饰品,露出双耳,紧靠椅背。照相机要位于同一高度,对焦点在法兰克福水平面。可以用网格设置取景校正图像的大小,确保垂直高度不变。

● 正面像:患者的头部与法兰克福水平线保持一致,双目直视镜头,双侧瞳孔连线保持水平,上下唇放松轻触,对焦在法兰克福水平线与面中线的相交点。照片的最低点不能遮盖胸锁关节,面部周围有背景(图11-17)。

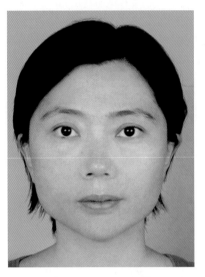

图 11-17　正面像

● 45°像:患者的头部位置与正面像相同,向两侧转动 45°,对焦在法兰克福水平线与颞眦点延长线的相交点,最低点为胸锁关节(图 11-18)。

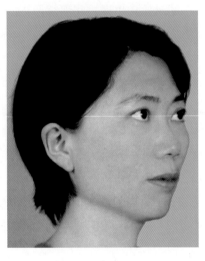

A

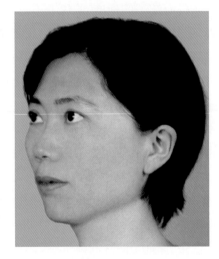

B

图 11-18　45°像
A. 右侧　B. 左侧

● 侧面像:患者的头部位置与正面像相同,向两侧转动 90°,对侧眉弓完全遮盖,对焦在法兰克福水平线与耳屏、颞眦点之间中线的相交点,最低点为胸锁关节(图 11-19)。

● 颏下倾斜像:拍摄角度为自颏部向上。患者双侧瞳孔连线保持平行,头部后仰至口角达到耳郭上缘,保持上下牙咬合状态,对焦在唇线与鼻小柱中线的相交点,最低点为胸锁关节。如要针对鼻畸形摄影,则患者头后仰使鼻尖正好投影于两眉之间,包括完整的上唇,突出鼻唇的形态结构(图 11-20)。

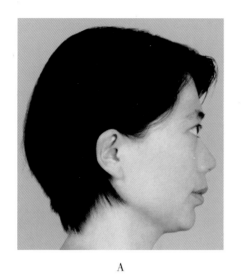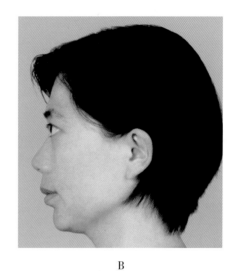

图 11-19　侧面像
A. 右侧　B. 左侧

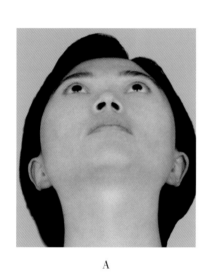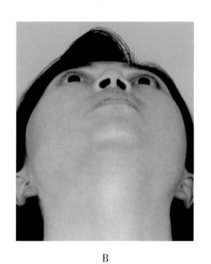

图 11-20　颏下倾斜像
A. 拍摄角度自颏部向上　B. 底面观显示鼻尖在眉毛水平

● 颏下垂直像:患者双侧瞳孔连线保持平行,头部后仰至鼻尖到达前额边缘,上下颌牙保持咬合状态,对焦在唇线与鼻小柱中线的相交点,最低点为双侧耳郭后缘(图 11-21)。

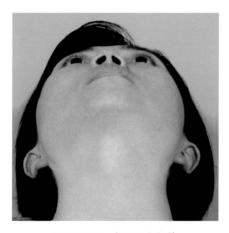

图 11-21　颏下垂直像

（2）三维立体摄影测量法（3D stereophotogrammetric method）：三维立体摄影测量是近年来随着数码技术发展起来的新型测量方法，其主要设备由三维立体数码相机和其内置的三维成像软件系统（USA）组成。它能同时拍摄6张二维相片，其中4张灰色照片，2张彩色照片。多角度的光线散射在4张灰色照片上，形成三维照片。该系统的三维成像软件系统可以拍摄到180°的面部图像，因此可以得到全面部的三维照片。

这种方法通过计算容积、容量的变化，可对患者手术前后的面部形态及不同患者的面部形态进行比较（图11-22）。

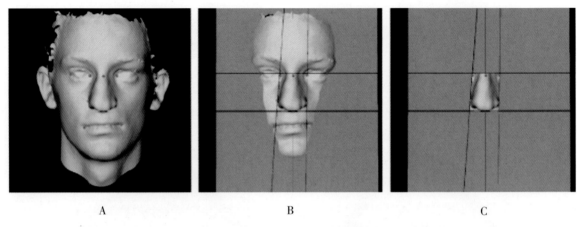

A   B   C

图 11-22　三维立体摄影测量法

（3）CT辅助三维重建法（CT assisted 3D reconstructive method）：该方法的基本原理是通过螺旋CT获得面部图像的三维数字信息，从而得到面部三维图像。其精确度与CT扫描的层面厚度、空间分辨力和密度分辨力等因素相关。

这种方法在颌面部硬组织重建中应用较多，软组织重建应用较少。利用三维重建软件可以在电脑上对面部数据进行直接分析研究，也可以将CT扫描数据通过快速成型技术制作成三维立体模型，直观地进行分析评估。

（4）三维激光扫描法（3D laser scanning method）：三维激光扫描技术是非介入性的先进的三维软组织测量法，采用氦氖激光获取面部的三维信息。其基本原理为：激光束由发生器投射在被测者面部，其面部凹凸不平致使激光发生变形，产生一种表面质地和颜色的图形信息，通过一个线阵列数码相机获取，然后通过计算机进行数据转换、运算，显示出能向任意方向旋转、比较逼真的颜面立体形态图，并可进行数据测量。目前激光扫描仪获取图像的时间小于6秒，精确度可以达到0.5以内。

三维激光扫描测量技术具有操作简单、三维重建快、精度高的优点，但是它只能扫描重建面部的表面形态，对于面部较深的倒凹则存在盲区。在面部扫描过程中患者需闭眼，以免激光照射损伤角膜。此外，由于激光扫描设备较为昂贵，使其使用受到一定的限制。

（5）云纹影像法（moire image method）：属于光学测试技术，其基本原理是光线通过基准光栅，投射于凹凸不平的物体表面，产生随物体表面形态改变的变形光栅，通过对变形光栅的分析，可获得面部三维信息。目前电子扫描和取样技术替代了传统的光栅观测方法，可以获得更加清晰的moire条纹。

该方法不接触人体，能记录特定部位的形态和大小，从而比较术前、术后的细微变化。但该方法不适用于过于平缓或陡峭的平面。由于设备要求较高，临床普及有一定的难度。

二、唇裂术后唇畸形的评估

　　唇裂术后唇畸形主要有术后瘢痕、上唇垂直高度异常(如上唇过长、过短及双侧唇高不等)、组织错位(如皮肤黏膜错位、红白唇错位)、肌肉异常附着等。唇裂术后唇畸形的程度与唇裂的类型、初次术式有明显的关联,同时也决定了二期修复手术的难易程度,因此对术后唇部组织畸形的评估具有重要意义。

　　(一)评估时间

　　唇裂术后的评估最好是全时间段的跟踪随访,但因受地域、经济等条件的限制,可以采用目前公认的三个评估期进行随访评估。这三个评估期为学龄前、混合牙列期(牙槽突裂植骨期)和上颌骨发育完成之后。

　　(二)评估方法

　　唇裂术后唇畸形的静态评估可以通过测量手段进行。但是,仅有静态评估是不够的,唇部组织在说话、吮吸等运动时表现出的动态畸形也是评估的内容。

　　1　静态评估(static evaluation)　可在手术前对患者进行面部的直接测量,得到具体数据。也可拍摄头面部标准照,记录患者术前面部,特别是唇部的形态。还可通过三维测量技术手段获得患者的面部形态资料。术后进行同样的测量、摄像及获取面部的三维形态数据,进行比较分析,可以得到直观而客观的评估结果。

　　对患者面部摄像可以直观地保存患者资料,进行术前、术后的面部形态比对,但是照片的准确性与摄像人员的水平有关。如果进行数据测量,则对摄像的条件要求比较高,应把照片的失真度通过技术手段降到最低。在标准照片上进行面部角度的测量具有明显优势。而在照片上进行距离的测量时,则应该在摄像的同时设置对照比例尺,以便进行数据的比例换算。但在照片上进行面部距离的测量准确性较差,因为面部照片是二维平面成像,会因面部的立体性而产生测量误差。

　　2　动态评估(dynamic evaluation)　动态评估是当患者唇部运动时,对其形态进行的评价,目前只能根据唇部运动时有无障碍、外形有无明显改变,或出现异常解剖结构来判断。这一方面还没有具体客观的评估方法。

三、唇裂术后鼻畸形的评估

　　唇裂患者在手术之后,随着面部的发育,鼻畸形会越来越明显,其主要原因是鼻翼软骨发育不全、肌肉异常附着、鼻底软组织缺损和鼻中隔偏曲等。唇裂患者常伴有不同程度的鼻炎、上颌窦炎、下鼻甲肥大、通气及嗅觉障碍,伴有腭裂者发生率更高。当患者成年之后,除了要求矫正唇部形态外,还会同时要求进行鼻整形,因此,对唇裂术后鼻畸形的评估对二期修复手术有着重要的临床指导意义,同时对初期术式可以进行综合评估。

　　(一)评估时间

　　鼻畸形的评估时间可以与唇畸形的评估时间一致,但主要考虑鼻发育成形后的评估较为准确。如为鼻整形术后评估,则建议在手术6个月以后进行。

　　(二)评估方法

　　鼻畸形的评估主要分为功能评估和形态学评估两种。

　　1　鼻功能评估(functional evaluation)

　　(1)鼻呼吸试验:在19世纪70年代以前,鼻呼吸的重要性没有被人们充分认识;自20世纪前半叶以来,开发了多种鼻呼吸测试技术,并已逐渐成为一项标准技术。定量通气试验是测量鼻通气的客观科学的方法,包括鼻测压法和鼻声反射测量等。

1)鼻测压法:鼻测压法目前已经成为一个标准化的和应用最普遍的技术,可分别对每个鼻腔的气流压力关系进行测量,其中首选的为主动前部鼻测压法。

1984年国际鼻科学会发布了主动前部鼻测压法的标准。该方法能够独立测量两侧鼻腔平静呼吸时的压力-气流关系,客观地记录吸气和呼气时气流经过鼻腔所需要的压力。但是这种方法只能提供与呼吸动力学相关的鼻阻力的一般信息,而无法判断鼻阻塞的具体部位。

主动前部鼻测压法:鼻孔和鼻咽部之间的压力差(Δp)是每侧鼻腔气流的函数(ν)。将密闭的面罩置于受试者的鼻子上,面罩与一个测量受试侧气流的呼吸速度描记器相连。鼻孔和鼻咽部之间的压力差通过一个固定在非测试侧鼻孔的密闭管子来测量(图11-23)。

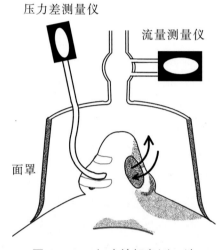

图 11-23 主动前部鼻测压法

2)鼻声反射(acoustic rhinometry)测量法:鼻声反射测量是一种无创、省时的测量鼻腔截面积和容积的方法。

2000年国际鼻科学会发布了关于鼻声反射测量法的使用和标准报告。

鼻声反射测量法通过测量鼻腔截面积和容积,提供了反映鼻腔横截面积的曲线,鼻腔横截面积是截面到鼻孔距离的函数。因此,鼻声反射测量可以得到有关鼻腔通畅和阻塞程度的信息。在充血前后分别进行鼻声反射测量,可区分黏膜性阻塞和骨支架性的阻塞。

鼻声反射测量法:通过一个固定在鼻孔的合适的鼻塞向鼻腔发出短声。鼻孔涂抹些凡士林可使声音密闭,但应注意勿使鼻瓣区变形(图11-24)。

(2)嗅觉测量法:嗅觉测试是鼻手术效果的评估方法之一。目前,标准微胶囊嗅功能测试(University of Pennsylvania Smell Identification Test,UPSIT)和嗅觉棒测试(sniffing sticks test)是最好的嗅觉测量方法。完整的UPSIT需要检测40种不同的气味;简化的UPSIT只测试3种气味,适合在门诊复查时使用。如果能正确辨别2种或2种以上气味,就可以排除失嗅。

对患者进行鼻功能评估时,应该双侧同时评估。如果有条件,应在手术前后分别进行测试评估,这样可以排除原发性病变,更加明确与手术的相关性。

② 形态学评估(morphologic evaluation) 唇畸形的各种测量方法均可用于鼻畸形的评估。除了与唇部相似的直接定点测量之外,鼻相关角度的测量在鼻畸形的评估中具有重要作用。这些角度和距离的测量分别在不同方向的平面上进行,所以鼻畸形的评估手段主要为拍摄各个方向的标准照片,也可辅助三维成型的测量方法。

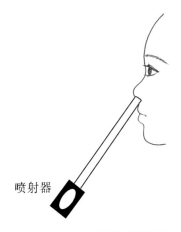

图 11-24　鼻声反射测量法

（1）鼻水平方向畸形评估：在水平面上，可以测量鼻偏离头面部正中矢状面的程度。取患者标准正面影像，通过双侧瞳孔作直线，与头面部正中矢状面相交，在交点处作一直线至鼻尖，这样即可测得鼻尖偏离面部中线的距离和角度。同时从瞳孔连线的双侧内眦点开始，向两侧鼻翼边缘作切线，可以测得鼻翼水平向的偏曲度（图 11-25）。

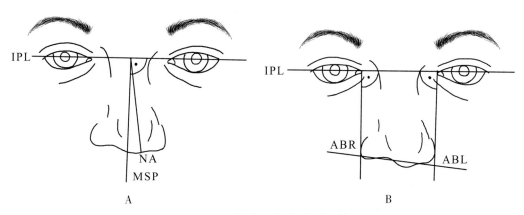

图 11-25　鼻水平方向畸形评估

（2）鼻垂直方向畸形评估：在垂直平面上，可以测量鼻小柱中线到两侧鼻唇沟的距离，从而比较两侧鼻孔的对称性。同时通过鼻小柱中线分别向两侧鼻翼作切线，可以得到两侧的鼻翼-鼻尖角，从而比较两侧鼻翼的对称性和塌陷程度（图 11-26）。

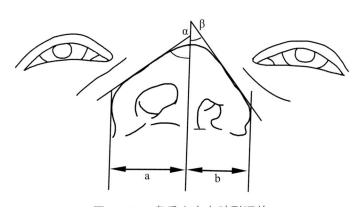

图 11-26　鼻垂直方向畸形评估

（3）鼻矢状方向畸形评估：矢状面的测量应该选择在唇裂发生的一侧；如果是双侧唇裂，则两侧都应该测量。在矢状面上，通过鼻尖至鼻翼最高点作连线，与法兰克福水平线相交测得角度，同时测量鼻唇角、鼻尖凸度，可以测得鼻小柱、鼻缘的塌陷程度（图11-27）。

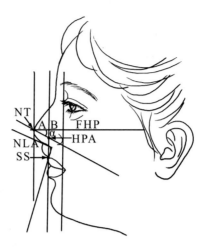

图 11-27 鼻矢状方向畸形评估

唇裂术后鼻唇畸形的评估应该是全面的，鼻、唇相毗邻，解剖结构密切，发生畸形时互为因果，因此，评估时要将两者相结合，综合考虑。

（王悦）

第四节 单侧唇裂术后继发畸形的类型及修复

一、继发唇畸形的类型及修复

唇裂术后继发的唇畸形表现方式众多，畸形特点各异。不同的畸形特征可能是组织发育不良、手术方法的特点、个体之间的基因表现特征以及生长发育等因素共同作用的结果。特别是不同的组织成分在三维结构上的畸形表现，使得人们迄今尚未找到修复唇畸形的统一方法，只能针对不同的畸形提出针对性的手术方法。以下将按照常见的畸形进行分类，并提出相应的手术治疗方法。

（一）口轮匝肌修复不当

1 原因 此类畸形大多由口轮匝肌修复不当所致。

2 临床表现 唇裂缝合处状似隐裂，低平或呈沟状凹陷。裂侧鼻翼脚下方唇上部增厚隆起，为肌组织短缩所形成的肌性隆突。上唇活动时上述凹陷和肌突更为明显（图11-28）。

3 修复方法 重新做功能性唇裂修复术是最基本的治疗方法。无论原术式采用什么方法，均按原切口切开，切除原缝合区的瘢痕，在两侧皮下分离口轮匝肌，健侧达正常人中嵴，裂侧至鼻翼脚外下方，两侧黏膜下亦应充分分离。在裂侧上部尚需分离浅层肌纤维在梨状孔旁和鼻唇沟牙槽骨膜上的异位附着。在鼻小柱基底深面切断鼻唇束长纤维的异常附着，在裂侧鼻翼脚下缘水平切断两束浅层肌纤维在鼻翼脚的附着，并水平向外切断部分将进入口轮匝肌的已短缩的上唇方肌纤

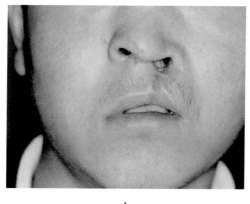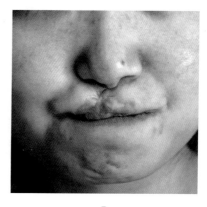

A　　　　　　　　　　　　　　　　　　　B

图 11-28　口轮匝肌修复不当所致的继发唇畸形
A. 病例 1:唇肌肉不连,外观似隐裂样　B. 病例 2:唇肌肉不连,活动时畸形加剧

维,以解除其对口轮匝肌的牵拉。将两侧离断的口轮匝肌纤维旋转,按上下束准确对位,行外翻褥式缝合,注意将裂侧肌组织上部松解牵拉缝合于鼻小柱基底深面和前鼻棘处。如肌缘两侧高度不足,缝合后裂侧唇过短时,可在两侧肌缘分别作 1～3 个小横切口,形成几个小肌瓣,将其交错对位缝合即可调整增加裂侧唇的高度。如此操作,既恢复了口轮匝肌的正常解剖关系,出现了一定程度的人中嵴,又解除了肌肉对鼻小柱和裂侧鼻翼的异常牵拉,肌性隆突也可随之减轻或消失。如肌性隆突仍明显存在,尚需在患处皮下切除适量增厚的组织。最后按术前设计调整皮瓣和红唇瓣的长宽、位置,准确对位缝合(图 11-29)。

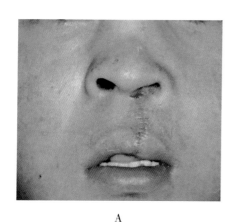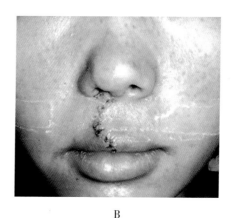

A　　　　　　　　　　　　　　　　　　　B

图 11-29　继发唇畸形修复后
A. 病例 1:修复术后 1 周　B. 病例 2:修复术后 1 周

(二)裂侧唇扁平

1 原因　①唇组织特别是肌组织发育不良;②未行肌修复术;③裂侧上颌骨发育不足;④牙槽裂宽。

2 临床表现　裂侧上唇扁平,甚至塌陷,无人中嵴,红唇不丰满,伴牙槽裂和上颌骨后缩畸形。

3 修复方法　①、②两种情况需行功能性肌修复术。将两侧离断的肌缘以外翻褥式或重叠褥式法缝合,有时尚需在患处皮下行筋膜或真皮游离移植,以进一步增加唇的厚度(图 11-30)。③、④两种情况宜行裂侧梨状孔旁和(或)牙槽裂骨移植修复(图 11-31)。

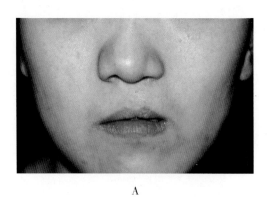
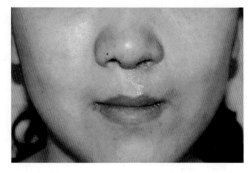

图 11-30　上唇扁平的修复
A. 术前　B. 真皮移植术后 8 天

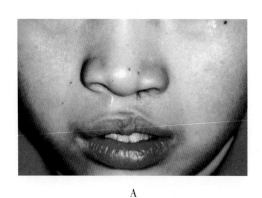
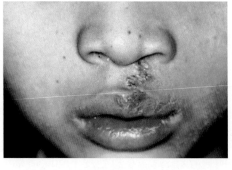

图 11-31　上唇扁平合并牙槽突裂的植骨修复
A. 术前　B. 术后 1 周

（三）裂侧唇过短

1 原因　①裂侧唇峰定点太偏内；②Rose 直线缝合术式；③Tennison 下三角瓣法皮瓣过窄；④完全性唇裂应用早期的 Millard 旋转推进法，唇旋转下降不足；⑤裂侧唇原组织量严重不足。

2 临床表现　裂侧唇短缩多表现为裂侧唇峰点上移，鼻底至唇缘之间的距离缩短。裂侧唇高不足，唇峰位置高，常导致红唇部有切迹或缺损，严重者类似唇粘连术后的情况。可伴有上唇松弛，丰满度不足，唇中央向下缺乏突度，裂两侧肌组织亦未完全联合。

3 修复方法　重按旋转推进法或三角瓣法行功能性唇裂修复术。按测量结果将裂侧唇峰点外移，以增加推进瓣的高度和长度，或增加三角皮瓣的宽度。需要时还可设计小的肌瓣，以调整裂侧唇高。缝合时上紧下松，借以增加唇下部的突翘。如裂侧唇组织量严重不足，需将裂侧鼻底切口沿鼻翼沟向上延长，使侧方唇瓣充分推进，以矫正唇高不足畸形，但这种方法可能造成更多的瘢痕组织，应用时应谨慎。

由于瘢痕组织挛缩造成的上唇过短畸形，除了需要彻底切除瘢痕组织外，还应该收紧鼻底处的肌肉环组织，以迫使上唇延长，同时延长口腔内黏膜组织量。同时应尽量避免直线缝合切口，可在鼻底和红唇处设计 Z 成形术，避免后期上唇挛缩过短使畸形复发。

（四）裂侧唇过长

1 原因　①Le Mesurier 矩形瓣法曾于 20 世纪 50～60 年代被广泛应用，但在生长后期出现裂侧唇过长、下垂则成为该方法的缺陷；②下三角瓣法的三角瓣蒂部过宽；③采用上两个术式后，随着生长发育，裂侧唇逐渐出现增长的趋势；④部分 I 度或 II 度唇裂应用旋转推进法修复后也可能出现裂侧唇过长。

2 临床表现 裂侧唇过长,唇峰低垂,红唇部向下突出,有时伴上唇下部紧缩和人中切迹向裂侧偏移畸形。

3 修复方法 重新按原法手术,根据测定的数据缩窄矩形瓣或三角瓣蒂的宽度,并结合肌修复,将裂侧上唇和唇峰向上提升,使之与健侧对称。如红唇仍有突垂,可行局部修整(图 11-32、图 11-33)。

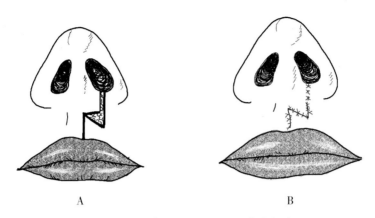

图 11-32　裂侧唇过长矩形瓣法修复术
A. 设计:缩窄原矩形瓣蒂的宽度,以提高裂侧上唇和唇峰　B. 修复后

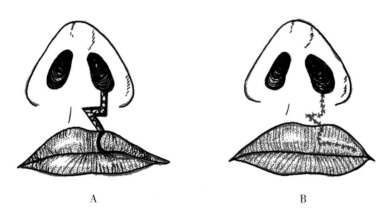

图 11-33　裂侧唇过长三角瓣法修复术
A. 设计:缩窄原三角瓣宽度,以提高裂侧上唇,红唇过厚时作梭形切除　B. 修复后

（五）上唇过紧

1 原因 ①原上唇组织量显著不足;②采用矩形瓣法、三角瓣法或其他术式时,裂侧唇峰定点太偏外;③手术设计不当,切除了过量的唇组织。

2 临床表现 上唇短缩,运动不灵活,上唇下部平坦或内缩,人中切迹和唇珠往往被牵拉向裂侧移位。常伴有裂侧唇过长,下唇突出,前牙反咬合。

3 修复方法 因组织缺少、畸形矫正困难,对畸形严重者可采用 Abbe 交叉唇瓣修复法,以补充上唇组织量的不足,恢复人中位置,下唇前突亦随之矫正。先沿原缝合部位垂直全层切开上唇,使上唇松弛,于两侧组织复位后测量缺损量,再进行下唇设计和切取唇瓣转移修复上唇缺损。准确对位缝合,下唇瓣之蒂宜置于中线侧,有利于修复人中形态。

（六）唇弓畸形

唇弓畸形多因唇裂修复时设计失误、视线不清或对位不准所致,其畸形类型及其修复方法如下:

1 唇峰不对称 唇整体形态尚好,仅有唇峰部局限性畸形。

（1）裂侧唇峰过低:可在唇弓缘上方切除一块新月形皮肤,充分向下分离唇弓缘和红唇,将唇弓缘向上推进缝合（图 11-34）。

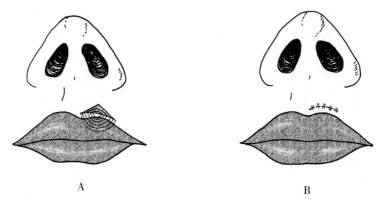

图 11-34　裂侧唇峰过低矫正术
A. 设计　B. 修复后

（2）裂侧唇峰过高：在唇弓缘上方作一倒 V 形切口，充分分离皮肤和红唇，按 V-Y 推进法缝合，即可降低唇峰（图 11-35）。

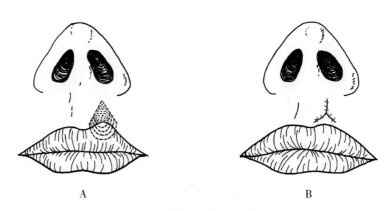

图 11-35　裂侧唇峰过高矫正术
A. 设计（V-Y 推进法）　B. 修复后

（3）裂侧唇峰角过宽：多由于唇裂手术缝合唇峰点时未做皮下缝合固定，致使拆线后唇峰点在上唇张力作用下逐渐加宽。治疗时以健侧宽度为标准测量，在裂侧定点画线，切除瘢痕、适量皮肤和红唇组织后重新对位缝合。在其下方的皮下组织需缝合固定，以助缩窄效果的保持（图 11-36）。

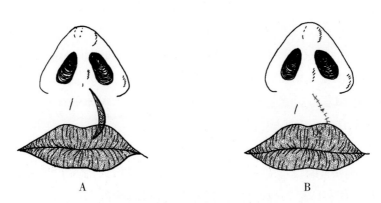

图 11-36　裂侧唇峰角过宽矫正术
A. 设计:沿原来的瘢痕组织走向切除瘢痕　B. 修复后

（4）裂侧唇峰角过窄：按照测量的结果，在需要增宽处的唇弓缘上方切除一块新月形或三角形皮肤，分离唇弓缘和红唇，向外上方牵拉缝合，即可使较窄的唇峰角增宽（图11-37）。

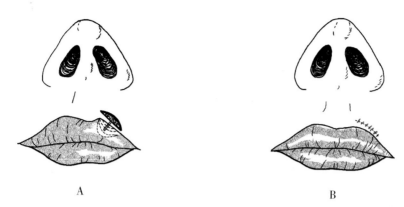

图 11-37　裂侧唇峰角过窄矫正术
A. 设计：切除新月形皮肤　B. 修复后

（5）裂侧唇弓缘部分缺失：缺失的原因多为瘢痕组织牵拉所致。可于切除瘢痕后将唇弓缘准确对位缝合。如出现唇峰角异常，可结合上述方法进行矫正（图11-38）。

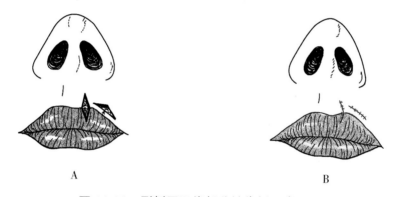

图 11-38　裂侧唇弓缘部分缺失矫正术
A. 设计：切除唇弓缘处的瘢痕　B. 缝合调整唇峰角

（6）裂侧唇弓缘不齐：常见裂侧唇峰部白唇红唇交错。一般可用 Z 成形术矫正（图11-39）。

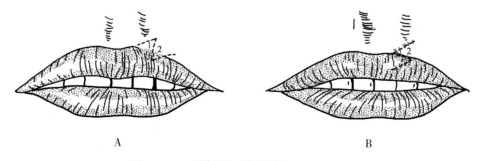

图 11-39　裂侧唇弓缘不齐矫正术
A. 切口设计成 Z 形　B. 交叉换位修复后

上述（1）～（5）的几种手术方法切口常在正常皮肤处，会形成新的瘢痕，故选用时应特别慎重。

2 左右唇峰至口角的距离不等　多因为在一期手术设计时，两侧唇长差距太大所致。

3 中切迹向裂侧偏移　多由于裂侧上唇组织发育太差,或者设计时切除组织过多导致。

上述几种畸形可单独或同时存在,但都难以矫正,因为保持人中唇部结构位置的组织都已经被切除。严重者或伴有其他类型的畸形时,可考虑采用 Abbe 交叉瓣修复。

（七）红唇部畸形

1 裂侧红唇切迹或缺损　表现为不同程度的吹口哨状畸形。

红唇组织缺损小,通常采用 Z 成形术(图 11-40)或者 V-Y 推进法(图 11-41),两者都可获得矫正。

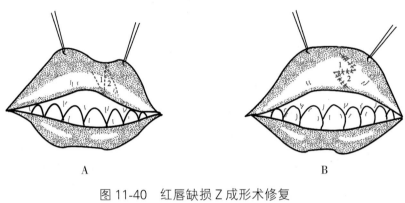

图 11-40　红唇缺损 Z 成形术修复
A. 设计　B. 修复后

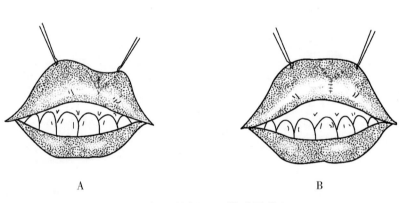

图 11-41　红唇缺损 V-Y 推进法修复
A. 设计　B. 修复后

红唇缺损稍大,裂侧有多余组织可利用时,宜采用裂侧红唇肌瓣隧道填入法矫正。需将上唇完全切开,然后在裂侧切取肌瓣,并将其填入预制的健侧红唇表层下隧道中,尖端缝合固定(图 11-42)。

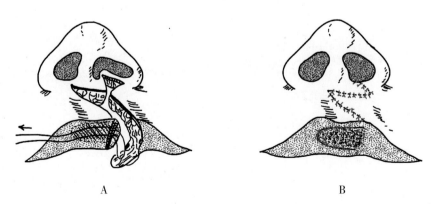

图 11-42　红唇缺损红唇肌瓣填充修复法(Guerrero-Santos 法)
A. 重新修复唇裂　B. 健侧红唇作隧道,接纳裂侧之肌肉瘢痕组织瓣填入后缝合

　　缺损较大时，表现为人中部红唇明显不足。如裂侧红唇比较正常时，可以设计红唇黏膜肌瓣旋转推进法矫正。方法为沿原切口切开红唇，斜向切开黏膜至中线前庭沟顶，或稍越过中线；再从该切口顶端向两侧横向作松弛切口，将肌层适当切开分离后，即形成内侧的旋转黏膜瓣和外侧的推进黏膜肌瓣，移转后分肌层黏膜缝合。由于内侧黏膜肌瓣的充分旋转下降，手术效果可靠(图 11-43)。术后红唇缺损消失，弧度自然，疗效甚佳(图 11-44)。

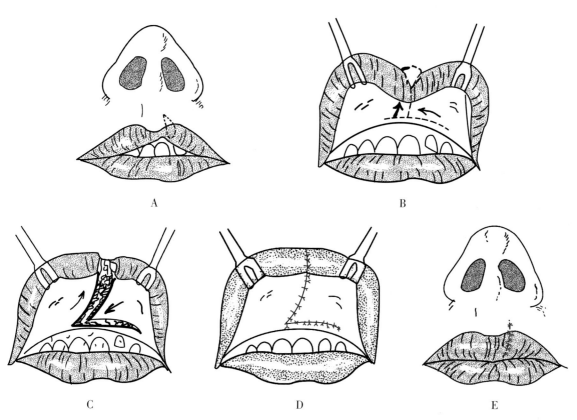

图 11-43　红唇缺损黏膜肌瓣修复法

A. 红唇缺损，唇珠严重不足　B. 沿红唇原切口切开红唇、黏膜及肌肉层，切开唇颊沟　C. 内侧黏膜肌瓣向下旋转，外侧瓣向中线推进　D. 分层缝合，修整红唇及唇弓缘　E. 修复后，红唇缺损消失，唇珠丰满

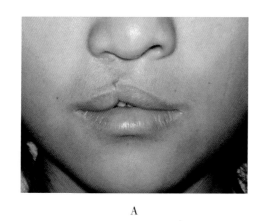

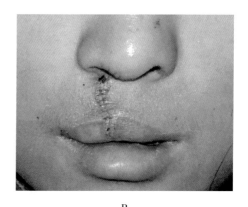

图 11-44　红唇缺损红唇黏膜肌瓣旋转推进法修复术后

　　大块红唇缺损需要按照原方法重新设计手术,原则上也需要用裂侧红唇肌瓣修复(图 11-45、图 11-46)。

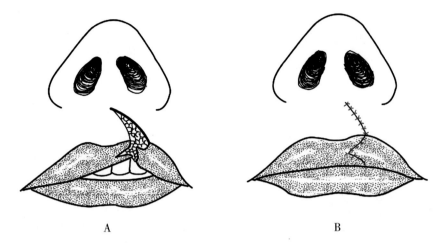

　　　　　A　　　　　　　　　　　　　　　　　B

图 11-45　大块红唇缺损重新行唇裂修复术

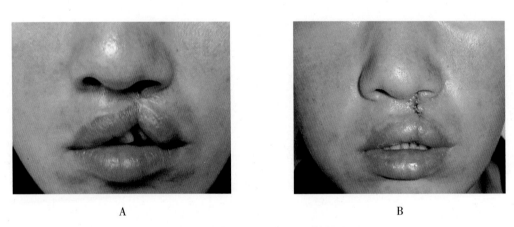

　　　　　A　　　　　　　　　　　　　　　　　B

图 11-46　大块红唇缺损红唇肌瓣修复术后

　　2 裂侧红唇过厚　对于单纯的红唇过厚,可把肥厚部位的红唇表层或连同部分肌组织行横梭形切除缝合(图 11-47)。如伴有上唇过长时,则需要按上唇过长法矫正。

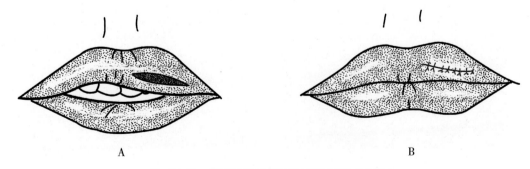

　　　　　A　　　　　　　　　　　　　　　　　B

图 11-47　裂侧红唇过厚用梭形切除术矫正
A. 设计　B. 缝合后

（八）前庭沟过浅或粘连

前庭沟过浅或粘连常因上唇系带过低、过短或术后粘连所致，限制了上唇的活动。可以采用唇系带横切纵缝法或者 Z 成形术矫正（图 11-48）。粘连严重者，需行皮肤或黏膜移植术。

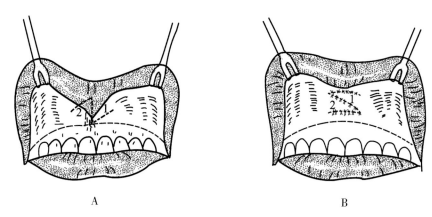

图 11-48　前庭沟 Z 成形术
A. 设计 Z 瓣　B. 转位缝合后

二、继发鼻畸形的类型及修复

唇裂畸形不但累及皮肤、肌肉和黏膜，还影响骨和软骨的发育。唇裂修复术后常继发鼻畸形，且继发的鼻畸形具有独特的病理解剖学特点和外科修复方法，仅通过提高唇部的修复效果不能获得良好的鼻部形态。Burget 在 1985 年提出了将鼻的外形划分为亚单位的想法，旨在合理、系统地设计皮瓣，以期更完整地再造外鼻各部位的精细结构。国内黄永新等也将鼻亚单位原则引入单侧唇裂修复术后继发鼻畸形的修复。

唇裂畸形多伴鼻畸形，而且裂侧鼻畸形经常牵拉肌肉导致健侧鼻的移位和倾斜，从而使鼻畸形经常表现为双侧畸形，造成修复设计上的困难。一般认为鼻畸形主要和以下三个因素有关：①口唇与环鼻部的肌肉结构不平衡；②鼻软骨结构发育不全，形态不对称；③支撑鼻外形的裂侧上颌骨基骨发育不良。典型的唇裂鼻畸形表现为鼻锥体向裂侧倾斜（即鼻翼大软骨向裂侧倾斜），鼻中隔也向裂侧倾斜，鼻翼基底、鼻中隔基底却都偏向对侧；裂侧鼻翼塌陷；裂侧鼻小柱只有健侧鼻小柱高度的 1/2～3/4；裂侧鼻腔前庭衬里不足，常有软骨性皱褶。从质地上来说，裂侧鼻翼软骨较对侧更薄、更软，恢复正常形态较为困难。下面将按照唇裂术后鼻畸形的常见类型介绍相对应的常用修复方法。

（一）鼻翼塌陷畸形

绝大多数患者都具有不同程度的裂侧鼻翼塌陷，严重者可伴有鼻翼缘下垂，是导致鼻孔变形的主要原因。

鼻翼大软骨复位悬吊术是最基本的修复方法。采用鼻尖鼻翼缘部飞鸟形切口（Erich，1953），暴露鼻尖和鼻背后，在两侧鼻翼大软骨背面广泛分离显露软骨，裂侧要尽量显露鼻翼大软骨外侧脚。因软骨和鼻前庭皮肤结合紧密，难以分离，易于穿通，故也可少量分离或不分离。在鼻小柱中央分离至其根部，使两侧软骨内脚分开，裂侧软骨内脚连同裂侧鼻小柱即可向鼻尖部牵动。如移动仍然受限，可将裂侧软骨内侧脚切断。

对于裂侧鼻翼软骨塌陷变形严重者，有时可以采用在其背面偏外侧将其纵行切断一两处，以利鼻孔拱形的塑造，然后用丝线将裂侧鼻翼软骨向健侧悬吊固定使之复位。有时还需将鼻中隔软骨与同侧鼻外侧软骨悬吊固定,依靠鼻中隔软骨的支撑力使鼻翼软骨塌陷获得基本矫正。另外,常需要将裂侧鼻翼缘软组织适当向裂侧或上方悬吊缝合。如此操作后,对鼻孔形态的恢复有显著作用。若裂侧鼻翼缘下垂未完全矫正,可于飞鸟形切口边缘切除一小块新月形皮肤组织,也可在鼻翼软骨上缘切取一蒂在内的软骨瓣悬吊于中隔软骨或裂侧鼻外侧软骨,以使鼻翼缘上提(图 11-49、图 11-50)。如鼻翼沟过深,尽量解剖鼻翼软骨外侧角,松解其上附着的肌肉和纤维组织。复位鼻翼外侧脚可以使鼻翼和鼻孔的畸形得以同时矫正;而在鼻翼沟里充填组织的办法,仅可使鼻翼外形改变,鼻孔畸形则更加难以矫正。在设计时,建议仔细甄别造成鼻翼塌陷的原因,审慎选择更加合理的办法予以修复。

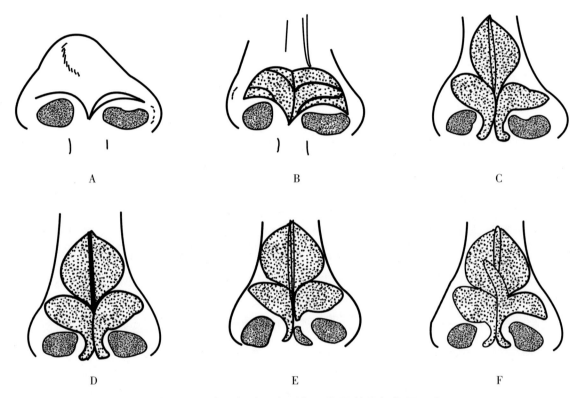

A   B   C

D   E   F

图 11-49　鼻翼塌陷飞鸟形切口鼻翼软骨复位悬吊术

A. 切口设计　B. 显露鼻翼软骨背面　C. 可见鼻翼软骨外侧移位　D. 将裂侧鼻翼软骨向对侧悬吊
E. 鼻翼软骨内侧脚切断后再进行悬吊　F. 有时需要从裂侧切取软骨瓣悬吊于鼻中隔或对侧鼻翼软骨

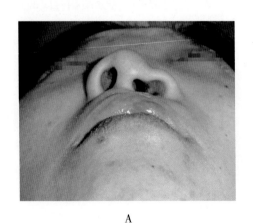
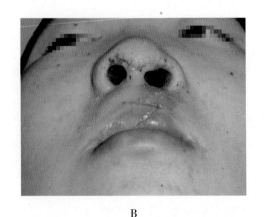

A   B

图 11-50　用飞鸟形切口矫正鼻翼软骨塌陷
A. 术前　B. 术后

由于飞鸟形切口位于鼻翼缘下方,造成术后近期瘢痕较为显著,故有很多学者采用鼻小柱不同的切口联合鼻翼缘内切口修复鼻翼软骨塌陷畸形,也取得了很好的效果(图11-51、图11-52)。

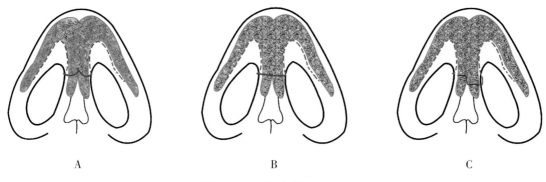

A B C

图11-51 鼻小柱横切口
A. 倒 V 形设计 B. 中部横切口 C. 中部台阶状切口

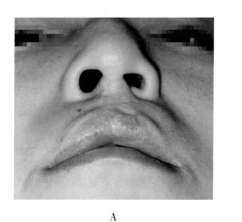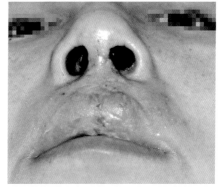

A B

图11-52 鼻小柱倒 V 形横切口矫正鼻翼塌陷畸形
A. 术前 B. 术后

(二)鼻前庭部皱襞

鼻翼塌陷畸形明显者均有鼻前庭部皱襞,系因鼻翼软骨外下缘和外脚弯曲并向下移位所致。

鼻翼软骨复位悬吊术后皱襞可随之减轻但不能消失。在广泛分离鼻翼软骨和周围软组织将软骨复位悬吊后,在皱襞和鼻翼沟稍上方作贯穿加垫褥式缝合使其形成粘连,8天后拆线,皱襞可减小或基本消失。另外,Z 成形术或 V-Y 成形术也可矫正鼻前庭部皱襞畸形(图11-53)。

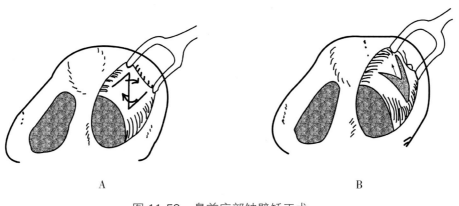

A B

图11-53 鼻前庭部皱襞矫正术
A. Z 成形术 B. V-Y 成形术

（三）鼻孔过大，鼻翼脚外下移位

这是最常见的畸形之一，表现为鼻孔大，鼻底宽，鼻翼脚向外或向下移位，鼻面沟浅，鼻唇沟三角不明显，多由于口轮匝肌修复不良、上颌骨前面发育不足以及牙槽突裂隙所致。必要时需要结合修复牙槽突裂植骨、鼻堤修复以及鼻底缩窄术，甚至需结合口鼻腔瘘的修复，方能完成良好的修复。

鼻翼脚移位一般都需要重新行口轮匝肌修复，解除口轮匝肌的异位附着对鼻翼脚的牵拉，然后将鼻翼脚内移，恢复鼻底肌肉环的连续性，以矫正畸形。鼻翼脚外下移位可用 Z 成形术使其内移内收并稍向上移（图 11-54），但多不单独使用。鼻翼脚外移还可用鼻翼脚旋转推进法修复。除上唇鼻底切口外，需在鼻翼脚内下方切开形成鼻翼脚瓣，并在梨状孔旁骨膜上分离，使鼻翼脚充分松解游离，然后将其内旋推进缝合（图 11-55、图 11-56）。重点要做好鼻底肌肉环的重建，术后可以获得较好的矫正效果（图 11-57）。

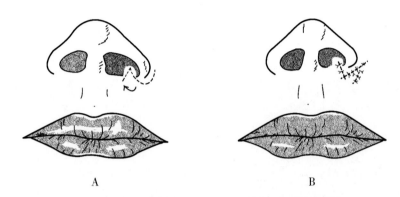

图 11-54 裂侧鼻翼脚外下移位 Z 成形矫正术
A. 设计　B. 修复后

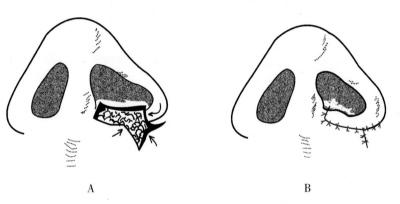

图 11-55 裂侧鼻翼脚外移旋转推进矫正术
A. 切除多余的皮肤瘢痕　B. 鼻翼脚旋转推进缝合后

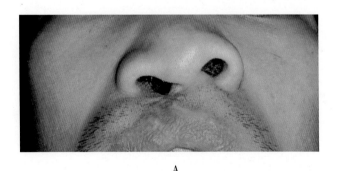

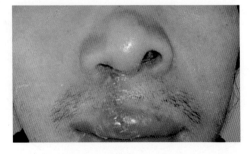

图 11-56 旋转推进法缩窄鼻底（患者伴有鼻底瘘、上唇短缩、鼻翼脚外下移）
A. 术前　B. 术后

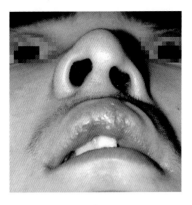 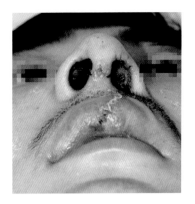

A　　　　　　　　　　　　　　　B

图 11-57　鼻底肌肉环修复矫正鼻翼脚外移

A. 术前显示鼻翼脚外下移位　B. 鼻底肌肉环修复术后,显示鼻底抬起,鼻翼脚内收,同时行 Tajima 切口矫正鼻孔形态

（四）小鼻孔畸形和小鼻翼小鼻孔畸形

鼻翼正常、鼻底狭窄、鼻孔小者为小鼻孔畸形;若鼻底窄、鼻小柱短,鼻翼也显著小于健侧者称小鼻翼小鼻孔畸形,两者均较少见。其原因在于采用 Millard 早期旋转推进法修复时,鼻底收缩过度,使鼻底狭窄,出现小鼻孔畸形。有些患者是在唇裂修复的初期,同期进行了彻底的鼻畸形矫正术,对鼻软组织和鼻翼软骨损伤过大,大量瘢痕形成影响了鼻翼的发育,导致严重的小鼻翼小鼻孔畸形。有个别病例在唇裂修复时鼻孔填塞过紧,造成鼻孔内缘和前庭部皮肤血供障碍而致糜烂或坏死,或因炎症引起鼻孔皮肤破溃,愈合后导致瘢痕的环形挛缩,从而出现小鼻孔畸形。

修复小鼻孔畸形主要是增加鼻翼的组织量,通过增加鼻孔周径而扩大鼻孔。如果鼻孔是圆形的话,那么它就符合数学圆周定律,即鼻翼周径增加的量(X)约等于鼻孔直径增加的量(X/π)。不难看出,严重的小鼻孔畸形是一个非常棘手的治疗问题。若仅仅表现为鼻底过窄,则修复时可采用鼻翼脚和鼻唇沟部的 Z 成形术,以增加鼻底宽度(图 11-58)。小鼻翼小鼻孔畸形矫正甚为困难,必须设法增加鼻翼组织量。鼻翼三角皮瓣法也可获得一定的效果,即采用飞鸟形切口行鼻翼软骨复位悬吊术,然后利用鼻翼部经常需要切除的新月形皮肤,形成鼻翼缘上的斜行三角形皮瓣,宽 3～5mm。将三角形皮瓣向鼻孔内旋转,转移至鼻前庭部的切口内,蒂部形成鼻孔缘。该方法效果良好,鼻孔周径增长可达 7mm,直径增加可达 2mm 以上(图 11-59)。此外,还可以采用耳郭全层复合组织片移植,以增宽鼻翼的组织量,也具有一定的修复效果(图 11-60)。

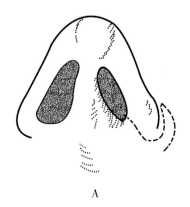 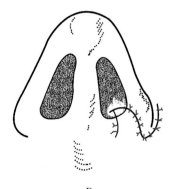

A　　　　　　　　　　　　　　　B

图 11-58　鼻底过窄 Z 成形矫正术

A. 切口设计　B. 修复后

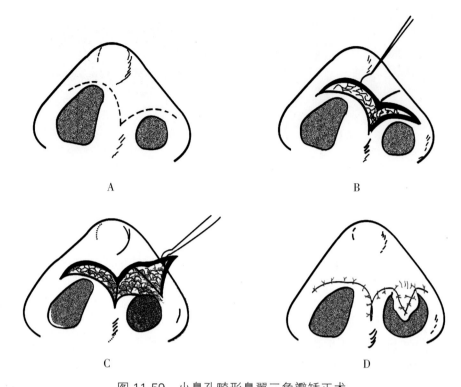

图 11-59　小鼻孔畸形鼻翼三角瓣矫正术
A. 设计飞鸟形切口　B. 鼻翼三角皮瓣的设计　C. 鼻前庭切开,形成三角形缺损
D. 三角皮瓣转移入鼻前庭内,使鼻孔周径增加,从而增加了鼻孔直径

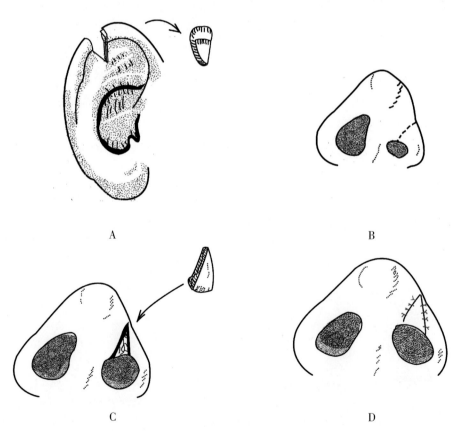

图 11-60　小鼻孔畸形耳郭全层复合组织片移植矫正术
A. 切取耳郭全层复合组织片　B. 小鼻孔畸形侧鼻翼全层切开　C. 修去耳郭组织片
两侧边缘的表皮,增加移植后接触面　D. 将耳郭组织片嵌插式移植至鼻翼缺损处

（五）鼻翼脚鼻底塌陷

唇腭裂多伴有裂侧上颌骨发育不足、裂侧梨状孔旁骨质后缩，或伴有牙槽裂。上述原因可导致骨支持结构的缺乏而造成鼻翼脚和鼻底塌陷畸形。这种情况应先植骨矫正骨性畸形，然后再修复鼻翼畸形。

修复可行裂侧梨状孔旁和牙槽突裂植骨术。单纯梨状孔旁植骨术用于无牙槽裂者，方法是作口腔前庭沟或牙龈沟内切口，行骨膜下分离，于梨状孔旁植入适当厚度的自体松质小骨块，使之堆积成新月形。也可采用其他组织代用品材料如 Bios 人工骨粉、羟基磷灰石（HA）等填入，必要时采用金属丝或微型螺钉固定。如受骨腔隙窄，填入之骨块稳定不易移位时，也可不采用金属丝或螺钉固定，但需在前庭沟用碘仿纱条加压，或者采用鼻唇沟敷料压迫法使软组织伤口与移植骨之间愈合，形成包裹粘连。伴有牙槽突裂者，在行梨状孔旁植骨时，亦可同时做牙槽突裂骨移植修复术。植骨时应稍微过矫正，以便留有骨吸收体积缩小的余地。植骨术不仅可矫正鼻翼脚鼻底塌陷，还可纠正裂侧上唇扁平畸形(图 11-61)。

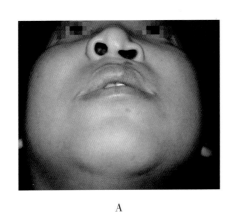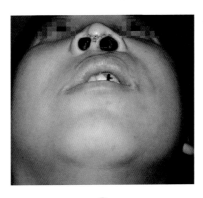

A   B

图 11-61　飞鸟形切口结合右侧牙槽突植骨修复鼻翼及鼻底塌陷畸形
A. 术前，两侧鼻底高度不同　B. 术后，左侧鼻孔略大

（六）单侧鼻小柱短缩

单侧唇裂裂侧鼻小柱比健侧短小的原因主要是鼻翼软骨内脚下移所致，患者常伴鼻翼塌陷畸形。多数情况下该畸形为鼻翼软骨的结构错位所致，修复畸形时，应侧重对鼻翼软骨的结构进行复位。

修复一般采用飞鸟形切口，行鼻翼软骨复位悬吊术。有时需在裂侧切口上缘切除一条新月形皮肤后作鼻小柱鼻尖部 V-Y 缝合，裂侧鼻小柱在鼻翼塌陷得到矫正和鼻尖抬高时也可获得增长。但是 Tajima 和 Maruyama（1977）在设计时采取倒 U 形的皮肤切口，使之转向鼻腔面，形成鼻腔黏膜的延长部分，使鼻孔得以扩大，且两侧鼻孔的形态更为接近(图 11-62)。Tajima 法既节约了组织，又充分利用了组织，不失为一种矫正鼻翼畸形、延长裂侧鼻小柱的好方法。对于裂侧鼻小柱过短伴有鼻底过宽者，宜采用裂侧鼻小柱上推、鼻底鼻翼脚组织瓣向内旋转推进术（Blair，1925；Dibbell，1982），即沿鼻尖鼻小柱中线切开，分离两侧鼻翼软骨内脚，在裂侧内脚下方和后方切开皮肤，将内脚向上推移提高，形成鼻底鼻翼脚组织瓣后向内旋转推进，在鼻小柱下端缝合，鼻孔内作塑形填塞(图 11-63)。该方法对于调整鼻孔的轴向角度有显著作用，但也会在鼻小柱表面遗留瘢痕。

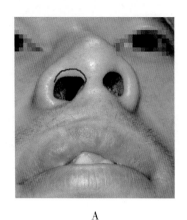
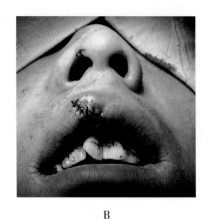

A   B

图 11-62   Tajima 法倒 U 形切口鼻孔畸形矫正术
A. 切口设计   B. 缝合后

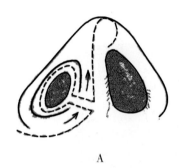
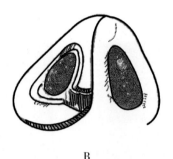
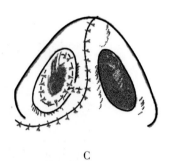

A   B   C

图 11-63   鼻小柱裂侧过短鼻底鼻翼旋转推进矫正术（仿 Dibbell 法）

A. 设计并切开裂侧鼻小柱瓣、鼻底鼻翼脚瓣   B. 将裂侧鼻小柱瓣向上推进提高   C. 将鼻底鼻翼脚瓣向内旋转推进后缝合

（七）鼻小柱基部向健侧偏斜

除了 Millard 唇裂修复法对鼻小柱有矫正效果外，其他术式术后都留有不同程度的鼻小柱偏斜。其主要原因可能是健侧口轮匝肌在鼻小柱上的异位肌纤维附着未处理，或者是鼻底皮肤组织量过多所致，也可能是鼻中隔偏斜发育导致前鼻棘不正而造成鼻小柱偏斜。

修复通常用参考书籍中所介绍的鼻小柱基底 Z 成形矫正术（图 11-64），但因改变了鼻小柱基底两侧的斜坡形态，该法并不实用。最好在裂侧设计 Millard C 瓣 Z 成形术，可以同时矫正口轮匝肌上部不连畸形（图 11-65、图 11-66）。C 瓣旋转和肌修复的共同作用可以使鼻小柱恢复端正位，且有利于鼻小柱基部斜坡的形成，但有可能出现因鼻小柱矫正而使裂侧鼻孔变小的效果，需要综合考虑。

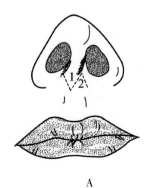
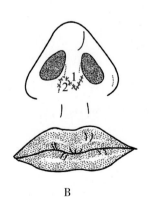

A   B

图 11-64   鼻小柱偏斜 Z 成形矫正术
A. 切口设计   B. 组织瓣换位,Z 成形术术后

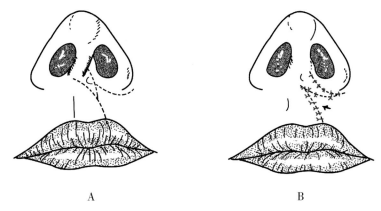

图 11-65　鼻小柱偏斜 Millard 唇裂修复术
A. C 瓣和推进瓣切口设计　B. 旋转缝合后可矫正鼻小柱偏斜

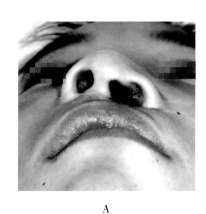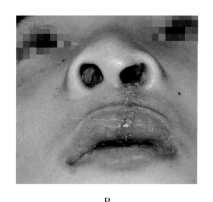

图 11-66　鼻小柱偏斜 Millard 唇裂修复术矫正后
A. 术前鼻小柱偏斜,鼻孔宽大,鼻底凹陷　B. 行鼻底植骨、鼻小柱 Millard 唇裂修复术
矫正鼻孔缩小,术后 1 周

(八) 鼻中隔尾部偏曲

当裂侧上颌骨发育不良时,可使鼻侧方因缺少骨性结构支持而导致鼻底鼻翼脚塌陷,进而引起联合鼻肌和口轮匝肌共同牵拉鼻中央支持结构而使鼻三角形支架倾倒。另外,唇裂修复术后,上颌骨前鼻棘受不对称肌肉和瘢痕组织的牵拉,常常偏向健侧,鼻中隔也随着生长发育偏向健侧。一般表现为鼻背软骨部向裂侧倾斜,鼻中隔偏曲,其中部向裂侧鼻腔突出,其底部则反向健侧突出,甚至从上颌骨和犁骨沟中脱出。当鼻小柱偏斜矫正后,可在健侧鼻孔看到突出的鼻中隔尾部,这在一定程度上影响了鼻小柱的充分复位,所以常常和鼻小柱偏斜同期矫正。

经口腔前庭沟切口,显露鼻中隔尾端,纵行切开软骨膜,小心在两侧行软骨膜下分离,直达鼻底。对软骨最下端行前后方向上的水平切断,长约 1cm 或更长,然后推移中隔软骨,使其向中线复位。缝合皮肤后两鼻孔内填塞碘仿纱条固定,注意保持两侧对称。也可以经飞鸟形切口或者鼻小柱切口,向下达到鼻中隔尾部在上颌骨前鼻棘处的附着。在骨与软骨交界处向后分离,经过鼻腭孔附近时可能引起出血,要小心沿着鼻中隔软骨方向向后剥离。有时可将过度突向裂侧的软骨尾部切除,或在软骨上作几条减张切口,以使鼻中隔更易复位(图 11-67、图 11-68)。

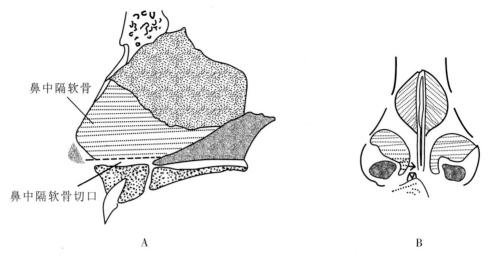

鼻中隔软骨

鼻中隔软骨切口

A   B

图 11-67   鼻中隔尾部偏曲矫正术
A. 鼻中隔软骨下端切口,长约 1cm   B. 推鼻中隔到正常位置

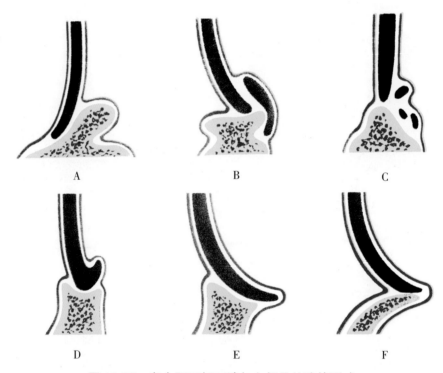

A   B   C

D   E   F

图 11-68   鼻中隔尾部下端与上颌骨的连接形式

（九）鼻背过低和轻度不对称

一般采用隆鼻术修复。在鼻翼软骨复位悬吊术时,于鼻骨下缘作骨膜切口,在骨膜下分离至鼻根。选用硅胶支架或雕刻自体软骨支架或骨移植使鼻背隆起,鼻尖抬高,可消除鼻背不对称畸形。若将两侧鼻翼软骨对称地悬吊缝于支架下端,可使鼻翼塌陷畸形得到更加充分的矫正,但要注意避免悬吊力量不均衡所致的鼻尖偏斜问题。

（十）歪鼻

少数严重唇裂术后,特别是未行良好修复术者,至成年可出现显著的歪鼻畸形,表现为鼻背软骨部歪向健侧,鼻中隔偏曲,甚至鼻骨亦可出现偏斜。其修复需要行歪鼻畸形矫正术,同时矫正鼻骨、鼻软骨畸形。

第五节　双侧唇裂术后继发畸形的类型及修复

一、继发唇畸形的类型及修复

双侧唇裂术后继发唇畸形的类型和表现与单侧唇裂术后有相似之处，如上唇一侧过长、过短或唇弓畸形等，其修复原则亦大同小异。但双侧唇裂术后需要考虑到两侧唇畸形的不对称性和全上唇畸形与周围器官的协调性以及人中部畸形等，往往比较复杂，涉及修复方面较多。由于双侧唇裂患者软组织、骨组织的发育障碍和术后畸形程度有很大的关系，一期手术方式不当可以加重术后畸形，造成比单侧唇裂更加显著的动态和静态畸形。

双侧唇裂术后继发畸形时，将唇、鼻作为一个整体来考虑修复方案是一个很重要的前提。因为双侧唇裂术后继发的唇、鼻畸形常常相互影响，单一的唇、鼻手术很难矫正畸形，因此多建议采用联合修复法，使鼻、唇畸形的修复相互兼顾。在实际工作中，双侧唇裂术后鼻畸形的表现形式较为单一，而唇畸形的表现种类较多。下面逐一介绍双侧唇裂术后不同类型的唇畸形及其修复方法。

（一）口轮匝肌未接合或未完全接合

1　原因　①双侧不完全性唇裂，前唇内有肌组织，但手术时未行口轮匝肌的解剖复位，或未正确行端-端接合；②双侧完全性唇裂，前唇内无口轮匝肌，亦未将两侧唇的肌组织进行充分游离后，再各向中线推进并互相缝合。

2　临床表现　这种畸形相当多见，多表现为人中部缺少或无肌肉组织，人中质地薄弱、松软、平坦，无人中沟，两侧唇上方均可见肌性隆起，活动时尤为显著。

3　修复方法　行口轮匝肌修复术，按原切口切开双侧上唇，分离口轮匝肌，有时需分离至鼻唇沟。于鼻翼脚下方水平切断口轮匝肌，并切断部分进入口轮匝肌的上唇方肌纤维。肌深面需从梨状孔旁和牙槽骨膜上剥离下来，使之充分松解，互相向中线推进后彼此缝合。如人中部有肌组织时，则与之对位缝合在一起，再调整皮肤和红唇以矫正其他畸形（图11-69、图11-70）。

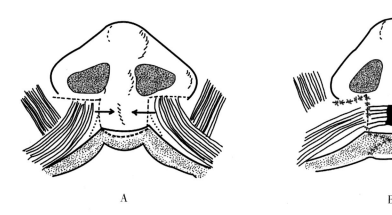

A　　　　　　　　　　B

图 11-69　双侧唇裂术后口轮匝肌未接合或未完全接合修复法
A. 按双侧唇裂修复法，切断口轮匝肌在鼻翼脚的附着，分离口轮匝肌断端
B. 口轮匝肌断端在中线位置上结合，重修红唇中央区域

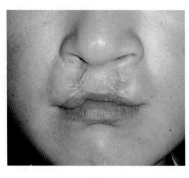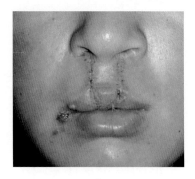

A   B

图 11-70   双侧唇裂术后肌肉接合不全，口轮匝肌重建修复
A. 术前   B. 术后

（二）上唇过短

1 全上唇过短

（1）原因：采用保留前唇原长法修复时，两侧唇峰定点过于偏向内侧。未行口轮匝肌修复时，术后可致上唇过短。

（2）临床表现：前唇和两侧唇均短小时，手术切口缝合部位薄弱，上唇两侧有肌性隆起，常伴有上唇松弛。

（3）修复方法：按 Millard 法重新修复，同时行口轮匝肌重建。手术设计时，将两唇峰点适当外移，两侧推进瓣上方切口可沿鼻面沟适当延长，以使侧唇可向中线作较大幅度的推进，前唇（人中）瓣在充分分离后向下方推移。这样可使前唇部和两侧唇均得到适当延长，使全上唇的高度增加，并可恢复上唇应有的紧张度（图 11-71、图 11-72）。

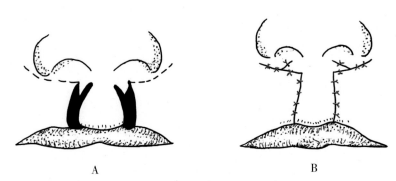

A   B

图 11-71   全上唇过短 Millard 法重新修复
A. 将两侧唇峰点外移，作两侧旋转推进   B. 口轮匝肌修复后，将两侧唇红瓣
在中线位置上外翻缝合，以增加中央红唇的厚度

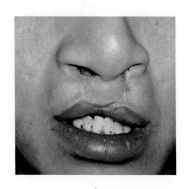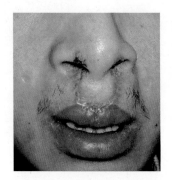

A   B

图 11-72   全上唇过短 Millard 法旋转推进修复唇高度
A. 术前   B. 术后 1 周

2 前唇(人中)过短

(1)原因:双侧唇裂术前唇组织发育不良,用前唇原长法术式修复后导致前唇人中部高度不足。

(2)临床表现:前唇短小,红唇厚度常不足,两侧唇相对较长,在侧唇与中央红唇之间常出现台阶状畸形,外观表现为中央缺损。

(3)修复方法:若前唇组织的横向宽度充裕,可用两侧唇瓣推进法增长前唇,并以前唇部全长设计倒V形皮瓣,充分分离后向下推进至正常位置。两侧唇瓣向中线推进,一部分在鼻小柱基部下方相对缝合,另一部分与前唇的侧缘相缝合(图11-73、图11-74)。

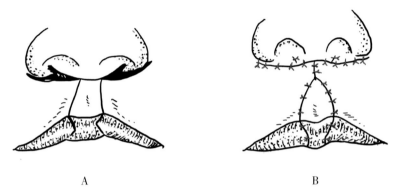

A   B

图 11-73　前唇(人中)过短两侧唇瓣推进法修复
A. 前唇设计倒V形皮瓣和两侧推进瓣　B. 人中皮瓣向下推移,两侧唇瓣在其
上方中线处相对缝合(此缝合线越长,前唇下降越多)

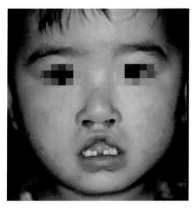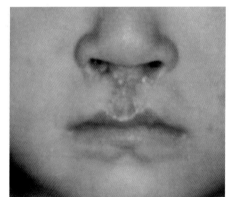

A   B

图 11-74　前唇(人中)过短两侧唇瓣推进法修复病例
A. 术前　B. 术后

(三)上唇过长

1 全上唇过长

(1)原因:采用前唇增长术式(如 Barsky 法、Abbe 交叉唇瓣双侧唇裂修复法)术后常导致全上唇过长。如果是儿童期采用此法,则术后随年龄增加,上唇有进一步增长的趋势。

(2)临床表现:全上唇过长,常伴有上唇紧张,以上唇下部更为显著,甚至内缩而失去应有的突翘形态,并多有前牙反𬌗。

(3)修复方法:单纯全上唇过长,可在上唇上方沿鼻底绕鼻翼脚切除一条适当宽度的皮肤和肌肉组织,分层缝合,红唇也可随之稍向外翻,增加了上唇下部的突度。如术后呈现红唇外翻过多时,可适当修整(图11-75)。文献上也有其他方法报道,如Vaughan法和Ragnell法(图11-76),可以酌情采用。

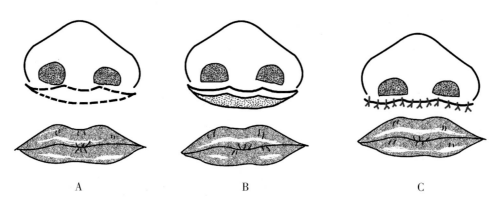

图 11-75　上唇过长组织切除修复法
A. 设计　B. 切除　C. 缝合后

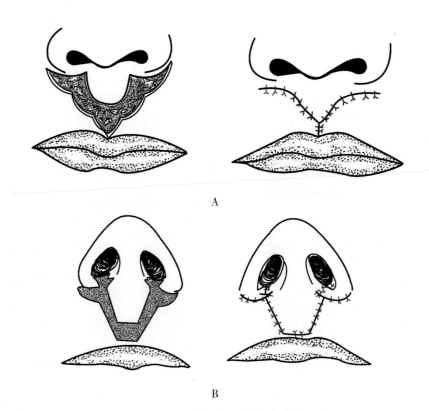

图 11-76　上唇过长畸形的其他修复方法
A. Vaughan法　B. Ragnell法

2 上唇两侧过长

(1) 原因:采用前唇原长法修复双侧唇裂时,术后易出现上唇两侧过长畸形。

(2) 临床表现:前唇(人中)高度正常或稍短,两侧唇过长,红唇部肥厚突垂。

(3) 修复方法:轻者可于两侧唇鼻底下方各切除一条适当宽度的皮肤和肌肉组织后行分层缝合,再修整红唇即可(图11-77)。严重者应沿原切口全层切开,分离口轮匝肌,在两侧唇上方各切除一块近似三角形的皮肤和肌肉组织,将肌层准确对位缝合,最后修整红唇部(图11-78)。

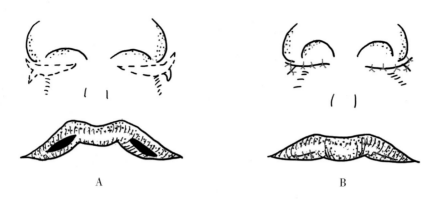

图 11-77　上唇两侧轻度过长矫正术
A. 在两侧鼻底下方分别切除皮肤和肌肉组织　B. 缝合后

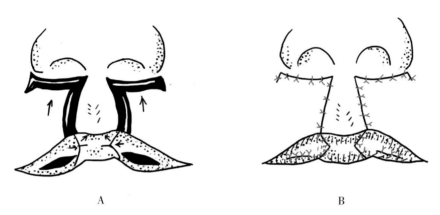

图 11-78　上唇两侧严重过长矫正术
A. 两侧鼻底各切除一条皮肤和肌肉组织,行口轮匝肌修复,两侧唇向内上方
推进,分层缝合,红唇过厚时适当修整　B. 缝合后

（四）上唇过紧

1 原因　①原前唇组织严重发育不良;②采用前唇原长法或加长法修复时,人中两侧定点过近,两侧唇峰定点太偏向外侧,以至于切除了过多的唇组织。

2 临床表现　上唇过紧后缩,加长法修复术后上唇下部尤显紧张,常伴有上唇过长、上颌发育不良后缩、前牙反𬌗、下唇明显前突。

3 修复方法

（1）上颌骨后缩时应采用 Le Fort Ⅰ型截骨术将骨段前移,达到既矫正上颌骨后缩畸形又推动上唇向前的双重目的。对处于生长发育期的儿童,可以采用牵张成骨术使上颌骨前移。除了正常的非手术牵引方法外,采用 RED Ⅱ牵张成骨系统也不失为有效的措施之一(图 11-79)。

（2）采用 Abbe 交叉唇瓣法修复,即先在上唇正中全层切开,形成三角形缺损,在两侧唇组织侧移达正常松弛度后,测量缺损的长宽度,然后按缺损量并参照正常人中长宽形态,在下唇中央部设计切取以红唇和血管为蒂的 V 形下唇瓣,旋转 180°转移至上唇缺损处分层缝合,二期需行断蒂术。术后人中形态自然,人中窝明显,唇珠丰满,上唇松紧度恢复正常,下唇前突也随之消失(图 11-80)。这种手术方法优点很多。一般来说,应严格掌握适应证,合理运用,以免给患者带来不必要的创伤和痛苦。Samuel 及 Cutting 等人则认为,对于上唇过紧伴有瘢痕组织较多的病例,无论是单侧还是双侧唇裂术后,只要伴有上唇过紧,均应首选 Abbe 交叉唇瓣法,而单纯采用局部修复的办法很难获得满意的效果。

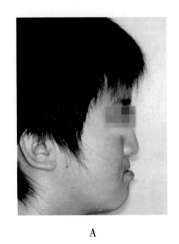
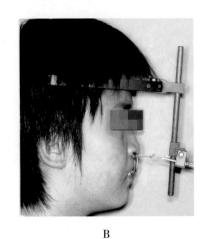
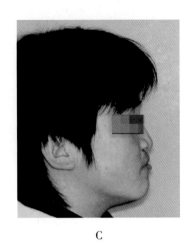

A B C

图 11-79 上颌骨发育不全,使用 RED Ⅱ 牵引上颌骨前移
A. 术前 B. 术中 C. 术后

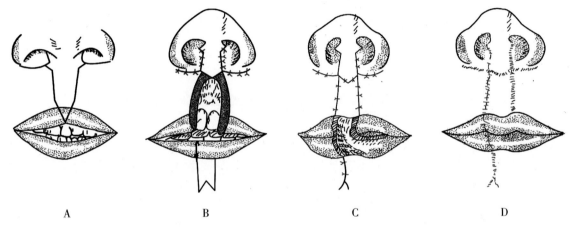

A B C D

图 11-80 Abbe 交叉唇瓣法修复上唇过紧
A. 以鼻尖为蒂设计鼻小柱前唇瓣 B. 鼻小柱形成后需要修去红唇 C. 交叉唇瓣修复人中 D. 二期行断蒂术修正红唇

（五）人中切迹和人中嵴畸形

1 原因 人中切迹和人中嵴结构特殊,唇裂修复术一般难以再造类似结构。如双侧唇裂手术设计不合理,未行肌功能修复,将使畸形更为明显。在修复双侧唇裂时,保留全部前唇皮肤常可导致人中切迹和人中嵴畸形,但却保留了二期修复唇鼻畸形的组织。有些设计使人中较窄,利于美观效果,但却牺牲了较多的前唇组织,造成二期修复时组织缺乏。

2 临床表现 人中部过宽、松软,无人中切迹或人中切迹膨隆,人中嵴平坦或有沟状畸形,常伴有红唇中央缺陷。

3 修复方法

（1）人中过宽矫正术:按正常人中形态画出标志,切除多余皮肤,做口轮匝肌修复,修薄人中区皮下组织。在人中窝处将真皮与深部组织缝合一针,将两侧唇组织适当推进后缝合,术毕在人中窝部放置敷料垫轻压(图 11-81)。

（2）改良鼻上唇星状皮瓣法:对于人中较宽,并有鼻小柱短缩和鼻翼鼻尖塌陷者,最好采用联合术式同时矫正双侧唇裂术后继发唇鼻畸形。刘建华等将 Brown 星状瓣法和 Millard 叉形法的优点相结合,设计了改良鼻上唇星状皮瓣法,不仅使唇鼻畸形同时得到矫正,也缩窄了人中,还可以调整上唇人中的高度和抬高鼻尖,整体效果较为满意(图 11-82、图 11-83)。

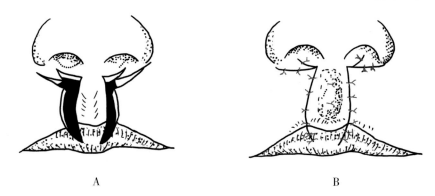

A　　　　　　　　　　　　　　B

图 11-81　人中过宽矫正术

A. 按正常人中形态设计,切除多余组织　B. 将两侧唇瓣向中线推进后缝合

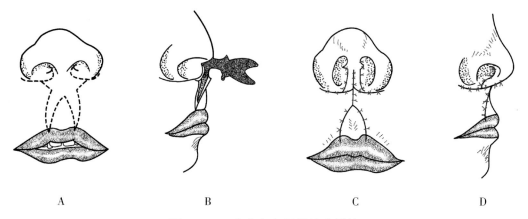

A　　　　　　B　　　　　　C　　　　　　D

图 11-82　改良鼻上唇星状皮瓣法

A. 以鼻尖为蒂设计鼻小柱鼻底上唇星状皮瓣　B. 翻起皮瓣至鼻尖,作鼻中隔上端两侧横切口　C. 将两翼皮瓣嵌入缝合入鼻中隔横切口内　D. 利用两个叉形皮瓣形成鼻小柱,两侧侧唇瓣推进缝合可增加上唇高度,人中皮瓣也可以调整唇高和红唇

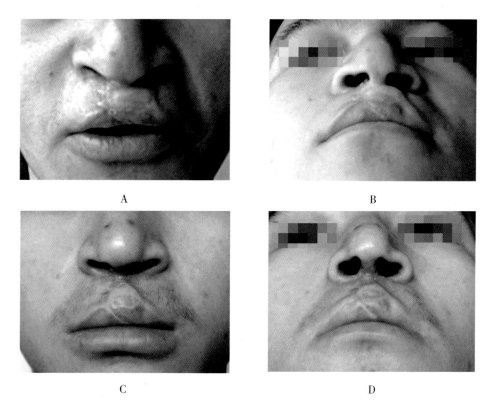

A　　　　　　　　　　　　　　B

C　　　　　　　　　　　　　　D

图 11-83　用改良鼻上唇星状皮瓣法修复双侧唇裂术后唇鼻畸形

A、C. 正面观　B、D. 仰头观

（3）人中切迹降低唇弓缘加高术（仿 O'Connor 法）：沿人中两侧和唇弓缘下作切口，由下向上翻起人中皮瓣，显露人中部皮下组织和肌层。在人中区域内切取适当厚度的两个等腰三角形皮下肌组织瓣，其蒂在唇弓缘。于两侧唇弓缘深面潜行分离隧道，将两个三角瓣分别塞入两侧隧道中，瓣末端用穿出皮外的缝线缝合固定，最后缝合人中两侧的皮肤切口（图 11-84）。

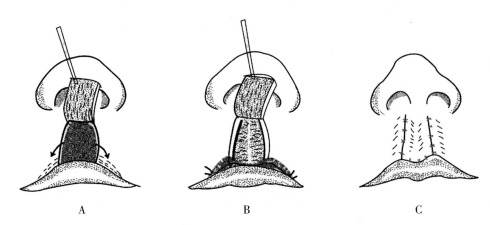

图 11-84　人中切迹降低唇弓缘加高术
A. 翻起人中皮瓣，切取两个蒂在唇弓缘的三角形肌肉组织瓣　B. 在两侧唇弓缘处作潜行
分离口，将两瓣分别填入以增高唇弓缘，并形成人中切迹　C. 缝合后外观

（4）耳软骨移植人中再造术：在对耳轮上下脚之间，按正常人中形态切取耳软骨一块。在人中皮下组织修整后，将软骨准确对位植于皮下缝合，人中部用纱布垫轻压固定以助塑形。也可切取带耳前侧皮肤的复合耳软骨组织块，与人中皮肤作置换移植，同样需要用纱布垫轻压固定，以利于移植组织块的成活（图 11-85）。耳软骨的自然凹度使再造的人中沟和人中嵴均很逼真。但此技术操作要求高，稍有不慎将难以保证再造的人中组织完全成活。耳软骨较硬，对上唇活动稍有影响，故应慎重选用。

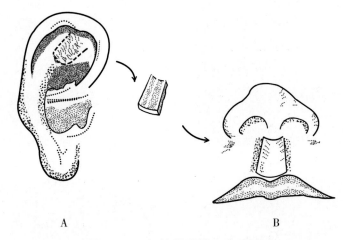

图 11-85　耳软骨移植人中再造术
A. 在耳轮上下脚之间按正常人中形态切取软骨一块　B. 将软骨块植入人中皮下

（六）唇弓唇峰不明显

1 原因　无论采用 Veau 法、Tennison 法、Bauer 法、Skoog 法、Wynn 法、Millard 两期手术法还是叉形瓣法修复双侧唇裂时，都可使前唇有不同程度的延长，这种延长以人中的两侧缘延长为主，中央（人中）部分延长很少或未得到延长，致使原来不明显的人中部唇弓缘弧度变得更加平坦。修

复后的人中切迹和两侧唇峰高度之间的差距很小,或无差距,甚至两侧唇峰点低于人中切迹。采用Barsky 等的前唇加长法完全再造人中切迹和唇峰,术后唇峰亦多不明显。为此 Kamiishi、Cutting 等专门对双侧唇裂的修复方法进行了探索,有效地减轻了该问题的发生。

② 临床表现　唇弓缘失去明显的弓背形而呈弧形,有时在人中部唇弓缘缺乏应有的向上突起。

③ 修复方法　唇弓背改形术是最有效的方法,其要领是:在唇弓缘上方画出一条形态优美的弓背线,在唇弓缘上和画线之间切除一条全厚皮肤组织,向下潜行分离红唇并向上推进缝合。如只将上述条状皮肤的表皮切除而保留真皮,则缝合后更有增加唇弓缘突度之效果(图 11-86)。如将唇弓背改形术和前述人中沟降低唇弓缘加高术相结合可以相得益彰,使手术效果更佳。

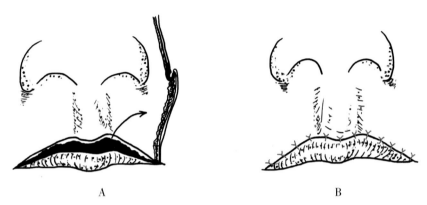

图 11-86　唇弓唇峰不明显的唇弓背改形术
A. 在唇弓缘上方按弓背形态切除一条全厚皮肤　B. 将红唇黏膜进行分离后,
向上与皮肤拉拢缝合

（七）中央部红唇畸形

① 中央部红唇缺损　为常见的畸形。

（1）原因:前唇发育不良、短小,前唇内部无肌肉组织。一期修复时未充分利用两侧红唇黏膜肌肉瓣向中央推进,或伴有前庭沟粘连等。手术方法使用不当也可导致红唇中央畸形。

（2）临床表现:中央部红唇不丰满、凹陷,甚至有较大缺损,形如吹口哨状。

（3）修复方法:应当说明的是,红唇畸形多源于肌肉接合错误,在修复时应首先予以矫正。只有轻微的红唇畸形才属于黏膜组织位置不当所致, 也只有在这种情况下才能进行单纯的黏膜瓣手术。以下手术方法仅供参考:

1）V-Y 成形术:轻微畸形采用 V-Y 成形术即可矫正畸形(图 11-87)。缺损明显时,尝试采用倒

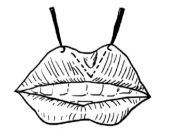
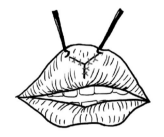

图 11-87　中央部红唇凹陷 V-Y 成形术
A. V 形切口设计　B. 行 V 瓣推进后,Y 形缝合

V-Y 成形术。翻起上唇,在前庭沟到中央红唇缘设计略呈倒 V 形的切口,松解瘢痕,分离红唇、黏膜和部分肌层。然后将肌肉对位缝合,使之轻微外翻,再将两侧红唇、黏膜肌瓣向红唇缘推进呈 Y 形缝合,便可以使红唇中央变得丰满(图 11-88)。

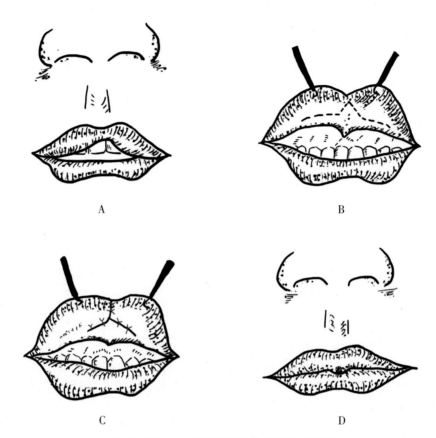

图 11-88 中央部红唇缺损倒 V-Y 成形术
A. 中央红唇缺损 B. 设计倒 V 形切口,并向两侧适度延长,切开后适当分离黏膜瓣
C. 将两侧红唇黏膜向中央推进后缝合 D. 畸形得以矫正

2）横向双 V-Y 成形术:在缺损处横向设计两个轴线合一的 Y 形切口,切开后在肌肉表面分离黏膜瓣,将两 V 瓣相向推进,交错缝合,以增加红唇厚度(图 11-89)。

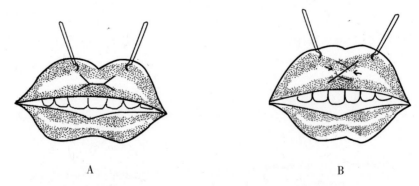

图 11-89 中央部红唇缺损横向双 V-Y 成形术
A. 设计横向双 Y 切口 B. 将两 V 形黏膜瓣向中央推进,进行交错缝合

3）双侧岛状红唇瓣推进法:于红唇缺损处中央剥除其表皮,在其两侧红唇过厚处各形成一尖在外的红唇或红唇、黏膜肌瓣,以瓣深部肌为蒂向四周适当分离,将两瓣互向中线推进之后缝合

（图 11-90）。

4）黏膜肌肉瓣修复术：适用于中央红唇轻度缺损，且肌肉错位不显著者。在缺损两侧各设计一个瓣尖在前庭沟或者在一上一下方向上的黏膜肌瓣，换位后依次缝合（图 11-91）。其原理是 Z 成形延长法。

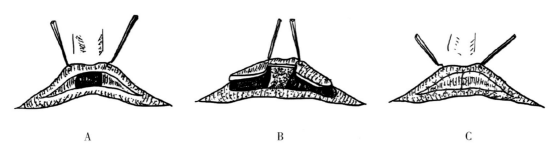

图 11-90　中央部红唇缺损双侧岛状红唇瓣推进法
A. 切除中央部瘢痕组织表皮　B. 设计双侧红唇黏膜肌蒂岛状瓣　C. 将两侧瓣向中线推移后缝合

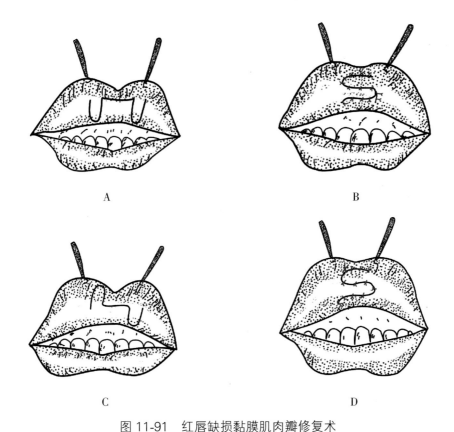

图 11-91　红唇缺损黏膜肌肉瓣修复术
A. 在缺损下方横向切开黏膜和部分肌肉层，分离后使缺损消失，在其两侧各做一个
尖在前庭沟的黏膜瓣　B. 换位缝合后　C. 在缺损下方横向切开，在其两侧各做一
个方向相反的黏膜肌肉瓣　D. 换位缝合后

5）Abbe 交叉瓣修复术：中央部红唇缺损过多时，用上述方法难以矫正畸形，而必须用 Abbe 交叉唇瓣修复，方可获得良好的效果。

2　中央部红唇肥厚下垂

（1）原因：前唇原长法修复时，常因前唇过短使中央部红唇薄弱，因此采用过宽过厚的两侧红唇肌瓣修复可导致中央部红唇肥厚下垂的结果。

（2）临床表现：人中较短，而中央红唇过厚下垂。

（3）修复方法：适当切除过厚处的红唇和其下方的组织。

（八）前庭沟过浅

1 原因 双侧唇裂术后前唇部的前庭沟大多很浅，这首先是因为双侧唇裂发育的原因；其次是在双侧唇裂手术时未注意重建前庭沟，或有较多创面未被修复，术后粘连所致。Cutting 等设计了专门的方法重建前庭沟，能减轻这类畸形的发生。

2 临床表现 前唇部前庭沟过浅，严重者甚至无前庭沟，两者均可导致上唇活动受限。前庭沟过浅或缺如者常伴有中央部红唇缺损。

3 修复方法 较轻的畸形可以采用前述的横切纵缝法或 Z 成形术给予矫正，较严重的畸形则需采用以下方法进行修复。

（1）V-Z 形推进加黏膜移植术：在牙龈上方牙槽骨黏膜上作横切口，在唇黏膜正中作 V 形切口，使之形成两侧的三角瓣和中央的 V 形瓣。V 形瓣在骨膜上分离，以使前颌骨黏膜及肌肉能充分地向上推进，同时矫正红唇缺损。两侧黏膜瓣分离后在中线交叉后和 V 形瓣呈 Z 形缝合，即可形成深的前庭沟，牙槽骨部的创面以颊黏膜移植覆盖（图 11-92）。

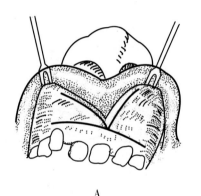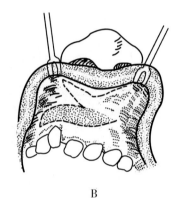

A   B

图 11-92　前庭沟过浅 V-Z 形推进加黏膜移植术
A. 术前切口设计　B. 黏膜瓣转移后缝合，创面进行黏膜移植覆盖

（2）前颌黏膜瓣推进加黏膜移植术：在前颌部设计蒂在红唇缘的矩形黏膜瓣，并将黏膜瓣在骨膜上分离，将矩形瓣向红唇部推进以加深前庭沟。牙槽骨部创面行颊黏膜移植术，创面过大时亦可行皮片移植术（图 11-93）。

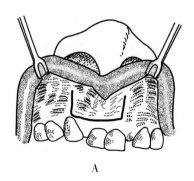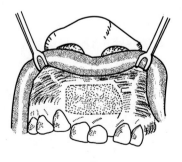

A   B

图 11-93　前庭沟过浅前颌黏膜瓣推进加黏膜移植术
A. 在前颌部设计矩形黏膜瓣　B. 黏膜瓣推进后，牙槽骨表面行黏膜或者表层皮片移植修复

二、继发鼻畸形的类型及修复

　　双侧唇裂术后继发鼻畸形和单侧者有许多共同之处,因此许多单侧鼻畸形的修复方法和原则亦可用于双侧畸形的修复。但大多需要在两侧同时进行对称性手术,如双侧鼻翼软骨复位悬吊术等。下面主要介绍与单侧畸形修复有较大差异的鼻尖鼻小柱和鼻底畸形的修复方法。

　　（一）以延长鼻小柱、恢复鼻尖鼻翼形态为主的手术

　　1 **临床表现**　双侧唇裂术后继发鼻畸形主要表现为鼻小柱过短,严重者几乎无鼻小柱,鼻尖塌陷分离,两鼻翼外侧翘起,鼻孔宽扁,鼻唇角很钝。由于鼻小柱发育不良,唇裂修复时如将前唇向下牵拉,可使鼻小柱更为短缩,鼻尖塌陷也更为显著。应该强调的是,修复这类畸形时必须将延长鼻小柱、恢复鼻尖和鼻翼形态同期进行,而手术的关键就是要延长两侧鼻翼软骨,内收鼻翼脚,并进行鼻尖软骨的复位。不重视解剖软骨的复位,单纯依赖设计皮瓣或者变换切口位置,都难以获得满意和稳定的治疗效果。

　　2 **修复方法**　依据畸形程度不同,有多种修复方法,其核心都是延长鼻小柱,抬高鼻尖,收缩鼻底宽度。

　　（1）鼻尖鼻小柱 V-Y 延长术:在飞鸟形切口下方的鼻小柱下段互相缝合 2～3 针,将鼻尖瓣向上推移后缝合其余切口。这样既增加了鼻小柱的高度,又可使鼻尖抬高,并可结合鼻小柱、内耳软骨移植以加强支撑鼻尖的力量(图 11-94、图 11-95)。该法对于轻度鼻小柱短缩有效。

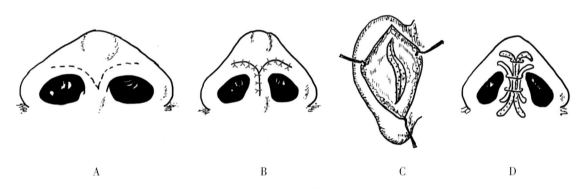

| A | B | C | D |

图 11-94　鼻尖鼻小柱 V-Y 延长术

A. 设计飞鸟形切口　B. 进行 V-Y 延长术后缝合　C. 可以结合耳郭软骨移植,以提高治疗效果　D. 将软骨背向缝合后植入鼻小柱两侧鼻翼软骨内侧脚之间,抬高鼻尖,稳定鼻小柱高度

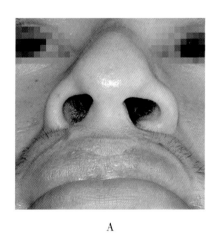
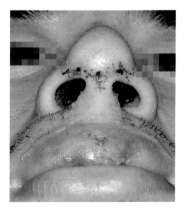

| A | B |

图 11-95　用鼻尖鼻小柱 V-Y 延长术矫正双侧唇裂术后继发鼻畸形
A. 术前仰头位　B. 术后 1 周仰头位

（2）鼻尖十字形皮瓣推进法：鼻背部宽、两侧鼻翼缘下垂者适用此法。在鼻背鼻尖设计一个蒂在鼻小柱的十字形皮瓣，掀起皮瓣后，在蒂两侧向鼻中隔各作一横切口，以备接纳十字形皮瓣的两翼皮瓣。将皮瓣向下推进缝合后，即可使鼻小柱增长、鼻尖抬高，下垂的鼻翼亦可获得矫正（图11-96）。

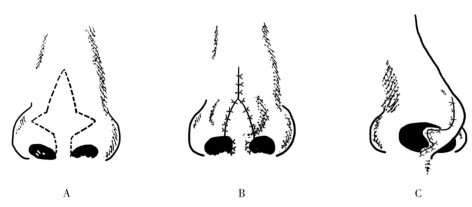

图 11-96　鼻尖十字形皮瓣推进法
A. 十字形皮瓣设计　B. 鼻背皮瓣形成鼻尖　C. 两翼皮瓣缝合在鼻中隔

（3）鼻底皮瓣旋转推进法（仿 Dibbell 法）：设计两侧鼻底组织双蒂瓣，内侧蒂在鼻小柱，外侧蒂在鼻翼脚。在两侧上唇上方原缝合处切除一块适当宽的三角形皮肤肌肉组织，缝合此缺口后可以缩短上唇一边切口的长度以利关闭伤口。双蒂瓣内收上旋作倒 Y 式缝合，鼻小柱即可加长，鼻底也随之缩窄（图 11-97）。对于轻度的鼻小柱短缩和鼻孔扁形，无须切开鼻底，仅仅通过收缩鼻底肌肉即可产生较为显著的改变（图 11-98）。

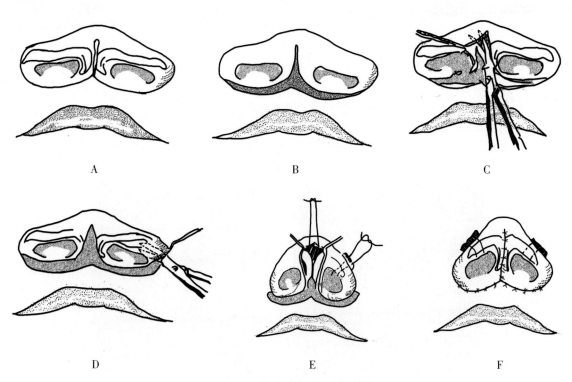

图 11-97　鼻底皮瓣旋转推进法
A. 切口设计　B. 切开后　C. 分离鼻翼软骨内侧脚　D. 分离鼻翼软骨外侧脚　E. 悬吊塌陷的鼻翼软骨
F. 缝合后

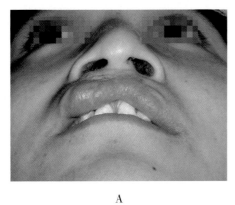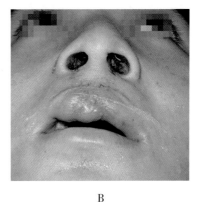

A　　　　　　　　　　　　　　B

图 11-98　用口轮匝肌及鼻底肌肉收缩法矫正双侧唇裂术后继发唇鼻畸形
A. 术前仰头位　B. 术后 1 周仰头位

（4）前唇皮瓣 V-Y 推进法：以鼻尖组织为蒂，视鼻尖需要抬高的高度决定鼻小柱需要延长的长度。在鼻小柱基部和前唇中央设计 V 形皮瓣，向上沿两侧鼻翼缘至两鼻翼外侧脚延伸。该法需要广泛分离，最好能同时缩窄两鼻翼外侧脚之间的宽度。方法是在鼻小柱两侧切开，上达鼻前庭顶部，然后转向外，沿鼻翼缘内侧向外延伸。鼻小柱下端携带 V 形前唇皮瓣，掀起皮瓣后向上推进，即可使前唇皮瓣增长鼻小柱并形成新的鼻尖高度，术后需要塑形包扎固定（图 11-99）。

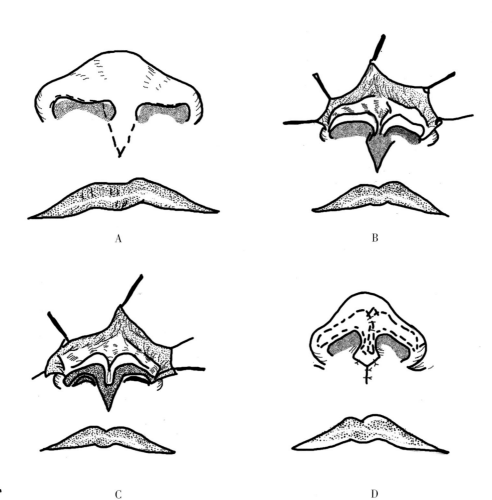

A　　　　　　　　　　　　　　B

C　　　　　　　　　　　　　　D

图 11-99　前唇皮瓣 V-Y 推进法
A. 切口设计　B. 暴露鼻翼软骨　C. 分离两侧鼻翼软骨，并将其在中线位就位缝合
D. 皮瓣复位缝合后

（5）鼻底上唇星状皮瓣推进法(仿 Brown 和 McDowell 法)：同样以鼻尖部为蒂，沿鼻小柱两侧切口达鼻前庭顶部，小柱下端携带一星状皮瓣，其两翼位于两侧鼻底，中央瓣在人中。掀起皮瓣，在鼻小柱切口上段的鼻中隔两侧各作一横切口，将星状瓣移转向上推进，两翼瓣嵌入鼻中隔两侧的横切口内，中央瓣再建鼻小柱下段，以使鼻小柱增长、鼻尖抬高(图 11-100)。

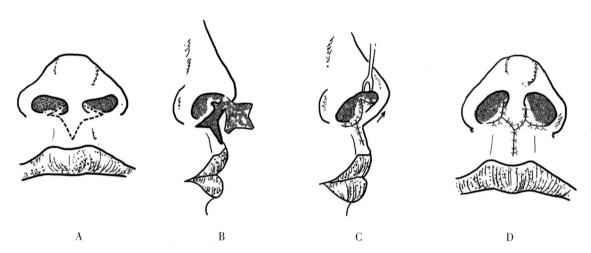

图 11-100　鼻底上唇星状皮瓣推进法(仿 Brown 和 McDowell 法)
A. 星状皮瓣设计　B. 鼻中隔切口　C. 两翼皮瓣缝合于鼻中隔切口　D. 前唇皮瓣推进后缝合,增长鼻小柱,抬高鼻尖

（6）上唇两叉形皮瓣推进法(仿 Millard 法)：沿鼻小柱两侧切口同图 11-99 的切口设计，在其下端携带着在前唇形成的两叉形皮瓣，上端位于人中两侧，下端可至唇弓缘。分离掀起皮瓣后向鼻尖推进，两叉形皮瓣相互缝合后形成鼻小柱下段，鼻尖也可随之抬高(图 11-101)，手术后长期效果也很满意(图 11-102)。

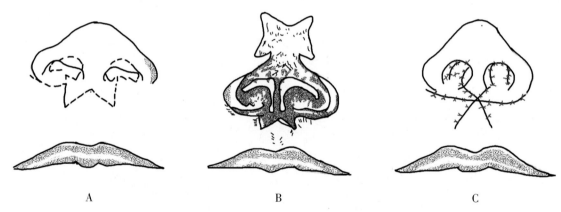

图 11-101　上唇两叉形皮瓣推进法
A. 术前设计　B. 解剖分离皮瓣　C. 移位缝合后

（7）改良上唇星状皮瓣推进法：刘建华等把 Brown 鼻底上唇星状皮瓣推进法和 Millard 上唇两叉形皮瓣推进法的优点相结合，设计了改良上唇星状皮瓣推进法。该方法对于人中过宽、鼻小柱过短、鼻尖塌陷等畸形具有较好的矫正效果。其操作方法是：以鼻尖为蒂，设计沿鼻小柱两侧切口，向上并沿鼻翼缘内侧向外延伸至鼻孔穹隆中部或稍外侧。另外在鼻小柱上端两侧向鼻中隔作横切口，使鼻尖皮瓣能向上抬起。鼻小柱下端两侧携带两翼状的鼻底三角形皮瓣，其底宽约 5mm，长 5～7mm 不等。两翼皮瓣下端再携带人中两侧的两叉形皮瓣，长达唇弓缘，蒂宽视上唇松紧度而定，

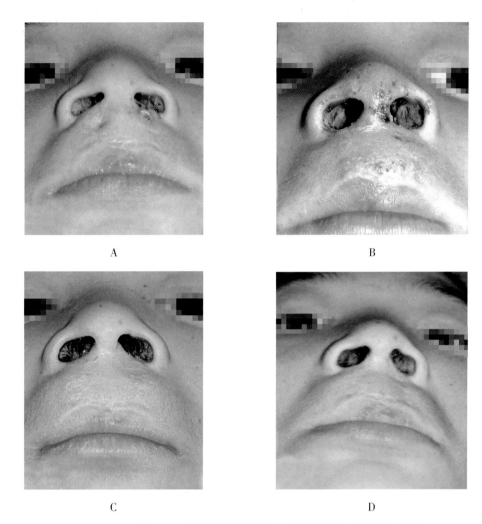

图 11-102　用两叉形皮瓣推进法矫正双侧唇裂术后继发鼻畸形
A. 术前可见两侧鼻底均有牙源性感染引起的瘘管　B. 设计 Millard 两叉形瓣修复鼻小柱
及瘘管术后 1 周　C. 术后 1 年仰头位　D. 术后 5 年仰头位

一般设计为 5～7mm。皮瓣掀起后形似五角星,故也称为五星皮瓣。在两侧鼻翼软骨进行较广泛的分离,有时可在软骨背面中部作 1～2 个纵行切口,再将两侧软骨的内脚缝合,这样可使两鼻孔变窄,鼻尖升高。然后将皮瓣向鼻尖推进,两翼皮瓣升高后,嵌入缝合于鼻中隔上端之横切口内,两叉形皮瓣相对缝合形成鼻小柱。鼻底附加切口可以延伸或绕过鼻翼脚,形成两侧唇瓣。两叉形皮瓣之间的人中皮瓣呈倒 V 形,可用以调整唇高(上移可缩短上唇,下推可增加唇高和中央部红唇的丰满度)。人中皮瓣向下推移后,在其上方出现的创面需用两侧唇瓣向内推进相对缝合成倒 Y 形。因为人中皮瓣的血供来自两侧的肌肉和红唇组织,因此在调整唇峰和修整红唇时要审慎进行,在进行口轮匝肌肌环完整性修复时切忌完全切断或切开,以免影响人中皮瓣的血液循环。为了增加鼻小柱的支撑力,防止后期出现短缩,保持稳定效果,还可以在鼻小柱内移植入软骨条。改良上唇星状皮瓣推进法既吸收了 Brown 星状皮瓣推进法中鼻小柱上端两侧横切口和鼻底两翼皮瓣,以使鼻尖得到充分、可靠的升高的优点,又采用了 Millard 两叉形皮瓣法中的独到设计,即利用上唇皮瓣能够重建长度和宽度充足的鼻小柱,人中两侧切口恰位于人中嵴处,避免了人中中部的额外切口和瘢痕形成。另外,应用本法还易于调整上唇高度,使唇上部稍紧而下部较松,有利于形成上唇下部的突翘。此法最适用于鼻小柱短小、鼻尖塌陷而人中较宽大者(图 11-103、图 11-104)。如前唇过窄、上唇过紧,则本法和上述(4)～(6)法均不适用。

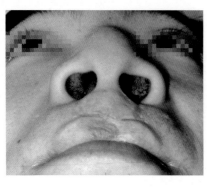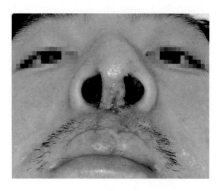

A   B

图 11-103 用改良上唇星状皮瓣推进法矫正双侧唇裂术后继发鼻畸形
A. 术前仰头位 B. 术后 1 周仰头位,可见鼻小柱延长,鼻尖变高,鼻孔变成圆形

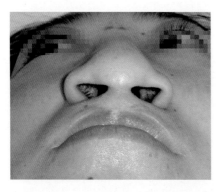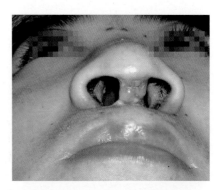

A   B

图 11-104 用改良上唇星状皮瓣推进法修复鼻小柱
A. 术前仰头位 B. 术后 1 周仰头位

（8）前唇皮瓣修复鼻小柱与下唇 Abbe 唇瓣联合修复人中法:此法仅适用于上唇过紧、人中部组织缺少、下唇正常或相对突出的鼻小柱短小及鼻尖塌陷者。鼻小柱切口和鼻底两翼皮瓣的设计如改良星状皮瓣推进法,其下端携带全人中皮瓣,用鼻底两翼皮瓣和人中皮瓣来抬高鼻尖,增长鼻小柱。全层切开上唇,视上唇缺损量并参照正常人中长宽形态在下唇中部设计唇瓣,唇瓣的宽度亦可按上唇缺损宽度 1/2 的原则设计。将其旋转 180° 转移至上唇重建人中,术后 2 周行二期断蒂术。术后颜面改观效果十分显著。遗留的红唇畸形需在半年后进行修正,不建议即刻修复。在设计时,注意勿将下唇瓣设计过长,防止再造人中过长(图 11-105)。

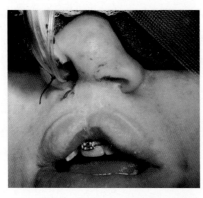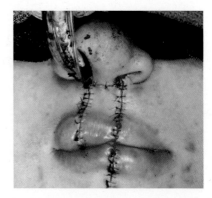

A   B

图 11-105 用下唇 Abbe 唇瓣修复双侧唇裂术后唇鼻畸形(Cutting 病例)
A. 术前 B. 术后即刻

（二）鼻底过宽的矫正

在用前述方法修复鼻小柱时，鼻底过宽可同时得到矫正。单纯鼻底过宽可采用 Z 成形术进行修复，其操作方法为：先测量鼻翼脚应内移的距离，设计两鼻底和鼻翼脚三角瓣，再将皮瓣互相换位后转移。如鼻翼外侧创面不能直接缝合，可用 V-Y 成形术修复（图 11-106）。有时采用菱形切除过多的鼻底组织，直线缝合也可以矫正轻度鼻底过宽畸形（图 11-107）。

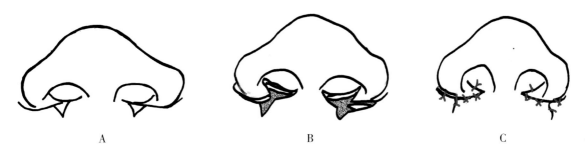

图 11-106　矫正鼻底过宽的 V-Y 成形术，推进鼻翼脚内移
A. 切口设计　B. 去除瘢痕及组织　C. 缝合后

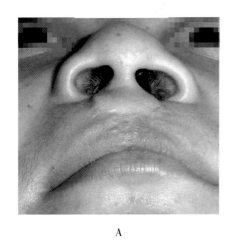 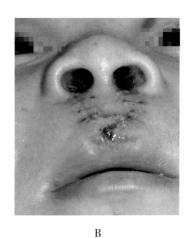

A　　　　　　　　　　　　　　　　　B

图 11-107　双侧唇裂术后前唇鼻底过宽，采用菱形切除、直线缝合术矫正
A. 术前仰头位　B. 术后 1 周仰头位

总之，唇裂手术后继发性唇鼻畸形的修复，既要考虑到畸形本身的特点，更要意识到唇鼻畸形在修复过程中相互制约和相互影响的内在本质，以便更好地突出修复效果。

在临床实践中，唇鼻畸形多为复合畸形，可能同时存在皮肤、肌肉、骨性支持结构或者软骨的数个或多个方面的组织缺损或结构错误，此时，单一手术方法往往难以奏效。因此，手术前就需要仔细分析畸形形成的因果关系，视畸形的主次情况将几种合适的方法结合起来兼顾唇或鼻的修复，这样才能获得比较理想的矫正效果。

上述有些方法本身就是唇鼻畸形综合矫正法，如改良星状皮瓣推进法、前唇皮瓣 V-Y 推进法及上唇两叉形皮瓣推进法等。恰当掌握适应证，进行唇鼻畸形联合矫正，一举两得，可以事半功倍，获得更好的修复疗效。

（文抑西）

［1］ Oosterkamp B C M,Dijkstra P U,Remmelink H J,et al. Satisfaction with treatment outcome in bilateral cleft lip and palate patients［J］. Int J Oral Maxillofac Surg, 2007, 36 （10）: 890-895.

［2］ Li C,Shi B,He X,et al. Evaluation of facial growth in non-cleft patients using the analysis method for patients after a cleft lip and/or palate repair［J］. J Plast Reconstr Aesthet Surg,2010,63(2): 277-281.

［3］ Stephan C N,Arthur R S. Assessing facial approximation accuracy: how do resemblance ratings of disparate faces compare to recognition tests?［J］. Forensic Science International,2006,159(suppl): 159-163.

［4］ Geraedts C T M,Borstlap W A,Groenewoud J M M,et al. Long-term evaluation of bilateral cleft lip and palate patients after early secondary closure and premaxilla repositioning［J］. Int J Oral Maxillofac Surg,2007,36(9): 788-796.

［5］ Gesch D,Kirbschus A,Mack F,et al. Comparison of craniofacial morphology in patients with unilateral cleft lip,alveolus and palate with and without secondary osteoplasty ［J］. J Cranio-Maxillofac Surg,2006,34(2): 62-66.

［6］ Galdino G M,DaSilva A D,Gunter J P. Digital photography for rhinoplasty［J］. Plast Reconstr Surg,2002,109(4): 1421-1434.

［7］ Ghoddousi H,Edler R,Haers P,et al. Comparison of three methods of facial measurement［J］. Int J Oral Maxillofac Surg,2007,363(3): 250-258.

［8］ Ettorre G, eber M, Schaaf H, et al. Standards for digital photography in cranio-maxillo-facial surgery—Part Ⅰ: basic views and guidelines［J］. J Cranio-Maxillofac Surg, 2006, 34(2): 65-73.

［9］ Sandor G K B,Ylikontiola L P. Patient evaluation of outcomes of external rhinoplasty for unilateral cleft lip and palate［J］. Int J Oral Maxillofac Surg, 2006, 35(5): 407-411.

［10］ Guyuron Bahman. Late cleft lip nasal deformity［J］. Plast Reconstr Surg, 2008, 121(4): 1-11.

［11］ Tamada I,Nakajima T. Detailed assessment of cleft lip scar following straight line repair［J］. J Plast Reconstr Aesthet Surg,2010,63(2): 282-288.

［12］ Kuttenberger J,Ohmer J N,Polska E. Initial counseling for cleft lip and palate: parents' evaluation, needs and expectations［J］. Int J Oral Maxillofac Surg, 2010, 39(3): 214-220.

［13］ Kawai T. Current experimental study for treatment of cleft lip and palate［M］. Tokyo: Quintessence Publishing,2008.

［14］ Zandi M, Miresmaeili A. Study of the cephalometric features of parents of children with cleft lip and/or palate anomaly［J］. Int J Oral Maxillofac Surg, 2007, 36(3): 200-206.

［15］ Chaithanyaa N,Rai K K,Shivakuma H R. Evaluation of the outcome of secondary rhinoplasty in cleft lip and palate patients［J］. J Plast Reconstr Aesthet Surg, 2010, 64(1): 27

［16］ Nollet P J,Kuijpers-Jagtman A M,Chatzigianni A,et al. Nasolabial appearance in unilateral cleft lip,alveolus and palate: a comparison with Eurocleft［J］. J Cranio-Maxillofac Surg,2007,35(6-7): 278-286.

［17］Nollet P J,Katsaros C,Huyskens R W,et al. Cephalometric evaluation of long-term craniofacial development in unilateral cleft lip and palate patients treated with delayed hard palate closure［J］. Int J Oral Maxillofac Surg,2008,37(2)：123-130.

［18］Sandor G K,Ylikontiola L P. Patient evaluation of outcomes of external rhinoplasty for unilateral cleft lip and palate［J］. Int J Oral Maxillofac Surg,2006,35(5)：407-411.

［19］He X, Shi B, Kamdar M, et al. Development of a method for rating nasal appearance after cleft lip repair ［J］. J Plast Reconstr Aesthet Surg, 2009, 62 (11)：1437-1441.

［20］Zemann W,Ossbock R,Karcher H,et al. Sagittal growth of the facial skeleton of 6-year-old children with a complete unilateral cleft of lip,alveolus and palate treated with two different protocols［J］. J Cranio-Maxillofac Surg,2007,35(8)：343-349.

［21］Egbert H H,De Groot J A M.功能性鼻重建外科学［M］.韩德民,译.北京:人民卫生出版社,2006.

［22］石冰.唇腭裂修复外科学［M］.成都:四川大学出版社,2004.

［23］王建华,刘云生,王振岸,等.实用唇腭裂手术［M］.济南:山东科学技术出版社,2005.

［24］Cutting C. Primary columella elongation in bilateral clefts［J］. Plast Reconstr Surg,1998, 102：1761-1762.

［25］Cutting C,Grayson B. The prolabial unwinding flap method for one-stage repair of bilateral cleft lip,nose,and alveolus［J］. Plast Reconstr Surg,1993,91(1)：37-47.

第十二章
腭裂术后复裂及穿孔

　　腭裂术后复裂、穿孔作为腭裂术后的常见并发症,其发病率仅次于腭咽闭合功能不全。由于各国各地域医疗技术水平的不同, 所报道的发病率也不尽相同, 最高可达45%, 最低为0, 一般为11%~25%,并且呈逐年下降趋势。

　　腭裂术后的复裂、穿孔可以发生在上腭的任何部位,易发生的部位依次为硬腭前份>软硬腭交界处>腭垂>软腭。复裂、穿孔的形态可以是圆形或类圆形,也可以是狭长的裂隙(图12-1),严重者可同时发生在上腭的几个部位,甚至引起组织完全断开。复裂、穿孔所表现的临床症状轻重不一,如食物嵌塞、液体从鼻腔溢出,部分患者还可出现语音异常。当然,也有部分瘘孔较小的患者并不出现临床症状。一般认为,症状的严重程度同病变的大小直接相关。

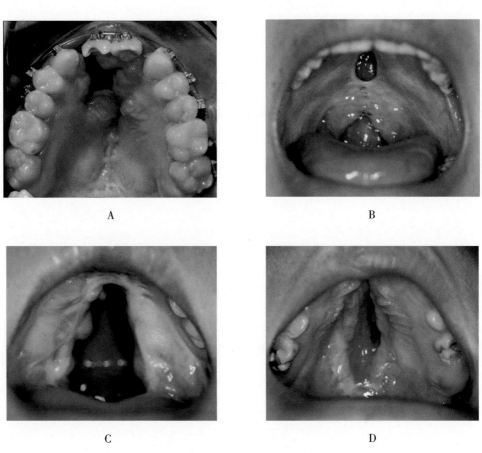

A

B

C

D

图 12-1　腭裂术后的各种穿孔

第一节　腭裂术后复裂及穿孔的分类和常见原因

一、腭裂术后复裂及穿孔的分类

美国 Pittsburgh 大学曾根据部位对腭裂术后复裂及穿孔进行分类：Ⅰ类为腭垂的穿孔或分叉；Ⅱ类为软腭区的穿孔或复裂；Ⅲ类发生于软硬腭交界处；Ⅳ类发生于硬腭区；Ⅴ类发生于切牙孔区，为原发腭与继发腭交界处的复裂或穿孔；Ⅵ类发生于牙槽嵴的腭侧；Ⅶ类发生于牙槽嵴的唇侧（图 12-2）。也可根据有无临床症状而分为有症状和无症状两类。

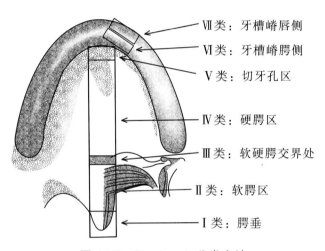

图 12-2　Pittsburgh 分类方法

- Ⅶ类：牙槽嵴唇侧
- Ⅵ类：牙槽嵴腭侧
- Ⅴ类：切牙孔区
- Ⅳ类：硬腭区
- Ⅲ类：软硬腭交界处
- Ⅱ类：软腭区
- Ⅰ类：腭垂

腭裂术后复裂、穿孔还可按病因分为有意和无意两类，前者为外科医师在腭裂修复时计划延期而未修复的腭部裂隙，一般是单侧或双侧完全性腭裂术后在牙槽嵴腭侧及唇侧遗留的瘘口，也就是 Pittsburgh Ⅵ、Ⅶ类穿孔；而后者则是腭裂术后组织愈合不良而继发的腭部瘘孔，是外科医师不希望发生的并发症。Cohen 曾在报道中提出，各地的医疗机构所报道的腭裂术后复裂、穿孔的发病率相差较大，在一定程度上也和各自对于复裂、穿孔的分类及定义不同有关。所以，应把那些有意未修复的腭部裂隙同由于手术失败而造成的复裂、穿孔区别开来。本节主要讨论术后无意留下的复裂穿孔及可能的原因、修复时机和修复方法。

二、腭裂术后复裂及穿孔的常见原因

对于腭裂术后组织愈合不良继发的腭部瘘孔，分析其发生原因，有以下几点：

（一）主观因素

1 手术设计不良　如单瓣或双瓣手术前端的切口设计靠后，使缝合后瓣的前部踏空而引起术后穿孔；或在腭隐裂修复时，中间菲薄的组织保留过多等等。

2 张力去除不足　在腭裂手术时，张力去除是非常重要的，术中通常要在松弛切口的后端、上颌结节的后上方，用剥离器拨断翼钩或将肌束从翼钩处充分松解游离，使腭帆张肌失去原有的张力，两侧腭瓣组织可松弛地被推向中央部，以便减少软腭在中线缝合时的张力。同时，为了进一

步消除软硬腭交界处的张力,必须妥善处理腭降血管神经束,用剥离器从腭大孔后缘细心插入,提起血管神经束根部,小心游离血管神经束 1～2cm。无论是翼钩处肌肉松解游离不充分还是血管神经束游离不彻底,都会因腭瓣张力去除不彻底而在术后出现复裂或穿孔,多发生在软硬腭交界处或其后的软腭全层。

3 缝合不当 创缘的创面接触不足或内卷、缝合不可靠也会引起术后复裂、穿孔,多发生在腭垂处或硬腭的前部。

4 血管神经束的损伤 腭裂修复时在行腭前神经、腭降血管束处理时操作应格外轻柔,粗暴的操作易将腭降血管神经束推断,从而导致同侧组织瓣前端坏死。组织瓣坏死而引起的腭部穿孔一般发生在硬腭前部,且洞穿缺损相对较大,呈圆形或椭圆形。由于成年人的腭降血管束较细,在游离时需格外小心,以避免此类穿孔的发生。

5 术后护理不当 术后饮食不当,过早进普食或较硬的食物,可使缝线过早脱落而造成腭部复裂或穿孔。在婴幼儿,也可因玩具或手指深入口腔而引起伤口复裂。

6 局部伤口感染 口腔颌面部血供丰富,腭裂术后严重感染者极少见,偶可见伤口的局限性感染,一般发生在术后 5～7 天。发生感染的原因,大多是由于患儿抵抗力差、口腔卫生不良,手术操作粗暴对组织损伤大,以及手术时间过长等。伤口感染一旦发生,会直接引起创口部分甚至全部裂开。为此,术前必须对患儿进行全面检查,在健康状况良好的情况下方可手术;术中操作轻柔,以减少组织创伤;创缘缝合不宜过密,缝线以 0 号或 3-0 号为宜;腭裂术后注意口腔卫生,鼓励患儿饮食后多喝水,防止食物残渣遗留。

（二）客观因素

对于术前腭裂的缺损形式、裂隙的严重程度、修复年龄以及修复方法是否与术后复裂、穿孔的发生有关,一直争议颇多。有学者认为术后复裂、穿孔与上述因素没有直接关系,但也有学者持相反意见。

1 裂隙的类型 Musgrave 和 Bremner 认为,双侧完全性腭裂术后的穿孔率＞单侧完全性腭裂＞不完全性腭裂;Cohen 认为穿孔多发生在腭裂畸形较严重的患者;Schultz 也报道腭裂的类型及宽度与术后穿孔的发生呈现正相关;国内的万林忠报道,双侧完全性腭裂术后的穿孔率较其他类型高,可达 21%。

2 修复的年龄 Cohen 认为腭裂的修复年龄与腭裂穿孔之间并无联系;Moore 和他的团队认为,腭裂穿孔与患者的年龄、性别、伴发的综合征、体重、中耳炎病史、术前的血细胞比容、腭裂的类型之间没有必然的联系;Emory 则报道小于 12 个月的腭裂修复与 12～25 个月间的腭裂修复相比,其穿孔率相对较小。国内因为各地域间的医疗水平相差较大,尚有部分成年患者行腭裂修复术,有学者提出,小年龄腭裂修复由于裂隙相对较小、血管神经束粗而有韧性,发生术后复裂及穿孔的比例较大年龄腭裂修复组要低。上海交通大学医学院附属第九人民医院在 2007 年回顾了 72 例腭裂术后复裂、穿孔的临床资料,其结果显示,在小于 2 岁、2～4 岁、大于 4 岁三个年龄组中,年龄越大,其术后复裂、穿孔率也越高。

3 修复的方法 有学者提出 Langenbeck 法术后的复裂、穿孔率要比其他后退手术高。Wilhelmi 认为双瓣法可以大大降低腭裂修复术后的穿孔率,仅有 3.4%。Cohen 认为修复方法不同,腭裂术后复裂、穿孔率也不同,他提出 Wardill-Kilner 术式、Vonlangenbeck 术式、Furlow 术式、Dorrance 术式术后的穿孔率分别为 43%、22%、10% 和 0。同上述观点相反,Schultz、Emory、Muzaffar 则认为术式与术后的复裂和穿孔没有关系。

笔者认为,无论腭裂术后复裂、穿孔与裂隙的严重程度、修复方式、年龄之间有无关系,术者的操作技术是术后复裂、穿孔最直接的影响因素。欧洲唇腭裂学者曾对多个国家腭裂术后患者进行过调查，其结果显示，在手术医师较为集中的专科医疗中心，腭裂术后复裂、穿孔的发生率远低于有多个医师手术的综合医院。

第二节　腭裂术后复裂及穿孔的修复

一、修复时机

较小的穿孔常可随创口愈合而自行缩小闭合，不能自行愈合的穿孔可导致过度鼻音、液体从鼻腔反流、食物嵌塞在缺损处等等。大约有50%的复裂、穿孔患者需要再次手术，尤其是引起过度鼻音或代偿性发音的患者。对于极个别很小的瘘孔，对口腔功能没有明显影响时，再次修复仍会有再次形成瘘孔的危险，因而再次手术应慎重，应以是否影响口腔功能为最终考虑点。

腭裂术后复裂、穿孔不论大小，都不应急于立即再次手术缝合，因组织脆弱血供不良、局部炎症等因素，缝合后创口常会再次裂开。现多主张至少在术后6～8个月施行第二次手术，关闭初次手术所遗留的瘘口。一些学者提出瘘孔如遗留不修复，将会随着腭部的扩张，尤其是正畸扩弓而增大，建议尽可能早期修复；也有学者提出反对意见，如Cohen等提出腭裂术后瘘孔的修复可待腭部扩弓结束后进行，但不需要等到牙齿排列整齐。更有学者提出，可视瘘孔的大小决定手术时机，大的瘘孔可引起过度鼻音等异常语音，可考虑早期修复；但较小的瘘孔仅会引起饮水时从鼻腔反流，其修复手术可推迟到唇腭裂序列治疗的下一个外科手术时期，除非临床症状严重需要早期干预者。

如果外科手术因为种种原因需要延迟的话，可以用阻塞器或腭护板来临时关闭复裂、穿孔处。

二、修复方法

腭裂术后复裂及穿孔的修复可分为非手术疗法和手术疗法两种。

（一）非手术疗法

非手术疗法一般是指用腭阻塞器或腭护板封闭复裂、穿孔处，阻断口鼻瘘。对于较大面积的穿孔、手术修复难度大或有手术禁忌证的患者，可终身佩戴腭护板或阻塞器；部分暂时不适宜手术，需待正畸扩弓治疗结束后行手术修复的患者，也可先用非手术方法封闭穿孔处。

（二）手术疗法

手术疗法是目前最常用的方法，可选择直接切开缝合，腭瓣、邻近瓣、游离皮瓣修复等等。手术方法的选择主要根据穿孔的部位、大小，邻近组织的量，可利用的腭部血供，原有裂隙的类型，原有的修复方法以及手术医师的个人偏好等因素来决定。无论采用何种方法，都需要遵循以下原则：保证修复具有多层组织，良好的血供，缝合无张力，创口边缘有良好的接合。在修复时，可联合使用多种修复方法，因为腭部常因为瘢痕较厚而缺乏延展性，大的穿孔仅利用邻近组织往往是不够的，常常需要利用局部、邻近乃至远处的组织瓣来修复，有时还需要移植骨或异质移植物。

1 不同部位瘘孔的修复

（1）牙槽嵴唇、腭侧的瘘孔：相当于Pittsburgh Ⅵ、Ⅶ类穿孔，缺损多呈倒三角形，对发音的影响较小，常引起食物嵌塞或液体反流，是初次腭裂修复术时遗留的裂隙。对于其修复时机，一般与牙槽突裂植骨术同期进行。除非牙槽嵴腭侧的瘘孔呈类圆形,瘘孔较大,软组织缺损较多,有可能影响牙槽突裂植骨床的制备,可考虑在牙槽突植骨术前先行瘘孔的修复手术。牙槽嵴唇侧的瘘孔一般利用前庭的滑行瓣或转移瓣来修复,而腭侧的瘘孔则多采用裂隙两侧的腭黏骨膜向中线推移靠拢后缝合创缘。

(2)硬腭部的复裂、穿孔:多为狭长的裂隙。因为黏骨膜瓣移动性差,即使是宽度很窄的穿孔也不宜采用对缝的方法。可根据穿孔的大小选择局部转瓣(图12-3)或是按腭裂双瓣法剖开,松解后缝合。需要注意的是应尽可能保证修复的组织有两层,一层为衬里(鼻腔面),一层为盖面(口腔面)。鼻腔面可以是翻转的裂隙边缘缝合,也可以是犁骨瓣、前庭黏膜瓣等。如果穿孔范围极小,鼻腔面缝合困难,口腔面组织较厚,在确保无张力的情况下,也可仅缝合口腔面组织。去除瘘孔周围的瘢痕组织,形成新鲜创面。选择转瓣法修复腭部瘘口的时候,由于黏骨膜移动幅度有限,应注意瓣和蒂的大小,尽可能覆盖创面大一些,确保再次手术能获成功。

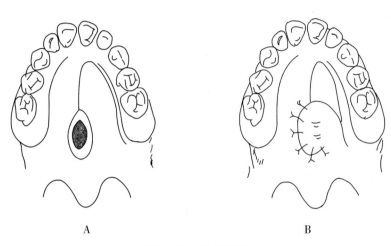

A   B

图 12-3　腭瓣转瓣

(3)软硬腭交界处的穿孔:此处的穿孔一般为圆形或类圆形,多由于初次手术时未完全去除张力所致。裂隙小的穿孔可以采用兰氏术,通过两侧的松弛切口减张缝合(图12-4);裂隙大的穿孔则需行双瓣法或单瓣法,掀起黏骨膜瓣,充分松解后缝合。减张往往较初次手术困难得多,血管神经束因为初次手术的分离而移位,且瘢痕组织增多,如减张不彻底,再次复裂的可能性很大。需要指出的是,针距过密、缝线过紧并不利于手术的成功,反而会加重血供的不足,影响修复效果。

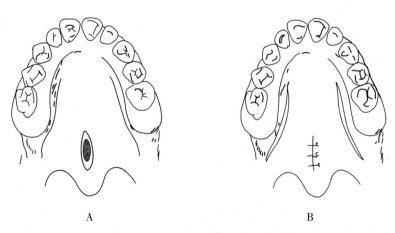

A   B

图 12-4　兰氏术修复软硬腭交界处的穿孔

（4）软腭部的复裂或穿孔：软腭黏膜的移动性一般较好，可将裂隙边缘剖开，在保证组织面充分接触的前提下分鼻腔黏膜、肌层、口腔黏膜三层缝合，必要时为减少张力可选择增加两侧的松弛切口。也有学者主张采用 Furlow 腭裂修复术式来修复软腭部的复裂或穿孔，既可修复中线部的缺损，又可重建腭帆提肌，改善软腭的功能及语音。软腭部复裂或穿孔时大多伴有腭咽闭合功能不全，无论采用直线缝合法还是 Furlow 术式，在修复的同时可考虑同期行咽后壁组织瓣转移术。尤其是复裂或穿孔位于软腭后 1/3 处时，有咽后壁组织瓣的保证，手术成功率会有所提高。

（5）腭垂的复裂或穿孔：一般剖开裂隙缝合即可；对个别腭垂复裂长度不一者，应适当延长裂隙处切口的长度，也可在两侧作松弛切口。在修复中，增加组织的接触面有利于伤口愈合。分层缝合，尤其是肌层的缝合，既有利于组织的贴合，又有利于腭垂外形的重塑。

（6）腭全部复裂：可以视作手术完全失败。这部分患者不仅具有与术前一样的裂隙，而且腭部更短，瘢痕组织广泛，且血供差。在原则上应该采用再次腭裂修复手术，但必须采用有后退性质可以延长软腭的术式，或与咽成形术同期施行，以缩小咽腔，改善腭咽闭合。

（7）硬腭部大面积洞穿缺损：多由于初次手术时一侧或两侧血管神经束离断，组织缺血坏死所致。通过局部转瓣等方法无法关闭瘘口，往往需要邻近组织瓣，如舌瓣或颊瓣，甚至远处的游离皮瓣移植修复。

2 邻近瓣修复

（1）前庭沟瓣：取自牙槽嵴颊侧的黏膜，多用来修复牙槽突裂植骨以及关闭硬腭前部的穿孔（图 12-5）。

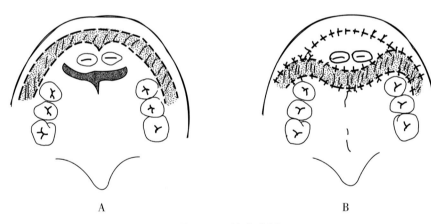

A　　　　　　　　　　　B

图 12-5　前庭沟瓣

（2）颊瓣：多用于初期腭裂修复手术及穿孔修复中的鼻腔层组织的关闭，尤其对于软硬腭交界处穿孔的修复帮助很大。颊瓣的蒂在上牙槽部，宽度一般在 1.5～2cm 之间，翻转后，使其黏膜面折向鼻腔，创面向口腔。将制备好的颊瓣绕过上颌结节覆盖于创面，缝合其边缘，一般在术后 2～3 周断蒂。颊瓣是随意皮瓣，包括黏膜及黏膜下层的组织。在制备颊瓣时，要注意避免腮腺导管的损伤和颊脂垫的暴露。

（3）舌瓣：是腭部大型洞穿缺损修复的首选方法之一。自 Guerrero-Santos 在 1966 年首先报道舌瓣的应用以来，许多外科医师都对该方法进行了改良，其制备越来越简单，对舌功能的影响也越来越小。舌瓣一般用于口腔层的关闭，其制备可在舌体的任何方向上进行。蒂在舌后部的组织瓣通常被用来修复硬腭及软硬腭交界处的洞穿缺损，而蒂在前部的舌瓣则被用来修复硬腭部及切牙孔处的穿孔。其组织瓣的厚度通常在舌体部为 7mm，舌尖部为 5mm，也有部分外科医师倾向于制备厚度为 3mm 左右的组织瓣。术后护理同腭裂术后的护理相似,一般是流质 1 周,半流质 1 周,后改为软食,避免筷子、叉子等硬物对伤口造成机械损伤。在术后 2～3 周断蒂。也有部分术者提倡在术后行颌间结扎,以防止由于过度张口造成舌瓣撕裂或脱落。

(4)咽瓣:在软腭穿孔及复裂的修复中,咽瓣的制备及缝合既可加强瘘口的关闭,又有利于语音的改善。

(5)颊脂垫瓣:在翼下颌韧带内侧设计切口,切开后,暴露颊脂垫尖,钝性分离颊脂垫,使其突于口腔内。轻夹颊脂垫尖向外牵拉,注意勿损伤颊脂垫筋膜。在上颌结节和翼突钩间,由颊侧向口腔侧创面在骨膜下潜行剥离,形成黏膜下隧道,使颊脂垫经隧道牵引至口腔侧创面处。牵拉蒂部时需小心分离其血管丛和基底部,以防止其与颊脂垫体部断开。轻轻提起颊脂垫前部,并将其延长变形,使其形成一个蒂在后方的游离组织,然后将其最前端与口腔侧创面前缘黏骨膜缝合固定。移植于口腔侧创面内的颊脂垫组织应尽量与裸露的骨面及鼻腔侧黏骨膜瓣贴合,在无张力下与周围黏膜组织缝合。带蒂颊脂垫瓣位置恒定,血液循环丰富,转移后成活率高,供区无瘢痕存在,可用于修复腭部中小型穿孔缺损。

(6)颞肌筋膜瓣:在腭裂穿孔修复中的应用较为局限。因为瓣长度的限制以及潜行通道的建立,常需要同期行颧弓或冠突切除术,一般仅用于较大的穿孔修复。

3 游离皮瓣修复 较大的腭裂穿孔如不能采用邻近皮瓣修复,或采用多种修复方法后仍告失败,可考虑应用游离皮瓣来修复。游离皮瓣多用来修复瘘口的口腔层,其鼻腔面仍可利用腭部的组织来修复。其中,前臂皮瓣的瓣较薄,血管蒂长,是修复腭部缺损最常用的游离皮瓣。

4 生物补片修复 口腔组织补片(脱细胞异体真皮基质)已被证实可以有效地修复黏膜缺损。Clark 等最早报告将其用于修复腭裂软硬腭交界处的创面及腭瘘,术后 3 个月,移植的脱细胞真皮基质完全黏膜化,呈粉红色,与周围黏膜不易区分。在腭裂复裂、穿孔的修复中,组织补片多用来修复腭黏膜瓣转移后遗留在硬腭面的黏膜缺损,或是在软硬腭交界处固定于鼻腔黏膜与口腔面之间,以加强修复效果。修剪后的组织补片面积应略大于创面,利于无张力缝合。手术创面要彻底止血,以免发生积血、积液形成死腔,影响组织补片与创面之间的贴合。在组织补片完全愈合前应进行口腔护理,保持口腔清洁,预防感染。

三、修复后的护理

全麻术后平卧 4～6 小时,头侧位或低位,利于口内血液及分泌物流出,并防止呕吐物吸入气道引起窒息或吸入性肺炎。

流质饮食应维持至术后 1 周,改半流质 1 周,2 周后可进软食。鼓励患者饮食前后多饮水,防止食物残留,保持伤口清洁。伤口表面有血痂或食物残留时,可用生理盐水清洁伤口,去除血痂和食物残渣。严禁将手指或玩具等纳入口腔,以免引起伤口开裂。

凡口内打包或松弛切口填塞碘仿纱条者,可在术后 8～9 天拆除,创面很快会由肉芽和上皮组织覆盖。腭部缝线一般会随进食软食及普食后脱落,如出现线头感染,可提前拆除。

术后可预防性使用抗生素 2～3 天;如发生创口感染,抗生素应用时间应适当延长。

四、修复后再次复裂的发生

二期修复手术显然较初次手术难度要大,其修复效果不仅与穿孔的部位、大小有关,而且在很大程度上受瘢痕及瘘孔周围组织量多少的影响。可以说,腭裂复裂、穿孔修复术后再次发生瘘孔的概率一般较初次腭裂修复术后高得多。国外的统计资料表明,再次发生瘘孔的概率可高达 25%以上。越靠近硬腭前份,瘘孔的再发生率越高,这可能与硬腭部分黏骨膜的移动幅度有限、瘢痕明显及组织血供差有关。

综上所述,对于腭裂术后复裂、穿孔的修复,无论采取何种手术方法,最关键的是正确估量瘘孔的大小,充分估计周围的组织量和血供,去除张力,保证充足的组织瓣覆盖瘘孔,以及创缘的充分接触。

（吴忆来）

参考文献

[1] Amaratunga N A. Occurrence of oronasal fistulas in operated cleft palate patients [J]. Int J Oral Maxillofac Surg,1998,46(10): 834-837.

[2] Muzaffar A R,Byrd R J,Johns D F,et al. Incidence of cleft palate fistula: an institutional experience with two-stage palatal repair[J]. Plast Reconstr Surg,2001,108(6): 1515-1518.

[3] Clark J M,Saffold S H,Israel J M. Decellularized dermal grafting in cleft palate repair[J]. Arch Facial Plast Surg,2003,5(1): 40-44.

[4] Cohen S R,Kalinowski J,LaRossa D,et al. Cleft palate fistulas: a multivariate statistical analysis of prevalence,etiology,and surgical management[J]. Plast Reconstr Surg, 1991,87(6): 1041-1047.

[5] Emory R E,Clay R P,Bite U,et al. Fistula formation and repair after palatal closure: an institutional perspective[J]. Plast Reconstr Surg,1997,99(6): 1535-1538.

[6] Joseph E L, Richard E K. Comprehensive cleft care[M]. New York: McGraw-Hill, 2009: 526-545.

[7] Schultz R C. Management and timing of cleft palate fistula repair[J]. Plast Reconstr Surg, 1986, 78(6): 739-745.

[8] Willhelmi B J,Appelt E A,Hill L,et al. Palatal fistulas: rare with the two-flap palatoplasty repair[J]. Plast Reconstr Surg,2001,107(2): 315-318.

[9] 梁志刚,郑苍尚,杨继英.颊脂垫瓣在腭裂术后穿孔修补术中的临床应用[J].临床口腔医学杂志,2008,24(4):219-220.

[10] 谭汉提,李正华,黄贤,等.口腔组织补片在宽裂隙腭裂修复中的应用[J].中国口腔颌面外科杂志,2007,5(3):231-234.

[11] 石冰.唇腭裂修复外科学[M].成都:四川大学出版社,2004.

[12] 宋儒耀,柳春明.唇裂与腭裂的修复[M].第4版.北京:人民卫生出版社,2003.

第 五 篇
腭裂语音和腭咽闭合功能不全

第十三章
腭咽闭合功能与腭咽闭合功能不全

近 20 多年来，我国在对腭裂术后患者语音功能方面的重要性已有了广泛的认识和长足的进步，尤其在语音病理治疗学方面有了前所未有的快速发展。腭咽闭合功能不全(velopharyngeal incompetence，VPI)是造成腭裂术后患者语音障碍或异常语音的主要原因，又常常与不良发音习惯相伴，因而不同程度地影响了患者的语音清晰度。一些严重的腭裂术后异常语音患者常常存在过度鼻音和语音清晰度差，典型的患者在发一些辅音(尤其是摩擦音)时面部表情肌常同时参与活动。因此，在国内外临床上常常把腭咽闭合功能不全患者所发的异常语音称为腭裂语音。国内外学者普遍认为，尽管对腭裂患者的手术年龄有所提前，手术方法和全身麻醉药物也不断创新，术中、术后的监测仪器和方法也在不断改进，但腭裂术后仍有 5%~44% 的患者可发生腭咽闭合功能不全。换言之，在近期内要完全根除腭裂术后腭咽闭合功能不全几乎是不可能的，也是不现实的。因此，如何采取行之有效的诊治方法，以更有效地改善患者的这一常见问题，已成为目前医疗大环境下的一项带有挑战性的临床工作。国内众多的患者需要通过规范的治疗方法才能获得正常的语音，大量的临床病例证实，随着患者异常语音的纠正，他们的身心健康也会不同程度地得到改善，最终像正常人一样回归社会。

第一节　腭咽部的解剖与生理

一、腭部的解剖生理特点

腭部在解剖学上分为硬腭和软腭，两者的结构和功能完全不同。硬腭位于前部，形如平穹，不能运动；软腭位于后部，形如垂幔，具有非常灵活的运动功能。

（一）硬腭

硬腭(hard palate)的主要结构为骨骼，位于前部，介于鼻腔和口腔之间。其主要功能是分隔鼻腔与口腔，避免食物进入鼻腔和鼻腔分泌物流入口腔，有利于保持口、鼻腔的清洁卫生。

构成硬腭的骨骼有上颌骨的腭突和腭骨的水平板，前者占据其绝大部分(前部和中部)，后者占据其一小部分(后部)。水平板的后缘为硬腭的后缘，其正中有一长约 5mm 的骨棘，称为后鼻棘，有腭帆提肌的前部肌纤维附着；其他部分则有软腭的腭腱膜和其他肌纤维附着。水平板虽然较薄，但它支撑软腭，在软腭的上提、后退、与咽后壁接触的腭咽闭合功能中起着重要的作用。

硬腭的前端和两侧都有牙槽突环绕。牙槽突的后端为上颌结节,结节的内后侧为翼内板钩突,可用手指扪出。钩突的内前方为腭大孔,腭前神经和腭大动脉自此孔穿出,分布于硬腭的黏骨膜。腭大孔之后尚有腭小孔,腭中、后神经和腭小动脉都从此孔穿出。硬腭的中线有一中央嵴,嵴的前端亦有一孔,称切牙孔,鼻腭神经和蝶腭动脉都从此孔穿出,分布于前颌的表面。

硬腭的鼻腔面被覆着呼吸性黏膜,其口腔面则覆以口腔黏膜。硬腭的口腔黏膜肥厚,缺乏黏膜下层,与骨膜紧密相连,不能分开,故称黏骨膜(mucoperiosteum)。黏骨膜结构坚韧,血液供应丰富,容易形成组织瓣,对腭裂修复有利。

腭裂患者的硬腭在骨骼组成上与正常人的硬腭完全相同,但在形态结构上有明显差异,主要表现为腭穹隆部裂开,存在程度不等的裂隙,前可达切牙孔,甚者从切牙孔到达牙槽突;裂开部位的硬腭与鼻中隔不相连,造成口、鼻腔相通;在体积上患侧较健侧小。

(二)软腭

软腭(soft palate)是一个垂幔形软组织结构,故称腭帆。软腭的上缘为腭腱膜,使软腭附着在硬腭的后缘;下缘为游离缘。游离缘的正中为腭垂,两侧为腭舌弓和腭咽弓。腭舌弓在前,与舌根相连;腭咽弓在后,与咽侧壁相连。

软腭的主要结构是肌肉,主要由腭咽肌、腭舌肌、腭帆张肌、腭帆提肌和腭垂肌5对肌组成,并与分布于咽侧壁及咽后壁的咽上缩肌的肌纤维相连,形成一完整的肌环。

1 **腭帆张肌** 起自蝶骨的角棘、翼突的舟状窝和咽鼓管的软骨板下,呈扇状下行至翼突钩附近变为肌腱,绕过翼突钩后呈水平状走行至腭骨的后缘,构成腭腱膜。该肌的作用为紧张腭帆和开大咽鼓管,其收缩时软腭向两侧拉紧,便于发高音。腭裂患儿该肌的起点、走行均正常,但两侧的肌纤维在中线处不连续。

2 **腭帆提肌** 是参与腭咽闭合的主要肌肉,起自颈内动脉后的岩尖下部,呈圆柱状走行于咽鼓管软骨部的下方,后呈扇状分散至腭腱膜、软腭中部和腭垂上方,与对侧同名肌肉纤维相连续,形成一个向后上方的提肌吊带。其作用为上提软腭,发音时将软腭提起,并向上、后方运动,使软腭与咽后壁接触,产生腭咽闭合。因此,此肌也是言语功能的重要肌肉。发音时,软腭两侧常有两个凹窝,即两侧腭帆提肌的附着点。腭裂患儿的腭帆提肌起点正常,但附着点异常。其腭帆提肌两侧中断,肌纤维数量减少,附着点前移,有的附着于短缩的硬腭后缘,有的则与腭咽肌、腭垂肌的肌纤维聚集成束伸入至后鼻棘的后半部和硬腭裂隙侧的内缘。

3 **腭舌肌** 上方起自腭腱膜的口腔面,止于舌根后2/3处。肌肉的两端宽阔,中间的狭窄处位于腭舌弓之下。其主要功能是使腭帆下降,紧缩咽门,参与发音和吞咽。腭裂患儿该肌起至硬腭后缘和裂缘后份,肌束大小正常。

4 **腭咽肌** 位于腭咽弓内,上、下两端较宽阔,起于喉咽腔后壁的咽纤维膜和甲状软骨板的后缘,向内上方止于腭腱膜;有一肌的纤维束止于咽鼓管的软骨——咽鼓管咽肌。腭咽肌的作用是上提咽喉和向前牵引腭咽弓,使两侧向中间靠拢;在吞咽动作时鼻咽腔被隔绝,此肌可协助咽喉上提。腭裂患儿两侧腭咽肌在中线不连续,并与腭帆提肌、腭垂肌和腭舌肌纤维相交织,沿裂隙缘向前附着于硬腭后缘。

5 **腭垂肌** 起自后鼻棘和软腭的腭腱膜,止于软腭正中的游离缘。其作用为上提腭垂,进食时有分流作用,同时参与腭咽闭合,也参与言语功能。腭裂患儿该肌在中线不连续,沿裂隙缘向前附着于硬腭后缘。

5对肌肉中,除腭帆张肌属三叉神经的上颌神经支配外,其他4对均属迷走神经的咽丛支配。

（三）腭的血管、淋巴管和神经

1 腭的血管 硬腭的动脉主要为上颌动脉的腭大动脉。软腭的动脉来源于面动脉的分支腭升动脉、咽升动脉的咽支、腭降动脉的腭小动脉、舌动脉的舌背支。腭的静脉和同名动脉并行，与邻近静脉丛，如翼丛、咽丛等吻合。

2 硬腭的淋巴管 汇入颈深上淋巴结。

3 腭的神经 分布于硬腭黏膜的神经主要是三叉神经的上颌神经，经蝶腭神经节发出腭前、腭中、腭小神经。腭大神经分布于硬腭的大部，在切牙管附近与上颌神经的鼻腭神经末梢吻合，分布于硬腭前方小部分黏膜中。腭中、腭后神经分布于软腭和腭扁桃体。面神经的中间神经借岩浅大神经到蝶腭神经节交换神经元后，节后神经纤维沿腭小神经分布于软腭，其分支分布于软腭上皮、软腭内的血管和腺体。

在发音时，由于肌瓣的收缩，使软腭处于抬高状态，软腭的中、后 1/3 向咽后壁、咽侧壁靠拢，再由咽上缩肌活动配合，使口腔与鼻腔的通道部分或全部暂时隔绝，形成腭咽闭合。正常发音时，随着软腭和咽上缩肌有节奏地运动、收缩，使气流有控制地进入口腔，再通过舌、唇、牙等器官的配合，从而发出各种语音。

腭裂患者软腭的肌肉组成虽与正常人相同，但由于软腭有不同程度的裂开，改变了软腭 5 对肌肉的肌纤维在软腭中线相交织呈拱形的结构，使之呈束状沿裂隙边缘由后向前附着在硬腭后缘和后鼻棘，从而中断了腭咽部完整的肌环(图 13-1)。因此，腭裂患者无法形成腭咽闭合，口鼻腔相通，同时也影响了咽鼓管功能，导致吸吮、语音、听力等多种功能障碍。

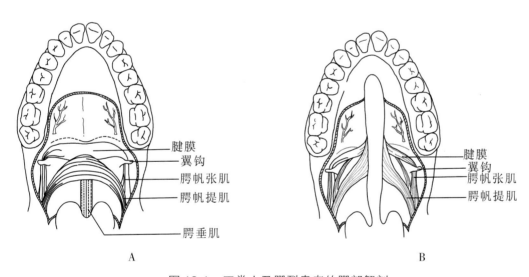

图 13-1 正常人及腭裂患者的腭部解剖
A. 正常人 B. 腭裂患者

二、咽的解剖生理特点

（一）咽的分部

咽为上宽下窄、前后稍扁、呈漏斗形的肌膜管。其上起颅底，顶壁以纤维膜紧密附着于颅底；下达第 6 颈椎平面，在环状软骨下缘续接食管；前壁自上而下与后鼻孔、咽峡和喉口相通，所以此壁几乎不存在，仅在其下份借喉的后壁构成咽的前界；后壁借疏松结缔组织、椎前筋膜和椎前诸肌与颈椎相邻；两侧壁有茎突和附着于茎突的肌肉及颈内动脉、颈内静脉和迷走神经。咽腔是连接口腔到食管、鼻腔到喉腔的共同通道，是消化道和呼吸道相交叉的部分。咽腔根据其前方的毗邻，以软腭和会厌的上缘为界,自上而下分为鼻咽、口咽和喉咽三部分。

1 鼻咽部 鼻咽部又称上咽部,位于颅中窝底与软腭平面间,为顶部呈圆形的近似立方形的腔道,连接鼻腔和口咽部。其顶壁呈穹隆状,以纤维膜贴于蝶骨体及枕骨基底部的下面,顶壁外侧邻近破裂孔,肿瘤常经此侵入颅内;后壁平对第1、2颈椎,顶壁与后壁交界处黏膜下有丰富的淋巴组织,构成咽扁桃体;前壁正中为鼻中隔的后缘,两侧为后鼻孔;底壁由软腭及其后边缘与咽后壁之间的鼻咽峡构成;侧壁在相当于下鼻平面,距下鼻甲后端1~1.5cm处有咽鼓管咽口,其后上方为咽鼓管圆枕,圆枕后上方的凹陷为咽隐窝,是鼻咽癌的好发部位。

2 口咽部 口咽部又称中咽部,位于软腭平面以下和会厌上缘平面以上,上接鼻咽部,下续喉咽部。其上壁为软腭前面,包括腭垂;前壁上份为咽峡,由腭垂、软腭游离缘、腭舌弓、腭咽弓构成,两弓之间为扁桃体窝,腭扁桃体位于此窝内。

3 喉咽部 喉咽部又称下咽部,位于会厌上缘至环状软骨下缘平面之间,上接口咽,下续食管。前壁为会厌、杓会厌皱襞和杓状软骨所围成的喉入口,后壁平对第4~6颈椎,侧壁为梨状窝。喉咽可分为以下区域:①下咽上区:前界为轮廓乳头线1cm后的舌根,后界为会厌舌面,下界为会厌谷,两侧为舌会厌皱襞。②下咽下区(梨状窝区):上界为舌会厌皱襞;下界为梨状窝尖;外侧界上部为甲舌膜,下部为甲状软骨翼板;内侧界上部为杓会厌皱襞,下部为环状软骨。甲舌膜与杓会厌皱襞之间为膜部,甲状软骨与环状软骨之间为软骨间部。③下咽后壁区:为上自会厌尖平面、下至环咽肌间的下咽后壁。④环后区:为环状软骨后面和环咽肌区,上自环杓关节平面,下至环状软骨下缘,前壁为环状软骨后黏膜,后壁为椎前筋膜。

(二)咽壁的解剖及咽周间隙

1 咽壁的结构 咽壁由4层组织构成:①黏膜层:鼻咽部为假复层柱状纤毛上皮,口咽部、喉咽部为复层鳞状上皮。黏膜下含有咽腺及大量淋巴组织。②腱膜层:由纤维组织构成,上部坚韧肥厚,形成咽腱膜;下部形成坚韧的咽缝,为咽缩肌附着处。③肌肉层:一为咽缩肌组,分为上、中、下3对,自上而下呈覆瓦状排列,分别起自翼突、舌骨大角和小角、甲状软骨和环状软骨,均止于咽缝;二为咽提肌组,由茎突咽肌为主要咽提肌,起自茎突,止于咽后壁等处;三为腭帆肌组,由腭帆张肌、腭帆提肌、腭垂肌等组成。④筋膜层:为颈深筋膜浅层的延续,包裹于肌层之外。

2 咽周间隙 包括咽后间隙和咽旁间隙。咽后间隙位于颊咽筋膜与椎前筋膜之间,上至颅底,下达气管分叉平面,两侧有筋膜与咽旁间隙分开。椎前筋膜与颊咽筋膜在咽后正中线处紧密附着,将咽后间隙分成左右两个互不相通的间隙。咽后间隙内有咽后淋巴结。咽旁间隙左右各一,形如锥体,底朝上,尖向下。其上起颅底,下至舌骨,内侧壁为下颌骨升支、翼内肌和腮腺,后壁为椎前筋膜。茎突及其附着肌肉将咽旁间隙分为前、后两部。茎突前间隙较小,内含蜂窝组织及少量淋巴结;茎突后间隙较大,内有颈内动脉和静脉、颈外动脉、咽升动脉、腭升动脉、后4对颅神经、交感神经以及颈深上淋巴结。

(三)咽部淋巴组织

咽部淋巴组织丰富,包括扁桃体、淋巴结和淋巴滤泡。淋巴组织互相通连,构成淋巴环,内环由咽扁桃体、咽鼓管扁桃体、腭扁桃体、舌扁桃体、咽侧索、咽后壁淋巴滤泡等构成,位于呼吸道和消化道的入口处;外环由咽后淋巴结、下颌角淋巴结、颌下淋巴结、颏下淋巴结组成。两环内的淋巴组织互相通连,且内环的淋巴流向外环,外环的淋巴流向颈外侧淋巴结。

1 鼻咽部淋巴组织 咽扁桃体(腺样体)位于鼻咽部顶后壁交界处。咽扁桃体黏膜上皮为假复层纤毛柱状上皮,间以复层鳞状上皮,基质与腭扁桃体相同,均为淋巴网状结构。咽扁桃体的纵槽中有大量黏液腺的开口,其黏液有清洁作用。咽扁桃体与咽壁间无纤维组织包膜,行咽扁桃体切除术时不易彻底切除。鼻咽部淋巴管主要集中于侧壁的前后方,淋巴先汇入咽后壁下纤维组织内的外侧咽后淋巴结,再汇入颈深上淋巴结。鼻咽部淋巴管也可直接汇入颈深淋巴结或副神经淋巴结链。

2 口咽部淋巴组织 腭扁桃体为咽部最大的淋巴组织,位于扁桃体窝内,由淋巴滤泡、结缔组织网架和滤泡间质组织三部分构成。扁桃体包膜的结缔组织伸入扁桃体组织内,形成小梁,在小梁之间为淋巴滤泡。滤泡分皮层和生发中心两部分。滤泡间质组织为发育期的淋巴滤泡。扁桃体可分为内侧面(游离面)、外侧面(深面)、上极和下极。内侧面覆盖复层鳞状上皮,上皮向扁桃体实质内陷入,形成6～20个隐窝,为扁桃体隐窝,其中最高、最大者为扁桃体上隐窝。外侧面为结缔组织包膜,与咽上缩肌相邻,其附着不紧密,易于剥离。上极有半月襞,位于腭舌弓和腭咽弓相交处。下极为三角襞,位于腭舌弓,延伸后覆盖扁桃体前下部。口咽前部淋巴管引流汇入下颌角淋巴结,口咽后部淋巴管引流至咽后淋巴结。上述淋巴管最后均入颈深淋巴结。

3 喉咽部淋巴组织 喉咽前部淋巴管与喉上区淋巴管合成淋巴干,汇入二腹肌下淋巴结或颈内静脉淋巴结。喉咽后部淋巴管汇入咽后外侧淋巴结,再至颈内静脉淋巴结。

（四）咽部血管

1 动脉 由颈外动脉的分支组成:①咽升动脉:咽支分布于咽上缩肌、咽中缩肌、茎突咽肌,腭支分布于软腭、扁桃体和咽鼓管;②甲状腺上动脉:咽支分布于下咽部;③面动脉:腭升动脉分布于软腭、扁桃体及咽鼓管,扁桃体动脉分布于扁桃体中部及其附近咽壁;④舌背动脉:分布于腭弓、扁桃体、软腭和会厌;⑤上颌动脉:腭降动脉分布于口腔黏膜、软腭和扁桃体,翼管动脉分布于鼻咽上部。

腭扁桃体的血供为:①咽升动脉扁桃体支;②面动脉扁桃体支;③面动脉的腭升动脉;④舌动脉的舌背动脉;⑤上颌动脉的腭降动脉。

2 静脉 咽部静脉在咽后壁形成咽静脉丛,向上与翼丛交通,向下与甲状腺下静脉和舌静脉联系或直接与面静脉或颈内静脉交通。

（五）咽部神经

咽部神经主要来自由舌咽神经咽支、迷走神经支、副神经及交感神经构成的咽丛,其中运动神经主要来自副神经,而鼻咽上部、软腭及扁桃体上端的感觉为三叉神经的上颌支所支配,扁桃体下端的感觉直接由舌咽神经未经咽丛的分支所支配。

三、腭咽闭合的机制与类型

完善的腭咽闭合是正常语音所必不可少的。正常情况下,从矢状面观察,静止时,软腭前部与硬腭后缘相接,悬挂在腭咽腔,腭垂向下。当发口辅音时,软腭抬起,在第1颈椎水平以上同咽后壁接触,同时两侧咽侧壁向中线运动,完全将口腔和鼻腔分隔,防止气流通过鼻腔,形成腭咽闭合。

在正常的腭咽闭合中,由于不同个体的腭咽部肌肉的运动程度不同,会形成不同的闭合方式。应用鼻咽纤维镜观察正常人群的腭咽闭合,分为四种闭合类型:①冠状闭合(coronal closure):闭合时以软腭运动为主,向后上运动与咽后壁接触;②环状闭合(circular closure):闭合运动由咽侧壁和软腭共同完成,软腭向后上运动,咽侧壁向内运动,有时有咽后壁的向前运动参与;③矢状闭合(sagittal closure):腭咽闭合主要由咽侧壁的向中性运动完成;④环状加派氏嵴闭合。

腭咽闭合的类型是可以随训练或局部解剖环境的改变而变化的,特别是咽侧壁的运动。正常人群中60%的腭咽闭合类型在青春期前后发生变化,唇腭裂患者中有30%会发生变化。

(陈阳)

第二节　腭咽闭合功能不全

一、腭咽闭合功能不全的概念

腭咽闭合功能不全是口腔颌面疾患引起语音障碍的最主要、最常见的原因。患者在发爆破音（塞音）、摩擦音及其他一些辅音时可不同程度地出现过度鼻音，或有鼻漏气，即可确诊为腭咽闭合功能不全。除有上述临床症状外，患者的语音清晰度往往较差。临床常规局部检查时，可发现患者在发 a 音时腭咽腔往往过大，有的是因为软腭过短，或不对称；有的是因为软腭处瘢痕广泛；也有的腭咽腔虽然不大，但却很深，用常规方法难以清晰见到腭咽腔和咽后壁；有的虽然没有显而易见的腭裂和腭隐裂畸形，但在发 a 音时软腭毫无动度。由此可见，腭咽闭合功能不全的临床表现以过度鼻音为主，其所造成的腭咽闭合功能不全的原因也不复杂，只要专科医师认真检查，一般不易漏诊和误诊。

腭咽部虽然在人体中仅占那么小小的一部分，但它所起的生理作用却非同一般。腭咽闭合不全的临床症状虽然并不十分复杂，但在国内外至今还难以找到一种统一、明了的检测学或影像学标准。临床医师对典型的腭裂术后所造成的腭咽闭合功能不全的诊断并不非常困难，但对一些边缘性和综合征引起的腭咽闭合功能不全要明确诊断仍存在一定的难度。正因为如此，在一些英语文献中常常出现意义各异的有关腭咽闭合功能不全的词汇，如 "velopharyngeal dysfunction" " velopharyngeal inadequacy"、"velopharyngeal incompetence"、"velopharyngeal impairment"、" velopharyngeal insufficiency"，而这些专业名词翻译成汉语几乎都可译成"腭咽闭合功能不全"。国内一些学者曾和美国北卡罗来纳州立大学颅颌面治疗研究中心的 D. W. Warren 教授等专家讨论过这些专业名词，但最终仍难以用汉语明确其确切的含义，更难以在汉语中找到确切的对应词。由此可见，目前临床上对过度鼻音、鼻漏气都用"腭咽闭合功能不全"这一专用名词确有不够确切或全面之处。对临床上不同类型的"腭咽闭合功能不全"相对应的专业用词，还需国内同行和学者共同努力，相互合作，共同探讨和总结，才有望不断完善，使其达到正确和规范化。

二、腭咽闭合功能不全的分类

应该指出的是，到目前为止，还很难找到一种国内外统一的腭咽闭合功能不全的临床分类方法。回顾和根据国内外学者在临床和科学研究中已报道的文献或他们的观点，可把它分为先天性和后天性两大类，临床上以先天性为主。然而，从 20 世纪 90 年代以来，随着我国国民经济的快速发展和科学技术的不断进步、人民生活水平的不断提高，对口腔颌面部疾患治疗手段也在不断创新和提高，加上城市、道路、现代化交通工具的高速发展，出现了一些以往很少见的疾病和外伤，使以往在我国临床上难以见到的后天性腭咽闭合功能不全患者正在日益增多。由于种种原因，使国内同行对后天性腭咽闭合功能不全的认识程度远远不足。无论在诊断方面还是在治疗方面，后天性腭咽闭合功能不全都较先天性腭咽闭合功能不全困难和复杂得多，由此导致患者在临床治疗上的不对称，应尽快引起国内相关领域专业人士的足够重视。

目前在我国临床上常见的先天性腭咽闭合功能不全患者中，腭裂术后患者占了绝大多数。口腔颌面部综合征型的腭咽闭合功能不全，临床上较常见的有腭心面综合征，此外还有腭咽部括约肌麻痹以及肌张力减退等。

　　近来临床上常见的后天性腭咽闭合功能不全主要有因口咽部、腭部或舌根部恶性肿瘤手术切除后造成的腭咽区组织缺损，口腔颌面部外伤后口咽区瘢痕挛缩或组织缺损、组织错位等，部分鼻咽部或口咽区域恶性肿瘤放疗后(尤其是那些患病年龄在生长发育前的儿童)，还有一些脑出血后部分失语症患者。临床上有不少患者的肿瘤已经治愈了，对后来出现的语音障碍就没有再重视，在长期的术后随访中也没有主动告诉医师。其实这是一种可以也应该得到及时治疗的疾病，而且是整个疾病治疗过程中常常容易被忽略的重要部分。由此可见，语音病理学在国内的现状是不容乐观的，真正要被现代医学界认识还有待于不断加强这方面的投入。事实上，语音清晰度的高低直接影响着每一位语音异常患者的生活质量。近年来，一些肿瘤治愈后 10～30 年以上的患者，前来要求治疗语音障碍的正在不断增多，因此，后天性腭咽闭合功能不全应引起国内相关职能部门和口腔颌面外科医务工作者的足够重视，使这些患者能得到真正及时和有效的治疗，从而切实提高他们的生活质量。医学界普遍认为，肿瘤治愈的概念已有了质的改变，其并非仅仅局限在单一的外科手术，术后及时和规范的功能康复治疗对患者日后的生活质量将起重要的作用。

（王国民）

第十四章
腭咽闭合功能不全的评价

腭咽闭合功能不全的诊断方法在本书的其他章节已有叙述,本章节主要围绕语音方面的内容做些展开。

目前,国内外临床上对腭咽闭合功能不全的检测方法大致可归纳为主观评价和客观评价两大类。在现代科学技术发展突飞猛进和医疗检测仪器不断创新的年代,我们在充分运用现代医学技术的同时,更要关注患者的每一个主诉,仔细检查其全身和局部的体征,尤其是对患者口咽、腭咽部的动、静状态的观察。认真审听患者在发音时的语音清晰度是非常重要的,因为目前还没有任何一种现代化的精密仪器能替代专业人员的审听方法。

腭咽闭合功能是指在发音过程中软腭与咽后壁的协调运动。在发某些音时,软腭后 1/3 与咽壁形成广泛而紧密的接触,瞬间使口腔与鼻腔完全隔开,以维持语音的共鸣平衡,同时在口腔内形成一定的呼吸气流压力。正常的腭咽闭合功能是人类获得正常语音的先决条件。如果存在腭咽闭合功能不全,在发音时鼻腔会成为一个额外的共鸣腔,使口腔内的压力达不到发清某些辅音的要求,从而影响了对所有浊辅音、摩擦音的语音清晰度,形成过度鼻音,使这些辅音常常出现不同程度的鼻音化,严重地影响了患者与外界的交流,也不同程度地影响着患者的生活质量。同时,患者在发音时口鼻腔不能按正常生理要求有效地瞬间隔开,也不可能在口腔内形成足够的气流压力,造成在发爆破音、摩擦音时的困难,还可以导致患者的语音变形(指声学图像)、辅音弱化或脱落、声门部的替代音。临床上大多数患者试图通过自我调整发音习惯来纠正自己的异常语音,其结果往往相反,患者的语音清晰度非但没有得到任何改善,久而久之反而加重了不良发音习惯。这就是临床上大年龄语音障碍者的治疗难度远远大于小年龄者,治疗所需疗程也明显长于小年龄者的原因所在。

第一节　口腔和腭咽部的常规检查

人类的口腔与腭咽部的正常解剖形态与发音有着极其密切的关系。临床上各种腭裂患者通过手术修复使其解剖形态达到或接近正常人的腭部外形,但他们的语音功能和语音清晰度有着千差万别,有的腭裂患者术后的语音清晰度与正常人没有什么区别;有的几乎与术前一样,没有任何改善,尤其是学龄后的患者,他们的语音清晰度问题更加普遍,部分患者会继续前来医院就诊,要求进行语音治疗。

临床检查时被检者取坐位,头后仰至 45°左右。嘱患者发"a"音并维持 2～3 秒,仔细观察其软腭、咽侧壁、派氏嵴在发声时的收缩程度和形态,重点观察这一部位的组织活动度是否有力、形态是否对称、能否闭合,腭咽腔有无过深,两侧扁桃体有无过大,增殖体有无增生或充血,咽后壁有无瘢痕, 咽侧壁部位有无异常搏动等。1992 年 Riski 等学者曾报道,6 岁以前完成腭裂手术者术后有 10%的患者可发生 VPI,6～12 岁时行腭裂手术者术后有 27%的患者可发生 VPI,12～18 岁时接受腭裂修复术者 30%的患者可发生 VPI,18 岁以后再行腭裂修复术者发生 VPI 的比例高达 53%。由此可见,同一手术以后的语音清晰度与接受手术时的年龄有一定的相关性,单纯的腭裂修复术目前还难以避免术后异常语音的发生。不应否认,这是一组很有说服力的临床随访数据,但是笔者认为,腭裂术后患者出现 VPI 的真正原因是多方面的,年龄仅仅是其中的一个,而不是唯一的因素。患者腭部组织缺损和移位的程度、软腭肌层发育的程度、手术者的操作技能、腭裂修复术的术式等等,与 VPI 的发生都有着密切的关系。

一、语音清晰度测试

语音清晰度测试(articulation test)是目前国内外临床上最常用于评价患者语音清晰度的重要方法之一。它具有操作简单、容易推广,又无医源性交叉感染等优点,是深受国内外语音病理学家欢迎的一种常规检查方法。自上海交通大学医学院唇腭裂治疗研究中心和华东师范大学所建立的汉语语音清晰度测试字表 1993 年用于临床以来,已被国内外的一些同行所接受。受过一定训练的专业人员或从事过多年唇腭裂治疗的医护人员,基本能在临床上熟练地应用汉语语音清晰度测试字表。测试时应注意以下几点:①在测听时应该让患者的身体应尽可能放松,呈自然状态;②环境应该保持安静,室内外无噪声,最好在密闭性能良好的专业录音室内进行;③被检者的读音速度不宜过快、过轻,被检测者的口腔距麦克风一般在 5～8cm;④审听者在记录和审听的同时必须密切注意被检者在发音时口腔颌面部的动态,如额部、面中 1/3 的肌肉有无参与运动等;⑤必要时对每个可疑发音进行多次慢读,同步录音,供评价和音声分析用。表 14-1 为语音测试表,可供临床应用。

表 14-1　语音测试表

上海交通大学医学院唇腭裂治疗研究中心

语音测试表®

编号:　　　　姓名:　　　　　性别:　　　　　出生年月:　　　　　籍贯:

地址:　　　　　　　　　　　　　　　　　电话:　　　　　　邮编:

诊断:　　　　　　　　录音者:

录音日期:

　　　　　咽成形术前　　　　　　　咽成形术后

　　　　　置 speech aid 前　　　　　置 speech aid 后

　　　　　语音训练前　　　　　　　语音训练中　　　　　　语音训练后

异常构音诊断:　　　　　　　异常构音音素:

过度鼻音:无　　　　轻　　　　中　　　　重

语音清晰度:训练前　　　　训练中　　　　训练后

一、音节测试

m、pa、si、ti、zhi、ju、ku、zi、ci、si、ji、qi、xi、ge、ke、bo、de、le、fu

二、字表测试

	1	2	3	4	5	6	7	8	9	10
1	波	白	杯	报	本	怕	表	票	不	夫
2	门	忙	没	法	朋	走	词	在	宿	坐
3	三	四	字	德	到	他	大	地	点	对
4	哪	你	路	女	绿	了	来	里	两	题
5	志	这	中	吃	产	衬	程	住	说	春
6	是	少	授	上	日	生	人	睡	剧	去
7	向	熊	七	小	先	进	京	学	泉	裙
8	几	家	介	九	见	观	光	快	哭	画
9	客	和	个	工	国	银	迎	用	五	我
10	埃	二	一	也	要	有	喂	晚	翁	语

三、词组测试

1. 诗词　2. 司机　3. 稀奇　4. 机器　5. 可口　6. 哥哥　7. 批评　8. 爬坡　9. 棒冰

10. 吐痰　11. 电灯　12. 商店　13. 大叔　14. 拉链　15. 算术　16. 操场　17. 粽子　18. 学校

19. 铅球　20. 京剧

四、短句测试

1. 5113794,请问,有人在家吗?
2. 跑跑跳跳,宝宝最喜欢吃葡萄。
3. 猜一猜,我是谁?
4. 爸爸哥哥,常常唱歌。

5. 姐姐,您去哪儿啊?
6. 上街买东西。
7. 给我买一把雨伞吧。
8. 好,我一定给你买。
9. 您真是我的好姐姐。

二、气流、气压测定法

气流、气压测定法(air flow-pressure determination)能直接测定患者在呼气或指定语音时口腔和鼻腔的压力、气流流量,是一种无任何损伤性的临床检查方法,现已有专业软件供临床诊断或检测使用。该方法的优点是能比较客观地评价患者在发音时口腔、鼻腔的压力和气流流量,也可以检测腭咽腔的大小。除了仪器价格比较昂贵外,临床上难以观察 VPI 的形态等是其主要不足点。目前该法在国内真正被应用的医院并不多,但在国外,它是一种比较受欢迎且应用较普遍的 VPI 诊断方法,尤其是 20 世纪 80 年代以前。

三、吹水泡试验

吹水泡试验是目前临床上最常用的简单实用的常规检查方法。检查时,在普通水杯内放入 1/3水后,将一根吸管置于水中,然后让被检者吹水泡,并认真记录其每一次吹水泡所能维持的时间。检查前,要耐心而认真地叮嘱每一位被检者:水泡要吹得小,时间应维持得尽量长,并认真记录最长一次的吹水泡时间。正常语音者一般可维持在 20 秒以上,而 VPI 患者往往只能维持 2～8 秒。

四、雾镜检查法

雾镜检查法是指用一块特制的、有刻度的不锈钢板作为雾镜,检查时,嘱患者发某些音(常用的有 ji、qi、xi、zi、ci、si、pa 等)或吹水泡时,把雾镜平行放置在患者的鼻底部,视金属板上雾气的程度判断有无 VIP 及其严重程度。VPI 程度越严重,雾镜上的雾气范围就越大。该法还能向检查医师提示患者的 VPI 以哪一侧为主,并为手术者设计咽后壁组织瓣提供重要的理论依据。值得注意的是,如果室内温度过高(25℃以上),雾镜检查的敏感性会受到一定影响,从而直接影响检查结果的正确性。

五、鼻息计检测

鼻息计是目前临床上较为常用的一种语音专科检查仪器,能帮助了解患者在发音时过度鼻音和鼻漏气的程度,从而反映 VPI 的程度和音声的物理量。但它需要特定的被检音,而且并非所有的被检音都有效果。这一检测方法在国外使用比较普遍。其优点是有助于了解口腔鼻腔的共鸣状况,也可作为语音治疗仪器;缺点是需选择特定的词句和被检音,并且需要经过专业培训的操作者,同时仪器的价格也比较昂贵。

六、X 线头颅侧位片检查

自 1987 年 Scheier 报道了 X 线头颅侧位片(lateral cephalometric radiograph)检查腭部运动以来,这一检查方法迅速地被广泛运用于临床和科学研究中。初期由于 X 线仪器对软组织的分辨性能较差,曾经常规用软腭造影剂,以帮助清晰地显示检查部位。随着近年来医学影像仪器性能的提高,使一般的 X 线头颅侧位平片也能非常清晰地显示软腭、咽后壁等区域的解剖标志。上海交通大学医学院唇腭裂治疗研究中心常规检查患者腭咽部的静态、发"ka"音和发"m"音三个不同的位置,从这些位置改变中可以比较客观地了解软腭的活动程度、腭咽腔的深度以及软腭肌层的厚度。目前用该法检查小年龄和合作较差的患者还是有困难的,同时有 X 射线的副作用。

七、鼻咽纤维内镜检查

自 1969 年 Pigott 医师首先报道用鼻咽纤维内镜(nasopharyngofiberscope)对正常成年人行腭咽部的动态观察以来,国内外学者纷纷发表了一些这方面的研究文章。近年来随着影像学技术的发展和计算机技术的应用,能同时将患者腭咽部的运动状态客观地记录在录像带或相应的软件上,为临床医师的诊断和治疗提供了指导。鼻咽纤维内镜检查的最大优点是临床医师能直接观察到被检查者的腭咽部在动态和静态时的瞬间变化,但需要操作者有一定的专业技能,而且在小年龄或合作差的患者中检查尚有一定的难度。此外,如果消毒不严格或不规范,鼻咽纤维内镜容易引起医源性交叉感染。

八、计算机语音工作站

计算机语音工作站(computer speech lab,CSL)是近年来深受国内外语音病理学家欢迎并被广泛应用于临床的一种无创、可视、可定量的专业音声语音分析仪器。目前国内外使用最为普遍的是美国 Kay 公司生产的 CSL-4300B 和 CSL-4400 等型号,另外还有国内专业公司生产的具有相似功能的计算机语音分析系统。它既具备了传统语图仪的功能,又完美地结合了计算机应用技术,可用来分析和检测各类异常语音,并能有效地使瞬间变化和一闪而过的辅音得以图像化,还能够客观地评价各类语音。由于它具有无创伤性、无医源性交叉感染等独特的长处,已成为目前国内外最为流行的专业语音分析仪器。它能使动态的音声客观地转换成音声图像,并可进行定量分析,有利于临床上客观评价腭咽闭合功能。它不仅能使异常语音视觉化,而且能对不同的异常语音进行迅速和准确的定量,使临床上的音声文件得到保存,为异常语音治疗前后的客观评价提供了可靠的临床依据。它通过音声医学对特有的音压、共振峰、辅音起声时间等都能进行定量分析和研究,为临床医师和从事语音病理学研究的学者科学地评价异常语音提供客观的理论依据。

第二节　汉语语音清晰度测试字表的建立和临床应用

人类的发音器官虽然相同,但不同国家的语言不一样。一种语言所用的最小语音单位不过几十个,奇妙的是发音器官可以把它们组合成多种不同的复杂语音形式,代表着无数词语,使语言获得无比丰富的表现能力。如果人类没有这种能力,就不会有高度发展的语言,更不会存在高度发展的文明。

传统的语音病理学主要是从听音、记录音声入手来研究语音的,也就是凭我们的耳朵审听或辨听语音,用一定的(专业)符号把听到的声音记录下来并加以分析,说明所研究的这种语音或异常语音一共有多少个不同的语音单位,这些语音单位是在发音器官的什么部位、用什么方法发出来的,如何纠正患者的不良发音习惯,怎样评估患者语音障碍的严重程度等等,这些都需要一套能解决这些问题的语音清晰度测试字表。

凭耳朵辨听语音,要求辨音能力越强越好,记录语音越细越好。因此,一个从事语音或语音病理学研究的人必须经过专业知识的学习和比较严格的听音、记音的严格训练。然而,人耳辨听语音的能力总是有一定限度的,即使是一位经过严格专业训练的语音或语音病理学家,其所记录的也只能是其所听到的声音的主观印象。为了更客观、更精确、更全面地记录和描写所听到的语音,我们进行了一些切合临床实际的研究工作,使听得到、看不到的语音变得视觉化、图像化和定量化了。然而,在音声医学领域内,对中国人语音障碍的诊断与治疗效果评价,至今尚无一套能在临床上应用的汉语语音清晰度测试字表(简称字表)。此外,如何帮助因口腔疾患而引起语音障碍的患者恢复或改善说话能力,如何使腭裂术后异常语音患者恢复正常发音,已成为现代医学界迫切希望解决的问题。这是一项复杂而又艰巨的工作,需要相关学科间的密切配合才能取得进展。由于要解决的是说话问题,因此如何比较客观地评价患者的语音清晰度就显得十分重要了。

在以美国和日本为代表的发达国家中,早就有根据其民族文化、语言文字特征等研究出来的适应其本国的统一的语音清晰度测试字表,并应用在日常语音障碍的临床诊断与治疗中。因此,我们有必要充分和认真地借鉴发达国家在音声医学研究方面的先进技术和临床经验,制定出一套符合我国汉语语言文字的文化特征的语音清晰度测试字表。在华东师范大学中文系实验语音学教授朱川的鼎力协助下,我们终于设计出了一套适合于在我国临床应用的汉语语音清晰度测试字表。

一、研究对象及方法

（一）研究对象

被检者均是腭成形术术后语音障碍、能配合检查和有要求进行语音训练的患者,他们能熟练地应用普通话,经检查后无严重听力障碍,无智力障碍。60例患者中,男女各30例;年龄最小的6

岁,最大的 34 岁(平均 14.2 岁)。录音时无感冒、咽喉炎、鼻炎等影响语音功能的疾病。

对照组为正常语音、能熟练应用普通话的在校学生。30 名学生中,男女各 15 名。录音时无影响发音的疾患。

审听者为听力正常、能熟练掌握普通话,并在口腔外科临床工作 8 年以上的专业人员,共 3 名。

（二）检查方法

在室内,无任何干扰,一对一地进行录音。录音前,尽量让被检者处于自然放松状态,这对于儿童或精神过分紧张者尤为重要。首先让患者熟练朗读检测字表,确认无生字或难以发清和不易发准的字(音)。确认无误后,嘱被检者取坐位,发声时口腔距麦克风 5～8cm,按提示要求逐行、逐字、逐句朗读。录音时速度不宜过快,平均每 1～2 秒一个音,音量要适中(录音机能调试至要求的范围),过度或过弱可能影响语音清晰度的测试结果。因此,在检查时应该使每个被检者做到发音到位,一丝不苟,并尽可能放松。

（三）审听方法

长期的临床实践结果证明,语音仅仅是语言感知的外壳,人们就是通过听觉感知来接受语言所传递的信息的。由此可见,判断语音的正确与错位也应该通过听觉感知来实验。审听是听觉感知的重要手段,但是,笼统地说审听似乎有失于科学性,使其结果的客观性、真实性、可靠性不同程度地下降。众所周知,不同的审听者和不同的审听方法所得出的结果是有差异的。由研究语音学的专家审听和由一般人审听,其结果显然不相同。为了避免人为的主观判断误差,提高审听的可信度,应注重审听的环境,并由两位专业人员各自将其所听清楚的语音逐字记录在特定的字表中,然后将记录所得的结果与字表进行逐一核对,找出其不同的字(音),也就是患者的异常发音,最后算出两个审听结果的平均值,即汉语清晰度测试的百分比。

在语音病理学或语音学研究中,字表是不可或缺的重要工具之一。无论是语音病理学中的语音训练或治疗,还是外国人学习汉语时的语音测试,都需要有一份尽可能完备和理想的字表,如同检测视力那样,能有一张被大家接受的视力表。但字表完全不同于视力表,字表必须以各国特有的文字为背景,不能像视力表那样直接套用别国的字表。为了客观地评价和审定患者语音障碍的程度,我们根据语音保障患者最易频繁出现的异常语音而设计制成字表 I(表 14-2),同时按我国汉语语音的病理学理论设计制成字表 II(表 14-3),两者各选用汉字 100 个。

表 14-2　语音清晰度测试字表 I

拜	杯	奔	别	冰	抱	叁	粗	四	赛
爬	盼	盆	胖	票	片	算	知	这	张
大	带	刀	掉	端	点	争	吃	愁	师
特	偷	汤	听	吞	贪	少	瘦	山	帅
泣	给	狗	跟	光	公	日	肉	然	人
渴	考	看	康	夸	快	瑞	蓉	陈	猪
家	叫	剪	中	觉	军	宽	国	不	热
切	求	曲	圈	裙	穷	凶	藏	催	休
瞎	小	秀	先	许	自	灾	鸡	找	嫂
贼	祖	坐	亲	村	松	终	常	量	谢

表 14-3 语音清晰度测试字表 Ⅱ

波	白	杯	报	本	怕	表	票	不	夫
门	忙	没	法	朋	走	词	在	宿	坐
三	四	字	德	到	他	大	地	点	对
哪	你	路	女	绿	了	来	里	两	题
志	这	中	吃	产	衬	程	住	说	春
是	少	授	上	日	生	人	睡	剧	去
向	熊	七	小	先	进	京	学	泉	裙
几	家	介	九	见	观	光	快	哭	画
客	和	个	工	国	银	迎	用	五	我
埃	二	一	也	要	有	喂	晚	翁	语

字表中的 100 个汉字包括：①所有汉语普通话的声母和韵母；②所有汉语常用音节 14 个，次常用音节 33 个；③能反映汉语音位结合规律，如 n、l 及零声母有四呼而其他各组均不能搭配的；④能反映汉语音位对立关系，如舌尖前与舌尖后对立、前后鼻音对立及 f-h、n-l、i-ü 对立等。

由于临床上大部分患者是学龄前后的小学生，因此，字表中绝大多数汉字选自北京语言学院所编的《实用汉语读本》第一册，极少数选自该读本第二册。换言之，这些字表所出现的字都是日常生活中使用最为频繁的字，我们试图通过这些字客观地了解不同的调音点，审听语音障碍的类型和程度。

汉语语音清晰度测试字表的计算方法：

$$清晰度值(\%)=\frac{[(Ⅰ值+Ⅱ值)\div2]\times审听者人数}{审听者人数}$$

其中，Ⅰ值＝字表Ⅰ各审听者核对正确音的相加数，Ⅱ值＝字表Ⅱ各审听者实得核对正确音的相加数。

二、测试结果

（一）语音障碍组

字表的检查可包括两个方面，即选择性语音清晰度检查和诊断性语音清晰度检查。前者是通过字表的检查，可比较迅速地了解到那些不易发准或发清楚的音，并找出其规律。如患者在发含有 s 的语音出现异常时，要特别注意它的相近语音，如 x、q、z、c、j 等，并观察患者在发音时口唇、舌及下颌的动态，以帮助和提高所测异常语音的清晰度。而后者是在前者的基础上经反复检测、观察分析所得到的较客观的评价量。腭咽闭合功能不全患者在发爆破音（塞音）和摩擦音时，几乎都难以发清这些语音，并伴有其他不良发音习惯。反之，腭咽闭合功能良好的患者虽然语音清晰度较高，但在发摩擦音时往往也可暴露无遗。60 例语音障碍患者的检查结果见表 14-4。

表 14-4 语音障碍与语音清晰度的关系

分级	语音障碍与语音清晰度的关系	清晰度（％）	被检者（例）
0	大部分会话内容基本容易理解。常伴有腭化构音、侧化构音和轻度的鼻腔构音	71%～96%	14
1	大部分会话内容不容易理解。常伴有腭咽闭合功能不全，可有声门爆破音或侧化音	36%～70%	35

分级	语音障碍与语音清晰度的关系	清晰度 （%）	被检者 （例）
2	会话内容要反复试问才能勉强理解。几乎所有的患者都存在着腭咽闭合功能不全，所发辅音几乎难以听清，发爆破音时面部表情肌可参与运动。常有典型的声门爆破音、咽喉摩擦音和过度鼻音	≤35%	11
计			60

注：本组资料中审听字表Ⅰ、Ⅱ的平均值，两位审听者一致率≤±7%（平均）。

（二）正常语音组

被检者为 30 名在校学生，其中男女各 15 名；除 1 名为山西籍学生外，其余均为上海籍学生。在上述同一环境下，经 3 位审听者审听、检测后，评价其语音清晰度字表测听结果。计算所得结果表明，语音清晰度全部≥97%，两位审听者一致率达 97%。

三、讨论

（一）汉语语音清晰度测试字表的组合

早在 20 世纪 70 年代，著名日本语音病理学家田口先生曾指出，通过对异常语音患者的某些语音的检测，可以帮助我们客观地了解患者在发音时的调音能力，尤其是对那些语音障碍患者，其效果更为确切和可靠。在字表的设计和制定过程中，应尽可能多地反映出被检者的异常语音信息，即汉语特有的声、韵、调、拼合规律、常用音节等，但同时应尽可能地做到字的数量少、具有一定的代表性，这样既能使患者乐于接受，又便于临床检查，更容易在临床上推广应用。更重要的是，字表应具有本民族的语音和变化的特征，尽量使字表具有较高的科学性、避免烦琐、容易掌握，且有较大的适应范围。本套汉语语音清晰度测试字表包括字表Ⅰ和字表Ⅱ，字表Ⅰ是根据语音障碍者在临床上常见的异常语音，并结合其音声语音病理学特性与物理学特性经分析研究归纳而成的，由于它能通过不同的异常语音反映出语音障碍的程度和类型，因此有助于临床医师对语音障碍患者作出比较客观的音声评价和类型诊断；字表Ⅱ是根据汉语普通话的声母、韵母以及汉语常用音节和次常用音节（表 14-5）等为基础而制成的。

在字表Ⅱ中，100 个字的排列和顺序形成一定的规律，从上到下反映声母发音部位从唇到咽、由外向里的变化（b→z→d→n→zh→j→k→零），即从上到下反映出唇→舌尖前→舌尖中→舌尖后→舌面→舌根→咽各个部位的变化，而从左到右则大致反映出开→齐→合→撮四呼。字表Ⅱ中，每个声母的组成成块分布，同时将容易混淆的音节就近安排，形成难点检测区。例如将"本、朋、表、票"放在一起，如果被测人有送气与不送气混淆的不良发音习惯，便容易很突出地表现出来。又如把"哪了、你里、女绿"放在一起，前一音节是鼻音 n，后一音节是边音 l，如果被检者有 n 和 l 不分的习惯，也就会集中反映出来。另外，字表中央偏右有两列音节——"衬程、人生、进京、观光、银迎"，每一对音节都是前鼻音和后鼻音的组合——en-eng、in-ing、an-ang，这个方阵是前后鼻音检测区。字表下部的"向、熊、七、小、先、几、家、介、九、见"是舌音检测区。字表右部的"绿、题、说、春"可以检测介音 i、u、ü 是否到位；"剧、泉、去、裙"都包含了撮口韵母或介母 ü，可以帮助检测圆唇度。与它相对的方阵"志、吃、是、日"是临床上检测的难点 zh、ch、sh、r 和汉语特有的舌尖韵母。

表 14-5　汉语语音清晰度测试字表 II 的分布

韵声	-i[] a o e ie er ai ei ao ou an en ang eng ong	i ia ie iao iou ian in iang ing iong	u ua uo uai uei uan un uang ueng	ü üe üan ün	按组汇总
b	波　白杯报　本	表	不⊙		波白杯报本表不
p	怕　　　　朋	票			怕朋票
m	没　门*忙				没门忙
f	法		夫		法夫
d	大*德⊙　到⊙	地*　点	对		大德到地点对
t	他⊙	题			他题
n	哪	你*		女	哪你女
l	来*	里⊙ 了⊙　两	路	绿	来里了两路绿
g	个*　　　工*		国*　观　光		个工国观光
k	客*		哭　快		客哭快
h	和*		画		和画
j		几⊙家*介*九*见*进*京		剧	几家介九见进京剧
q		七		去　泉*裙	七去泉裙
x		小*先*向*熊		学	小先向熊学
zh	志⊙ 这⊙　　中*		住*		志这中住
ch	吃　　产*衬　程		春		吃产衬程春
sh	是⊙　少授　上*生*		说*　睡		是少授上生说睡
r	日⊙　　人⊙				日人
z	字*　在*　走		坐*		字在走坐
c	词				词
s	四　　三		宿		四三宿
o	二　埃	一⊙也*要*有⊙银　迎　用	五*　我⊙　喂*晚　翁	语*	二埃一也要有银迎用五我喂晚翁语
注	⊙为常用音节(14个),*为次常用音节(33个)				共计100字

（二）语音障碍与语音清晰度

对声的强弱、音的高低可用音声周波数分析器来检测,但对语音清晰度的检测,目前最为有效的方法仍是靠耳的辨听。目前的高科技使计算机应用技术已经发展到人工智能水平,如何做到人机对话,使电子计算机不但能听懂人的说话,而且能在人的指令下说话,这是与语音识别和语音合成密切相关的科学研究工作。近几年来,这方面的发展速度令人赞叹不已。目前,让计算机识别某个特定的人的声音和他所说出的某一些特定的词句,已经是可以完美做到的事了,然而,要让计算机识别不同的人所说出的自然语音似乎还远远办不到,或困难重重。这是因为自然语言里出现的语音和句式极其丰富复杂,而且每个人说话的声音都不一样,如此复杂和瞬间多变的信息,要想通过计算机完全识别出来,至少在短期内还是有困难的。我们每个人都能够将自己所熟悉的人的语、声分辨得非常清楚,连牙牙学语的婴儿都能做到这一点;我们常常还能准确无误地辨别出所熟悉的人的脚步声。现实生活中类似的实例还有很多,这已足以说明人类对语音(言语)的识别能力是非常惊人的,现代的计算机还远远比不上人类的这些最基本的和特有的本能。

由此可见,听觉是人类的一种最基本的感觉,但它的判定率不同程度地受到主观因素的影响,为了避免主观因素的不足之处,所选用字表都是不成词、句的单个音。为了有利于审听者的判听,检测汉字语音清晰度测试字表时的速度要适中,不宜过快或慢。尤其要强调逐行、逐字读音,经两位以上审听者判定后加以记录,然后对照字表进行逐一核对,这样可在很大程度上降低主观因素的影响。对于正常语音的语音清晰度,据国外文献报道,数人间的判听不一致率<±3%;但对于语音障碍患者的语音清晰度,数人间的判听不一致率<±9%,这是因为语音障碍患者的语音清晰度差、元音的音声不稳定所致。

语音障碍与语音清晰度的程度有密切的关系。在本组研究资料中,轻度语音障碍 14 例,重度 11 例,其余都是中度的,这一结果优于日本学者降矢教授的报道。笔者认为,这可能与汉语语系中特有的四声和大年龄患者有关。由于汉语具有四声的特点,尤其是大年龄患者在中度语音障碍中占相当大的比例,几乎普遍存在着不同程度的代偿发音习惯,因此使一些语音在单个音中几乎接近正常,但它的调音点却完全不同于正常人,这一现象尚有待下阶段进一步从音声角度来阐明其机制。

四、结论

为了对口腔疾患引起语音障碍者的语音清晰度进行检测和异常语音类型的诊断,在华东师范大学中文系的支持下,我们建立了这套汉语语音清晰度测试字表。部分研究成果不仅在临床上得到很好的应用,而且在对外汉语的教学中也获得了一定的效果,替代了以往"优、良、中、差"的粗略主观评价。

（一）本套字表的长处

1 根据汉语的文字特点,首次制定了百字表,并用百分率值表示,与国际同学术领域的评判标准相一致,为汉语语音病理学早日跨入国际同学术领域起到了推进作用。

2 清晰度字表的评分由三人以上审听,减少了主观因素的影响。

3 本套字表适用于各种原因引起的语音障碍,如失语症、听力障碍以及口腔肿瘤术后引起的语音障碍等。

4 可用于观察和评价语音治疗的效果与存在的问题。

5 属于无创性检查,便于患者接受和在学龄患者中推广应用。

（二）本套字表的不足之处

1 需要两人以上具有正常听力和专业能力的审听者。

2 对环境的要求比较高,不能有噪声,并要有一定特点的设备。

3 仍可受主观因素的影响(可出现±9%的结果偏差)。

4 对学龄前儿童、文盲的检测尚有一定的困难。

（王国民）

第十五章
腭咽闭合功能不全的外科治疗

目前有关腭裂术后出现腭咽闭合功能不全的发生率一般在 5%～44% 之间。腭咽闭合功能不全的发生率与手术医师的操作技能、手术方法以及腭裂患儿接受手术时的年龄等有着非常密切的关系。尽管近年来对腭裂手术的年龄有所提早,手术方法有了不断创新并提倡微创,手术医师的操作技能也在不断提高,但腭裂术后仍然会出现不少腭咽闭合功能不全的患者,说明这些因素不是唯一的因素。腭裂术后腭咽闭合功能不全的真正原因是非常复杂的,既有医师的问题,也有患者自身的问题。回顾国内外有影响的文献和在与国际知名唇腭裂学者面对面的讨论中,大家一致认同,腭裂术后发生腭咽闭合功能不全的原因是方方面面的,不能简单地解释为某一种因素,要想真正或清晰地了解其原因,还需要各国同行间的不断联合探讨和共同总结,才有希望获得一些有意义的结果。

腭咽闭合功能不全的治疗方法有外科手术治疗和非手术治疗两大类,目前临床上普遍选择前者。外科手术方法的术式很多,不同的年代、不同的学者所报道的术式都有所不同。本章主要介绍目前临床上常用的几种咽成形术术式。

第一节　咽成形术

自腭裂修复术问世以来,无论是在手术方法还是在手术年龄方面,目前都已有了很大的改变。由于麻醉仪器、术中术后的监测方法和麻醉药物的不断改进和创新,以及全身麻醉后复苏观察方法的不断健全,为确保小年龄腭裂患者的手术安全性起到了极为重要的作用。然而,纵观国内外学者近 20 年发表的文献报道和笔者的临床实践,在对腭裂术后的随访中,仍然可有 5%～44% 的患者存在着腭咽闭合功能不全。因此,也有人认为咽成形术(pharyngoplasty)是腭裂修复术的辅助术式。咽成形术是指对腭咽闭合功能不全患者进行以缩小腭咽腔、改善腭咽闭合功能为主要目的的各类手术的总称,其方法很多,本节仅介绍近年来国内外最常用的术式。腭咽闭合功能不全主要是由于腭裂术后软腭长度或动度不足、咽侧壁及咽后壁收缩力差,不能形成良好的腭咽闭合功能所引起的,常导致患者发音时仍有明显的过度鼻音或鼻漏气、语音清晰度低、大部分辅音含糊不清;也有少数是由于软腭隐裂或先天性腭咽闭合功能不全所致。

对腭咽闭合功能不全的治疗有多种方法,但可以把它归纳为外科手术和非手术两大类。非手术疗法近年来在国内已有开展,如用可摘式软腭上抬器使软腭抬高,应用发音辅助器以人工方法改善患者的腭咽闭合功能,但因其疗程过长,随着患儿的生长发育,临床上需要多次更换发音辅助器。目前国内外最常用的改善腭咽闭合功能不全的手段是通过外科手术缩小咽腔,增进腭咽闭合。

一、咽后壁组织瓣转移术

Passavant 早在 1862 年就报道用咽后壁组织瓣转移术治疗腭咽闭合功能不全，后经 Bardenheus（1892）和 Savenero Rosselli（1934）等医师对其术式进行了改良。此法是利用咽后壁黏膜肌瓣翻转并置于软腭部，达到延长软腭长度、缩小腭咽腔的目的，从而有效地改善患者的腭咽闭合功能和发音条件。该方法适用于软腭过短或软腭肌层发育不良，或软腭与咽后壁距长、软腭活动度差、咽侧壁移动度好的腭咽闭合功能不全患者。该方法由 Rosenthal 于 1924 年首先提出，现已成为国内外最常用的咽成形术术式之一。

（一）咽后壁组织瓣转移术

1　咽后壁组织瓣设计　从腭垂正中切开至软腭中部，或用缝线或单钩将软腭向前牵拉，从而充分显露咽后壁组织瓣术区视野。用亚甲蓝液在咽后壁上画出一舌形瓣边界（熟练者可省略此步骤），蒂在上，相当于第 1 颈椎平面上方。瓣的宽度和长度必须严格按照每位患者的腭咽闭合不全程度、腭咽腔深度（发"a"音时腭垂与咽后壁间的距离）、咽侧壁向中央移动的程度以及咽后壁的宽度进行设计。一般瓣的宽度不应过窄，为咽后壁宽度的 2/3 以上；其长度以瓣的游离端能与软腭中部或前部的鼻侧面在无张力下缝合为妥。

2　局部浸润麻醉　用含有 1/10 万或 1/20 万肾上腺素的 0.25%～0.5% 利多卡因液在设计范围内的椎前筋膜浅面作浸润注射，以便于剥离和减少出血。

3　切开　先在咽后壁区设计瓣的下端并缝合一针作为牵引线，按设计的舌形画线作切口，深达椎前筋膜浅面，即切透咽后壁黏膜、咽筋膜及咽上缩肌。用弯头细长组织剪剥离，形成咽后黏膜肌瓣，然后以适当长度剪断瓣的下端，使瓣下端游离并向上翻转可达软腭中后部鼻侧面。对咽后壁两侧创缘稍加分离后，将两侧组织向中央拉拢缝合于椎前筋膜上，以缩小咽后壁创面。瓣的宽度与长度应根据每一位患者的具体情况而定，两侧咽侧壁有活动者不宜强调组织瓣过宽，反之瓣应尽可能宽，尤其是腭心面综合征患者；长度以咽后壁组织瓣能良好固位就可，事实上很难把组织瓣取得很长。

4　形成软腭创面及缝合　在软腭中后交界部位的鼻侧黏膜面相应形成一蒂在腭垂方向的黏膜瓣，将鼻侧黏膜向后翻转，使形成的创面可以接纳咽后壁组织瓣的缝合。将咽后壁组织瓣创面与软腭创面紧密贴合，瓣的前端作贯穿全层褥式缝合，其余部位作间断缝合。

若要使咽后壁组织瓣转移术获得理想效果，手术时应注意以下几方面：①手术的主要指征是腭咽闭合功能不全；②术中应注意咽后壁组织瓣的宽度、长度以及蒂的位置；③应用软腭鼻侧黏膜形成蒂在软腭后端的黏膜瓣，翻转后与咽后壁创面缝合，可达到消灭咽后壁裸露创面、避免瘢痕收缩、使咽后壁组织瓣继发狭窄之目的。值得推荐的是，在有语音治疗师的单位，行咽成形术前可与语音治疗师针作病例讨论，共同参与患者的治疗计划，有利于术后语音治疗工作的顺利进行。

（二）改良咽后壁组织瓣转移术（鱼口术式）

在对传统咽后壁组织瓣转移术后患者的随访中，国内外同行均发现，仍有部分患者存在腭咽闭合功能不全。针对这一情况，近年来笔者等在原有咽后壁组织瓣转移术式的基础上进行了较大的改良，将传统的在软腭部位的竖切口改变成横切口（因其似鱼口形态，故又称鱼口术式）。笔者对 466 例行改良术后的患者进行了随访，术后出现轻度腭咽闭合功能不全的仅 7 例，有效地提高了咽成形术的成功率。值得指出的是，该术式虽然能有效地降低腭咽闭合功能不全的发生率，但它仅适用于腭裂修复术后和腭心面综合征（先天性腭咽闭合功能不全）患者，并且不能和腭裂修复术同时进行。其手术方法如下：

1 局部麻醉方法，咽后壁组织瓣的设计、制备与传统的咽后壁组织瓣转移术相同。

2 在距腭垂 0.5～0.7cm 的软腭口腔面处作一 1.3～1.8cm 长的横行切口，贯穿切开至鼻腔黏膜。然后去除咽后壁组织瓣末端处 0.3～0.5cm 的附着黏膜，将其组织瓣插入切口间。将组织瓣分左、右、中缝 3 针（可用 3-0 可吸收线）固定于肌层，最后用 1-0 丝线或 3-0 可吸收线缝合软腭切口（图 15-1～图 15-8）。

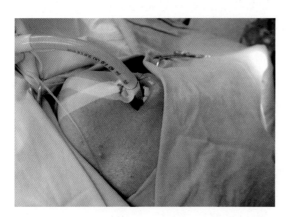

图 15-1 口插管

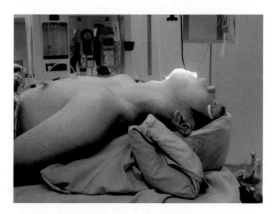

图 15-2 患者体位

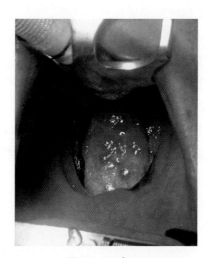

图 15-3 切口

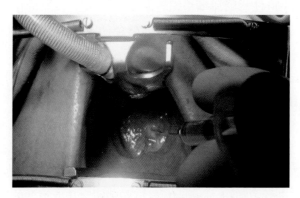

图 15-4 浸润麻醉

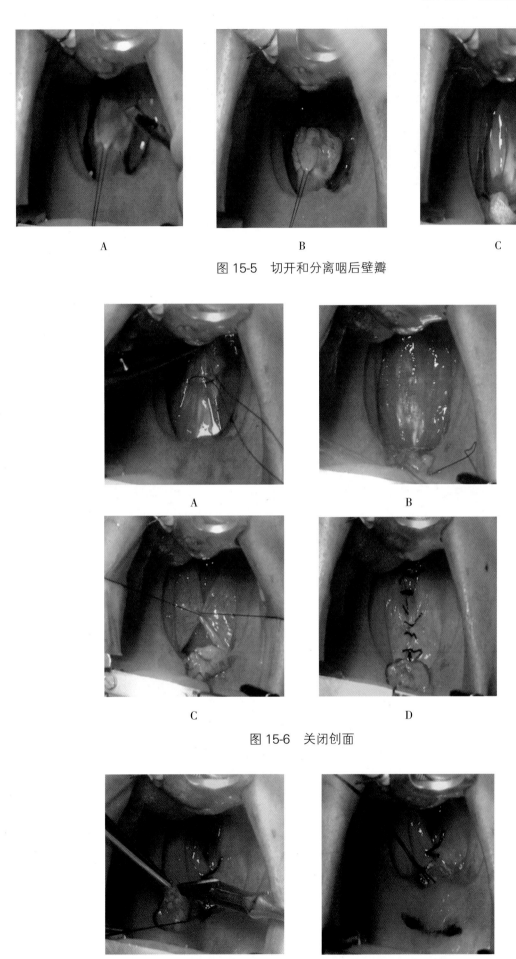

图 15-5　切开和分离咽后壁瓣

图 15-6　关闭创面

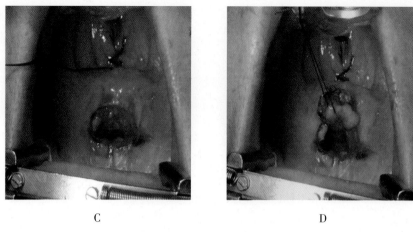

图 15-7　转入咽后壁瓣

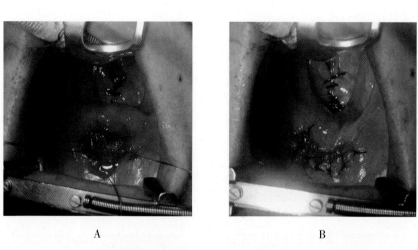

图 15-8　固定咽后壁瓣,关闭腭部创口

特别应该指出的是,在行咽后壁组织瓣转移术前,必须确认患者的咽侧壁有无异常搏动,尤其是对腭心面综合征患者,应仔细确认,不应被忽略,因为有极少数患者的颈内动脉位置可发生变异(图 15-9)。

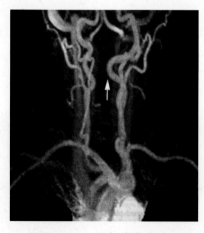

图 15-9　颈内动脉内移

（三）腭咽肌瓣转移术

虽然咽后壁组织瓣成形术有缩小咽腔、增进腭咽闭合功能的效果,已成为改善腭咽闭合的一

种常用方法,但由于患者咽后壁的两侧纵向切口均切断了进入咽上缩肌的运动神经,因此,咽后壁瓣在静态时延长软腭将腭咽腔一分为二来达到缩小腭咽腔的目的, 讲话时不能进行协调运动。为此,Orticochea(1959)提出动力性鼻口咽括约肌手术,即利用两侧腭咽肌瓣转移,可以不损伤肌瓣的运动神经,从而建立一个有收缩功能的新咽腔。其手术方法如下:

1 麻醉　全麻,经口腔气管内插管。

2 腭咽肌瓣的制备　先在一侧腭咽弓下端附着处缝合一针以作牵引。沿腭咽弓前外侧和后内侧黏膜分别作两条纵行平行切口,从扁桃体窝上端至腭咽弓附着端,其深度应达咽上缩肌浅面。用弯头组织剪在平舌根处横行剪断黏膜及腭咽肌下端,沿咽上缩肌平面将腭咽肌黏膜瓣整体向上分离到扁桃体窝上方,形成蒂在上方的腭咽肌黏膜复合组织瓣。注意,不能分离过高,以免损伤自软腭水平进入腭咽肌的运动神经——咽丛。分离时操作应轻巧细心,在接近扁桃体端常有一根动脉从外侧横向内侧,应予以结扎,防止术后出血。腭咽肌瓣掀起后,用 0 号丝线或 4-0 肠线将腭咽弓处创缘对位拉拢缝合,关闭创面。

3 切开　在相当腭平面的咽后壁中央作一蒂在上方,宽 1.5～2.0cm、长 1.0～1.5cm 的咽后壁组织瓣;或在咽后壁中央与腭咽弓后缘切口相连作一横切口,深度达椎前筋膜浅面。

4 腭咽肌瓣转移及缝合　将两腭咽肌瓣向中线旋转 90°。缝合时,先将两瓣游离端转成水平方向,相对褥式缝合成黏膜肌环;然后将其向上翻转,使其创面与咽后壁组织瓣创面相对褥式缝合固定,并将黏膜肌瓣边缘与咽后壁创缘紧贴缝合,形成咽后壁横嵴状突起的括约肌环。如在咽后壁中央作横切口,则将横切口缘向上下稍加分离后翻转,然后将腭咽肌环创面与咽后壁创面相贴合,肌环两边缘与咽后壁创缘相缝合,形成咽后壁带状突起的括约肌环。

应该指出的是,手术时应注意咽后壁瓣基底的位置应在腭咽闭合平面上方(相当于第 1 颈椎上方),使形成的括约肌环平面正好与腭咽闭合平面相一致;如果咽后壁瓣位置过低,在腭咽闭合时则不能形成完整的括约肌功能。腭咽肌瓣切口不宜过高,以不超过咽柱穹隆平面为宜,否则易损伤进入腭咽肌的咽丛神经。两侧腭咽肌瓣向中线旋转对端褥式缝合后, 形成的新咽腔口以 1.5cm 大小为妥,过大或过小均会影响手术效果。该方法具有手术操作容易、环状瘢痕收缩小、如手术效果不理想可再次手术矫治等优点。

腭咽肌瓣转移术的适应证应选择:①年龄在 4～5 岁以上;②无扁桃体炎症反复发作史,双侧咽侧窝无粘连,易于显露腭咽弓者;③咽腔横径宽而腭咽弓发育较好者,可借腭咽肌瓣转位有效地缩小咽腔横径;④咽腔前后距离短、软腭运动良好者,可有效地重建良好的腭咽闭合功能。

二、术后处理

1 咽成形术手术后,需待患者完全清醒后才可拔除气管内插管。拔管后患者往往有一嗜睡阶段,因此回到病室或复苏室后,应仍按未清醒前护理,即严密观察患者的呼吸、脉搏、体温;体位宜平卧,头侧位或头低位,以便口内血液、唾液流出,并可防止呕吐物逆行性吸入。病房应配有功能良好的吸引设施,以便及时吸除口、鼻腔内过多的分泌物。在嗜睡时可能发生舌后坠,妨碍呼吸,可放置口腔通气道,必要时给予氧气。在有条件的科室,应配置血氧监测仪,以防止患者因缺氧而引起其他并发症,并可有效地预防危及生命的险情发生。临床上对小下颌或手术时间过长(一般指超过60 分钟)的患者,应特别注意严密观察其气道的变化。如发现患儿哭声嘶哑,说明有咽喉水肿,应及时检查,并可用激素治疗(可立即用地塞米松 2～5mg 静注或肌注)。发现呼吸困难时应及时行气管切开术,防止窒息后危及生命。若有术后高热,则应及时处理,预防高热抽搐、大脑缺氧导致意外发生。同时要注意患儿的保暖,如室温过低也可影响患儿的复苏。

2 手术当天唾液内带有少量血水而未见有明显渗血或出血点时，局部无须特殊处理，全身可给止血药。如口内有血凝块，则应注意检查出血点，少量渗血无明显出血点者，局部用纱布压迫止血；如见有明显的出血点应缝扎止血；出血量多者应及时送回手术室探查，彻底止血，不应盲目等待、观察。

3 患儿完全清醒2～4小时后，可喂少量糖水；观察0.5小时，没有呕吐时可进流质饮食，但每次进食量不宜过多。流质饮食应维持至术后1～2周，改半流质1周，2～3周后可进普食。目前，国内外的一些学者不主张咽成形术术后给予过长时间的流质饮食，而主张3～5天后改为半流质，8～10天可进普食。

4 保持术后口腔清洁，鼓励患儿食后多饮水，有利于保持口腔卫生和创口清洁。避免患儿大声哭叫和将手指、玩具等物纳入口中，以防创口裂开。术后第一天可以刷牙，但不宜用力漱口。

5 口腔为污染环境，腭裂术后应常规应用抗生素2～3天，预防创口感染。如发热不退或已发现创口感染，抗生素的应用时间可适当延长。术后出现上呼吸道感染等其他症状时，可及时请相关科室会诊、处理。

6 为了使每一位术后患者保持口腔清洁，可用呋麻滴鼻液和抗生素眼药水交替滴鼻，每日2～3次。这是一种值得推荐并可有效预防咽成形术术后感染的理想方法，但常常容易被医师忽略。

三、术后并发症

咽成形术术后发生并发症在临床上并不多见，但一旦发生往往都很严重，有的甚至可在瞬间危及患者的生命，因此，临床医师应引起足够的重视，以加强防范。上海交通大学医学院唇腭裂治疗研究中心1999～2011年每年完成咽成形术100例左右，各种并发症的发生率不到2%。最常见的有术后出血、瓣过宽或过小、瓣脱落等，有1例因血友病致术后出血行气管切开术，无死亡和其他严重并发症发生。

（一）咽喉部水肿

1 原因　咽喉部水肿在咽成形术术后并不多见，多由于术者操作技能不熟练，或气管内插管的创伤或压迫，以及手术对咽部的损伤所致。患者常有呼吸或吞咽困难，严重时可发生窒息。

2 防治措施　①根据患儿的年龄选择适宜大小的气管插管，防止导管对气管壁的持续性压迫；②插管动作要熟练轻巧，尽量减少创伤；③手术时操作应仔细、轻巧，止血必须彻底，以减少组织损伤和避免血肿形成；④在关闭创面时必须确认两侧缝合层次正确无误；⑤术后给予适量激素，以减轻或防止咽喉部水肿的发生，必要时应作气管切开。

（二）出血

1 原因　咽成形术术后发生大出血在临床上并不多见，但对于幼儿来说，虽有少量出血也能引起严重后果，故术后应严密观察是否有出血或渗血现象。术后的早期出血或渗血（原发性出血）多由于术中止血不全所致，出血部位可来自咽后壁组织瓣的裸露创面或创缘、鼻腔的创面以及咽后壁组织瓣蒂两侧的根部。对经常规处理后仍有顽固性渗血或出血者，应考虑有无血友病或凝血功能障碍存在，在及时做进一步检查的基础上，尽快请相关科室的医师会诊并协助处理。术后较晚期（术后5～7天）的出血（继发性出血）常由于咽后壁组织瓣的创口感染所引起。

2 防治措施　如果发现出血，先要查明出血部位和出血原因。如为渗血，可用明胶海绵、止血粉、止血纱布，或用浸有肾上腺素的小纱布行局部填塞和压迫止血。如为鼻腔侧创面的出血，可滴入1%麻黄碱溶液数滴，或以浸有麻黄碱溶液的纱条填塞和压迫止血。发现有明显的出血点时，应及时缝扎止血。如查明为凝血障碍引起的出血，应输鲜血，并给予相应的止血剂，如维生素 K_1、K_3 或酚磺乙胺(止血敏)等。对血友病患者应及时请相关科室会诊,尽快明确是哪些因子的缺乏,以便进一步明确诊断和有效处理。

（三）窒息

1 原因 咽成形术术后发生窒息在临床上极为罕见,但一旦发生,如不及时进行有效的处理,将严重威胁患者的生命,故临床医师应该引起足够的重视,积极预防窒息的发生。咽成形术术后患者应平卧,头偏向一侧,以免分泌物、渗血或胃内容物误入气道。咽成形术术后患者的腭咽腔明显缩小,加上局部肿胀,使患者的吞咽功能较术前明显下降;同时几乎100%的患者会出现腭咽部、颈后部的疼痛等,尤其是那些手术时间较长或伴小下颌(Pierre Robin 序列征)的患者,更易导致窒息,应加以注意。

2 防治措施 ①同咽喉部水肿;②完全清醒后进流质,速度不宜过快,一次进食量不宜过多,手术当天进流质不宜过热;③患儿在咳嗽和大声哭闹时暂时不宜进食;④一旦发生窒息,应迅速吸清口内、咽喉部的液体,速请麻醉科医师行气管插管,并请相关科室人员共同抢救。

（四）感染

1 原因 咽成形术术后患者发生严重感染者极少见,偶有局限性感染。严重感染多见于患者抵抗力差、手术医师操作技能不熟练对局部组织损伤太大,以及手术时间过长等。

2 防治措施 术前必须对患儿进行全面检查,在健康状况良好的情况下方可手术。术中对组织损伤要小,提倡微创。创缘缝合不宜过密,缝线以 1 号或 3-0 可吸收线为宜。术后注意口腔卫生,鼓励患者饮食后多喝水,防止食物残留创面。常规用抗生素 2~4 天。

（五）打鼾

打鼾及睡眠时暂时性呼吸困难的发生在咽后壁组织瓣转移术或腭咽肌瓣成形术术后是比较普遍的,多由于局部组织肿胀引起,可随组织肿胀的消退而逐渐恢复正常。如发生永久性鼻通气障碍,需再次手术矫治。

（六）咽后壁组织瓣脱落

组织瓣脱落是临床上相对比较多见的咽成形术术后并发症,可分为部分脱落和全脱落。

（七）咽后壁组织瓣过大或过小

组织瓣过大或过小也是临床上比较多见的并发症。咽后壁组织瓣过宽时,可以不同程度地影响患者的生活质量;咽后壁组织瓣过小时,术后患者的腭咽闭合功能依旧没有得到有效的改善,无法进行下一步治疗。

（八）胃扩张

1 原因 胃扩张是咽成形术术后十分罕见的术后并发症。术后出现胃扩张通常被认为是全麻后的严重并发症之一,应引起临床医师的注意和重视。由于麻醉时的气管插管、术后给氧或胃管鼻饲可使大量气体进入患者胃内,引起胃扩张,主要表现为腹胀、上腹或脐周隐痛、恶心或呕吐等。术前仔细询问病史,结合患者的临床表现,尤其是腹部 X 线的表现,胃扩张的诊断并不困难。

2 防治措施 胃扩张应及时治疗,一般应暂时禁食,放置胃管持续减压,纠正脱水、电解质紊乱和酸碱平衡失调。低血钾常常因血液浓缩而容易被掩盖,临床上应特别注意,建议及时请相关专科医师会诊,并给予有效的处理。

第二节 我国腭裂语音病理学的现状与展望

近年来，尤其是近 10 年以来，我国在腭裂术后患者语音治疗方面的重视和投入是前所未有的，除了一些有历史传统的院校外，一些地区医院也纷纷开展了有关语音治疗的工作。语音治疗工作者孜孜不倦、默默无闻地长期工作在临床第一线，他们的工作难度和强度常常比相关科室的医务工作人员高得多。因为众所周知的原因，我国的大部分语音治疗师和国外同行有着很大的区别，国外的语音治疗师一般都经过专业学习或培训，而我国的大部分语音治疗师没有经过系统和专业的学习，因此他们能取得现有的成绩是非常不容易的。如果没有他们的不懈努力，我国的临床语音病理学不可能有今天这样的大好局面，大部分腭裂修复术后患者也不可能有现在这样清晰的语音结果。目前国内一些医院纷纷成立(或正在准备)语音治疗工作的专科项目，得到了广大患者和家属的欢迎。语音病理学也正在成为我国口腔临床医学中的一个新的医疗增长项目，如何使其可持续性地健康发展，仅仅依靠从事唇腭裂医疗的专科医师的关注和重视是远远不够的，还需要相关职能部门和社会方方面面的支持和充分的理解。

在看到这些成绩的同时，我们更应该想到影响该领域发展的一些实质性问题，如果不在根本上加以解决，我国的腭裂语音病理学只能永远停留在现有的低水平和初级阶段，和发达国家之间的差距也会越来越大，因此需要相关部门加以重视，并有计划地增加对该领域的投入和培养。综上所述，语音病理学确实是一个值得尽快建立的新学科，因为这是国内成千上万个语音障碍患者的需要，也是现代医学发展的需要。如何加快我国语音病理学方面的发展速度已成为一项迫在眉睫和不容忽视的重要课题。

我国目前每年在音声医学领域投入了多少科学研究经费，我们不得而知，但发达国家在这方面的投入是非常可观的。1996 年笔者在美国学习时，仅美国国立卫生研究院(NIH)一年就资助了 200 个与音声医学领域有关的研究课题，每个课题的资助经费在 194336~1719672 美元之间，这还不含一些企业、民间基金会和学术团体等资助的课题或项目。这足以说明 NIH 对基础学术领域的重视程度。腭裂语音病理学是生命科学和康复医学中必不可少的重要组成部分，要不断提高临床诊治水平和患者的生存质量，离不开相关基础学科多方面的支持，也离不开对这方面的投入，以增加研究力度和深度。当今引领国际腭裂语音病理学的研究机构是美国爱荷华大学，它是目前世界上语音病理学领域中最强盛或有影响力的医疗、教学和科学研究机构，而语音病理学也是该大学的优势和有影响力的传统学科。

最近，国内一些大学的唇腭裂治疗研究中心在语音治疗方面工作有所起色，使以往的重外科手术、轻功能治疗的观点有了一些改变，对腭裂术后患者语音功能的关注程度也在不断提高。但目前真正得到有效或规范治疗的患者数量还非常有限，其治疗效果也有待不断提高。腭裂术后患者语音功能的恢复程度与术者的操作技能、手术方法等有一定的关系，同时与患者接受手术时的年龄、畸形的程度以及患者的行为能力等因素有着密切的相关性，不同时期、不同医院、不同学者对腭裂术后患者的随访结果也进一步证实了这一观点。目前，在我国腭裂术后异常语音的患者仍然不少，术后强烈要求语音治疗的患者每年有所增加。近年来专科门诊中前来就诊的腭裂患者家属关心的问题常常是患儿术后语音功能的问题，而不是以前所问的手术时间的问题，这是一个值得国内同行高兴和欣慰的事。语音治疗是一项有挑战性的医疗工作，每一位语音治疗师应该认真对待,把握好这个来之不易的机遇。

语音治疗是一项无创伤性的康复或行为治疗,但要在国内真正普及或开展这项临床工作并不是一件容易的事,西方发达国家的历史可以引以为戒,他们的经验和教训能给我们一些有益的启示。即使在今天的发达国家,也并非100%的语音障碍患者都能获得正规和合格的语音训练,因为腭裂语音障碍的临床表现十分复杂,治疗前必须进行正确的临床分类。正如一些口腔功能评价学术权威和语音病理学专家所说的那样,短期内可培养一名唇腭裂外科手术医师,但2～3年内难以培养出一名真正有能力的合格的语音治疗师。国内有些医院在语音治疗工作上倾注了大量的人力和物力,但真正收效的并不多,对此,我们不应盲目回避,更不应做些表面文章。近来有关这方面的文章不少,但有些内容缺乏实质性和有临床意义的结果,针对性不强,实际作用很难评价。国内外诊断VPI的方法基本一致,但在检测方面还是有区别的。美国诊断VPI的常规方法是用鼻咽纤维内镜(79.4%)、动态录像(20.6%)、气流气压测定和鼻压计,而日本语音病理师常常习惯用吹水泡试验、雾镜检查以及语音清晰度检测等方法。笔者认为,一名专业人员要明确诊断腭裂术后语音障碍的类型并不困难,通过吹水泡试验、雾镜检查以及语音清晰度检测等方法就能作出明确的诊断,但是否对每一位患者都进行这些仪器检测,笔者持保留意见。这样做增加患者的费用先不论,如果患者数量多,鼻咽内镜的消毒、患者的配合程度、医源性交叉感染等等,都是目前难以避免的实际问题。简单、实用、可行、可信度高且可供他人重复应用和验证的方法,或容易在一般医院推广应用的方法,应被视为是有生命力的方法,理应接受和推广,不应盲目地加以拒绝。

虽然语音治疗在国内尚未普及,但其潜在的医疗市场很可观。一些腭裂术后患者难以得到及时、正确的诊断和有效的治疗,其原因是多方面的,有主观因素,也有客观原因;有历史原因,也有社会方方面面的复杂原因。笔者从事语音病理学临床工作20余年,有经验,更有教训。同一位语音障碍患者,经A治疗10余次没有起色,经B治疗2～3次明显有效,为什么结果是如此不同?20世纪60～70年代的日本也出现过上述现象,当时一些日本的年轻医师远赴美国去学习语音病理学知识,他们中有些医师后来成了日本著名的医学教授和语音病理学家。正是由于这些学者当年的努力,改变了日本语音病理学在国际上弱势的学术地位——20世纪80年代末,日本的语音病理学临床和科学研究已达到国际领先水平。日本的经验值得我们借鉴,要做到扬长避短,多快好省,洋为中用,尽快缩小与发达国家之间的差距,需要一批长期在临床第一线工作的实干者,而不是那些夸夸其谈、能说会道的所谓的"语音病理学家"或"专家"。

语音病理学在我国还是一门非常年轻、未被普遍重视和有待建立的边缘新学科,没有相对应的专业职称,当今活跃在该领域的主要人员几乎都是口腔颌面外科和整形外科医师,还有一批非常优秀的护师。因此,在我们思考如何促进该领域学科发展时,更应该结合目前各专业学科发展的优势和薄弱环节,尽快确定语音病理学专业的拓展空间,这也是临床医学平衡发展的社会性需求。我们生活在医学、生命科学突飞猛进的年代,科学技术把人类社会不断带入老龄化,因此医学和患者都需要有这门新学科——语音病理学。学而时习之,我们任重而道远。

(王国民)

[1] Winitz H. Treating articulation disorders for clinicians by clinicians[M]. Baltimore: University Park Press, 1984: 224-234.

[2] 邱蔚六.口腔颌面外科学[M].第6版.北京:人民卫生出版社,2008.

［3］Warren D W, Dubois A B. A pressure-flow technique for measuring velopharyngeal orifice area during continuous speech［J］. Cleft Palate J, 1964, 1（1）: 52-71.

［4］Hultman C S, Riski J E, Cohen S R, et al. Chiari malformation, cervical spine anomalies and neurologic deficits in velocardiofacial syndrome［J］. Plast Reconstr Surg, 2000, 106（1）: 16-24.

［5］王国民,袁文化.咽后壁组织瓣转移术［J］.口腔颌面外科杂志,1997,7(4):282-285.

［6］Wyszynski D F. Cleft lip and palate: from origin to treatment［M］. New York: Oxford University Press, 2002: 354-368.

［7］王国民,朱川,袁文化,等.汉语语音清晰度测试字表的建立和临床应用研究［J］.上海口腔医学,1995,4(3):125-127.

［8］Stefan O P H, Dhar B K, Robinson P H, et al. A 10-year review of perioperative complications in pharyngeal flap surgery［J］. Plast Reconstr Surg, 2002, 110（6）: 1393-1397.

［9］Ysunza A, Pampona M C, Ramirez E, et al. Velopharyngeal surgery: a prospective randomized study of pharyngeal flaps and sphincter pharyngoplasties［J］. Plast Reconstr Surg, 2002, 110（6）: 1401-1407.

［10］Kuehn D P, Moller V K. Speech and language issues in the cleft palate population: the state of the art［J］. Cleft Palate Craniofac J, 2000, 37: 348-351.

［11］王国民,潘悟云,陈阳,等.CSL 在异常语音分析中的临床应用与评价［J］.口腔颌面外科杂志,2000,10(3):189-191.

［12］王国民,杨育生,蒋莉萍,等.改良咽后壁组织转移瓣在 VPI 患者的临床应用和研究［J］.实用口腔医学杂志,2001,17(6):519-521.

［13］Wang G, Yang Y, Wang K, et al. Current status of cleft lip and palate management in China［J］. J Craniofac Surg, 2009, 20（2）: 1637-1639.

［14］Vargervik K, Oberoi S, Hoffman W Y. Team care for the patient with cleft: UCSF protocols and outcomes［J］. J Craniofac Surg, 2009, 20（2）: 1668-1671.

［15］Elizabeth E S. Long-term results of 2-flap palatoplasty［J］. J Craniofac Surg, 2009, 20(2): 1737-1738.

［16］Cable B B, Canady J W, Karnell M P, et al. Pharyngeal flap surgery: long-term outcomes at the University of Iowa［J］. Plast Reconstr Surg, 2004, 113(2): 475-478.

［17］Meek M F, Coert J H, Hofer S O, et al. Short-term and long-term results of speech improvement after surgery for velopharyngeal insufficiency with pharyngeal flaps in patients younger and older than 6 years old: 10-year experience［J］. Ann Plast Surg, 2003, 50(1): 13-17.

［18］Brunner M, Stellzing-Eisenhauer A, Proschel U, et al. The effect of nasopharyngoscopic biofeedback in patients with cleft palate and velopharyngeal dysfunction［J］. Cleft Palate Craniofac J, 2005, 42(6): 649-657.

第十六章
腭裂异常语音治疗

　　目前,腭裂患者的异常语音治疗已成为唇腭裂序列治疗中的一个重要组成部分。腭裂语音应属语音病理学范畴, 而语音病理学是研究发音器官结构和功能异常所导致的语音障碍的一门学科。腭裂患者异常语音的治疗不同于传统的汉语拼音教学,它在纠正发音部位与发音方法错误的同时,还需要考虑病理解剖对发音器官造成的影响,因此需要针对异常语音的发音特点而采用特定的治疗方法,使患者恢复良好的语音功能。

第一节　汉语语音的基本概念

一、语音的属性

　　语音是指人类通过发音器官发出来的、携带着言语信息的声波,并用来进行社会交际的声音,但并不是发音器官发出来的所有声音都是语音,它必须经过社会的约定俗成而成为语言符号系统的构成要素。

　　（一）生理属性

　　语音的产生主要涉及三个系统:声门下系统、喉系统和声门上系统。声门下系统即呼吸器官,它由气管、支气管、肺、胸廓及呼吸肌群等组成,是发音的动力器官。喉是基本声源和发音器官,包括喉头和声带。声带是最主要的发音体,呼吸时声门打开,由肺呼出气流通过声门,声带有节律地内收,使气流受阻并振动声带产生声音为浊音;声带外展,气流通过时无阻则不产生声音为清音。声门上系统又称发音器官,由口腔、鼻腔、咽腔组成发音共鸣腔,包括唇、上下齿、舌、硬腭、软腭等。舌是最灵活的发音器官,舌在发音时的位置、形状和活动方式不同,可以形成不同的音色。气流由声门进入共鸣腔,在不同的发音器官受阻并控制着气流的方向,经调节产生不同的辅音;气流不受发音器官的阻碍并随其不同的变化形态而产生不同的元音(图 16-1)。

　　（二）物理属性

　　语音的物理属性主要有音高、音强、音长、音色,简称语音四要素。其中音色在语音中的作用最重要,是表达语义最主要的手段。

　　1 音高　音高指声音的高低,它取决于发音体振动的快慢,振动得快,音高就高;反之,音高就低。音高是由频率决定的,人的声带可以发出不同频率的音,可以通过调节声带的松紧改变音高,声带松时发音较低,而声带紧时发音较高。妇女和儿童的声带短而薄,声音就高;成年男子的声带长而厚,声音就低一些。同一个人发出的声音有高低之别,是因为人能够通过喉部肌肉运动控制

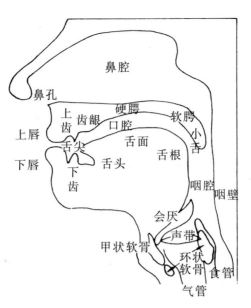

图 16-1　人类的发音器官

声带的松紧。

②　音强　音强就是声音的强弱,主要取决于发音体的振幅,振幅大,声音就强。语音的强弱同呼出的气流量和发音时的用力程度有关,发音时用力大、气流强,声音就强;反之,声音就弱。汉语中的轻重音就是以音强作为其主要特征来区别的。

③　音长　音长就是声音的长短,它取决于发音体振动所持续的时间。语音的长短跟发音速度的快慢有关。重读音节以音强作为主要特征,音强较强,音长也比较长;而轻声音节的音强较弱,音长也就比较短。

④　音色　音色是声音的特色,主要取决于声波振动的形式。音色对语言具有普遍意义,语言中各个音素的差别主要取决于音色,元音的不同完全是音色的不同。每个人的声音听起来不同,就是因为他们的发音体(声带)不同。

(1)　发音方法不同:语音的发音方法是指由发音器官形成阻碍和解除阻碍的方法。如普通话 d、s 的音色之所以不同,从发音方法看,前者爆破成音,后者摩擦气流成音。

(2)　共鸣器的形状不同:共鸣器主要包括口腔、鼻腔、咽腔和喉腔,其形状和大小的改变会造成不同的音色。如普通话 e、i 这两个音的差别,就是由于口腔这个共鸣器的形状不同而造成的。

(三)　社会属性

①　单纯的声音只有跟意义结合起来才能成为语音,所以,同样的语音形式可以表达不同的意义。

②　语音表现出一定的民族特征和地域特征,不同语言的语音表现为不同的民族特征,不同的方言则表现为不同的地域特征。

③　语音的系统性是指一种语言的语音所形成的其特有的一套系统。如汉语和俄语就是两个独立的系统。

二、语音的基本单位

一个汉字就是一个音节,一个音节是由一个或几个音素组成的。如音节 bao(抱)就是由 3 个音素 b、a、o 组合而成的。说话不是一个一个音节说的,而是许多音节连成一串,产生连续语流,而音联是语流中各种语音单元之间的连接和分界。汉语普通话里存在 4 个不同等级的音联,意味着普通话里有 4 种不同层次的语音单元,从低向高排列是音位(音素)、音节、节奏单元、节奏群。

（一）音素

音素是最小的语音单位，分为元音和辅音。

1 元音 不受发音器官的阻碍，气流较弱，由肺部气流经声门振动声带并在口腔内形成共鸣。不同的元音是由舌位的高低和前后位置变化及唇形（展与圆）所决定的，在语图上反映出声带振动时的共振峰横杠。汉语普通话中有7个舌面元音a、o、e、ê、i、u、ü（图16-2）和3个舌尖元音er、[ɿ]、[ʅ]，舌面元音i是最高、最前的元音，a是最低、最前的元音，u是最高、最后的元音。

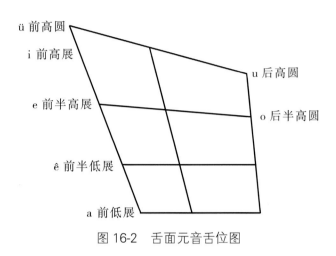

图16-2　舌面元音舌位图

2 辅音 辅音的性质由发音方法和发音部位所决定，受发音器官的阻碍，气流较强。不同的辅音取决于阻碍气流的发音器官的部位及气流通过的途径。辅音发音时不一定振动声带，振动的是浊辅音（m、n、l、r），不振动的是清辅音。辅音往往不能离开元音而单独发出来，它总是随后续元音一起作为听辨的信息，其分类见表16-1。

表 16-1　辅音的分类

发音部位（前→后）			双唇音	唇齿音	舌尖前音	舌尖中音	舌尖后音	舌面音	舌根音
发音方法	清辅音	塞音 送气	p			t			k
		塞音 不送气	b			d			g
		擦音 送气		f	s		sh	x	h
		擦音 送气			c		ch	q	
		塞擦音 不松气			z		zh	j	
	浊辅音	鼻音 不松气	m			n			
		边音 不松气				l	r		

按发音部位，辅音可分为双唇音、唇齿音、舌尖前音、舌尖中音、舌尖后音、舌面音、舌根音。

按发音方法，辅音可分为塞音、擦音、塞擦音、鼻音、边音。

辅音的发音过程为：成阻（气流在发音部位遇阻）→持阻（保持气流阻力）→除阻（气流从发音部位释放）。气流受阻部位即声门部、腭咽部、口腔部。

气流经过开放的声门到达口腔各发音部位受阻，软腭上升，关闭腭咽腔保持口内压力，除阻时气流由各阻塞点放开而出还是松开（留有缝隙）后再放开而出，会形成不同的塞音（气流由阻塞点突然释放）、擦音（气流由缝隙持续释放）、塞擦音（先塞后擦），同时由声门的开放（或收小）与关闭控制肺部气流来形成送气与不送气音。另外，软腭上升，鼻腔通道关闭，气流从口腔中通过而发出口辅音;软腭下降,口腔通道关闭,气流从鼻腔中通过而发出鼻辅音(图 16-3)。

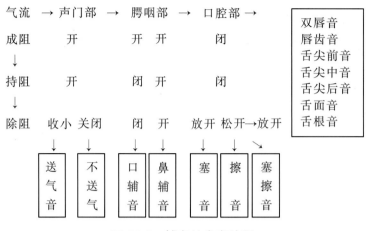

图 16-3　辅音的发音流程

辅音在语图上是由横杠、冲直条和乱纹三种最基本纹样的单独出现或共同出现所组成的(图 16-4),它反映了一切辅音的声学特征。横杠表示声带的颤动,冲直条表示短暂的爆发音段(塞音),而乱纹表示延续的噪音段(擦音)。塞擦音(先塞后擦)在擦音的乱纹区前有一细的冲直条,代表阻塞;有时冲直条不明显,仅以整齐的乱纹开始与擦音相区别。除阻时冲直条产生到声带振动产生元音共振峰横杠这一短暂时间,称为噪音起始时间(VOT);对擦音来说,仅以乱纹开始到共振峰横杠,称为持续时间。

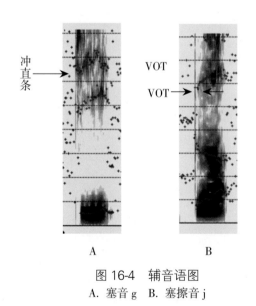

图 16-4　辅音语图
A. 塞音 g　B. 塞擦音 j

（二）音节

音节是人们在听觉上最容易分辨出来的语音单位，一个汉字就是一个音节。音节分声母、韵母、声调三部分,汉语普通话的音节总数是 400 个左右。发音时韵母的时长对声母的时长有一定的补偿,声母越长,韵母越短;声母越短,则韵母越长。

1 声母　声母是指音节开头的辅音,必定由辅音充当;元音开头的音节叫零声母音节,如 an（安）。

2 韵母　韵母是指一个音节声母后头的部分,是元音或元音辅音的组合。韵母有韵头、韵腹、韵尾之分。汉语拼音中有声母 21 个、韵母 39 个。韵母可以分为三类：单韵母 10 个，由单元音充当；复韵母 13 个，由元音和元音构成；鼻韵母 16 个，由元音和鼻辅音共同构成。

③ 声母和韵母的拼合规律 韵头把韵母分为四类，称为四呼，即开口、齐齿(i)、合口(u)、撮口(ü)。其中把元音 i、u、ü 称为介音，作为声母与韵母的过渡音。

（1）开口呼：没有韵头，韵腹又不是 i、u、ü 的韵母，如 a、ao、ou 等。

（2）齐齿呼：韵头或韵腹是 i 的韵母，如 i、ie、iu 等。

（3）合口呼：韵头或韵腹是 u 的韵母，如 u、un、uan 等。

（4）撮口呼：韵头或韵腹是 ü 的韵母，如 ü、üe、üan 等。

④ 汉语有 4 个声调，第一声为阴平，第二声为阳平，第三声为上声，第四声为去声。汉语中的声调具有区别词语的作用，体现了音节的语音高低和升降变化。

（1）阴平：高而平，即高平调，如肩、枪、三。

（2）阳平：中音到高音，叫中升调，如前、夺、头。

（3）上声：半低音降到低音再升到半高音，叫降升调，如美、伞、底。

（4）去声：高音降到低音，叫全降调，如四、对、救。

（三）节奏单元与音节音渡

相邻音节之间的结合方式与节奏单元有着密切的联系。音节音联是连续语流中节奏单元内部音节之间的连续和分界，包括双音节、三音节之间的音联。音节音联之后的第一个音节称为前音节，前音节之后的音节称为后音节。

音节音联以元音音位收尾的音节在末尾处总是向后接音节起始音的过渡，叫音节音渡。

第二节　语音治疗的条件与模式

一、语音治疗的条件与方式

（一）治疗条件

① 腭咽闭合功能 正常的语音功能必须建立在良好的腭咽闭合功能基础上，而腭咽闭合功能不全是形成异常语音的主要因素，因此，欲获得令人满意的语音治疗效果，首先应具备良好的腭咽闭合功能。对于软腭、咽后壁、咽侧壁活动差所致的腭咽闭合不全患者，应首先考虑做咽成形术，待改善腭咽闭合功能后再进行语音治疗。

② 智力 一般要求无严重的智力、听力障碍，一般智力测定 IQ 值＞70 以上。腭心面综合征等患者会有不同程度的智力障碍，严重者由于不能领悟方法而造成配合困难，将直接影响治疗效果。

③ 听力 听力测定值最好＜30～40dB。少数患儿因中耳炎造成不同程度的听力障碍，严重者会因声音反馈信息错误而使语音辨听困难，给语音治疗带来困难。

④ 咬合关系 对于上颌发育不足导致的反𬌗、牙弓狭窄等，大年龄患者最好先行正颌-正畸治疗，待建立正常的咬合关系后再考虑语音治疗；小年龄患者因暂不具备正颌-正畸治疗条件，可先期进行不良发音方法和发音部位的纠正，以提高语音清晰度，若择期行正颌-正畸治疗后还存在发音问题，再行二期语音治疗。

⑤ 年龄 一般在 4 周岁到学龄前为相对最佳治疗年龄。腭心面综合征患者因存在智商较低

的问题,可适当延后治疗时间,等具备一定的配合能力时再治疗。原则上应尽早进行语音治疗,因年龄越小,代偿性发音习惯形成的时间越短,咽部肌肉活动也较好,但年龄过小者配合程度往往欠佳。儿童在4岁后,语音发育趋向成熟,有较强的模仿和观察能力,并能理解和复述语言内容。大年龄患者不良代偿性语音形成时间长,咽部肌肉活动相对较差,加上一部分患者受方言的干扰,因此在熟练运用正确发音习惯和消除鼻音代偿能力方面有时不如小年龄患者。

(二)治疗方式

1 个体训练 根据每个患者不同的异常发音、不同的年龄及不同的解剖结构等特点进行针对性的治疗。由于患者在家自行训练的时间长短、领悟配合能力、语音障碍程度等都存在一定的差异,所以建议采用一对一训练的方式。

2 群体训练 对同一类语音障碍并且个体差异不明显者(如同一类的腭化音或咽摩擦音),由多位患者集中在一起训练。它的优点是彼此能听音、辨音,取长补短,产生互动,还可调动患者的积极性;其缺点是效果和治疗周期参差不齐。

3 训练时间与周期

(1)训练时间:每周一次(偏远或外省市患者可每两周一次)。除此之外,患者尽可能每天在家按所教内容与方法自行训练2小时以上。

(2)治疗周期:一般10~15次为一个治疗周期。每个治疗周期结束后,需定期进行语音复查。治疗周期主要进行音素、词、词组、短句、短文、简单会话训练。

(3)巩固周期:治疗周期结束后,还要自行训练3个月左右进行巩固,直至能熟练、不假思索地说普通话。要使患者用正确的发音方法来替代已形成的不良发音习惯,需经过一段时间的适应与强化。语言是一种习惯,如果没有持续的巩固训练,患者所形成的正确发音习惯会渐渐淡化甚至消失。

二、语音治疗的模式

(一)行为疗法

根据巴甫洛夫的条件反射原理,引申出行为疗法概念。通过生理上的信息反馈,指导患者学会自我调节和自我控制某些功能。目前行为疗法已广泛用于语音治疗中,成为语音治疗必不可少的辅助方法。

1 机体反馈 通过屏气、吹气、鼓气、吞咽等生理机制来提升软腭,增强软腭活动度,是腭咽闭合功能锻炼的一种基本方法,也是语音治疗前期必不可少的辅助训练(图16-5)。

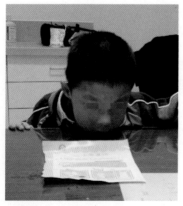
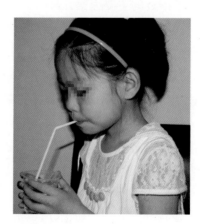

A   B

图16-5 机体反馈
A. 吹纸 B. 吹水泡

2 视觉反馈 人类的大多数行为都是通过观察学会的,从观察别人的行为获得新的经验和学习方式。

利用镜子,将患者的发音器官与语音师、图片上的发音器官进行对照模仿,并观察口、齿、舌在发音时的异常活动情况。对于辨音困难者,从直观的口形、齿、下颌等动态情况判断舌的异常运动与构音。可将患者发音时吹出的气体以及鼻漏气时在镜面上显示的雾气范围作为训练腭咽闭合功能的一项参照指标。另外,在训练时,也可用患者在视频仪中的声波图形和正常发音波形进行模仿对照(图 16-6)。

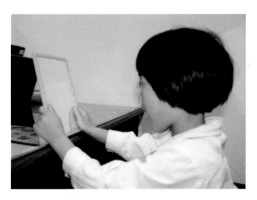

A

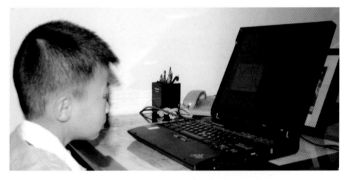

B

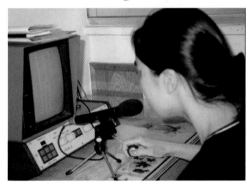

C

图 16-6 视觉反馈
A. 对镜训练 B. 模仿发音图训练 C. 视频仪对照训练

3 听觉反馈 听音和发音两者是相辅相成的,只有先听清才能学会说。纠正异常语音要有良好的声音反馈基础,所以听辨能力的训练非常重要。

个别患者由于中耳炎等因素不能建立良好的声音反馈,对自己所发的音是否正确不会识别,甚至认为自己的发音与正常人无异,给纠正错误发音带来困难。此时,需将语音师的正确发音与患者的错误发音进行反复辨听比较,或让患者对自己的录音进行辨听,感悟错与对的发音部位与方法,直至听辨正确(图 16-7)。

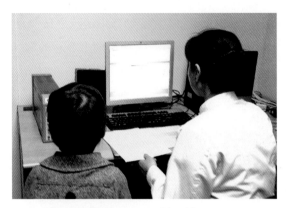

图 16-7　听觉反馈

4 动作反馈　在训练中,治疗师可用各种手势引导、提示、指导患者进行准确发音,如手向上指,表示音高增强;手从左到右指,表示延长声音与气流;把手指放在咽喉部,提示做屏气动作;手由口向外指,表示从口吹出气流或舌前伸;将两个手指合拢,提示上下牙对齐闭合。患者可根据这些示意动作作出相应的动作反馈(图 16-8)。

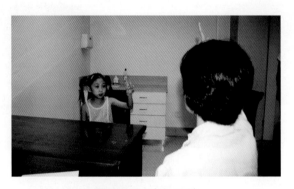

图 16-8　动作反馈

5 触觉反馈　用辅助性手段帮助患者掌握正确发音的部位,直到渐渐脱离辅助能自我控制。如发 s 时口形不稳定,展唇不到位,可用手牵拉固定左右口角,反复练习直至正确。当发功能性置换音 ke(可)→te(特),舌顽固性上抬难以控制时,可用压舌板或口镜轻压舌尖,限制舌面上抬,让患者感受到舌面的正确位置,反复练习直到正确(图 16-9)。

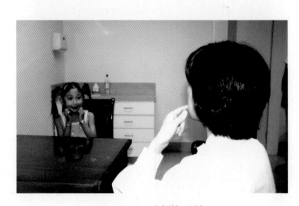

图 16-9　触觉反馈

（二）诱导法

对发音方法和发音部位错误所形成的辅音脱落与弱化，可采用发音方法相同、发音部位接近的音，进行诱导训练。

1 发音方法诱导 如擦音 s 和塞擦音 c、z 脱落，用双唇吹气音 f 诱导出唇齿音 f、舌尖前擦音 s；用咳痰动作诱导出送气塞音 k。

2 发音部位诱导 针对发音时舌后缩引起的代偿性发音如咽摩擦音、腭化音和侧化音，利用齿间音 θ 的舌前伸来控制舌后缩或舌面向硬腭拱起，同时也为建立舌尖前音、舌面音的正确发音部位奠定基础。

（三）递进法

腭咽闭合不全引起代偿性发音时，对发音方法不同而发音部位相同的音，可采用从易到难的训练法则，即由送气音→不送气音，从擦音→送气塞擦音→不送气塞擦音，如舌尖前音 s→c→z；从送气塞音→不送气塞音，如双唇塞音 p→b。即以 s、p 为基准音，在此基础上逐步增强塞与擦的气流压力与音强，直至从基准音分离出，成为要纠正的目标音。递进法主要针对辅音脱落与弱化，从压力小的辅音逐渐增加到压力大的辅音。

（四）替代法

在普通话与方言之间进行声母替换，如普通话"九（jiu）"的发音在广东话中近似"狗（gou）"，可用辅音 g 来替代 j，拼成粤语方言；普通话"吃（chi）"的发音在上海话中类似"切（qie）"，可用辅音 q 替代 ch。中国是多民族、多方言国家，多数方言是音节中后续的韵母与普通话的发音不同，而声母是共通的并可相互转化。许多患者治疗后会因为普通话能说清、方言没有明显改变而困惑，那么只要用相近的声母去替代，就能说出清晰标准的方言了。

（五）归类法

将发音部位相同或发音方法相同的音归为一组，先纠正其中的一个音，再训练与之相同部位的其他音，如同部位舌尖前音 s、c、z，同方法擦音 f、s、x。

（六）比较法

对于送气音与不送气音，可用直观吹纸片来比较。如双唇音 p 除阻时气流较强能吹动纸片，而 b 气流弱不能吹动纸片（图 16-10）。观察发音时有无鼻漏气可用捏鼻与不捏鼻进行比较，有鼻漏气时捏鼻会有鼻堵塞的声音。

上述方法还要融会贯通到具体的语音训练中。

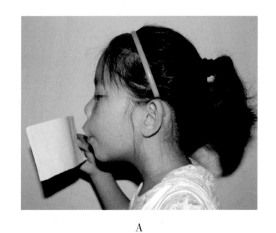
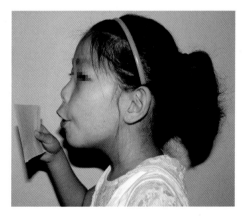

A   B

图 16-10 比较法
A. 送气音 B. 不送气音

第三节 语音治疗的流程

语音治疗的流程为：录音→评估→制定治疗计划→语音治疗→疗效评价(图 16-11)。

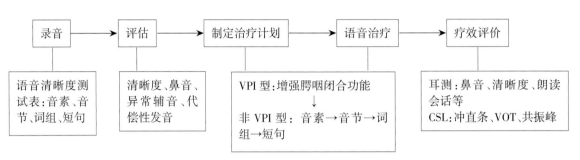

图 16-11 语音治疗的流程

一、录音

测试内容为汉语语音清晰度测试表。在专用录音室里，患者的口距离麦克风 5～8cm，用普通话按一定的语速和高低适宜的声音朗读音素、音节、词组、短句(学龄前儿童采用带读方式)，同步录入专业录音器或者输入计算机语音处理系统(图 16-12)。

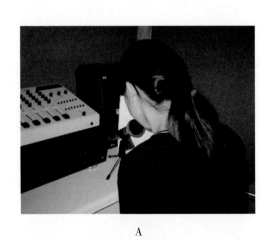
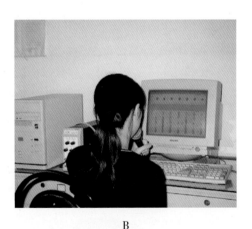

A   B

图 16-12 录音
A. 专业录音器 B. 计算机语音处理系统

二、评估

评估的依据为：①发音器官检查；②耳测评定；③仪器检测。

(一) 发音器官检查

发音器官检查是指观察鼻、唇、齿、舌、硬腭、软腭、上颌骨等发音器官的形态和功能，作为评估腭裂代偿性语音的一种依据。

1　静态检查

（1）鼻：检查左右鼻孔的大小,有无鼻孔塌陷、鼻中隔偏斜、口鼻腔瘘等。一侧鼻孔塌陷或鼻中隔偏斜会形成过低鼻音。口鼻腔瘘发压力性辅音时会产生鼻化音。

（2）唇：检查唇部人中切迹两边是否对称,有无上唇瘢痕紧缩、上唇后移等。上唇两边不对称或过紧会影响唇音,上唇后移会影响唇音与唇齿音。

（3）牙列、牙槽：检查牙列有无缺失或多生、牙槽突裂有无修复等。前牙缺失会影响唇齿音、舌尖前音、舌面音和舌尖后音。

（4）舌：检查舌大小,有无舌系带短。舌系带短会影响舌尖中音、舌尖前音。

（5）硬腭、软腭：检查腭部形态(有无高窄、低平)以及软腭的长度。腭部高、软腭短会影响塞音、擦音、塞擦音等压力性辅音及元音。

（6）咬合：检查有无反𬌗、开𬌗、偏𬌗、牙弓狭窄。反𬌗会影响唇音、唇齿音、舌尖前音、舌尖中音、舌面音,开𬌗会影响舌尖前、中、后音及舌面音。

2　动态检查

（1）鼻翼：鼻翼随发音时收缩或鼻漏气时张开,可以间接诊断腭咽闭合功能不全。

（2）唇：下唇前移、后缩以及唇形变化,可以间接判断舌前伸与后缩的发音位置。

（3）舌：发音时舌前伸、后缩、偏斜以及舌与唇齿腭的构音点,可以鉴别代偿性语音的性质。

（4）前牙：发音时上下前牙错位、左右移动,除了反映颌骨解剖异常外,还能间接反映舌在发音时的动态位置情况。

（5）下颌：下颌随发音前伸、后缩、偏斜,能反映舌位的异常运动。

（6）软腭、咽侧壁：发元音 a 时观察软腭与咽侧壁的动度及咽腔大小,可以判断腭咽闭合功能。

（7）面部肌群：发音时面部肌肉随鼻翼和嘴唇紧张性收缩,可以间接诊断腭咽闭合功能不全。

3　腭咽闭合功能　腭咽闭合功能关系到腭裂患者是直接进行语音治疗还是需改善腭咽闭合功能后再配合语音治疗。

（1）吹水泡测试：将一根普通吸管放入水杯中,观察并记录患者一口气吹水泡的维持时间。腭咽闭合功能不全患者只能维持 5～10 秒。不同的年龄、性别会因肺活量的差异而使吹水泡时间不等。

（2）鼻漏气雾镜测试：即利用气流遇冷会产生雾气的原理进行测试。当患者发送气音(如 p、t、s、x、f)或在吹水泡时,将一块有刻度的不锈钢板放置于其鼻底部,根据鼻漏气在板面上的雾气长度与范围来判断腭咽闭合功能。腭咽闭合功能良好者不产生鼻漏气,腭咽闭合功能不全者在发高元音 i、u、ü 时会有明显的雾气产生。

（3）鼻咽纤维镜：通过对腭咽部的动态观察来判断腭咽闭合的形态。冠状闭合以软腭运动为主,软腭向后上运动与咽后壁接触;环状闭合是咽侧壁和软腭共同完成的,软腭向后上运动,咽侧壁向内上运动;矢状闭合时咽侧壁向中线运动。

（4）X 线头颅侧位片：通常选用静止位,发前最低 a、前最高 i、后最高 u 等元音来观察软腭与咽后壁的距离、软腭的长度与厚度、咽腔深度。

（二）耳测评定

耳测评定虽带有一定的主观性,但目前仍为语音评定的主要方法。以发音部位与发音方法为准则,根据过度鼻音的轻重、异常辅音的种类、辅音的脱落与弱化、代偿性语音性质等作出评估。

首先采用上海交通大学医学院唇腭裂治疗研究中心和华东师范大学中文系共同研制的汉语语音清晰度测试字表对语音障碍患者进行语音清晰度测试,具体方法详见"录音"中的相关内容。

　　然后由两位语音师耳测或结合频谱图对患者作出评估,其依据为:①元音有无轻、中、重过度鼻音;②声母有无弱化和脱落等;③发音时舌、唇、齿、腭等错误的发音部位以及鼻、下颌和面部肌肉运动是否协调。最后综合诊断得出该患者的语音清晰度(正常为 100%)、异常语音和代偿性语音(图 16-13)。

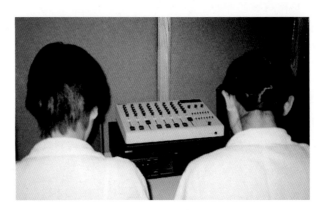

图 16-13　评估

1 鼻音

(1)鼻化音(过高鼻音):是由于腭咽闭合功能不全,发音时软腭上抬不到位,打开鼻咽腔,气流从口鼻腔通过,使口腔与鼻腔产生共鸣所形成的一种音。根据测试表中的元音,结合辅音音节进行审听,作出轻度、中度、重度三种判定。如为轻度,再细分出轻-、轻、轻+三种。

(2)过低鼻音:是由于腭裂患者鼻中隔偏斜、鼻腔一侧部分阻塞,发音时气流通过鼻腔时受到一定的阻力,使鼻腔共鸣发生改变所产生的一种鼻音弱化。

2 代偿性语音　由于腭咽闭合功能不全产生鼻漏气,发压力性辅音时不能保持口内压力,患者往往试图以舌后缩、舌面抬高、咽喉部肌肉收缩、声门关闭来缩小咽腔和控制气流,甚至借助鼻翼及面部肌群收缩来阻止鼻漏气。舌是最活跃的发音器官,舌的位置改变会导致成阻障碍,使气流通过受阻的途径发生改变,从而产生各种代偿性语音,主要为声门塞音(喉塞音)、咽喉擦音(塞擦音)、咽塞音、腭化音、侧化音、置换音与齿间音等。对腭咽闭合功能不全患者来说,主要是除阻障碍引起的代偿性语音;对腭咽闭合功能良好的患者来说,主要是成阻障碍引起的代偿性语音(表 16-2)。

表 16-2　VPI 与非 VPI 代偿性语音的鉴别

	前部代偿	后部代偿	发音部位	气流	临床表现	发音特点
VPI		声门塞音	声门	口、鼻	鼻音,鼻漏气,脱落,弱化	ge→e,ji→i,e 和 i,鼻音化
		咽喉擦音	舌根与咽喉	口、鼻		si→h,喉部挤压摩擦噪音
		咽塞音	舌根与咽肌	口、鼻		咽部挤压噪音
非 VPI	腭化音		舌面与中腭	口	气流从舌腭缝隙摩擦出	弱化,s 介于 s 和 t,摩擦噪音
	侧化音		舌尖与前腭	口	气流从舌两边口角溢出	口角向两侧牵动带漏气噪音
	置换音		舌、齿、腭	口	辅音替代	po→bo,ge→de,san→dan
	齿间音		舌尖与齿间	口	气流从舌齿间和口角溢出	si,ci,zi→近似 θ
		鼻腔构音	舌根与软腭	鼻	形成封闭,口通道关闭,鼻腔共鸣	i,u,ge,si,zi→n,ng
			舌尖与齿龈			

（1）声门塞音（喉塞音）：是腭咽闭合功能不全患者最常出现的后部（声门）代偿音，表现为音节中声母的脱落与弱化，并伴有不同程度的鼻漏气，可出现在所有的压力性辅音中。

（2）咽喉擦音：也是腭咽闭合功能不全患者出现的后部（舌根与咽壁）代偿音，听上去像喉部挤压时摩擦出的一种声音，也伴有鼻漏气产生，以舌尖前音、舌面音和舌尖后音为多见。

（3）咽塞音：是腭咽闭合功能不全患者出现的代偿音，由咽部发出爆破声，伴有鼻漏气。

（4）腭化音：常见于腭咽闭合功能良好的腭裂患者与非腭裂患者。发音特点是不产生鼻漏气、过度鼻音，气流通过舌与腭部靠近时发出摩擦噪音，辅音有弱化，多见于舌尖前音、舌面音、舌尖后音，如把 c 发成介于 t 和 k 之间的音，把 zh 发成介于 d 与 g 之间的音。腭化音可单独出现，也可与其他代偿语音如侧化音等同时出现。

（5）侧化音：出现在腭咽闭合功能良好的患者中，在非腭裂患者中较多见。发音时气流从口角两边流出，往往伴有一侧或两侧口角牵动。以舌尖前音、舌面音和舌尖后音最多见，还可出现在声母是舌尖中音 d、t、l，而韵母开头为介音 i 的音节，表现出侧化现象，除阻时舌尖由上齿龈向下偏斜并出现口角偏。可单独出现，也可与其他代偿语音同时出现。

（6）置换音：可表现出不同发音部位的置换，如 san→tan、ze→de、ke→te、ge→de；或相同发音部位出现送气与不送气的置换，如 si→zi、te→de。

（7）齿间音：多见于非腭裂的语音障碍患者，腭裂患者较少见，表现为舌尖暴露于上下牙齿间，发音时气流由舌齿间摩擦而出，以舌尖前音、舌面音最多见。

（8）鼻腔构音：发口辅音或元音时，由于舌尖与齿龈或舌根与软腭完全封闭，使口腔通道关闭，同时打开腭咽腔，气流不经口而完全在鼻腔形成共鸣，如 si、ge→n、ng。

3 **异常辅音**　审听并总结出异常辅音在上述代偿性语音中的出现与分布情况（表 16-3）。

表 16-3　代偿性语音所累及的辅音

	舌尖前音	舌面前音	舌尖后音	双唇音	唇齿音	舌尖中音	舌根音	边音
声门塞音	s c z	x q j	sh ch zh	p b	f	t d	k g	
咽喉擦音	s c z	x q j	sh ch zh		f			
咽塞音							k g	
腭化音	s c z	x q j	sh ch zh				k g	
侧化音	s c z	x q j	sh ch zh			t d		l
齿间音	s c z	x q j	sh ch zh			t d		
置换音	s c z	x q j	sh ch zh	p b	f	t d	k g	
鼻腔构音	s c z	x q j	sh ch zh	p b	f	t d	k g	l

4 **语音字表清晰度**　由两位语音师审听后得出百字表中正常音节所占的百分比，重度语音障碍为≤35%，中度为 36%～70%，轻度为 70%～95%。腭咽闭合功能不全伴有辅音脱落与弱化者以重度较多，腭咽闭合功能良好者以中度和轻度较多。

5 **CSL 计算机语音处理系统分析辅音声学特征**　通过 CSL 检测，对反映音声特征的 VOT、冲直条、噪音乱纹等作出音声定量分析。语图上的冲直条表示塞音爆破，乱纹表示擦音噪音，塞擦音是冲直条之后接上乱纹。它可以为耳测难以辨听的辅音清晰度提供客观依据，也解决了单靠耳测评定的主观误差，为临床声学特征检测及语音治疗的疗效评价提供了量化指标。

另外，结合反映腭咽闭合动态功能的鼻咽纤维镜和静态的 X 线头颅侧位片等辅助手段，可以对腭裂语音作出较为客观的评估。

三、制定治疗计划

通过对患者的年龄、解剖诊断(病理与功能)、腭咽闭合功能、异常语音的发音部位与发音方法、语音清晰度和代偿性语音的评估,按确立的目标制定针对性的治疗计划。

1 VPI 型　对腭咽闭合功能不全引起的代偿性发音,首先应加强腭咽闭合功能锻炼,然后在此基础上建立正确的发音方法与发音部位。

2 非 VPI 型　对腭咽闭合功能良好患者的代偿性发音,主要是建立舌的正确发音部位,并按发音部位和发音方法选择针对性的治疗方法,如行为疗法、诱导法、递进法、替代法、归类法、比较法等。

四、语音治疗

语音教学是一个综合连贯的过程。语言是个结构,语音和词汇、语法是密不可分的,因此整个过程按音素→音节→词组→短句→短文、会话来进行(详见第四节"语音治疗的基本方法")。

五、疗效评价

语音治疗中,要不断地对采用的治疗模式及方法进行效果反馈,发现问题及时进行调整,直至实现最终目标。最后,用耳测或 CSL 计算机语音处理系统对语音治疗前后的鼻音、语音清晰度、朗读会话等作出疗效评价(图 16-14)。

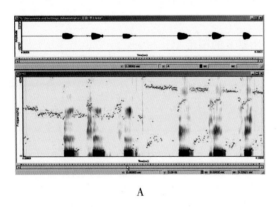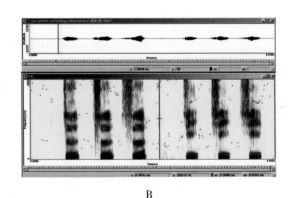

图 16-14　治疗前后的语图
A. 治疗前　B. 治疗后

附:腭裂语音评价

1 病例诊断:腭裂术后　腭裂咽成形术后　综合征咽成形术后　功能性(非病理性)　其他

2 发音器官静态检查

鼻:　　正常　　鼻中隔偏　　　　　　唇:　　　对称　　不对称　　紧缩畸形

牙列:　正常　　缺失　　多生　　　　牙槽:　正常　　修复　　突裂

舌:　　正常　　活动度　　系带短　　腭:　　正常　　高窄　　低平

软腭:　正常　　过短　　活动度　　　咽侧壁:正常　　活动度

咬合:　正常　　反𬌗　　开𬌗　　偏𬌗　　牙弓狭窄

3　发音器官动态检查

鼻翼:正常　　收缩　　　　　　　　　　　　唇：闭合　　错位

舌：正常　　前伸　　后缩　　偏斜　　　　　前牙:闭合　　错殆　　偏斜

下颌:正常　　前伸　　后缩　　偏斜

4　腭咽闭合功能诊断

　　　　　　　　　　　　腭裂术后　　　　咽成形术后　　　　语音治疗后

过度鼻音(无、轻、中、重)

吹水泡(秒)

鼻漏气雾镜(cm)

鼻咽纤维镜：　　　　腭咽闭合:完全　　不完全

　　　　　　　　　　闭合类型:冠状　　环状　　矢状

X 线头颅侧位片:静止　a(闭合　不闭合) i(闭合　不闭合) u(闭合　不闭合)

5　代偿性语音诊断：声门塞音　咽擦音　喉擦音　咽塞音　腭化音　侧化音　置换音　齿间音　鼻腔构音

6　异常辅音分布　见表 16-4。

表 16-4　异常辅音分布

代偿音	b	p	m	f	d	t	n	l	g	k	h	z	c	s	zh	ch	sh	r	j	q	x
声门塞音脱落																					
声门塞音弱化																					
咽喉擦音脱落																					
咽喉擦音弱化																					
腭化音																					
侧化音																					
置换音																					
齿间音																					
鼻腔构音																					
其他																					

7　语音字表清晰度(%)：　术前　　　　语音治疗前　　　　语音治疗后

音节音联:术前:前音节脱落　　弱化　　后音节脱落　　弱化

　　　　　术后:前音节脱落　　弱化　　后音节脱落　　弱化

　　　　　语音治疗后:前音节脱落　　弱化　　后音节脱落　　弱化

8　其他　智商 IQ:正常　　降低　　　听力:正常　　降低　　语言:正常　　迟缓

9　频谱分析(CSL)　冲直条:有　　无　　VOT:　　　共振峰:

第四节 语音治疗的基本方法

一、腭咽闭合功能训练

腭咽成形术术后部分患者仍会出现腭咽闭合功能不全所致的异常发音,这是由于持久形成的稳固代偿性发音习惯并没有随腭咽闭合功能改善而得以纠正,术后仍以腭咽闭合功能不全为特点的代偿性发音为主。因为声门塞音(喉塞音)与咽喉摩擦音(咽喉擦音或塞擦音)等的发音部位都在腭咽部以下,故发音时可不借助腭咽闭合。腭咽闭合功能训练是咽成形术后患者语音治疗必不可少的环节。

1 屏气、鼓气 学会屏气动作对腭咽闭合功能不全性代偿性语音的治疗尤为重要,它是完成所有压力性辅音发音方法中的持阻和除阻必须具备的条件。

屏气:先深吸气,双唇闭紧,使口腔内充满气体;然后屏气,使软腭上升关闭腭咽腔,并积聚口腔内的压力,使气流达到一定的强度并保持口内压力(图 16-15)。对掌握屏气动作有困难者,可用情景提示法让患者置身于刺激性浓烟环境中;或在水中游泳时反射性做憋气动作。另外也可吸气后再用上述方法做鼓气动作(图 16-16)。屏气和鼓气都能达到增加口腔内压力、加强软腭肌锻炼的目的,也为训练双唇音奠定了基础。

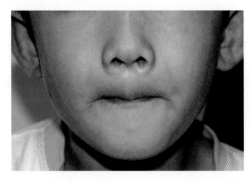

图 16-15 屏气

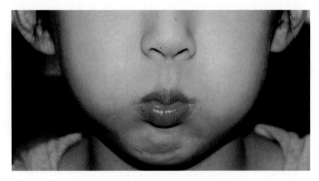

图 16-16 鼓气

2 吹气 在掌握屏气的基础上,利用吹气时屏气,使软腭充分上抬,增强口腔压力后,再慢慢由口吹出,以提高腭咽闭合功能。可用吹水泡、吹口琴、吹气球、吹蜡烛等方式来训练。

吹水泡是较常用的训练方法:在装有冷开水的杯子中放置一根吸管,让患者深吸一口气后屏气,同时慢慢由口腔持续释放气流(尽可能使口腔内气体慢慢释放而不从鼻漏出)。通过吸管吹出水泡,水泡宜小不宜大。对不能掌握方法的患者可先辅助捏鼻,再过渡到捏鼻与不捏鼻交替进行,直到完全不用手的帮助使气流由口腔吹出。如果捏鼻与不捏鼻两者吹气时间接近,或用不锈钢雾镜显示雾气明显减少,说明吹气训练有效(图 16-17)。一般患者开始一口气只能吹 5～10 秒,训练后可延长到 25～40 秒以上。

3 元音 i 训练 腭咽闭合功能与软腭关系最为密切,软腭上抬越高,腭咽闭合就越好。选择元音 i 是因为:舌位最高,能使软腭充分上抬;舌位最前,能改变舌后缩的代偿;开口度小,对鼻腔容易形成压力,临床容易检测(软腭活动差引起的腭咽闭合功能不全会产生过度鼻音)。因此元音 i 训练

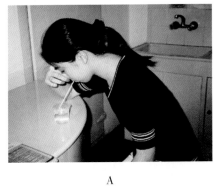
A

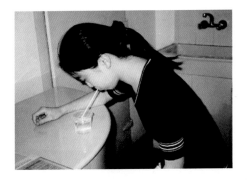
B

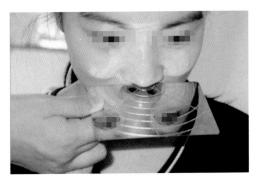
C

图 16-17　吹气
A. 捏鼻吹水泡　B. 不捏鼻吹水泡　C. 用不锈钢镜显示雾气

不仅可提高软腭动度,还可作为判断腭咽闭合功能的一项指标。

　　方法:唇扁平,舌尖贴近下牙,舌面部上抬靠近硬腭前部,音高增强,延长发声时间,使软腭上抬充分并保持声带紧张。i 产生鼻化音,部分患者舌位往往过低且靠后,应注意舌位前伸,避免舌根部向后、向上收缩引起会厌紧张收缩。可训练舌面前元音 a 感觉舌位前伸,然后上下牙由开到接近闭合,舌前后位置不变,唇形为展,舌面前部向腭部贴近,使软腭充分提升(图 16-18)。

舌后缩:a→i

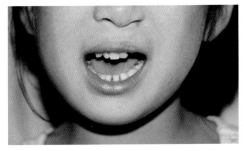

舌位前后不变

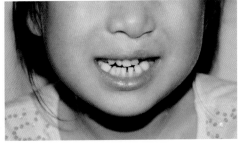

A   B

图 16-18　元音 i 训练
A. 开口大,舌尖贴近下牙　B. 开口小,舌面贴近硬腭

　　鉴别训练效果可比较捏鼻与不捏鼻(捏鼻时应不产生鼻堵)的发音,听两者的声音是否一样;还可将雾镜放置于鼻孔处,观察发音时有无雾气产生来判断。

二、元音训练

腭裂患者的异常语音主要表现在压力性辅音上,所以训练时应以辅音为主,元音为辅。元音侧重于单元音(单韵母)训练,复韵母训练可结合到声韵母转化的音节中。

1 舌面元音训练　见图 16-19、表 16-5。

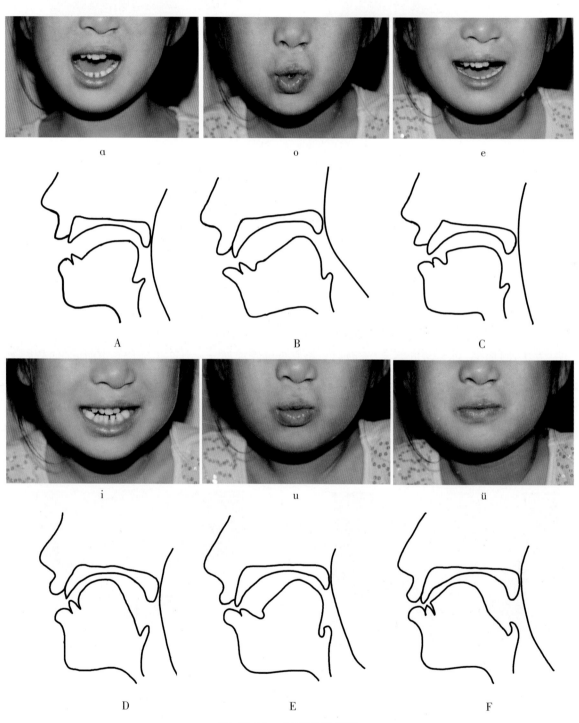

图 16-19　舌面元音训练

A. α 音训练　B. o 音训练　C. e 音训练　D. i 音训练　E. u 音训练　F. ü 音训练

表 16-5　舌面元音训练

	唇形	开口	舌位	舌尖	舌面	腭咽闭合	声带
a	展	最大	前最低	近下前牙	中部向后隆起	软腭上升	振动
o	圆	微开	后半高	远离前牙	向软腭隆起	软腭上升	振动
e	展	半开	后半高	远离下前牙	后部微隆起	软腭上升	振动
i	展	微开	前最高	抵下前牙	前部向硬腭隆起	软腭上升	振动
u	圆	最小	后最高	近下齿龈	后部向软腭隆起	软腭上升	振动
ü	圆	微开	前高	抵下前牙	前部向硬腭隆起	软腭上升	振动

腭裂患者产生鼻化元音的原因除了腭咽闭合功能不全外,还可能与舌位有一定的关系,因此必须重视舌位训练。元音唇形展与圆、开口大与小是容易观察和模仿的,而舌位不易直观,训练元音的难点恰恰是在舌位上。唇形大小的变化是随着舌位的变化而变化的,舌位低,开口度大;舌位高,则开口度小。训练时除了抓住元音的这些特征外,还可进行相互对比,用相近舌位的元音带出另一个元音。

(1)i 和 ü:汉语单韵母中,圆唇与不圆唇是构成音位对立的条件。i 和 ü 都是舌面前高元音,i 不圆唇,ü 圆唇,舌面和上腭的接触是相同的,只是唇形不同,前为最圆,后为展唇。训练 ü 时,先发 i,保持舌位不变,延续声音不停顿,同时唇由展向前变圆并使唇部紧张,就可发出 ü 了。可反复对镜子练习。

(2)o 和 e:两者都是舌面后半高元音,e 为不圆唇自然状态,o 为圆唇。发 e 时,从圆唇的 o 开始,先发 o,保持舌位不动,延续声音,同时唇由圆变为展,就可发出 e;反之,也可由 e 到 o。

(3)u 和 ü:两者都是圆唇音,有紧张度,开口大小相似,但舌位一前一后,ü 舌位在前,u 舌位在后,比 ü 低,可按唇形不变、舌位前后变换的方法训练。

总之,在训练任何一个单元音时,在延长发声时间的同时必须注意保持舌位、唇形在发音时的稳定。

2 复元音训练　复元音可分为二合元音(如 an、ao、ou)和三合元音(如 uan、uei、uai)。无论是二合元音还是三合元音,都要把起始元音发到位,那么复元音也就不难掌握了。复元音的发音过程有一定的规律,舌位不是由高到低,就是由低到高;同样,舌位决定唇形,唇形不是由小到大,就是由大到小。在发二合元音时,舌位的变化是从一个元音的舌位滑动到另一个元音的舌位上去的。如发 uo 和 ou 时,uo 舌位由高到低,唇形由小到大;ou 舌位由低到高,唇形由大到小。三合元音的舌位变化是从一个元音的舌位向另两个元音的舌位作一连串的滑动。

三、辅音训练

辅音的性质是由发音部位和发音方法所决定的,因此辅音训练的原则是按发音部位由前向后,即双唇音→唇齿音→舌尖前音→舌尖中音→舌尖后音→舌面前音→舌根音;按发音方法由易到难,即塞音→擦音→塞擦音,送气音→不送气音。

从发音部位由前向后比较,唇音是语音发育中最早出现也是最容易模仿的音,舌尖音、舌面音发育相对较晚。从发音方法的难易比较,塞音除阻只有一个阶段,即阻塞→放开;而塞擦音则有两个阶段,先塞后擦,即阻塞→松开→放开。第一次成阻是完全阻塞,除阻又是第二次擦音的成阻(松开留有缝隙),最后彻底除阻。显然,塞擦音由于破裂后本身还存在一段摩擦,不像塞音完全放开,所以塞擦音较塞音复杂。送气音除阻时间长,释放气流强,除阻时声门不完全关闭,口内压力相对小;不送气音除阻时间短,释放气流弱,除阻时声门是闭塞的,所以不送气音口内压力大。对腭咽闭合功能不全患者来说,压力越大的音,就越不易保持,这也是不送气音易脱落、送气音易弱化的原因。上述训练原则主要是针对腭咽闭合功能不全的患者,对腭咽闭合功能良好的患者还需依具体情况作相应调整。

以下为腭裂患者常见异常辅音的训练方法。

1 舌根音(h) 送气擦音。

h

成阻　　舌根接近软腭,形成缝隙

持阻　　声门开放,气流遇阻,屏气,软腭上升

除阻　　声门开放,阻塞部位松开,同部位擦音延长或接喉擦音,气流由缝隙摩擦而出

(1)发音部位:唇微敛呈展,嘴角向下,舌尖可抵住下前牙,有利于舌根向后抬高(图 16-20)。注意唇的开口度不能过小,舌根不能前移,否则容易和双唇音[ɸ]混淆。[ɸ]成阻部位是双唇,h 成阻部位靠后,即舌根与软腭,必须仔细鉴别与辨听。

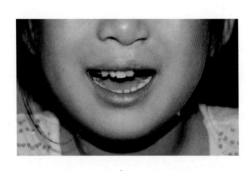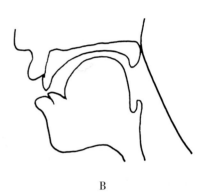

A　　　　　　　　　　　B

图 16-20　h 音训练

(2)发音方法:开口度大,口腔压力相对小于其他压力性辅音,发音时气流从舌根与软腭缝隙摩擦而出。让患者吹气时在镜面上显示雾气或气流吹动纸片的方法观察训练效果。

喉擦音 h 虽然发音部位靠后,但它是语音发育最早出现的音之一,发音方法简单,比较容易掌握,而且在异常辅音中出现率不高,因此把它作为气流由口呼出的一个启蒙音。

2 双唇音 送气塞音 p→不送气塞音 b。

	p	b
	p	b
成阻	双唇闭合	双唇闭合
持阻	声门开放	声门开放
	气流→双唇遇阻	气流→双唇遇阻
	屏气,软腭上升	屏气,软腭上升
除阻	声门开放→收小	声门关闭
	阻塞部位破裂,有喉擦音	阻塞部位破裂(无声段)
	较强气流冲出	较弱气流冲出

(1)发音部位:唇音的发音部位最容易掌握,是直观的,双唇闭合即可(图 16-21)。

(2)发音方法:爆破音的形成是气流突然释放的结果。肺中气流由开着的声门输送到双唇受阻,屏气,形成高于口外大气压的压力,除阻时释放气流造成口外空气的瞬时压力差而形成爆破声。送气音 p 和不送气音 b 在成阻阶段是相同的,除阻则不同。送气音除阻后由于声门还放开一段

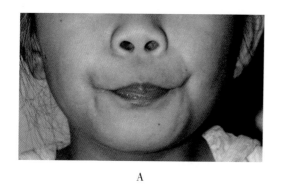
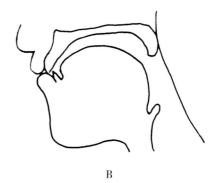

A   B

图 16-21 p 音训练

时间,从肺部呼出的较强气流由阻碍部位摩擦而出;不送气音持阻时阻塞部位与除阻时声门都是关闭的,除阻时只凭在口腔中遇阻的气流进发而出,释放气流相对弱,口内压力大。两者比较时,可用纸片放于唇前,p 是送气音,冲出气流较强,能吹动纸片;而 b 则不能。

3 唇齿音 送气擦音 f。

f

成阻   下唇向上前牙靠拢,形成缝隙

持阻   声门开放,气流遇阻,屏气,软腭上升

除阻   声门开放,阻塞部位松开,同部位擦音延长或接喉擦音,气流由唇齿缝隙摩擦而出

(1)发音部位:上齿轻触下唇,唇形不圆,两边的嘴角微微上翘,相当于露齿微笑。如果看不见上齿,嘴角稍呈下垂状,则发成吹气音[φ]。发音时注意舌不后缩,不然会与 h 混淆,或形成咽摩擦音(图 16-22)。

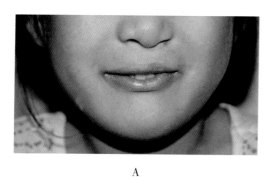
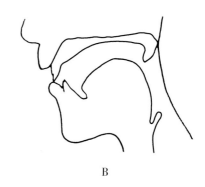

A   B

图 16-22 f 音训练

(2)发音方法:气流从上齿和下嘴唇形成缝隙摩擦而出,可与吹水泡时气流慢慢释放比较。注意不能同双唇吹气音[φ]混淆,吹气音[φ]是靠双唇撮拢形成狭窄通道产生摩擦而出的,如吹蜡烛。

4 舌尖中音 送气塞音 t→不送气塞音 d。

	t	d
成阻	舌尖抵住上齿龈	舌尖抵住上齿龈
持阻	声门开放	声门开放
	气流遇阻	气流遇阻
	屏气,软腭上升	屏气,软腭上升
除阻	声门开放→收小	声门关闭

阻塞部位破裂有喉擦音　　　　阻塞部位破裂(无声段)

较强气流冲出　　　　　　　　较弱气流冲出

（1）发音部位：唇为展，上下齿分开，舌尖上抬，抵住上齿龈。除阻时舌不后缩，上下齿不宜靠太近，否则会产生气流与齿的摩擦噪音，可用小拇指放于牙齿间来控制上下牙间距。除阻时舌尖从上齿龈往中间下滑，避免形成侧化音(图16-23)。

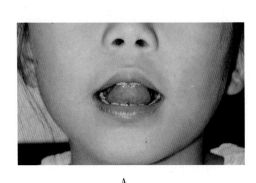
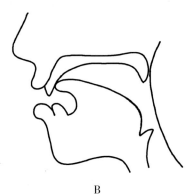

A　　　　　　　　　　　　　　　　B

图16-23　t音训练

（2）发音方法：发t音时舌尖抵住上齿龈，肺中气流由开着的声门输送到口腔受阻，屏气，达到一定压力后除阻，压力突然释放，舌尖下滑，气流从舌尖与齿龈处爆出。d可在t的基础上增强舌尖力量与气流阻力，延长屏气时间，积聚口内压力，突然释放爆发出d。两者比较时，可用纸片放于唇前，t是送气音，冲出气流较强，能吹动纸片；而d不能。

5　边音l

l

成阻　　舌尖抵住上齿龈

持阻　　声门开放，气流遇阻，屏气，软腭上升

除阻　　声门开放，振动声带，阻塞部位破裂(无声段)，气流由舌两边溢出

（1）发音部位：唇为展，上下齿分开，舌尖上抬碰上齿龈，注意舌腹离开下牙避免与之接触。用舌尖碰齿龈，避免舌两侧边缘与齿龈形成完全封闭，气流由鼻腔流出，与n混淆，两者可用捏鼻比较，如果捏鼻后发音无影响为边音l，发不出声音则为鼻音n。舌尖上翘时避免舌尖向上卷起使发音时舌尖呈滚动状。舌尖上抬不到位离开齿龈或舌尖后缩，则会发成舌尖后擦音r，可让舌上抬摆好部位后再发音。除阻时舌尖下滑应从上齿龈中线往下，不要偏斜，否则会形成侧化音(图16-24)。

（2）发音方法：舌尖抵住上齿龈，舌的两边留有空隙，气流从舌两侧边缘溢出。为了让舌尖稳

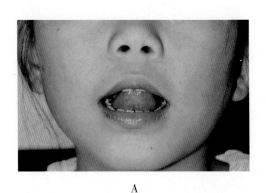
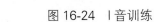
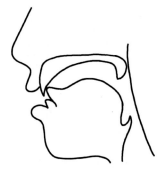

A　　　　　　　　　　　　　　　　B

图16-24　l音训练

定在齿龈上,发音时延长声母 l 的成阻阶段,而后轻轻除阻。l 音清晰发出后,可连续进行 l-l-l-l-l 练习,以锻炼舌尖的灵活度。

6 舌根音　送气塞音 k→不送气塞音 g。

	k	g
成阻	舌根部抵住软腭	舌根部抵住软腭
持阻	声门开放	声门开放
	气流遇阻	气流遇阻
	屏气,软腭上升	屏气,软腭上升
除阻	声门开放→收小	声门关闭
	阻塞部位破裂有喉擦音	阻塞部位破裂(无声段)
	较强气流迸发而出	较弱气流迸发而出

（1）发音部位:唇形为展,上下齿分开,舌尖向下,舌根抬高抵住软腭,发音时保持口形与舌位不变。如果出现下颌随发音时不自主运动,应观察舌有无前移或上抬,形成 t、d 置换音。舌根不宜过度向咽部挤压,与咽部肌肉参与收缩形成咽塞音。注意稳定舌位,可用手抵住下颌限制活动直到能稳定舌位。舌位前移,则会发成舌根擦音 h(图 16-25)。

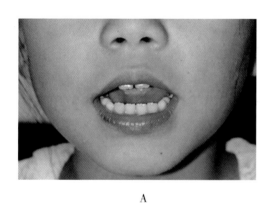 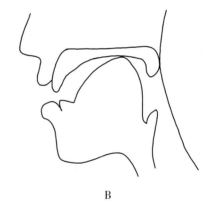

A　　　　　　　　　　　　　　　　　B

图 16-25　k 音训练

（2）发音方法:启发患者模仿咳痰声,感觉舌根与软腭接触的摩擦,屏气,形成压力后气流从舌根与软腭处突然释放,发出送气塞音 k;再以此发音部位延长屏气时间,产生足够的压力,突然爆发出不送气塞音 g。

7 舌尖前音(平舌音)　送气擦音 s→送气塞擦音 c→不送气塞擦音 z。

	s	c	z
成阻	展唇,前牙闭合对齐	展唇,前牙闭合对齐	展唇,前牙闭合对齐
	舌尖向前牙靠拢成缝隙	舌尖抵住前牙	舌尖抵住前牙
持阻	声门开放	声门开放	声门开放
	气流遇阻	气流遇阻	气流遇阻
	屏气,软腭上升	屏气,软腭上升	屏气,软腭上升
除阻	声门开放	声门开放→收小	声门开放→关闭
	阻塞部位松开	阻塞部位松开	阻塞部位松开
	同部位擦音延长或接喉擦音	同部位擦音延长或接喉擦音	同部位擦音
	气流由缝隙摩擦而出	较强气流由缝隙摩擦而出	较弱气流由缝隙摩擦而出

（1）发音部位：s、c、z 的唇形都为展，上下前牙对齐闭合。s 是舌尖与上或下前牙形成缝隙，c、z 是舌尖抵住上或下前牙。舌面平坦状前伸，舌尖不露于上下牙之间，否则会发成齿间音。舌尖不上翘、不收缩向后，不然与翘舌音混淆。舌尖对应唇齿正中位，不偏斜，否则易形成侧化音。可通过舌尖前元音-i[ʅ]（舌尖前伸，与上或下牙成缝隙）发音部位带出 s。发音时牙齿、舌、唇位置相对稳定，延长音长保持到气流与声音结束（图 16-26）。

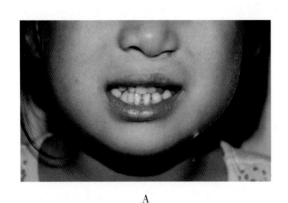

A   B

图 16-26　舌尖前音训练

（2）发音方法：好比吹水泡时气流慢慢释放，在延长屏气的同时，气流从舌齿间摩擦而出。s 除阻时气流从缝隙摩擦而出；c 除阻时阻塞部位破裂形成缝隙，较强气流从缝隙摩擦而出；z 除阻时阻塞部位破裂形成缝隙，较弱气流从缝隙摩擦而出。也可以练习舌尖前元音-i[ʅ]（声音通过缝隙发出，不产生气流摩擦），再依照舌尖前元音的发音部位，气流随声音从舌齿间摩擦而出。

可在 s 的发音方法的基础上，增强阻塞部位（舌尖与齿）的气流阻力，形成送气塞擦音 c；同样在 c 的发音方法的基础上，增强阻塞部位塞与擦的噪音声压，逐渐向不送气塞擦音 z 接近。

训练时按送气擦音 s→送气塞擦音 c→不送气塞擦音 z 的顺序进行，是因为这三种辅音的口内压力逐步递增，发音方法逐渐复杂。除阻时，s 由于声门开放，口内压力小；c 声门从开放到收小，压力稍大；z 声门关闭，压力最大。还因为擦音除阻时由松开→放开，塞擦音是由阻塞→松开→放开，塞擦音破裂后本身有一段摩擦，再加上送气摩擦段，破裂时阻碍松开，并维持阻碍形成同部位擦音。送气与不送气的区别在于送气塞擦音破裂后有较长的同部位擦音或接喉擦音，而不送气塞擦音破裂则形成较短的同部位擦音。

8 舌尖后音（翘舌音）　送气擦音 sh→送气塞擦音 ch→不送气塞擦音 zh。

	sh	ch	zh
成阻	展唇，前牙闭合对齐	展唇，前牙闭合对齐	展唇，前牙闭合对齐
	舌尖与上齿槽嵴成缝隙	舌尖抵住上齿槽嵴	舌尖抵住上齿槽嵴
持阻	声门开放	声门开放	声门开放
	气流遇阻	气流遇阻	气流遇阻
	屏气，软腭上升	屏气，软腭上升	屏气，软腭上升
除阻	声门开放	声门开放→收小	声门开放→关闭
	阻塞部位松开	阻塞部位松开	阻塞部位松开
	同部位擦音延长或接喉擦音	同部位擦音延长或接喉擦音	同部位擦音
	气流由缝隙摩擦而出	较强气流由缝隙摩擦而出	较弱气流由缝隙摩擦而出

（1）发音部位：唇为展，上下前牙闭合对齐，舌尖收缩、上抬，舌体不要后缩，发音时舌尖起作

用,也可通过舌尖后元音-i[ʃ](舌尖上抬与硬腭前成缝隙)带出 sh,再与 sh 反复比较练习,最后由 sh 带出 ch、zh(图 16-27)。

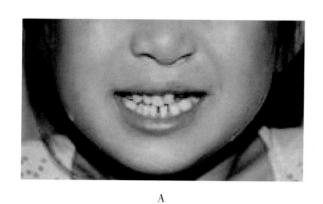

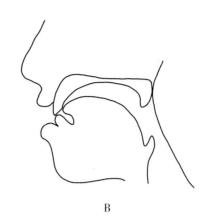

A　　　　　　　　　　　　　　　　　B

图 16-27　舌尖后音训练

（2）发音方法:同相对应的 s、c、z,即 s 和 sh、c 和 ch、z 和 zh 相对应。一般情况下 s、c、z 的发音方法掌握了,sh、ch、zh 也就容易掌握。发音时可将擦音 s 与 sh、塞擦音 c 与 ch、z 与 zh 作横向比较,注意发音时起作用的部位都是舌尖;或先发舌尖后元音-i[ʃ](声音通过缝隙发出,不产生气流摩擦),再依照舌尖后元音的发音部位,气流从舌腭之间摩擦而出。

熟练后作 s 与 sh 的比较练习,如四是四,十是十,四十是四十,十四是十四,四十四是四十四。

9 舌面音　送气擦音 x→送气塞擦音 q→不送气塞擦音 j。

	x	q	j
成阻	展唇,前牙对齐闭合	展唇,前牙对齐闭合	展唇,前牙对齐闭合
	舌面前与硬腭前部成缝隙	舌面前抵住硬腭前部	舌面前抵住硬腭前部
持阻	声门开放	声门开放	声门开放
	气流遇阻	气流遇阻	气流遇阻
	屏气,软腭上升	屏气,软腭上升	屏气,软腭上升
除阻	声门开放	声门开放→收小	声门开放→关闭
	阻塞部位松开	阻塞部位松开	阻塞部位松开
	同部位擦音延长或接喉擦音	同部位擦音延长或接喉擦音	同部位擦音
	气流由缝隙摩擦而出	较强气流由缝隙摩擦而出	较弱气流由缝隙摩擦而出

（1）发音部位:唇形为展,上下前牙对齐闭合,舌面部隆起,与硬腭形成阻塞(x 舌尖与硬腭前部留有缝隙),舌面前部起作用(图 16-28)。

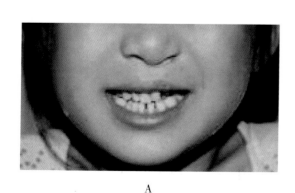

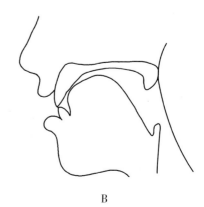

A　　　　　　　　　　　　　　　　　B

图 16-28　舌面音训练

（2）发音方法:同相对应的 s、c、z,即 s 和 x、c 和 q、z 和 j 相对应。发音时可将擦音 s 与 x、塞擦音 c 与 q、z 与 j 作横向比较,注意发音时起作用的部位是舌面。

四、音节

音节训练可选择如下方法:

1 音素连续法　以音素为单位,连续拼成音节,如 s-a-o→sao。

2 三拼连续法　把带介音(i、u、ü)的音节分为声、介、韵三部分,拼读时,把介音作为单独一个音,连续读成一个音节(声→介→韵),如 j-i-an→jian。

3 声韵连续法　把音节分成声母与韵母两部分,先发声母,一口气不停顿地连续滑向韵母,如 z-a→za、c-ui→cui。

腭裂患者的异常语音几乎都表现在辅音上,而音节的声母都是由辅音担当的,因此无论采用何种方法,音节训练的重点在于提高声母(辅音)的清晰度。在传统音节训练方法的基础上结合异常语音的发音特点,常用声韵连续法作为训练音节时提高声母清晰度的特定方法。在音节训练初期,为了应对不同音节声韵母转换对声母发音部位造成的影响,先发出该音节的声母,然后继续以该音的唇、舌、齿发音部位,按声韵连续法发出音节,如 s→suan。

声母和韵母拼合规律中有四呼,即开口呼(a、o、e)、齐齿呼(i)、合口呼(u)、撮口呼(ü)。音节中韵母开头为介音 u 的合口呼和 ü 的撮口呼都是圆唇音,按拼合规律,舌尖音(前中后)、唇音、舌根音与合口呼相拼,舌面音与撮口呼相拼。这些声母向韵母过渡时唇由展到圆,舌位由前到后,声母容易受其舌位变化的影响,是音节训练中的难点。传统拼音节时圆唇动作从声母发音时就有了,而不是在声母之后的韵母开始时才有圆唇动作,但在异常语音训练中却与之略有不同。从元音音位分析得出,一般不圆唇音舌位靠前,圆唇音舌位靠后。比如,音节 su 的声母 s 是不圆唇(展),舌尖与前牙的构音点在前;韵母 u 是圆唇,舌位高并且靠后。如果 s 圆唇动作提前,代偿动作容易出现,受其圆唇的影响,舌位过早抬高、后缩,形成 s 构音异常,并随舌位后移使部分患者前牙不闭合,形成辅音脱落或弱化。

对于韵母开头是开口呼(a、o、e)、齐齿呼(i)的音节,首先找准声母的发音部位,待声母清晰发出后直接滑向韵母。一般声韵母转换舌位与口形变化不大。注意从屏气到声音发出连续不停顿,否则在声韵母转换中腭咽腔打开会产生鼻音。汉语语音的声韵母互补原则是声母长则韵母短,基于这一原则,相对延长声母发声时间,有利于声母清晰和稳定,尤其是声母弱化与脱落的音节(图 16-29)。

c→ca

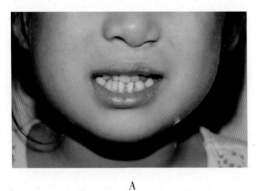 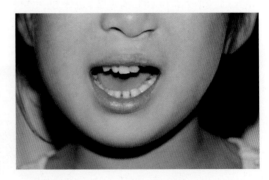

连续滑向

A　　　　　　　　　　　　　　B

图 16-29　ca 音训练
A. 展唇,舌位前,前牙闭合,发出 c　B. 展唇,舌位前,前牙开,发出后续 a

对于韵母开头是合口呼(u)、撮口呼(ü)的音节,首先找准声母的发音部位,待声母清晰发出后再滑向韵母的唇形与舌位,在声母向韵母滑动时屏气,保持压力,并延续声母的气流呼出,平稳过渡到韵母。避免发声母时受韵母舌位变化的影响,不能保持压力而形成辅音的弱化或脱落,同时应注意唇形(展和圆)及舌位(前和后)的变化(图16-30)。

s→su

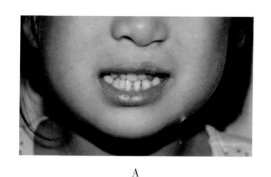

连续滑向

A

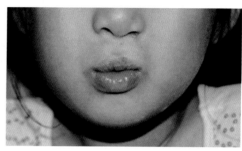

B

图 16-30 su 音训练
A. 展唇,舌位前,前牙闭合,发出 s　B. 圆唇,舌位后,前牙微开,发出后续 u

在音节训练的同时应加入四声(阴平、阳平、上声、去声)的训练,其中上声训练难度比较大,与持久保持口内压力有关。

五、词组

一般采用双音节词组训练,根据不同音节组成相应的词组。有同一声母组成的词组,如"细心、学校、向下";也有不同声母组成的词组,如"穿过、草地、就是、车站"。词组训练必须建立在准确、熟练、清晰发出每个音节的基础上进行。

部分腭裂患者在单个词发音时常常比较清晰,而连成词组时有的音节就会产生辅音的脱落和弱化。其原因可能是连续语流中相邻音节之间的音联里,塞音、塞擦音、擦音在前音节时长较长,音强也较强;在后音节时长较短,音强也较弱,所以后音节里的塞音、塞擦音(特别是不送气音)容易发生浊化(声带振动),而在前音节里则较少发生浊化,因此前音节收尾元音与后音节压力性起始辅音的音渡变化大时则易产生辅音的脱落与弱化。如将 za ji(杂技)发成 za i(杂意)时,前一音节收尾元音 a 的开口与后一音节起始音 j 的闭口差异明显(开→闭),音渡就明显,元音 a 的开口大、舌位低,而 j 开口小、舌位高,由 a 到 j 的过渡是舌位由低到高、开口由大到小的转换,是从不受发音器官阻碍、压力小的元音到受发音器官阻碍、压力大的辅音,在前后音节音渡差异大、时长短、音强弱、口内压力不足的情况下就容易产生辅音的脱落或弱化。上述分析,便于语音师指导患者注意控制音节与音节之间的节奏,同时注意到不同构音部位、舌位前后高低以及开口大小的变化。

六、短句

根据训练的词汇组成相应的短句。在短句编排中,尽可能将同一辅音组成的词组串成短句,力求在一短句中较多地出现所练习的词汇,类似绕口令。如纠正的音为 x,组成短句可以是"我喜欢熊猫和猩猩""学校里学会写信"等。待辅音、音节、词组都完成训练后,可进入由塞音、擦音、塞擦音组成的综合短句作进一步的强化训练。要求句中的每个音节都能清晰发出,语速由慢渐快;音节与音节之间配合默契,动作协调、流畅,并配合语法巩固练习。本节后面"附"中的词组与短句是上海交通大学医学院唇腭裂治疗研究中心于 20 世纪 90 年代末沿用至今的一套自编教材,期间经过不断修订完善,通过临床应用取得了较好的实效,为熟练进入会话阶段奠定了基础,同时在每年的全国继续教育学习班和语音治疗师进修班中被推广和使用。

训练中要注意音节音联中的音节音渡。在连续语流中,语速加快,音渡会发生变化,相邻的音节会相互融合而产生辅音的脱落与弱化。这也是患者在发单个音节时表现为清晰正常,而发音节连续的词组、短句时就不清晰的缘故。所以刚开始训练词组、短句时,要控制音节节奏,语速不宜快,使音节与音节平稳过渡。

例:

音素	音节		词组		短句
k	ke	kou	可口	可乐	口渴了,要喝可口可乐
s	san	sui	三岁	四岁	四月四日我要三岁了

七、短文、会话

在患者已能熟练、准确地读出以所有辅音为声母组成的各种类型的短句后,便可以进行短文和会话训练了,内容可选用念儿歌、看图讲故事等。同样,在读准每个音节的基础上,语速由慢至快,逐步接近正常。另外,语音师应与患者进行一对一的会话练习,在会话训练中及时指出错误发音并进行纠正,逐渐减少错误的发生率。

小年龄患者应以鼓励为主,也可配合可视仪、图片、卡通动画等增加他们对语训的兴趣,调动他们的观察模仿能力,使枯燥乏味的语言训练变得生动、简单、有趣。另外,在生活中要积极创造良好的语言环境,多用普通话交流,在熟能生巧中用普通话与地方话之间相通的声母进行替换,渐渐带出正确的方言。

附:语训教材

同一声母的音节、词组、短句

h	he	荷叶	荷花	合乎	ha	哈腰	娃哈	哈哈
	hai	海洋	海魂	还会	han	汉语	含糊	呼喊
	hang	航海	航运	换行	hao	好坏	号码	豪华
	hei	黑夜	黑妹	黑幕	hen	狠狠	很好	牙痕
	heng	横祸	永恒	恒河	hong	红花	洪湖	红海
	hou	后话	后患	后悔	hu	呼唤	护航	互惠
	hua	画画	花环	花卉	huai	怀疑	坏话	怀念
	huan	欢迎	缓和	梦幻	huang	慌忙	恍惚	黄河
	hui	会议	绘画	毁坏	hun	混合	婚后	浑厚
	huo	火花	火海	祸害				

海红会画梅花　　　　　　　　　　花环由红花和黄花混合

黑暗里呼喊欢欢　　　　　　　　　欢迎会互换绘画

洪湖里有荷花和荷叶　　　　　　　后悔毁坏了油画

海里航海和航运没护航　　　　　　用汉语会话很含糊

p	po	婆婆	破坏	外婆	pa	爬坡	害怕	琵琶
	pai	委派	品牌	牛排	pan	盼望	盘片	河畔

pang	乒乓	彷徨	旁人	pao	炮火	慢跑	泡泡
pei	培养	配合	胚芽	pen	喷火	瓦盆	花盆
peng	朋友	木棚	烹饪	pi	批判	批评	枇杷
pian	影片	偏旁	偏僻	piao	门票	漂亮	飘扬
ping	花瓶	屏幕	评判	pu	铺平	苗圃	铺位

婆婆拿脸盆放枇杷　　　　　　苗圃里培养胚芽

木棚里排满漂亮花盆　　　　　萍萍害怕爬偏僻坡

蓓蓓和胖胖练乒乓　　　　　　委派我买影片门票

河畔旁有朋友慢跑　　　　　　花瓶里泡泡很漂亮

b	bo	玻璃	波浪	菠萝	ba	八月	拔河	爸爸
	bai	白米	白班	拜年	ban	斑马	斑白	白班
	bang	帮忙	榜样	棒冰	bao	包围	宝贝	保密
	bei	背包	背后	北部	ben	本部	奔波	版本
	beng	蹦蹦	蚌埠	崩裂	bi	鼻音	弊病	毕业
	bian	边门	遍布	变化	biao	表扬	标兵	表白
	bie	别扭	别离	辨别	bing	冰冷	病人	病变
	bu	不必	步兵	不变				

不要颁布板报版面　　　　　　冰盒里有菠萝棒冰

爸爸不帮伯伯背背包　　　　　玻璃杯里有鲍鱼要保密

冰冰白班忙奔波　　　　　　　宝宝半夜闹,伯伯抱宝宝

斑马奔跑本领比白马棒　　　　八月八日有毕业汇报表演

f	fu	夫妇	父母	辅音	fa	发疯	发放	发福
	fan	反复	犯法	非凡	fang	方法	放飞	防腐
	fei	非法	非凡	肺腑	fen	芬芳	奋发	发愤
	feng	丰富	风帆	蜜蜂	fo	佛法	活佛	卧佛
	fou	否认						

飞鸟放飞飞南方　　　　　　　父母吩咐芳芳好方法

飞蛾纷纷往木房飞　　　　　　辅音发音方法难

夫妇犯法还否认　　　　　　　狒狒反反复复往返

花粉芬芳引蜜蜂　　　　　　　发放一份肥肉米饭

t	te	特意	特务	忐忑	ta	他们	踢踏	坍塌
	tai	太太	淘汰	胎儿	tan	谈话	探讨	花坛
	tang	汤团	躺椅	海棠	tao	逃跑	桃花	核桃
	teng	疼痛	腾跃	藤椅	ti	梯田	题目	剃头
	tie	铁片	粘贴	铁塔	tian	甜蜜	填土	天堂
	tiao	跳远	挑剔	跳台	ting	庭院	厅堂	听筒
	tong	儿童	同台	统统	tou	偷听	偷偷	头痛
	tu	吐痰	呕吐	秃头	tuan	团体	团圆	汤团
	tui	推让	后退	推托	tuo	脱离	逃脱	骆驼

太太们通通画海棠图　　　　偷听了论坛谈话题目

他往花坛里吐痰　　　　　　儿童挑了甜核桃汤圆

彤彤有呕吐和头痛　　　　　因跳台太远他们淘汰了

庭院里有藤椅和桃花　　　　骆驼脱离铁条后逃了

d	de	得分	得到	得意	da	答应	大胆	大豆
	dai	领带	皮带	袋袋	dan	胆量	元旦	鸭蛋
	dang	当面	挡路	铃铛	dao	刀豆	捣乱	到底
	deng	等待	灯泡	等到	di	滴答	抵达	弟弟
	die	跌倒	蝶泳	跌宕	dian	电灯	电动	电话
	diao	吊灯	掉队	调度	ding	顶点	叮当	屋顶
	diu	丢掉	丢物	丢命	dong	懂得	动物	冬天
	dou	抖动	豆苗	毛豆	du	温度	毒打	独到
	duan	短笛	短刀	断电	dui	对打	对待	对答
	duo	多么	多端	夺得				

我们要懂得爱护动物　　　　袋袋里有鸭蛋和豆苗

大楼里有吊灯、电话、电脑　　多多等大妈到动物园

地面滑,弟弟跌倒了,鸭蛋也丢了　用豆油闷刀豆和毛豆

电灯掉地,答应调换电灯　　寒冬,弟弟们都要蝶泳锻炼

l	le	乐意	乐园	乐乐	la	拉链	拉拢	拉力
	lai	来历	来临	来路	lan	拦网	蓝领	拦路
	lang	浪花	流浪	朗朗	lao	老人	劳力	劳累
	lou	楼里	遗漏	露脸	long	里弄	玲珑	笼络
	lei	泪流	累了	磊落	leng	冷饮	冷落	冷冷
	li	力量	理论	里弄	lian	联络	连累	留恋
	liang	两列	两辆	量力	liu	流泪	流露	六楼
	lu	马路	来路	拦路	lun	轮流	伦理	沦落
	luo	落泪	罗列	磊落	lü	旅游	绿篱	利率
	lüe	领略	忽略	掳掠				

六楼姥姥联络六楼老爷爷　　流浪猫沦落马路了

我乐意来游乐园玩　　　　　乐乐乐坏了,磊磊落泪了

刘姥姥眼泪流下来了　　　　六位老人拉练旅游累坏了

兰兰用鹿肉喂老虎　　　　　货轮来了游轮拦

k	ke	可怕	可以	可口	ka	咖啡	奶咖	咔咔
	kai	开会	开门	开口	kan	看望	刊物	坎坷
	kang	扛米	慷慨	火炕	kao	考验	靠边	靠拢
	keng	泥坑	坑害	火坑	kong	空余	空口	空旷
	kou	扣留	纽扣	日寇	ku	苦口	哭喊	苦药
	kua	夸口	跨越	跨栏	kuai	快活	快乐	快慢
	kuan	宽厚	款款	宽阔	kuang	旷课	箩筐	眼眶
	kui	葵花	亏空	反馈	kun	困难	困苦	昆明

kuo　　轮廓　括号　括弧

我口渴要喝可口可乐　　　　　摩卡咖啡和奶油可可很苦

快艇越开越快　　　　　　　　我开门一看,妈妈开会回来了

让葵葵拿筷,恐怕有困难　　　　卡片里有恐龙,很可怕

妈妈夸可可能扣纽扣了　　　　凯凯没来课堂,看来要旷课了

g	ge	哥哥	割麦	歌迷	ga	咖喱	尴尬	嘎嘎
	gai	改过	应该	改观	gan	感冒	干活	杠杆
	gang	刚刚	钢轨	浴缸	gao	高歌	牙膏	高贵
	gen	木根	后跟	高跟	gong	公园	巩固	公共
	gu	故宫	光顾	巩固	guo	国歌	过关	锅盖
	gou	狗肉	阴沟	够格	gua	黄瓜	挂号	瓜果
	guai	怪物	古怪	鬼怪	guan	关门	灌木	攻关
	guang	光明	广告	观光	gui	乌龟	桂花	归国
	gun	木棍	滚滚	拐棍				

我感冒应该跟你们隔离　　　　哥哥给爷爷买牙膏和年糕

外国游人观光故宫国宝　　　　果园里有木瓜、广柑、桂圆

给姑姑一根擀面棍　　　　　　公共广告光顾公园

公公拿拐棍逛公园　　　　　　歌会有歌迷高歌国歌

s	si	嘶哑	饲养	四月	sa	洒药	拉萨	撒米
	sai	赛马	预赛	鱼鳃	san	三色	三岁	疏散
	sang	桑叶	嗓音	丧命	sao	扫墓	扫地	骚扰
	se	红色	颜色	色素	sen	森林	阴森	森森
	song	松散	送货	诉讼	sou	搜索	一艘	飕飕
	su	酥松	速滑	素面	suan	蒜苗	速算	酸味
	sui	岁数	随后	麦穗	sun	损坏	笋丝	酸笋
	suo	所以	锁门	琐碎				

四岁我会算速算　　　　　　　宋爷爷用饲料饲养鸭

三嫂为桑桑送黑雨伞　　　　　笋丝素面又滑又酸

预赛有马拉松和赛马　　　　　森林里散落桑叶和松叶

思思损坏了门锁　　　　　　　明年四月四日素素满三岁

c	ci	瓷碗	鱼刺	刺猬	ca	擦灰	擦门	嚓嚓
	cai	彩虹	猜测	彩瓷	can	午餐	参与	残余
	cang	苍蝇	仓促	苍翠	cao	草丛	粗糙	曹操
	ce	侧面	测验	女厕	ceng	层面	层次	层层
	cong	聪明	烟囱	洋葱	cu	粗糙	簇拥	催促
	cuan	流窜	乱窜	蹿出	cui	摧残	苍翠	葱翠
	cun	存活	农村	残存	cuo	错误	错案	措辞

有刺猬往草丛里窜　　　　　　菜园里有花菜、洋葱

聪明人遇测验难也会错　　　　擦灰很粗糙,没一层层擦

猜一猜草药有没有采满　　　　彩瓷碗里画彩云

匆匆忙忙裁错了　　　翠翠午餐有葱油洋葱面

z	zi	字母	自然	自由		zong	总之	粽子	宗族
	zou	走廊	走路	挨揍		zu	阻拦	组字	祖宗
	zuan	钻石	钻研	攥着		zui	最脏	罪责	最早
	zun	自尊	遵义	遵命		zuo	昨晚	左足	做作
	za	杂务	咋样	砸门		zai	灾害	再会	在座
	zan	赞美	赞扬	咱们		zang	脏脸	葬礼	藏族
	zao	噪音	红枣	肥皂		ze	责骂	责任	原则
	zen	怎样	怎么						

我怎样组英语字母最好　　　仔仔在走廊里走路

座椅又杂乱又脏　　　昨晚妈妈买了红枣粽子

总要有人最早来最晚走　　　要赞扬孩子,勿要责骂

在座每一位应自尊自爱　　　用枣子糯米做粽子

sh	shi	石榴	实话	事实		sha	沙发	泥沙	沙石
	shai	晒黑	晒伤	日晒		shan	山水	珊瑚	山石
	shang	上海	上升	上山		shao	烧水	烧伤	少数
	she	社会	摄影	摄食		shen	伸手	神话	深水
	sheng	生活	胜利	声音		shou	收费	手术	受伤
	shu	树梢	叔叔	树上		shua	耍人	耍赖	刷刷
	shuai	甩手	摔伤	少帅		shuan	涮肉	木栓	拴绳
	shuang	双手	爽身	双数		shui	水蛇	睡熟	水手
	shuo	说书	说话	说事					

用冷水刷牙很舒适　　　叔叔是摄影师,上黄山摄影

水手们往深水里摸珊瑚　　　上海水上乐园,还有售少数门票

婶婶烧水时烧伤了双手　　　老师要我们实话实说,不说谎话

山上有寿山石和蟒蛇　　　医师为珊珊老师手术

ch	chi	吃饭	牙齿	迟迟		cha	茶叶	插翅	茶场
	chai	拆除	豺狼	火柴		chan	馋锚	铲车	蟾蜍
	chang	鲳鱼	长城	常常		chao	超长	超出	吵闹
	che	车票	撤出	车场		chen	灰尘	沉船	沉没
	cheng	乘车	乘船	乘法		chong	冲锋	重复	飞虫
	chou	抽查	臭虫	抽出		chu	出场	出汗	出差
	chuan	传染	传出	一串		chuang	窗户	闯出	闯祸

茶场里用乌龙茶泡茶　　　初二我们吃鲳鱼和炒面

乘车要买车票　　　车场里有铲车、货车、敞车

常常有人绕长城长跑　　　厨房里很热,出汗了

船沉没由于船员和货物超出　　　抽查门窗查出灰尘

zh	zhi	芝麻	蜘蛛	制止		zha	炸药	眨眼	扎针
	zhai	摘花	太窄	债主		zhan	站直	战争	站住
	zhang	长者	漳州	掌中		zhao	招呼	找准	照亮

zhe	遮住	这里	这样		zhen	珍珠	真正	真主
zheng	整理	睁眼	正好		zhong	中饭	重要	闹钟
zhou	周末	皱纹	煮粥		zhu	主旨	住宅	注重
zhua	抓住	抓好	抓着		zhuang	撞钟	装着	庄重
zhui	坠落	追认	追逐		zhun	鸭肫	认准	谆谆

指挥者这样指挥很重要

周一我们煮芝麻粥

展览会展着亚洲和欧洲珍珠

周主任招呼朱组长站住

这张照片正好没睁眼

住宅里主人注重礼仪

制止珍珍不要摘花

蜘蛛用网抓住蟑螂

x	xi	吸烟	希望	细心				
	xia	下楼	夏天	下午		xian	先后	鲜花	危险
	xiang	向下	相互	想象		xiao	消息	小学	笑话
	xie	写信	谢谢	螃蟹		xin	新年	新鲜	信心
	xing	姓名	幸福	形象		xiong	熊猫	凶狠	凶险
	xiu	休息	修理	绣花		xu	虚心	需要	胡须
	xuan	挑选	旋风	选项		xue	学习	学校	下雪
	xun	巡逻	训练	驯猫					

先下小雨后下小雪

小学没需要学习绣花

小霞喜欢熊猫和猩猩

选一选新鲜鳕鱼和蟹

希望没想吸香烟

下午累了休息一下

小孩驯猫很细心

学校里学会了写信

q	qi	七月	漆黑	煤气		qia	恰巧	恰恰	恰好
	qian	铅球	签名	前期		qiang	围墙	强求	牵强
	qiao	悄悄	敲门	乔迁		qie	切肉	确切	窃取
	qin	亲切	亲戚	侵权		qing	青鱼	轻巧	轻轻
	qiu	气球	秋千	球员		qu	去年	趣味	取巧
	quan	全球	圆圈	全勤		que	鹊桥	缺勤	确切

青青认为围棋有趣又巧妙

铅球往圆圈扔很安全

轻轻敲,麻雀却没反应

球迷用球让球员签名

气球里没有气

我悄悄去青海,又悄悄回乌鲁木齐

青鱼游起来很轻巧

去年七月,强强去亲戚那儿玩秋千

j	ji	鸡肉	积极	集合		jia	加紧	家教	家具
	jian	尖叫	煎鱼	坚决		jiang	奖金	酱油	讲解
	jiao	教育	胶卷	交接		jie	节目	姐姐	解决
	jin	金奖	进军	紧紧		jing	京剧	眼睛	竞技
	jiu	舅舅	就近	旧居		ju	玩具	聚集	咀嚼
	juan	卷进	胶卷	涓涓		jue	绝技	拒绝	倔犟
	jun	军舰	将军	季军					

煎鱼不用酒和酱油

解放军紧握号角

房间里有金橘和菊花

句句讲假话要教育

九月九日,有京剧节目 　　　　娟娟买了鸡和甲鱼

假日里回家见舅舅 　　　　　　姐姐晋级季军,用奖金买家具

不同声母组合的综合词组、短句

d-s	打扫	电视	吊扇	豆沙	读书
d-c	稻草	电车	独唱	端菜	单侧
d-z	打字	打针	笛子	地震	动作
d-x	大小	当心	点心	东西	对象
d-q	打气	短裙	道歉	地球	大桥
d-j	得奖	大家	打击	冬季	豆浆
d-k	大考	蛋壳	雕刻	丢开	对抗
d-g	大哥	单杠	蛋糕	灯光	德国
d-b	登报	地板	赌博	代表	顶部
b-s	博士	白色	办事	悲伤	比赛
b-c	菠菜	拔草	壁橱	拔除	并存
b-z	帮助	包子	爆炸	笔直	冰砖
b-x	保险	冰箱	必须	步行	编写
b-q	棒球	抱歉	表情	屏气	鼻腔
b-j	搬家	北极	北京	鼻尖	兵舰
b-k	避开	补课	博客	报刊	贝壳
b-g	保管	悲观	宾馆	饼干	不敢
b-d	摆渡	板凳	报到	壁灯	扁豆

从北京搬家到上海 　　　　　　读书时灯光要亮

冰箱里有冰砖和奶油蛋糕 　　　大哥哥在蛋壳上雕刻

扁豆、菠菜、冬瓜、白菜我都爱吃 　帮助妈妈拖地板

宾馆里有漂亮的壁灯和吊灯 　　　大象用鼻子往嘴里送东西吃

点心有豆沙包子、豆浆、油条和饼干 　大人不可以赌博

k-s	咳嗽	看书	考试	口哨	哭声
k-c	卡车	开除	看错	口才	快餐
k-z	课桌	筷子	空中	卡住	夸张
k-x	科学	开心	苦笑	口形	空闲
k-q	客气	开枪	空气	孔雀	扣球
k-j	看见	夸奖	靠近	空间	客机
k-g	开关	跨过	空格	考古	苦瓜
k-b	课本	看病	捆绑	开播	快报
k-d	开刀	看到	肯定	口袋	蝌蚪
g-s	歌声	公司	故事	告诉	果实
g-c	割草	刚才	工厂	古城	观测
g-z	格子	工作	改正	盖章	骨折
g-x	感谢	高兴	恭喜	更新	歌星

g-q	歌曲	鼓气	钢琴	乖巧	光圈
g-j	干净	柑橘	高级	关节	工具
g-k	隔开	赶快	功课	顾客	港口
g-b	胳膊	改变	干杯	钢笔	公布
g-d	割断	高大	滚动	更多	观点

一按开关，就听到唱歌　　　　　　哥哥给我讲科学家的故事

我爱吃肯德基快餐　　　　　　　　我有一架高级钢琴

感冒后要多喝开水　　　　　　　　口袋里有一支钢笔

一咳嗽赶快去医院看病　　　　　　刚才我看见了孔雀开屏

s-c	赛车	色彩	丝绸	算错	随处
s-z	嗓子	扫帚	算账	撒种	孙子
s-x	思想	送信	私心	碎屑	苏醒
s-q	赛球	俗气	扫去	丧气	送去
s-j	司机	松紧	缩减	随机	扫街
s-k	撕开	思考	送客	随口	散开
s-g	丝瓜	笋干	桑果	赛鸽	锁骨
s-b	散步	随便	色斑	散播	酥饼
s-d	扫地	送到	速度	隧道	缩短
sh-c	纱窗	刹车	商场	上层	蔬菜
sh-z	扇子	山楂	失踪	市长	手指
sh-x	上学	生锈	剩下	首先	熟悉
sh-q	神奇	失去	手球	生气	暑期
sh-j	时间	收集	暑假	摔跤	睡觉
sh-k	伤口	上课	烧开	手铐	受苦
sh-g	闪光	上钩	石膏	双杠	水果
sh-b	伤疤	生病	手表	书包	失败
sh-d	山顶	商店	圣诞	水电	书店

在隧道里，赛车司机的速度真快　　　水果里我最爱吃山楂和生梨

大扫除时，我用扫帚扫地　　　　　　暑假里，我有时间睡懒觉了

做数学时，我做错了一道算术题　　　圣诞节，我收到了手表和书包

商场里随处放着色彩鲜艳的丝绸料子　蔬菜里我最爱吃丝瓜

上课时，书桌上放着书本　　　　　　商店里有许多扇子是次品

c-s	擦伤	彩色	蚕丝	测试	藏书
c-z	猜中	瓷砖	存折	辞职	从中
c-x	操心	草鞋	存心	磁性	脆性
c-q	彩旗	凑巧	存取	操琴	瓷器
c-j	裁剪	参加	刺激	曾经	参见
c-k	惭愧	仓库	存款	参考	残酷
c-g	参观	错过	草根	层高	翠谷
c-b	刺鼻	草包	苍白	词表	寸步

c-d	猜对	彩灯	菜单	蚕豆	草地
ch-s	拆散	长寿	衬衫	城市	厨师
ch-z	插嘴	车站	称赞	成长	出租
ch-x	车厢	冲洗	重新	出现	穿鞋
ch-q	抽签	出气	吹气	传奇	春秋
ch-j	差距	吵架	成绩	春卷	春节
ch-k	吃苦	吃亏	拆开	抽空	窗口
ch-g	茶馆	唱歌	成功	出国	穿过
ch-b	翅膀	茶杯	差别	传播	出版
ch-d	迟到	长短	炒蛋	触电	传达

彩灯里有谜语,猜对了奖茶杯　　穿过草地,就是车站

瓷砖上有彩色花纹　　我点菜单,厨师炒菜

春节里我们吃春卷　　乘出租车参观城市

穿草鞋,走草地　　我重新参加唱歌,不错过出国比赛

我抽空去茶馆喝茶　　仓库里的衬衫都是次品

z-s	自私	紫色	总算	遵守	砸碎
z-c	紫菜	走错	早晨	早餐	早操
z-x	仔细	走向	最新	遵循	增选
z-q	足球	作曲	自强	醉拳	灾区
z-j	自己	尊敬	作家	杂技	造句
z-k	自夸	钻孔	做客	最快	走开
z-g	资格	足够	最高	作怪	责怪
z-b	嘴巴	作弊	增白	左边	资本
z-d	子弹	自动	最多	作对	增多
zh-s	战士	掌声	招手	折伞	正式
zh-c	支持	指出	榨菜	展出	这次
zh-x	直线	秩序	照相	这些	装修
zh-q	志气	蒸气	争取	正确	准确
zh-j	指甲	涨价	真假	中奖	主角
zh-k	止咳	招考	召开	折扣	状况
zh-g	站岗	照顾	中国	竹竿	转告
zh-b	值班	长辈	中班	珠宝	转变
zh-d	知道	炸弹	摘掉	账单	招待

早晨做完早操吃早餐　　紫菜是紫色的

中国足球队争取走向世界　　自夸自己是作曲家

杂技表演掌声最多　　展览会上展出珠宝

尊敬长辈,遵守秩序　　转告值勤的孩子不要走开

从小有志气,长大了当一名科学家　　战士站岗真专心

x-s	喜事	新式	学生	相似	迅速
x-c	下车	咸菜	宣传	现场	消除

x-z	现在	香皂	鞋子	写字	下载
x-q	向前	心情	兴趣	需求	训前
x-j	下集	香蕉	细菌	新疆	宣教
x-k	辛苦	袖口	新款	下课	相框
x-g	习惯	选购	相关	血管	效果
x-b	喜报	下班	修补	细胞	宣布
x-d	吓倒	鞋店	许多	现代	兄弟
q-s	汽水	轻松	球赛	浅色	缺少
q-c	起床	切菜	芹菜	青菜	清楚
q-z	亲自	清蒸	请坐	庆祝	签证
q-x	谦虚	琴弦	球鞋	取消	倾向
q-j	请教	清洁	拳击	抢救	取决
q-k	切开	亲口	请客	缺课	情况
q-g	奇怪	气管	全国	牵挂	切割
q-b	铅笔	区别	确保	钱币	墙壁
q-d	汽笛	敲打	强盗	确定	取代
j-s	几岁	计算	驾驶	减少	决赛
j-c	机场	检查	轿车	检测	阶层
j-z	橘子	家族	尽责	建筑	价值
j-x	寄信	教训	决心	继续	奖项
j-q	机器	加强	减轻	奖旗	卷曲
j-k	健康	讲课	尽快	进口	加快
j-g	及格	结果	经过	鞠躬	接管
j-b	加班	奖杯	脚步	进步	警报
j-d	鸡蛋	剪刀	接待	降低	决定

在鞋店里挑选足球鞋　　　　　　　　　机器人会鞠躬

请客时,我亲自切芹菜和青菜　　　　　精彩的一场足球决赛

新学年,喜事许多,学生心情很好　　　我习惯每天早起床

下班后舅舅买了许多橘子和香蕉　　　坐轿车去飞机场

用铅笔写字清清楚楚　　　　　　　　　现在他是四年级的小学生了

第五节　代偿性语音的治疗

在异常语音患者中,会产生因错误发音部位与发音方法导致的代偿性语音,如声门塞音、咽喉擦音、腭化音等。在用传统汉语语音教学方法难以纠正的情况下,针对异常语音的特点,可采取一系列行为与诱导的方法来去除代偿性语音。

一、VPI 型

（一）声门塞音（喉塞音）

腭咽闭合功能不全患者常出现的后部代偿音，是由于气流在声门处受阻，再由开放的声门冲出，振动声带所形成的，表现为音节中声母的脱落与弱化，并伴有不同程度的过度鼻音。这种代偿音可出现在所有压力性辅音中。

大多数辅音都是清辅音（不振动声带），不能自成音节，必须与后续元音组成音节才能发音。发音节时几乎无气流，辅音消失，只发后续鼻化元音，产生辅音浊化，称为辅音脱落，如音节 ge→e、ji→i。辅音脱落中不送气音明显多于送气音，最常见的是辅音 z、j、g 脱落。由于鼻漏气，患者发音时口内压力和气流强度与正常发音相比明显减弱且有过度鼻音，辅音与元音界限变得模糊、不清晰，称为辅音弱化。

同一患者中，当不送气音表现为脱落时，与之对应的送气音往往表现为弱化。这可能是由于不送气音除阻时间短，除阻瞬间阻塞部位与声门都是关闭的，口内压力大，除阻时只凭在口腔中遇阻的气流，没有肺部呼出气流，当腭咽闭合功能不全产生鼻漏气时，缺少口内压力支持的辅音便产生脱落。送气音除阻时间长，除阻后由于声门还放开一段时间，相对于不送气音口内压力小，尽管鼻漏气，但有肺部呼出的气流在阻碍部位形成摩擦，口内仍有弱气流释放，所以产生辅音弱化。

1 喉擦音 h

（1）发音特点：发音时无气流或气流弱小，并带过度鼻音。

（2）治疗方法：舌尖靠下前牙，舌根向后抬高。先呼气，气流由舌根与软腭缝隙摩擦而出，声音随气流发出。可以用吹动纸片的方法观察训练效果（图 16-31）。

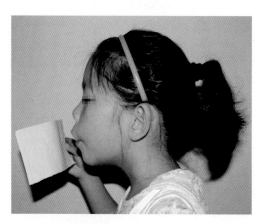

图 16-31　喉擦音训练

2 双唇塞音 p、b

（1）发音特点：舌后缩，唇爆发无力，发 p 音无气流或产生弱气流，b 音近似 m 或弱化，带过度鼻音。

（2）治疗方法：参照腭咽闭合功能训练方法，双唇紧闭后屏气，达到一定压力后除阻，压力释放使气流从双唇爆出，感觉声音是从口内蹦出来的。发音时双唇阻止气流冲出与气流冲破双唇之间产生相互作用。另外，注意压力释放的同时依旧保持屏气状态直到发出 p，这样就可避免在除阻瞬间因腭咽腔打开使口内压力下降形成脱落。b 可在 p 的基础上增强双唇力量与气流阻力，延长屏气时间，积聚口内压力，压力释放的同时依旧保持屏气状态直到爆发出 b。b 产生脱落与弱化的原因主要是口内压力不足，可在屏气基础上稍作吹气以增加爆发力，直到压力足够瞬时蹦出 b（图 16-32）。

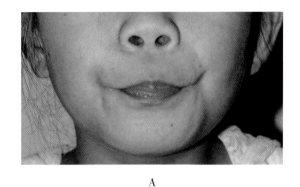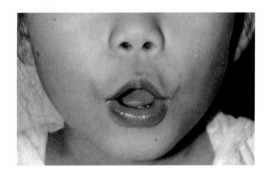

图 16-32 双唇塞音训练
A. 双唇闭紧,屏气　B. 气流冲破双唇

注意发音时舌位前伸不后缩,屏气时咽喉部肌肉不紧张。对于舌后缩者,可先用上下唇咬住舌尖做此发音练习,然后再按正确发音部位练习。唇裂修复术后由瘢痕引起的唇部不对称或上唇紧缩,以及由上颌发育不足引起的反殆,发音时双唇闭合困难,唇爆破无力,可稍加用力使上下唇闭紧而不松开。

3 唇齿擦音 f

（1）发音特点:f→u,发音时无气流或气流弱,带过度鼻音,发音的同时上齿脱离下唇或上下唇组成构音部位。

（2）治疗方法:发音时无气流吹出者,先进行双唇擦音即吹气音[ɸ]练习:双唇撮拢形成狭窄通道而产生摩擦,感觉像吹蜡烛、吹水泡的动作。在吹气方法延续不变的情况下改变发音部位,由双唇变为下颌后退使上齿与下唇接触,形成唇齿音 f 的发音部位,发出唇齿音 f。由[ɸ]→f 过渡,在气流慢慢释放的同时依旧保持屏气状态直到发出 f,避免腭咽腔打开后口内压力下降形成脱落。如果练习吹气音[ɸ]时气流弱小或无,可在掌握屏气方法的基础上选用吹纸片、吹水泡、吹蜡烛等方法加以诱导（图 16-33）。

双唇吹气音[ɸ]　　　　　　　　　唇齿擦音 f

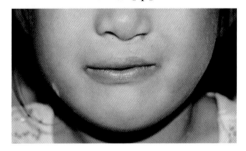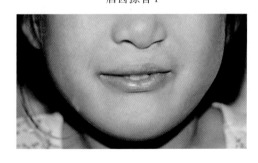

延续吹气

A　　　　　　　　　　　　　B

图 16-33 唇齿擦音训练
A. 双唇撮拢形成狭窄通道,如吹蜡烛、吹水泡　B. 下唇向上前牙靠拢,上齿咬下唇

选用 fu 来练习而不选用母音 fo 是为了能较长时间稳定发音部位不变（上前牙与下唇接触），使气流有足够时间摩擦，同时为训练舌尖前音与舌面音打下基础。选用[φ]诱导 f，是因为两者都是擦音，发音方法相同，都容易用吹水泡、吹蜡烛来模仿和观察；两者都用到唇的发音部位而且发音部位接近。对于上牙列畸形缺失或上颌发育不足导致的反𬌗，发音时容易形成上齿与下唇脱离，可用上齿轻咬下唇来练习。必须辨别与辨听以避免与双唇吹气音[φ]混淆，发 f 音时上齿轻触下唇，唇形不圆，两边的嘴角微微上翘，相当于露齿微笑；发吹气音时唇微敛，嘴角微微下垂，看不见上齿。

4 舌尖中塞音 t、d

（1）发音特点：口内压力不足致发音时舌后缩，除阻时舌尖无力并与上齿龈分离，发 t 音时无气流或产生弱气流，d 音弱化或脱落近似 e，并带过度鼻音。

（2）治疗方法：上下齿咬住舌尖，借助下齿使舌尖推向上齿龈，形成相对密闭的腔来增加口内压力。除阻时让舌尖用力与上齿龈接触，达到一定压力后气流向外冲破舌尖，依旧保持屏气状态瞬间爆出 t，此时舌不后缩。d 可在 t 的基础上延长屏气时间，积聚口内压力，压力释放的同时依旧保持屏气状态直到发出 d，待掌握发音部位与方法后再按正确部位要求练习（图 16-34）。

舌尖抵住上齿龈

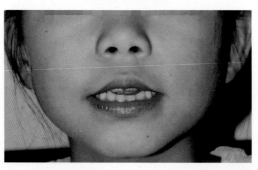

A

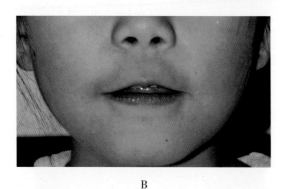

B

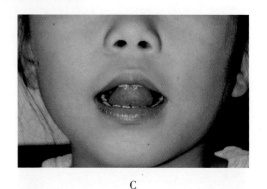

C

图 16-34　舌尖中塞音训练
A. 上下齿咬住舌尖　B. 下齿离开舌尖　C. 恢复 t 的发音部位

d 是不送气音，口内压力大，除阻时为保持压力，容易造成舌后缩，发音位置靠后，需注意舌位。对上颌发育不足引起的反𬌗，舌尖上抵齿龈困难而使舌与上唇构成阻碍，造成发 t、d 音无力，应适当将舌尖后缩抵住上齿龈。

5 舌尖前（擦、塞擦）音 s、c、z

（1）发音特点：舌后缩，表现为无气流，脱落近似 r，或产生弱气流形成弱化，带过度鼻音。

（2）治疗方法:发音时无或产生弱气流时,在提高腭咽闭合功能的前提下,对发音部位不同而发音方法相同的擦音([ф]→f→s)先进行双唇擦音[ф]练习,方法同上。在吹气方法延续不变的情况下改变发音部位,由双唇变为上齿与下唇的唇齿音f。在唇齿音f发音方法不变的情况下,下颌向前移动使唇齿慢慢滑向上下齿发音部位,继而诱导出舌尖前音s,由f→s的气流释放中,依旧保持屏气状态直到发出s。舌尖从[ф]开始就保持前伸并与下前牙形成缝隙,整个发音过程中舌基本处于相对稳定状态,这样能使气流不中断。如果练习吹气音[ф]时气流弱小或无,可在屏气方法的基础上选用吹纸片、吹水泡、吹蜡烛等方法加以诱导,然后再按发音部位吹气,延续气流不停顿跟出声音,可先有气流后跟声音(图16-35)。c可在s的基础上加大塞与擦的噪音声压与口内压力,随之c用同样方法带出z。z是不送气音,压力大,容易脱落被浊化成r,如果直接练习z会受原发音的影响形成无气流r,应在c的基础上增加压力,逐步从c中脱离出向z音靠近直到正确。可以c→z反复练习。

发音方法:[ф]→f→s

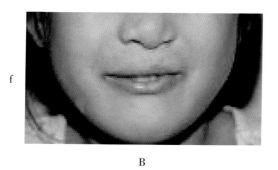
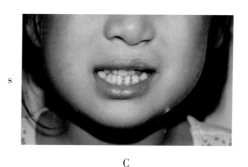

图 16-35　舌尖前(擦、塞擦)音训练
A. 双唇撮拢,形成狭窄通道,如吹气、吹蜡烛、吹水泡　B. 下唇向上前牙靠拢,形成缝隙,气流由唇齿缝隙而出
C. 唇齿滑向上下齿,舌尖与前牙成缝隙

（3）发音部位:对发音时存在舌后缩者,则选用模仿齿间音θ使舌前伸,通过上下前牙对舌的牵制来纠正舌后缩现象。方法:s为展唇,舌尖前伸露于上下齿,并咬住舌尖,发音时舌体平展稳定,气流从舌齿缝隙擦出,发出近似齿间音θ。刚开始舌会习惯性后缩,可用上下齿加力牵制舌,待舌不回缩时,逐步放松对舌的牵制,直到舌平放入齿间内。发s音能使舌尖与前牙成缝隙,从齿缝里见到稳定的舌尖而不回缩,同时可通过观察舌的形态是否变窄、变厚来判断舌后缩情况。要求发θ音时,舌呈平坦状,舌、唇、齿相对稳定不变(图16-36)。由θ→s必须反复练习和比较,然后通过s再带出其他舌尖前音c、z。同样,舌面音也可通过s与x比较,按前述方法训练。

在训练中选择模仿齿间音θ改变舌后缩的方法,主要是通过齿对舌的牵制,使舌位前移不后缩。另外,考虑到它和舌尖前音s都是送气擦音,发音方法相同;舌位都是前伸平展,发音部位比较

齿间音 θ→s

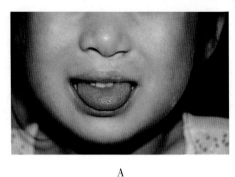 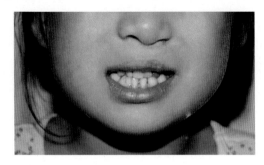

A   B

图 16-36　齿间音训练
A. 舌尖伸出牙间隙,上下牙轻咬舌尖,舌前伸,舌体平展　B. 上下齿对齐,舌尖与前牙成缝隙

接近,便于模仿;擦音表现为送气持续时间长,有利于舌位在一定时间段内稳定不变;唇形都为展唇,有助于舌位前伸而改变舌位后缩拱起。再则,齿间音 θ 使舌尖置于齿间外,便于训练时能直观舌位的动态变化。齿间音 θ 还可以改变患者发音时代偿性舌后缩所致的由后部发音代替前部发音。

另外,上颌发育不足引起的反𬌗、开𬌗、上前牙缺失,使上下前牙无法完全闭合形成阻碍,可用舌尖与下前牙接触弥补空隙代偿出舌尖前音。

⑥ 舌尖后(擦、塞擦)音 sh、ch、zh

(1) 发音特点:基本同舌尖前音。

(2) 治疗方法:在掌握 s 的发音方法的基础上同步进行 sh 训练。s 和 sh 比较:先以舌尖前音 s 为基准音,从舌尖不收缩与前牙成缝隙变为舌尖收缩向上与上齿槽嵴贴近,感觉舌尖离开牙齿向上,注意舌尖向上时舌体不要后缩。

上颌发育不足所致的反𬌗、开𬌗、上前牙缺失者,前牙无法完全闭合形成阻碍,可用舌尖弥补空隙代偿出舌尖前音,但发音清晰度较舌尖前音和舌面音差,有时会产生气流杂音。

⑦ 舌面(擦、塞擦)音 x、q、j

(1) 发音特点:舌后缩,表现为无气流,脱落近似发 i,或产生弱气流,带过度鼻音。

(2) 治疗方法:同相对应的 s、c、z。

(3) 发音部位

擦音 s、x 比较:先以舌尖前音 s 为基准音,舌平伸,舌尖不收缩与前牙成缝隙,然后转变为舌尖收缩向下使舌面中间隆起贴近腭部,或舌尖收缩不动使舌面前推,舌前后位置不变,舌尖稍向下即可,不要刻意将舌面向腭部靠拢造成舌后缩。反复比较 s、x,练习中注意舌尖向下时稳定舌位,不要后缩(图 16-37)。

舌面前元音 i、x 比较:先训练舌面前元音 i,再过渡到 x、q、j。将舌面前伸贴近硬腭前,声音通过缝隙发出,不产生气流摩擦发出舌面前元音 i,然后送出气流并从舌面与硬腭前部摩擦而出(图 16-38)。

另外,严重上颌发育不足引起的反𬌗、开𬌗、上前牙缺失使前牙无法完全闭合形成阻碍,可用舌尖弥补空隙代偿出舌面音。

⑧ 舌根音 k、g

(1) 发音特点:舌根靠前不能抵住软腭时可形成脱落发出近似 e 音,或产生弱化发出近似 h 音,并伴有过度鼻音。

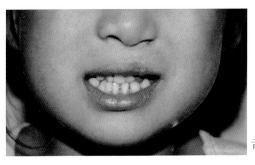
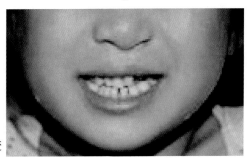

舌前后位置不变

A　　　　　　　　　　B

图 16-37　舌面（擦、塞擦）音训练
A. 舌尖平伸　B. 舌尖收缩向下或舌面前推

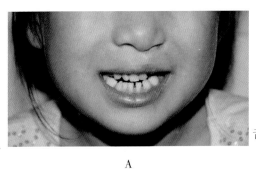
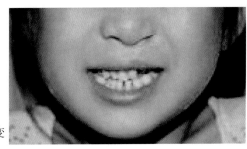

舌前后位置不变

A　　　　　　　　　　B

图 16-38　舌面前元音训练
A. 找准 i 发音部位　B. 送气，产生气流摩擦

（2）治疗方法：直接模仿咳痰的声音，发出咳痰声时舌根与软腭的发音部位就找到了。也可用压舌板或口镜轻压舌前部使舌根上抬向软腭靠拢（图 16-39）。另外，也可用含水抬头的漱口方法。通过模仿，感觉舌根与软腭接触的摩擦，屏气形成压力后气流从舌根与软腭处突然释放，发出送气塞音 k，再以此发音部位爆发出不送气塞音 g。对于发其他辅音存在舌后缩者，一般不急于纠正舌根音，由于发音部位靠后，在舌尖前音、舌面音没有完全巩固前，可能会因此产生舌后缩的退化现象。

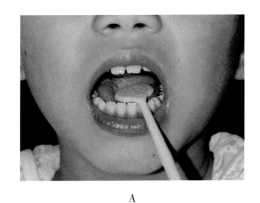

A　　　　　　　　　　B

图 16-39　舌根音训练
A. 口镜轻压舌前部　B. 模仿咳痰声 k

（二）咽喉摩擦音（咽喉擦音或塞擦音）

1 发音特点 咽喉摩擦音是腭咽闭合功能不全的代偿音,主要表现为舌后缩,气流通过声门在舌根与咽喉处受阻,除阻时气流在缝隙处摩擦而出,听上去像咽喉部挤压的摩擦声音,可有辅音的脱落与弱化,并伴轻重不等的鼻音,以擦音和塞擦音多见。

2 治疗方法 在发音方法上参照上述[ɸ]→f→s的诱导法。

3 发音部位 主要是纠正舌后缩。在按正确发音部位不能有效改变舌位的情况下,齿间音 θ 对舌后缩有牵制作用,可作为咽喉摩擦音的首选治疗方法。具体方法同上述齿间音 θ 的训练法,再通过 s 带出其他舌尖前音 c、z。同样,舌面音也可通过 s 与 x 比较法训练(图16-40)。

θ→s 反复练习

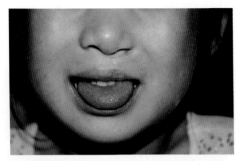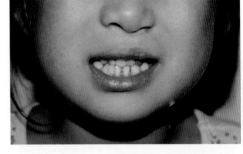

A   B

图 16-40　咽喉摩擦音训练
A. 舌尖伸出牙间隙,上下牙轻咬舌尖,舌前伸,舌体平展　B. 上下齿对齐,舌尖与前牙成缝隙

必须注意辨听发音时有无气流杂音,并区别是舌后缩引起的咽喉部杂音,还是舌尖不稳定发出的,或者是因齿槽裂隙过大漏气发出的气流杂音。前者为后部发音异常,后者为前部发音异常。

（三）咽塞音

1 发音特点 咽塞音是腭咽闭合功能不全的代偿音,主要是气流在舌根与咽部受阻,舌根向咽部挤压,咽部肌肉收缩而形成。发出的声音有挤压感,有时面唇部肌肉会向后收缩,伴有过度鼻音,多见于舌根音 k、g。

2 治疗方法 舌根前移,不用力后缩,同时咽部肌肉放松;训练舌根音 k 时,先发喉擦音 h,感觉舌位后再模仿咳痰声音(方法同前)。

二、非 VPI 型

当口内有足够的气流压力发塞音、擦音、塞擦音时,舌在口腔中成阻部位异常导致共鸣腔和气流途径发生改变,是形成非腭咽闭合功能不全性代偿性发音的主要原因。

（一）腭化音

1 发音特点 腭化音常见于腭咽闭合功能良好的腭裂患者。发音时舌尖或舌面抬高,与硬腭形成阻碍,气流通过阻碍处发出摩擦噪音。多见于舌尖前音、舌面音、舌尖后音,如发 cao zong 时,把 c 发成介于 t 和 k 之间的音,把 z 发成介于 d 与 g 之间的音。腭化音可单独出现,也可与其他代偿性语音(如侧化音)并存。

2 治疗方法 对于舌尖前音 s,可先训练舌尖前元音-i[ɿ],待舌位正确稳定后加上送气过渡到 s。对顽固性舌位抬高,可用前低元音 a 来诱导舌位降低。具体方法为舌前伸,舌尖抵住下齿发长元音 a,使舌位下降,保持舌位稳定,关闭上下牙(舌尖与下前牙形成缝隙)诱导出舌尖前元音-i[ɿ]

（声音通过缝隙发出,不产生气流摩擦）。再依照舌尖前元音的发音部位,气流随声音从舌齿间摩擦而出成为 s(图 16-41)。

舌抬高(a→-i→s)

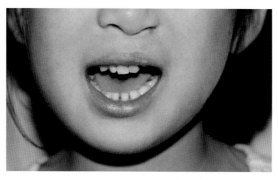

A

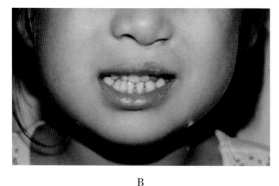

B

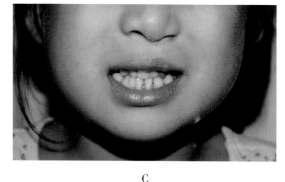

C

图 16-41　腭化音训练
A. 舌位前低元音 a　B. 舌尖前元音-i　C. 舌尖前音 s

用齿间音 θ 训练舌尖前音 s 的方法也可用于舌面抬高引起的腭化音,方法同前。通过观察舌的动态、舌尖上抬等来判断舌稳定情况。正常发音时舌呈平坦状不收缩,舌、唇、齿相对稳定不变。由 θ→s 必须反复练习直到正确。

由上述方法通过 s 再带出其他舌尖前音 c、z。同样,舌面音也可通过 s 与 x 比较,按上述方法训练。

（二）侧化音

1 **发音特点**　侧化音多出现在腭咽闭合功能良好的患者中。发音时舌尖与硬腭前部形成封闭,舌两侧留有缝隙,气流从口角两边溢出,往往伴有一侧或两侧口角牵动。以舌尖音、舌面音最多见,其次为舌尖后音、舌尖中音。侧化音可单独出现,也可与其他代偿性语音同时出现。

2 **治疗方法**　直观似乎是口角向两侧收缩引起,其实是舌的错误发音部位以及发音时舌的不稳定性造成的,一般舌位控制后口角异动现象便随之消失。舌尖对应唇齿正中位,不偏斜。舌尖前音 s 一般用正确的发音部位控制舌位,对舌稳定性差且较顽固者可用上述齿间音 θ→s 的训练方法,通过观察舌的动态、舌尖左右偏斜或卷曲等来判断舌稳定性。

在一些患者中,同样是擦音与塞擦音 z、c、s、j、q、x,前者表现为正确发音,后者表现为侧化音。在纠正舌面音时,以擦音 s 为基准音,在发音方法和舌前后位置不变的情况下稍变换舌尖部位,便能简单轻松地引出需纠正的舌面音 x,然后按 x 的部位带出同一部位的塞擦音 q 与 j。

t、d、l 的侧化音往往在与介音 i 拼合的音节中出现,发音时嘴角向左或右牵动,主要是除阻时舌尖不是从上齿龈沿中线下,而是舌尖由上往下时舌一侧收缩造成的舌向左右偏斜。要纠正口角的牵动必须先纠正舌位,使舌尖由上齿龈沿中线向下滑,效果欠佳时可用上下齿咬住舌尖的方法来限制舌左右收缩,待完全控制后再按正确发音部位练习(图 16-42);也可自行对镜练习观察舌位与口形,或用口镜放于口正中位,舌下滑时以此为参照物来控制舌位方向。

舌尖抵住上齿龈

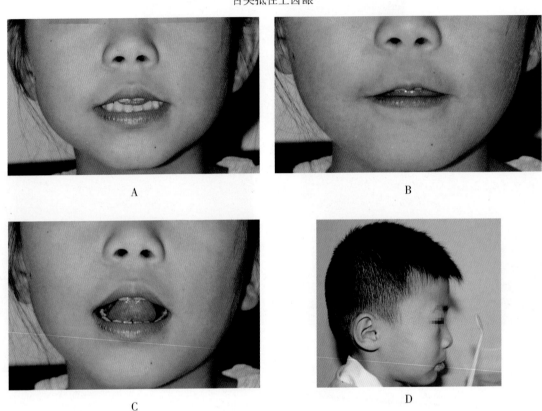

图 16-42 侧化音训练
A. 上下齿咬住舌尖 B. 下齿离开舌尖 C. 恢复 t 发音部位 D. 舌以口镜作为参照物向下滑

(三)置换音

置换音常见于腭咽闭合功能良好的患者,因发音部位或发音方法的错误而出现各辅音之间的置换,可表现在:

1 不同发音部位、相同发音方法置换 最常见的是舌根音与舌尖中音置换,如 ke→te、ge→de。主要是发音部位错误,舌尖上抬所形成。

治疗方法:直接模仿咳痰的声音,感觉舌根与软腭的发音部位,先发出有气流的咳痰声,再跟出后续元音 e。舌尖抬高难以控制时,可用压舌板或口镜轻压舌前部以限制舌向腭部靠拢;或用舌位低的元音 a 使舌尖向下,然后舌尖不动,舌根部向后做提升动作。

2 不同发音部位、不同发音方法置换 有舌尖前擦音与舌尖中塞音置换,如 san→tan;舌尖前塞擦音与舌尖中塞音置换,如 ze→de。

治疗方法:先训练擦音 s 和塞擦音 z,找准 s、z 的发音部位,通过声韵连续法拼出相应音节。

3 相同发音部位、不同发音方法置换 表现在发送气音时不送气,如舌尖送气擦音与舌尖前不送气音塞擦音 si→zi,舌尖中送气塞音与舌尖中不送气塞音 te→de。治疗方法:主要掌握送气音的方法,先进行吹气音[ɸ]练习,学会送气后再按舌尖前音发音部位使气流由舌齿间吹出。

（四）齿间音

1. 发音特点　舌尖暴露于上下牙齿间,发音时气流由舌齿间摩擦而出。多见于小年龄非腭裂的语音障碍患者,腭裂患者较少见。常见于舌尖前音、舌面音。

2. 治疗方法　主要是纠正舌的发音部位。舌尖前音按舌尖与齿的发音部位,舌面音按舌面前与腭的发音部位。训练时稳定舌位,控制舌前伸,保持上下牙闭合。可对镜练习,舌前伸会使上下牙不自主分开。

（五）鼻腔构音

1. 发音特点　发口辅音或元音时，由于舌尖与齿龈或舌根与软腭完全封闭，使口腔通道关闭,发音时打开腭咽腔,气流不经口完全在鼻腔形成共鸣,如 si、ge→n、ng;用手捏鼻则发不出声音。可以表现在所有的压力性塞音、擦音、塞擦音中。

2. 治疗方法

（1）元音 i:首先选择舌位低、前伸的舌面前元音 a 来放松舌体及降低舌位,再用 a 的发音部位,开口度由大变小,使舌面前部向腭部靠拢成为 i 的发音部位,发 i 时保持口形、舌稳定。

（2）元音 ü:先发 i,保持舌位不变,延续声音不停顿,同时唇由展向前变圆发出前高元音 ü。

（3）元音 u:先发圆唇 ü,唇形不变,舌位由前向后平移变为后高元音 u(图 16-43)。

a→i

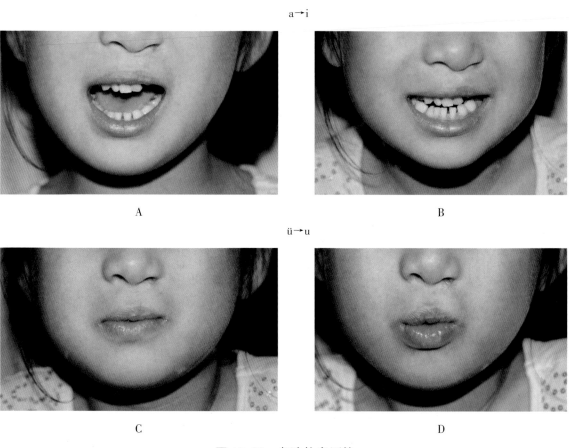

ü→u

图 16-43　鼻腔构音训练
A. 发 a 音　B. 发 i 音　C. 发 ü 音　D. 发 u 音

（4）辅音:舌根与软腭封闭时,舌根部放松,舌体前伸不后缩;舌尖与齿龈封闭时,舌尖放松不收缩。先用舌位前低 a 来降低舌根或舌尖的位置,如 s、c、z 与 x、q、j,用发音部位接近的舌尖前元音[ɿ](舌尖前伸与上或下牙成缝隙)及舌尖后元音[ʃ](舌尖上抬与硬腭前成缝隙)使舌前伸,同时舌根下降,待舌根不向后上抬时,再以此发音部位带出 s 和 sh。其他辅音相应按正确发音部位训练。效果可以捏鼻比较,有鼻腔构音的会因鼻堵而发不出音。

三、总结

(一)找出共性,捕捉特征

因个体差异与病理语音的复杂性,使治疗方法呈现出多样性,因此要根据发音部位与发音方法的不同特点,找出相互间的共性进行灵活运用和调整。在训练中,如按语音教学理论与舌位解剖图去纠正发音部位,舌位不容易找准,尤其是对小年龄舌后缩或舌面抬高者,用已纠正的辅音,在保持舌位前后不变的情况下只改变舌的局部位置,这样就可以使训练方法变得简单。如发 s→x 时,由舌尖与前牙阻碍变换为舌尖向下,舌面自然推高与上腭构成阻碍;发 s→sh 时,变换舌尖收缩向上,由舌尖与前牙阻碍变换为与上齿槽嵴构成阻碍。两者的舌位形态与构音点的改变是随舌尖的变化而变化的。运用此方法有时要比刻意模仿更容易把握。

用归类法中的原理,把相同发音部位或相同发音方法的辅音归为一组,纠正其中的一个音,有时同部位甚至同方法的音会成串而出。如舌尖前音 z、c、s 与舌面音 j、q、x,当擦音 s 纠正后,同部位的 c、z,同方法的 x、q、j 有时会随之而出。这种现象在语训中会时常发生,所以对起始音的方法与部位的掌握就显得格外重要。

另外,要善于发现和捕捉声音特征,寻找方法突破。有些患者发 z、c、s 时异常,但与之结合的个别韵母组成的音节发音正确,此时应抓住正确音节中声母发音的起始瞬间,找准声母的发音部位与方法,把声母从短暂的音节中拉长分离,直到独立发出声母。

(二)循循善诱,因势利导

发音时无气流在腭咽闭合功能不全患者中最常见,也是语音治疗中的难点。从简单易掌握的方法入手,渐渐诱导出复杂困难的音,如擦音[ɸ]诱导 f 和 s,它们的唇形都是展唇,舌位都是前伸的,这样单从模仿比较上来看就变得简单许多。先从简单易掌握的吹气唇音[ɸ]开始,做吹蜡烛或吹纸的动作或用吹水泡的方法,患者就比较容易学会发音方法,在此基础上再过渡到唇齿音 f。上述两者都用到唇部发音且位置比较接近,而 f 与舌尖前擦音 s 都用到齿,发音部位又比较接近,所以通过 f 带出 s 也就比较自然了。在训练中,使患者忘记原有的错误发音习惯,用另一种发音方法或发音部位去诱导,直到正确的发音取代原有的错误发音。

(三)视听结合,准确判断

语音师教会患者正确发音,首先应建立在能辨听出错误发音部位的基础上。发音器官中除了腭咽闭合功能外,舌的位置也相当重要。舌在不同的位置会产生不同的声音,许多代偿性语音就是因舌的位置改变而引起的,所以在训练时要重视舌位的变化。对于发音过程中不能直观的舌位,需要语音师积累经验,准确辨听后去判断舌体前伸与后缩、舌面抬高与降低、舌尖上抬与舌面上抬、舌尖有无触及前牙与上腭,以及舌在发音时的左右前后位置。有时舌后缩或舌位过低引起软腭上抬受限也会产生过度鼻音,必须与腭咽闭合功能不全引起的过度鼻音区分开。如舌前伸后过度鼻音仍无改善,则应作分析后再判断是否发音时未做屏气动作而产生的鼻漏气。只有判断出错误的原因,才能用合适的方法去纠正,而不是盲目地花时间去练。另外,还要把各发音器官作为一个整体结构来观察,可从唇、下颌、牙齿的动态间接判断舌的发音位置,如舌尖前音 s 是舌尖与齿形成的构音点,若从牙缝隙里能清楚地看见舌,说明舌位基本正确;若从牙缝隙里看不到舌,则说明舌离开了牙齿。有时上下牙在发音时分离往往是舌位改变引起的,而不能单一解决上下牙闭合问题。

（四）医患协同,提高疗效

语音治疗的效果不仅与生理结构有关,而且与患者及家属的持之以恒密不可分。实践证明,不管语音障碍有多严重,甚至有的患者讲话让人无法猜测其语意,只能靠手写领会意思,有的还是一些智障患儿,但只要通过努力,就能达到其应有的疗效。训练周期的长短除了与年龄、智力、腭咽闭合等因素相关外,还取决于患者与家属能否积极配合,能否按要求、时间和内容自觉训练,达到完全巩固。由于个体差异,患者就某个辅音的发音方法的掌握时间各有差异。对训练已久者,不仅需要语音师的耐心鼓励,而且还需要患者与家属的信心。有的患者对所掌握的正确发音还没有达到熟练、稳固的阶段便中断训练,结果会不同程度地出现退化现象。总之,语音治疗是一个循序渐进、从量变到质变的过程。

（蒋莉萍）

参考文献

[1] 王国民,朱川,袁文化,等.汉语语音清晰度测试字表的建立和临床应用研究[J].上海口腔医学,1995,4(3):125-127.

[2] 蒋莉萍,王国民,袁文化,等.腭裂术后语音训练方法初探[J].上海口腔医学,1998,7(2):104-106.

[3] 蒋莉萍,王国民,袁文化,等.功能性异常语音发音特点的研究[J].口腔颌面外科杂志,2000,10(1):17-19.

[4] 王国民,费斐,蒋莉萍,等.异常语音的临床分类和治疗[J].华西口腔医学杂志,2002,20(2):112-114.

[5] 蒋莉萍,王国民,杨育生,等.腭裂咽成形术后患者语音治疗疗效评价[J].上海口腔医学,2004,13(5):444-446.

[6] 朱川.汉语语音学习对策[M].北京:语文出版社,1997.

[7] 王国民,袁文化,蒋莉萍,等.腭裂术后语音障碍和音声特征的研究[J].中华口腔医学杂志,1995,30(6):334-338.

[8] 蒋莉萍,王国民,杨育生,等.腭裂咽成形术后患者异常语音的发音特点研究[J].中国口腔颌面外科杂志,2005,3(1):48-50.

[9] 吴宗济,林茂灿.实验语音学概要[M].北京:高等教育出版社,1989.

[10] 王国民,费斐,蒋莉萍,等.行为疗法在语音治疗中的应用研究[J].上海口腔医学,2002,11(1):10-12.

[11] 蒋莉萍,王国民,杨育生,等.齿间音θ在异常语音治疗中的作用[J].上海口腔医学,2010,19(6):565-567.

[12] 蒋莉萍,王国民,杨育生,等.咽成形术后语音治疗效果的CSL评定[J].中国口腔颌面外科杂志,2010,8(6):509-512.

第六篇

牙颌畸形和
正畸-正颌治疗

第十七章
唇腭裂患儿术前鼻-牙槽骨塑形

先天性唇腭裂是口腔颌面部最常见的先天畸形,近20年来,其发病率在世界范围内有上升的趋势。在我国,唇腭裂的发病率高达1.82‰,目前我国至少有240万唇腭裂患者,而且还以每年至少2万例的速度增加。唇腭裂不仅影响患者的语言、进食等口腔功能,而且影响其颜面形态,给患者造成极大的精神负担和严重的心理障碍,也增加了患者家庭的经济负担。对唇腭裂患儿的治疗经历了数百年的漫长道路,时至今日,多学科协作的唇腭裂序列治疗日益受到唇腭裂医师的关注与重视,力求使唇腭裂患者获得满意的颜面形态和功能。随着整复手术方法的不断改进,唇腭裂的治疗效果得到了很大提高,但由于唇腭裂存在着严重的组织缺损,上颌骨连续性丧失,上颌各骨段发生组织移位,单纯手术治疗并不能解决唇腭裂的所有方面。唇腭裂患者发生鼻畸形有其特有的解剖学基础,首先,鼻软骨及其附近组织存在解剖位置及结构异常,如梨状孔区域的上颌骨发育不良导致鼻缺乏足够的硬组织支持;其次,异常肌肉的牵引力导致唇腭裂患者的鼻畸形程度随时间推移而加重。

单侧完全性唇腭裂(unilateral complete cleft lip and palate, UCLP)患者上唇口轮匝肌的连续性中断,裂侧上颌骨前端向内旋转,非裂侧向前、向外旋转移位;两侧的鼻翼软骨相互分离并向下外方移位,失去正常鼻翼软骨内、外侧角之间应有的角度,导致鼻尖过分扁平和歪斜,鼻小柱向健侧偏斜移位,患侧鼻孔拱状形态消失而塌陷,患侧鼻翼基部因牙槽突裂和牙槽骨发育不良及移位而后移和下陷(图17-1)。

双侧完全性唇腭裂(bilateral complete cleft lip and palate, BCLP)患者的上颌骨被分裂为与鼻中隔相连的呈半岛状的前颌骨和两侧骨段,前颌骨受犁骨生长和舌运动的压力影响向前方显著突出,而两侧颌骨后退并向中线缩窄,进而阻碍前颌骨向后移动;鼻中隔多为偏斜和弯曲,鼻尖低平,鼻小柱短小甚至消失,导致鼻尖和前唇相接触,前唇减小;双侧鼻翼扁平塌陷,鼻翼基部下移和后陷(图17-2)。

唇腭裂修复的根本目的是恢复正常的解剖结构。传统的手术方法是修复缺损的上唇、鼻小柱、人中,结果在鼻唇联合部产生严重的瘢痕,需要更多额外的手术增进最初的手术效果并纠正手术本身引起的缺陷。手术前的理想状态是不足的组织被伸展,错位的结构被重新放置,尽可能少地采用手术侵入修复。自20世纪50年代McNeil首先提出针对完全性唇腭裂的Presurgical Orthopedics理论和技术以来,现代术前矫形已有50多年历史,各种矫形方法的不断提出弥补了手术的一些缺陷并取得了很多成果:1969年Rosenstein介绍了被动控制概念;1975年Georgiad采用骨内钉分离两侧上颌并回纳前颌骨;1980年Latham报道用骨内钉螺旋装置前移患侧上颌;1987年Hotz等利用上颌骨自身的生长发育潜能,应用上颌腭板引导错位的上颌骨段复位生长。这些方法主要用于矫正上颌骨裂隙与齿槽裂隙,恢复较正常的牙弓形态,对鼻部畸形及唇部软组织缺损并无很大帮助。

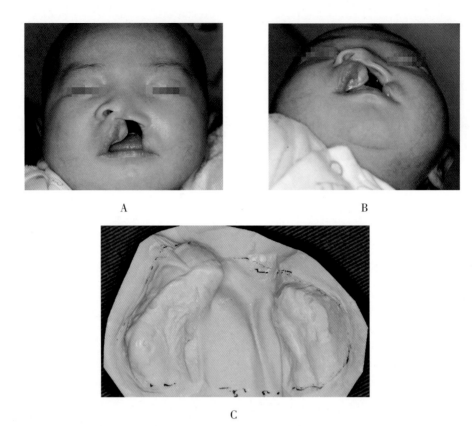

A   B

C

图 17-1 单侧完全性唇腭裂：患侧鼻翼基部向下外方移位，鼻翼塌陷，鼻小柱偏向健侧
A. 正位 B. 仰头位 C. 模型

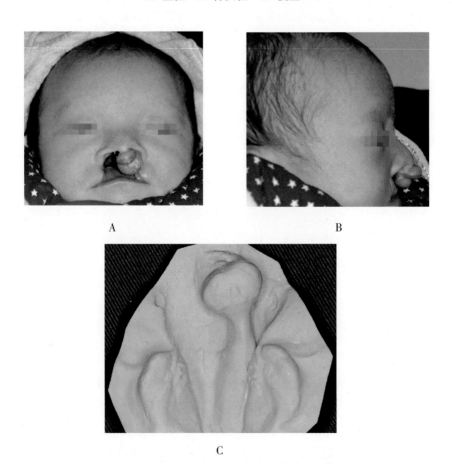

A   B

C

图 17-2 双侧完全性唇腭裂：鼻小柱缺失，鼻尖和前唇相接触，前颌骨向前方
显著突出，位于上颌牙弓外
A. 正位 B. 侧位 C. 模型

1999 年 Grayson 等首先提出唇腭裂患儿术前鼻-牙槽骨塑形（NAM）技术，其最大的特点是在口内矫正器的唇侧边缘引出鼻撑，以获得良好的支抗来塑形鼻孔，并且可以控制鼻撑的方向。NAM 是通过矫治器对患儿裂隙侧鼻-牙槽骨施加持续的轻力，以纠正鼻-牙槽骨畸形、恢复软组织正常位置的一种术前正畸方法，为唇腭裂序列治疗开辟了新的途径。NAM 的目的是减少最初唇腭裂畸形的严重程度，为外科修复手术创造条件。NAM 具有以下作用：①缩窄齿槽及腭部裂隙，恢复较正常的牙弓形态，为牙齿的萌出提供更好的条件；②改善鼻部形态，提高鼻部的对称性，延长鼻小柱；③还原裂隙周围软组织的位置；④减少齿槽裂植骨的概率；⑤减少唇腭裂手术的次数，为患儿节约费用。随着研究的逐步深入和方法的不断改进，术前正畸已取得了很大的进展，并成为唇腭裂序列治疗中的一个重要阶段。

唇腭裂患儿术前矫形治疗的原则：①提高患儿父母对唇腭裂的认识，树立通过序列治疗后患儿可以获得较为正常的容貌和口腔功能的信心，这是治疗的重要保证；②有利于患儿的喂养；③有利于帮助建立舌的正常位置；④减少最初唇腭裂畸形的严重程度，为外科整复手术创造条件，提高手术效果。

第一节 鼻-牙槽骨塑形矫治器的制作和临床应用

一、NAM 的适应证

单侧或双侧完全性唇腭裂新生儿出生后由儿科医师进行健康评价，排除心、脑等器官的严重疾病，向患儿父母交代清楚 NAM 的治疗计划、治疗过程及各种并发症。治疗过程中需患儿家长积极配合，对影响治疗的旦生牙应考虑拔除。

唇腭裂婴儿术前鼻-牙槽骨塑形的原则是越早越好，其理论基础是婴儿出生后 1 个月内软骨具有高度的可塑性。Matsuo 的研究认为，围生期胎儿体内来自母体的雌激素水平较高，使透明质酸含量增加，其可抑制软骨细胞间质的连接，增加韧带、软骨和结缔组织的弹性和可塑性，利于胎儿娩出。由于婴儿体内透明质酸水平高，其软骨具有高度的可塑性。婴儿刚出生时体内来自母体的雌激素水平最高，使透明质酸含量增加，随着时间的推移，雌激素水平逐渐下降，软骨的可塑性亦逐渐下降。因此，要获得鼻翼软骨矫正的最佳效果，应尽可能早地开始鼻-牙槽骨塑形。软骨的塑形治疗在出生后 3～4 个月内最为成功。

建议在新生儿期开始术前矫治，以消除各肌肉动力平衡的异常。由于完全性唇腭裂的组织移位从出生时就已开始，所以要想阻止畸形程度随生长而加重，就应该及早戴入矫治器。越是小的婴儿越容易接受矫治器，且组织移位少，矫治器设计简单，矫治效果也更好。

二、NAM 的治疗过程

（一）取模

印模要求能清晰、准确地显示出口内上颌骨的形态及位置、黏膜转折、唇颊系带、上颌结节、裂隙及鼻中隔情况。为获得理想的印模，选择形状、大小合适的托盘至关重要，目前临床上有一系列单侧或双侧腭裂的不同形状、不同大小的托盘可供选择（图 17-3）。将托盘旋转放入患儿口内，确保其有足够的宽度和长度，必要时可对托盘进行适当修整。

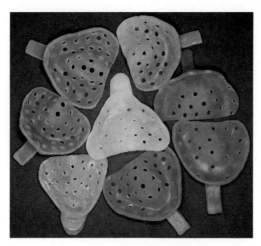

图 17-3　自制个性化托盘

婴儿由于呼吸系统发育尚未完善,取印模时应注意保持上呼吸道通畅,以免引起窒息。取模前至少须禁食 4 小时。为确保患儿口腔印模制取的安全,取模时需外科及麻醉科医师在场,并配有强力吸引器,一旦发生呼吸道阻塞,便于及时抢救。患儿保持清醒状态,根据上颌牙弓大小,选用形状、大小合适的托盘,采用 3M 重体硅橡胶材料。取模完成后,应先仔细检查患儿口腔内是否有印模材料碎屑,如有碎屑,立即用吸引器吸出;然后检查印模是否完整。获得理想的印模之后,即可灌注硬质石膏模型(图 17-4)。

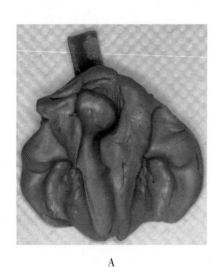

A

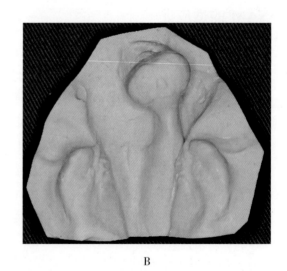

B

图 17-4　取模
A. 双侧唇腭裂印模,避免后缘过多的印模材料　B. 石膏模型,清晰、准确地显示口内上颌形态

取模后,指导患儿家长粘贴唇部水平胶带。对于单侧完全性唇腭裂患儿,胶带应从健侧鼻底部拉紧贴向裂隙侧,使倾斜的人中和鼻小柱向中线调整;缩窄唇部软组织裂隙,还原裂隙周围软组织的位置,使唇裂修复术前及术后的肌张力下降,减少术后瘢痕的形成;同时松弛鼻翼,减少鼻底的宽度。对于双侧完全性唇腭裂患儿,唇部水平胶带可压迫前颌骨,在一定程度上起到了唇粘连术的类似效果(图 17-5)。当胶带变松、脱落时,应及时更换。

（二）口内上颌塑形基托的制作
用蜡填塞去除模型裂隙中的倒凹,填平牙槽裂隙后涂分离剂。基托用透明自凝塑料(丙烯酸树

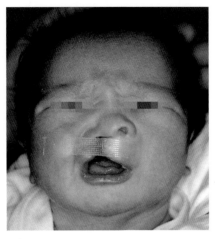

图 17-5　唇部水平胶带的应用

脂)制作,厚度约 2mm,覆盖整个牙槽嵴和硬腭,边缘伸展至两侧颊黏膜移行处及上颌结节,在唇颊系带处作适当缓冲。在基托前份唇裂对应部位制备固位柱,单侧唇腭裂一个固位柱,双侧唇腭裂两个固位柱,固位柱与𬌗平面约成 40°角,且长度适当。在固位柱前端有一宽 1.5mm、深 2.0mm 左右的槽沟,容纳正畸牵引橡皮圈(图 17-6)。固位柱应位于上下唇之间,不影响唇部水平胶带的粘贴,避免压迫下唇,不妨碍下唇的运动和奶瓶的喂养,抛光后在患儿口内试戴。矫治器戴入后,医师用食指稳定矫治器,观察患儿吸吮时是否有呕吐发生。如果出现呕吐,说明基托后缘过长,应适量磨除。

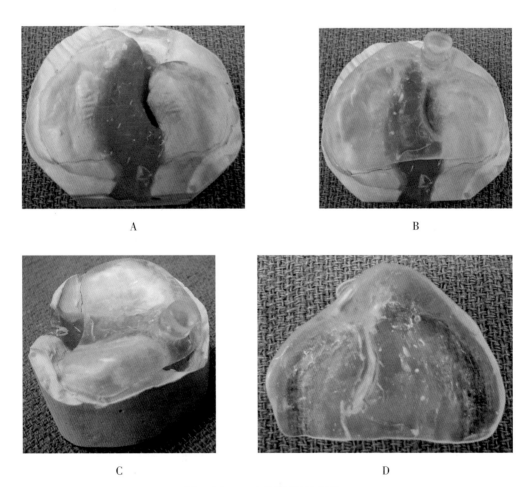

A

B

C

D

图 17-6　口内矫治器的制作

（三）塑形步骤

1 排齐牙槽骨　用适当长度的医用透气胶带，一端穿进直径 4.6mm 的正畸牵引橡皮圈后折叠，将橡皮圈套在固位柱的槽沟内，胶带斜向外上粘于患儿的面颊部，力值为牵引圈变形为原来的 2 倍，约 2oz。可根据矫形的目标和黏膜对压力的承受能力作适当调整。双侧唇腭裂前颌骨后退的力值大于单侧唇腭裂牙槽骨矫形的力值。

（1）单侧完全性唇腭裂矫治器调整原则：塑形裂隙两侧的大小牙槽骨，使牙槽骨裂隙减小，排列成较为规则的弧形（图 17-7）。由于裂侧上颌骨前端向内旋转，非裂侧向前、向外旋转移位，在牙槽骨矫形过程中，每周在大块骨段唇侧部位的组织面添加 1.0～1.5mm 的软塑料，引导其向内朝裂隙处移动，同时磨除腭侧相应部位的塑料；选择性地磨除小块骨段唇侧组织面的塑料 1.0～1.5mm，同时在腭侧的相应部位添加等量的软塑料，引导小块骨段向外侧移动；在两侧上颌骨生长的方向上对矫治器内侧面进行调磨，引导上颌骨按正常牙弓生长（图 17-8）。

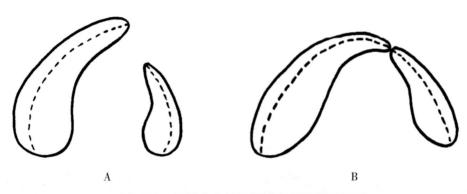

A　　　　　　　　　　　　B

图 17-7　单侧完全性唇腭裂上颌牙槽骨矫形

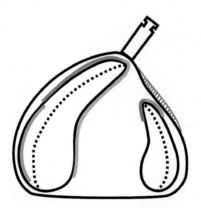

图 17-8　UCLP 上颌塑形基托
（达到减小裂隙宽度、排齐牙槽骨的目的。每周调磨部位：蓝色表示增加 1mm 的硬塑料，红色表示增加 1mm 的软塑料，绿色表示去除 1mm 的硬塑料）

（2）双侧完全性唇腭裂矫治器调整原则：使两侧牙槽骨排齐，前颌骨后退（图 17-9）。每周复诊时在前颌骨的唇侧组织面添加厚度 1.0～1.5mm 的软塑料，对相对应的腭侧部位进行缓冲，使前颌骨逐步后退。对两侧牙槽骨缩窄的患儿，可在基托颊侧区域添加适量自凝塑料，内侧调磨缓冲，诱导缩窄的牙槽骨向外扩展，有足够的空间容纳后退的前颌骨及调整中线（图 17-10）。

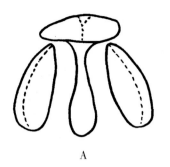
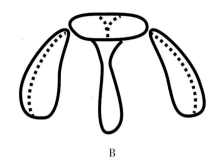

图 17-9 双侧完全性唇腭裂上颌牙槽骨矫形

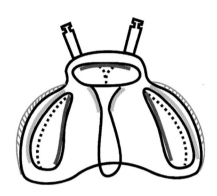

图 17-10 BCLP 上颌塑形基托（达到后退前颌骨、减小齿槽裂隙、排齐牙槽骨的目的。每周调磨部位：蓝色表示增加 1mm 的硬塑料，红色表示增加 1mm 的软塑料，绿色表示去除 1mm 的硬塑料）

2 鼻软骨塑形　当单侧唇腭裂患儿口内牙槽嵴的裂隙减小至 5mm 时，双侧唇腭裂患儿前颌骨经口内塑形板矫正后退至适当的位置时，即可进行鼻畸形矫正。延迟加鼻撑的原因是：当牙槽裂隙减小时，鼻底和唇裂隙宽度得到相应改善，鼻翼边缘得以松弛，此时加鼻撑能够提升鼻翼的对称性和鼻背凸度。鼻撑位于基托的唇缘并在固位柱的上方，可获得良好的支抗来塑形鼻翼软骨。用直径 0.9mm 的不锈钢丝弯制成适当的弧形，末端回弯成肾形。鼻撑用丙烯酸树脂制成，呈前后两个叶状突起（图 17-11），通过调整不锈钢丝可控制鼻撑的方向，使鼻撑末端正好伸入鼻孔内。两个叶状突起一个位于鼻尖，推鼻尖向前；一个位于鼻孔的边缘，纠正塌陷的鼻翼边缘。鼻撑的反作用力可使前颌骨继续向后移动。为避免鼻撑加力对鼻黏膜产生的摩擦，戴入前可在鼻撑上涂些润滑剂。每周复诊时用钳子调整钢丝加力，力的方向向前，力的大小为使鼻尖的皮肤微微泛白（图 17-12），加

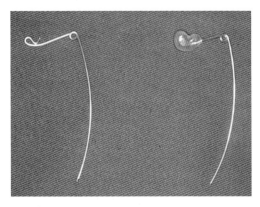

图 17-11 鼻撑

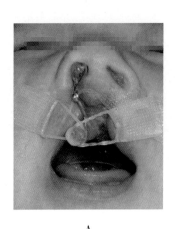
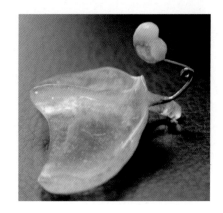

A   B

图 17-12 单侧唇腭裂的术前矫治
A. 矫治器的戴用情况 B. 矫治器

力过大会影响口内基托的稳定性。在上述过程中实施适度的唇组织牵张,使上翘的唇组织逐步恢复正常形态,唇裂隙逐渐减小。

在鼻翼软骨塑形时应避免鼻撑使用不当引起鼻孔过度扩张。引起鼻孔过度扩张的原因有:①牙槽裂隙未减小,过早加鼻撑;②鼻撑加力为矢状向向前,而不是向上;③鼻翼未得到松弛。

在双侧完全性唇腭裂,使前颌骨后退的力量有三种:①唇部水平胶带提供的外在压力;②每周在基托前颌骨的唇侧组织面添加软塑料;③鼻撑推鼻尖向前的反作用力。要求给予前颌骨持续的轻力,防止加力过大引起梨状孔的扭曲,进而阻止前颌骨的继续后退,并容易导致复发。

3 鼻小柱延长 对双侧唇腭裂婴儿用少量医用透气胶带,一端穿进直径 4.6mm 正畸牵引橡皮圈后折叠,粘于上翘的唇组织上,向下将橡皮圈套在两个固位柱的槽沟内,垂直胶带位于上唇水平胶带的下方,当鼻撑向前方加力时可以使短小的鼻小柱得到延长,其反作用力可以使前颌骨继续后退,向下的垂直胶带亦可以延伸较短的前唇(图 17-13)。

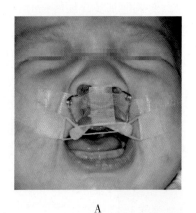
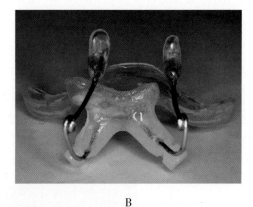

A   B

图 17-13 双侧唇腭裂的术前矫治
A. 矫治器的戴用情况 B. 矫治器

(四)疗程

患儿每周复诊 1 次,对矫治器进行相应的调整,在需要加力的区域加软塑料,相对应的区域调磨缓冲,逐步恢复上颌牙弓的形态。鼻部塑形可通过调整不锈钢丝和用软塑料重塑鼻撑的形态,以达到逐步对鼻翼软骨的塑形和延长鼻小柱的目的。矫治器要求全天戴用,喂奶后拿下清洗。每天更换口外胶带及牵引圈,直至唇腭裂修补术前。单侧完全性唇腭裂患儿术前 NAM 矫治的平均疗程为 3～4 个月,双侧唇腭裂患儿平均疗程为 5～6 个月,亦可根据患儿最初裂隙畸形的严重程度作适当的调整(图 17-14)。

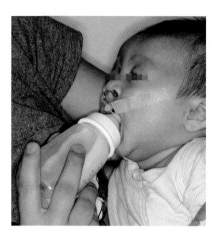

图 17-14　矫治器戴入后用奶瓶喂养

　　NAM 治疗需要患儿父母非常积极的合作。首先,患儿父母必须认识术前矫形治疗的重要性,为了达到成功的治疗结果,患儿父母的合作是不可缺少的。患儿戴上矫治器后通常需要每周复诊,给路程远的患儿家庭带来一定的困难,但对患儿父母来说常常是有益的经历,他们每周能面对面地和医师交流,他们的疑问也能及时得到解答,最初的内疚、恐惧、不知所措的心情得到缓解,有利于治疗的顺利进行。同时患儿父母主动参与患儿的治疗,也增进了与患儿的感情。

　　(五)并发症

　　1　胶带长期接触面颊部皮肤可引起过敏性皮疹。建议去除胶带时用温水或强生婴儿油小心缓慢地进行,以避免对皮肤的刺激。每天少量变换胶带的粘贴位置,可以起到很好的预防效果。

　　2　口内基托压迫或摩擦可导致接触面溃疡,最常发生的部位是唇系带、前颌骨切牙处以及基托后缘。每次复诊时都要检查这些部位,并作适当调整。对单侧唇腭裂,随着非裂侧骨段向正常位置旋转移动,唇系带的缓冲范围需要加宽,裂侧基托的后缘亦需要磨短;对双侧唇腭裂,随着前颌骨的后退,基托后缘需逐渐磨改。若鼻撑加力太大会使鼻翼内侧黏膜破溃,故鼻撑的加力应控制在鼻尖皮肤微微泛白,亦可在矫治器戴入前在鼻撑上涂些润滑剂。

　　3　固位胶带力量不足会使颌骨矫形的进程变缓,同时不能最大限度地扩展裂隙周围的软组织,还能加大矫治器脱出到舌后缘阻塞呼吸道的概率。虽然呼吸道阻塞发生概率很小,但后果会比较严重。可在矫治器基托的腭部打一直径 6～8mm 的孔,在呼吸道阻塞时留下气道,避免发生严重并发症。

　　术前鼻-牙槽骨塑形不仅能矫正 UCLP 上颌骨裂隙与齿槽裂隙,恢复较正常的牙弓形态,还能明显改善患儿的颜面形态。唇裂隙两侧的唇组织被延长,唇裂隙减小,降低了术前术后的肌张力。患侧鼻翼软骨及鼻孔畸形得到矫正,提高了鼻的对称性,鼻外形也得到明显改善,患侧鼻小柱、人中嵴、鼻翼基部、鼻尖均恢复到较接近健侧形态的正常解剖位置上(图 17-15、图 17-16)。

　　术前鼻-牙槽骨塑形不仅能使 BCLP 的前颌骨后退,形成较理想的牙弓形态,为牙齿的萌出提供了更好的条件,而且能明显改善鼻尖和前唇接触的状态,使前突上翘的前唇复位并向后移动,长度增加,同时短小或缺失的鼻小柱也被延长。这些缺损与移位畸形的改善为术中定点、标记以及恢复鼻外形和上唇正常生理结构创造了良好的条件,降低了手术难度,同时 NAM 治疗后软组织张力降低,使术后瘢痕组织减少,能获得更为满意的术后效果(图 17-17)。

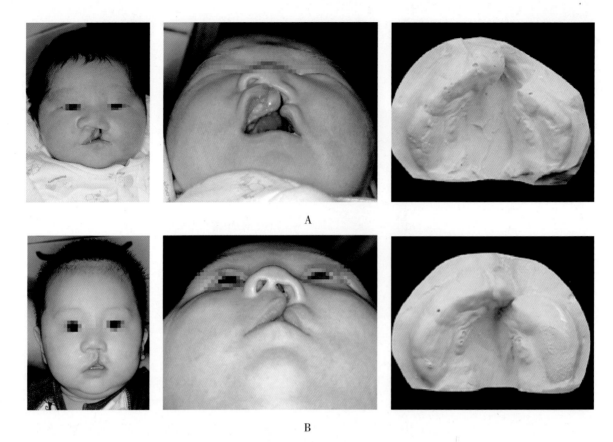

A

B

图 17-15　左侧完全性唇腭裂患儿的 NAM 治疗（一）
A. 治疗前正位、颏鼻位像及模型　B. 治疗后正位、颏鼻位像及模型

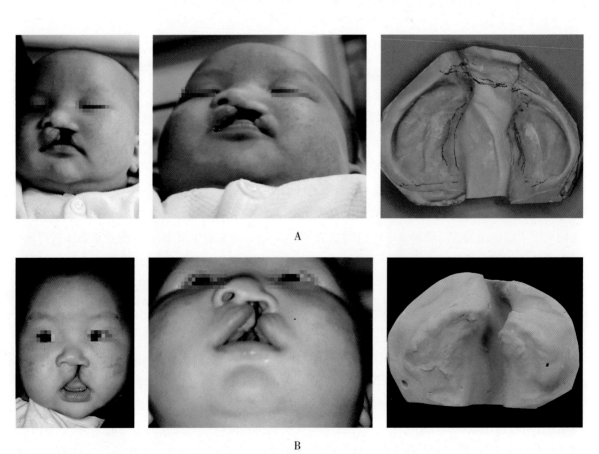

A

B

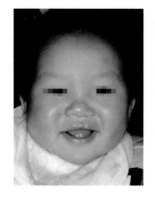
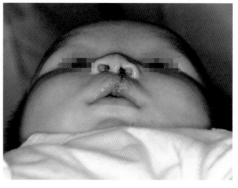

C

图 17-16 左侧完全性唇腭裂患儿的 NAM 治疗（二）
A. NAM 治疗前 B. NAM 治疗后 C. 唇裂修复术后

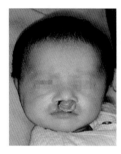
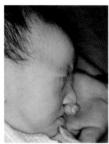
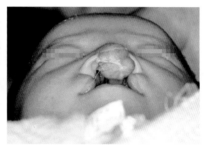
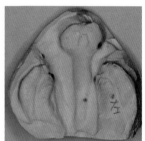

A

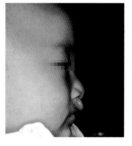
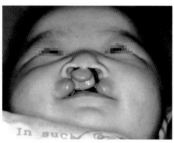
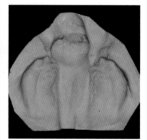

B

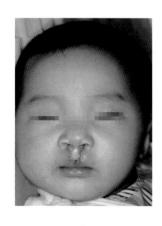
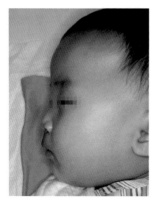
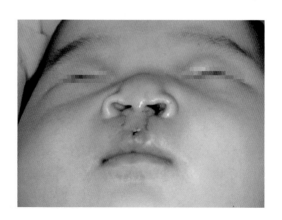

C

图 17-17 双侧完全性唇腭裂患儿的 NAM 治疗
A. NAM 治疗前 B. NAM 治疗后 C. 唇裂修复术后

目前在国内,唇腭裂患儿术前鼻-牙槽骨塑形(NAM)工作开展了十几年,并已取得了令人满意的初步效果。NAM 是一种无创、安全、实用、可行的唇腭裂序列治疗方法,但在模型设计时,主要根据临床医师的个人经验和粗略的测量数据制定治疗方案,通过每周调整矫治器,缓慢地排齐上颌牙槽骨,引导上颌骨的生长。临床操作没有统一量化的标准,牙槽骨移动的方向和位移量难以准确把握,同时操作时需要患儿的配合,费时费力且容易产生误差,从而大大影响了临床工作的效率。患儿戴上 NAM 后通常需要每周复诊,给路程远的患儿家庭带来一定的困难。

近年来,随着计算机软硬件技术、图像采集与处理技术、三维数字化成像技术等的飞速发展,三维数字化成像与测量技术在口腔正畸诊断、设计、治疗和疗效预测中的应用越来越广泛,针对 NAM 的局限性,希望实现牙槽各个骨段的精确、量化移动,实现 NAM 治疗的优化设计和个体化定制。应用激光扫描技术对唇腭裂患儿殆模型进行扫描,获取三维数字化模型,根据腭裂类型进行分类,建立腭裂模型三维数据库,分析比较不同类型患儿腭部组织形态的生长发育特点,为矫治器计算机辅助设计和临床进一步研究提供了一个基础平台。另外,在计算机上对重建出的三维模型进行治疗过程的可视化模拟和治疗结果观测;结合可视化三维图像处理技术,可以模拟临床矫治设计和牙槽骨定向量化移动,并进行可视化三维牙槽骨矫治;通过三维快速成型技术,生成各阶段性母模;用热压模技术制作每个阶段的透明压模矫治器,实现唇腭裂婴儿术前矫正的个性化精确设计,初步建立唇腭裂婴儿术前数字化正畸治疗系统。

第二节　唇腭裂婴儿术前数字化正畸系统的建立

一、唇腭裂婴儿三维数字化腭裂模型数据库的建立

通过激光扫描技术获得上颌牙槽骨模型三维结构信息。

激光扫描法(laser scan)自 20 世纪 80 年代末用于牙颌模型三维重建后得到迅速发展,其原理是应用激光三角测距法测出物体匀速螺旋旋转轴到物体表面的距离,被扫描物体转动到几个预设的位置进行扫描,可得到不同视角的多个扫描记录,将这些扫描记录拼合后就可以获得被扫描物体的三维数字图像。此法的主要优点是操作简便、抗干扰能力强、精度高、立体重构快捷,应用自带的软件,可立即得到彩色的三维图像并进行修改。该模型可在软件平台上沿 X、Y、Z 三个轴向上随意旋转,获得各个角度的视图效果;可用任意放大率来观测模型,进行任意部位的线距、角度的测量。国内外学者对牙颌模型三维激光扫描系统与手工测量进行了比较,认为牙颌模型激光扫描系统可靠性强、稳定性好。

三维数字化模型可实现术前正畸治疗进展的记录观察。由于唇腭裂序列治疗周期长,数字化模型较石膏记存模型易于长期存储,有利于探索患儿腭部组织形态的发育及变化规律,为唇腭裂早期术前矫治方案的制定提供科学依据,也可以为腭裂修补术术前模拟提供原始数据,同时也有利于正畸医师和外科医师进行病案的讨论交流,为远程网上诊断和治疗提供信息载体。通过采集每个唇腭裂患儿的腭裂三维数字化模型,根据腭裂情况进行分类,形成数据库,以指导术前正畸治疗,并为教学和科研提供丰富的资料。腭裂三维数字化牙颌模型数据库的建立也是新兴的口腔正畸信息学的一项重要内容。数字化牙颌模型以其具有的诸多优点正在逐步取代传统的石膏模型。

二、唇腭裂婴儿术前数字化正畸系统的建立

总体技术设计程序如图 17-18 所示。其主要内容有腭裂模型数字化技术、矫治过程计算机辅助设计技术、快速成型技术以及热压模成型技术。

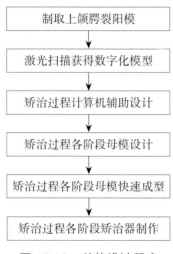

图 17-18　总体设计程序

(一)腭裂数字化模型的建立

腭裂数字化模型是矫治过程计算机辅助设计的基础,在此基础上,可对腭裂进行矫治过程设计以及矫治器的制作。牙颌模型的数字化技术主要包括三维激光扫描技术和逆向工程技术。

采用 Konica Minolta Vivid 910(Konica Minolta,Tokyo,Japan)对石膏模型进行激光扫描,主要性能指标为激光三角测距,三维图像 640×480 像素,精确度小于 0.2mm。调整摄像头的焦距、光圈,对每个石膏模型从三个角度进行扫描,以确保没有盲区,时间约 10 分钟。同时进行除噪、消除阴影、消除层差、平滑等一系列处理,以获得清晰的数字化模型图像。在系统软件 Polygon Editing Tool 2.0(PET 2.0,Konica Minolta)中重建三维图像,以 STL 文件存储(图 17-19)。

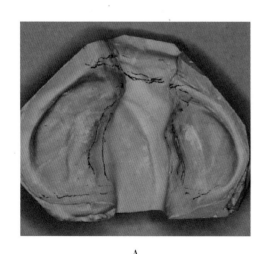
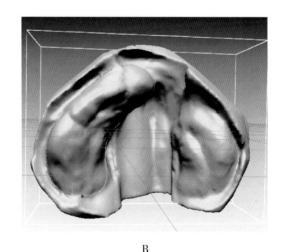

A　　　　　　　　　　　　　　　B

图 17-19　石膏模型和激光扫描重建完成的三维数字化模型
A. 石膏模型　B. 数字化模型

（二）矫治过程计算机辅助设计

矫治过程计算机辅助设计（computer aided design，CAD）是以腭裂数字模型为基础，根据临床设计实现虚拟矫治的过程，通过虚拟治疗来选择制定最佳治疗方案，实现治疗效果的三维动态演示与修改，并以数字模型的形式输出方案，使矫治更为精确。

在 RapidForm 2006（Inus，Technology，Seoul，South Korea）软件平台上，通过对三维数字化腭裂模型进行诊断、分析，并完成牙槽骨的分割、最终状态设计、分步设计，同时结合腭裂模型数据库进行牙弓弧度分析及正常生长量的补偿，分步骤移动错位的上颌牙槽骨，进行个体化的骨块移动轨迹设计，使骨块量化移动，精确控制牙槽骨的移动方向和力值，缓慢排齐上颌牙槽骨，并以数字模型的形式输出治疗方案，使矫治更为精确（图 17-20）。

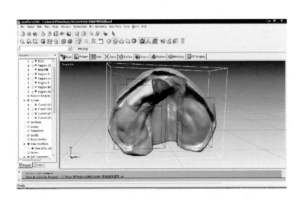
A

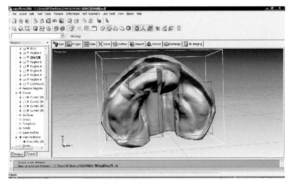
B

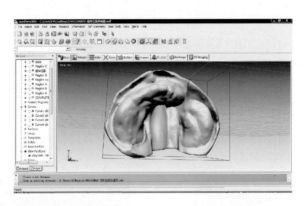
C

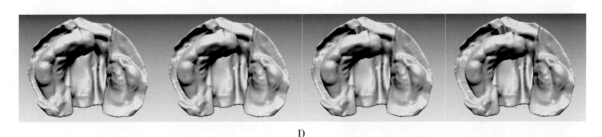
D

图 17-20　牙槽骨的分割、最终状态设计、分步设计系列数字化模型

矫治过程计算机辅助设计的原则：①整个矫治过程遵循持续轻力；②维持牙弓的应有宽度，补偿牙槽骨的正常生长量；③纠正中线；④矫形错位的牙槽骨，恢复较正常的牙弓形态；⑤减小上颌裂隙和齿槽裂隙。

（三）矫治过程各阶段性母模的快速成型技术

通过快速成型,可以将根据治疗计划和设计形成的各阶段性数字化腭裂矫治过程加工成为实体模型,即母模。母模是唇腭裂患儿在矫治过程中某一阶段的腭裂模型的期望结构,实际上也是一个牙颌模型。快速成型技术(rapid prototyping technology,RPT)是一种能够形成固体形状的新型现代制造技术,是机械工程、计算机辅助设计与制造、检测技术、激光技术及材料科学等高科技技术的综合。快速成型技术是将复杂的三维实体模型离散成二维或一维几何,分别加工成型并以一定方式堆积成目标三维实体的成型技术,具有快速性、准确性以及擅长制造复杂实体的特点。由于患儿的个体差异和矫治过程中每一阶段牙槽骨的渐变,因此,矫治器的制作只能采取高精度的定制加工技术——快速成型技术来生成矫治过程中的每一副腭裂模型,并以此为母模加工矫治器。首先打印成型一个等比例的模型(scale model),和原始石膏模型进行比较测量,确保没有误差和变形,然后打印成型一系列母模(图 17-21)。

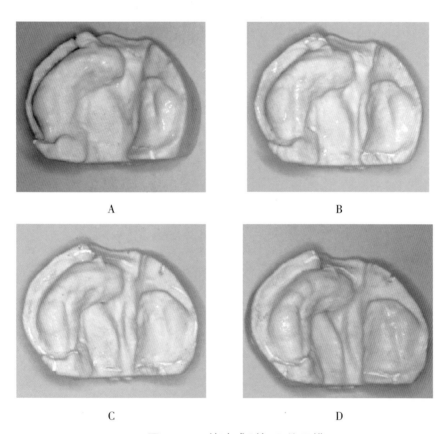

A B

C D

图 17-21　快速成型打印的母模

（四）热压模成型技术制作系列矫治器

在实体模型上,通过热压模成型技术加工出系列矫治器(图 17-22)。热压模成型技术是指通过使用压缩空气产生的正压力或者使用真空装置产生的负压力,将热塑性塑料加热、软化,从而进一步成型的一种加工技术。用厚度 2.0mm Temp Splint 为每一过程制作一个矫治器,添加固位柱,经过修整、打磨、抛光后,按照设计,定期应用于唇腭裂患儿。

（五）临床应用

患儿每月复诊 1 次,根据进程给患儿家长 4 个矫治器,要求按序号每周更换 1 个。在持续轻力的作用下,错位的上颌各骨段从一开始就朝着最终的位置移动,实现计算机模拟的矫治目标,达到高效、简洁、精确且量化的术前矫治(图 17-23～图 17-25)。

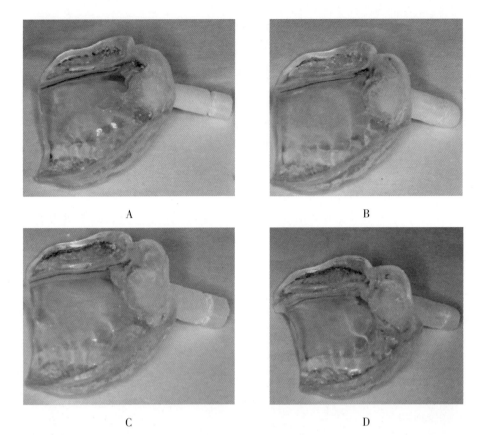

图 17-22 压模成型的系列矫治器

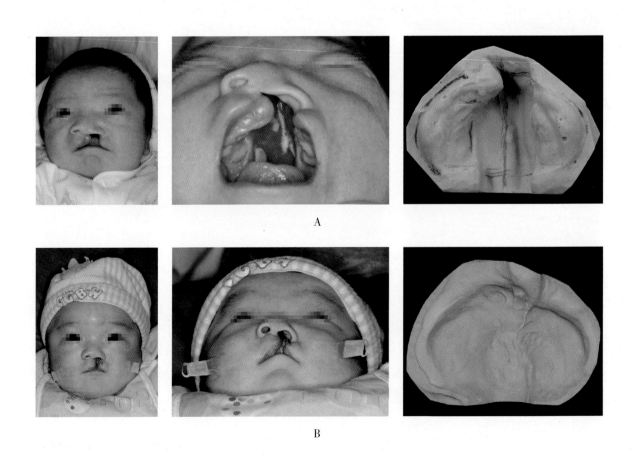

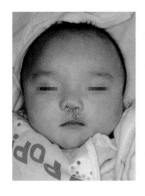
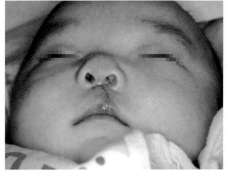

C

图 17-23　左侧完全性唇腭裂患儿的 NAM 治疗
A. NAM 治疗前　B. NAM 治疗后　C. 唇裂修复术后

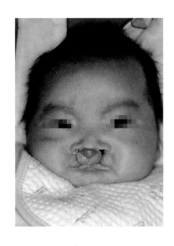
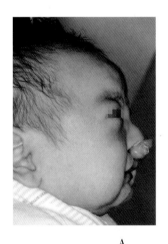
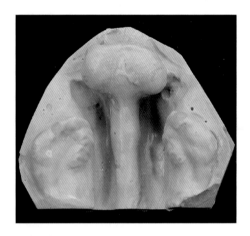

A

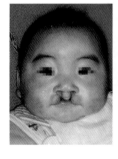
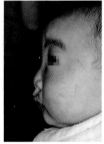
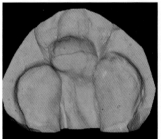
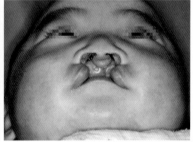

B

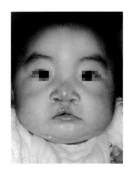
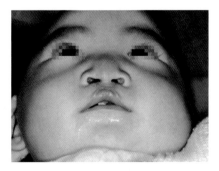

C

图 17-24　双侧完全性唇腭裂患儿的 NAM 治疗（一）
A. NAM 治疗前　B. NAM 治疗后　C. 唇裂修复术后

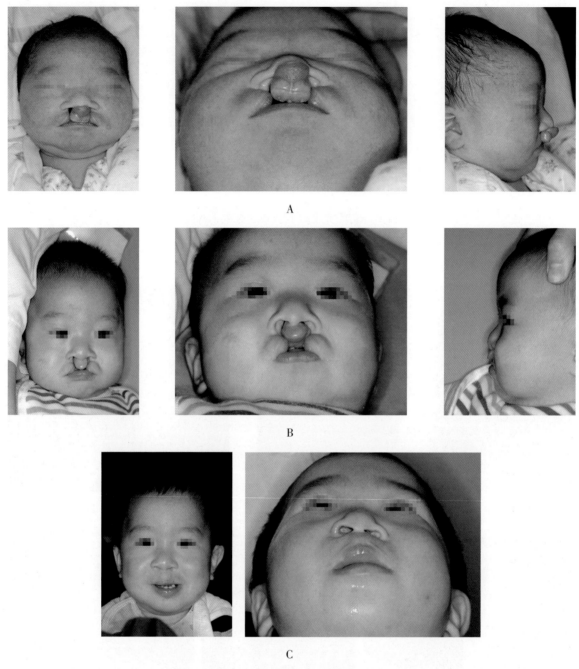

图 17-25　双侧完全性唇腭裂患儿的 NAM 治疗（二）
A. NAM 治疗前　B. NAM 治疗后　C. 唇裂修复术后 6 个月

　　将模型数字化技术和计算机辅助设计应用于唇腭裂的术前矫形治疗,将进一步提高唇腭裂术前正畸治疗的准确性及外科修复效果。分阶段给患儿家长几个矫治器,按序号每周更换 1 个,复诊时间可以大大延长,在总疗程不变的情况下,可减少复诊次数,节省治疗成本,尤其是降低了偏远地区患儿家庭的经济负担。对医师来说可以减少椅旁操作时间,提高临床工作效率。如患儿能良好配合,错位的上颌各骨段从一开始就朝着最终的位置移动,实现计算机模拟的矫治目标,达到高效、简洁、精确且量化的术前矫治,为后续的唇腭裂序列治疗奠定良好的基础。通过对软件的进一步熟悉以及更多病例的积累,有望进行远程网上诊断和治疗,使更多的唇腭裂患儿得到术前矫治的机会,为外科整复手术创造条件,提高手术效果,使唇腭裂的序列治疗日臻完善。

　　婴儿期术前矫形治疗并非大功告成,唇腭裂患儿在唇腭裂手术修复后,由于手术瘢痕挛缩,手术创伤及唇裂修复后异常唇肌力量的作用,使患儿出现各种各样的错𬌗,还需进行乳牙期、替牙期和恒牙期三个阶段的正畸治疗。所以,对唇腭裂患者的治疗应该是一个连续性的过程,应根据每一时期的特点制定相应的治疗设计方案,使唇腭裂患者获得𬌗、颌、面全面改善的良好效果。

（龚昕）

参考文献

[1] 史晓泓,唐慧,梁怡.新生儿唇腭裂畸形的致病因素研究进展[J].中国妇幼保健,2006,21(7):1006-1007.

[2] Li A Q, Sun Y G, Wang G H, et al. Anatomy of the nasal cartilages of the unilateral complete cleft lip nose[J]. Plast Reconstr Surg, 2002, 109(6): 1835-1838.

[3] McNeil C K. Orthodontic procedures in the treatment of congenital cleft palate[J]. Dent Rec, 1950, 72: 126-132.

[4] Rosenstein S W. A new concept in the early orthopedic treatment of cleft lip and palate[J]. Am J Orthod, 1969, 55(6): 765-775.

[5] Georgiade N G, Latham R A. Maxillary arch alignment in the bilateral cleft lip and palate infant, using pinned coaxial screw appliance[J]. Plast Reconstr Surg, 1975, 56(1): 52-60.

[6] Latham R A. Orthodontic advancement of the cleft maxillary segment: a preliminary report[J]. Cleft Palate J, 1980, 17(3): 227-233.

[7] Hotz M, Perko M, Gnoinski W. Early orthopaedic stabilization of the premaxilla in complete bilateral cleft lip and palate in combination with the Celesnik lip repair[J]. Scand J Plast Reconstr Surg Hand Surg, 1987, 21(1): 45-51.

[8] Grayson B H, Santiago P E, Brecht L E, et al. Presurgical nasoalveolar molding in infants with cleft lip and palate[J]. Cleft Palate Craniofac J, 1999, 36(6): 486-498.

[9] Pfeifer T M, Grayson B H, Cutting C B. Nasoalveolar molding and gingivoperiosteoplasty versus alveolar bone graft: an outcome analysis of costs in the treatment of unilateral cleft alveolus[J]. Cleft Palate Craniofac J, 2002, 39(1): 26-29.

[10] Lee C T, Grayson B H, Cutting C B, et al. Prepubertal midface growth in unilateral cleft lip and palate following alveolar molding and gingivoperiosteoplasty[J]. Cleft Palate Craniofac J, 2004, 41(4): 375-380.

[11] Matsuo K, Hirose T, Tomono T, et al. Nonsurgical correction of congenital auricular deformities in the early neonate: a preliminary report[J]. Plast Reconstr Surg, 1984, 73(1): 38-50.

[12] Grayson B H, Maull D. Nasoalveolar molding for infants with clefts of the lip, alveolus and palate[J]. Clin Plast Surg, 2004, 31(2): 149-158.

[13] Grayson B H, Cutting C B. Presurgical nasoalveolar orthopedic molding in primary correction of the nose, lip and alveolus of infants born with unilateral and bilateral clefts[J]. Cleft Palate Craniofac J, 2001, 38(3): 193-198.

[14] Kozelj V. Experience with presurgical nasal molding in infants with cleft lip and nose deformity[J]. Plast Reconstr Surg, 2007, 120(3): 738-745.

[15] 龚昕,钱玉芬.术前鼻-牙槽骨塑形在双侧完全性唇腭裂患儿治疗中的应用[J].上海口腔医学,2009,18(6):580-583.

［16］Redmond W R. The digital orthodontic office: 2001［J］. Semin Orthod，2001，7（4）: 266-273.

［17］Macchi A, Carrafiello G, Cacciafesta V, et al. Three-dimensional digital modeling and setup［J］. Am J Orthod Dentofac Orthop, 2006, 129(5): 605-610.

［18］Asquith J, Gillgrass T, Mossey P. Three-dimensional imaging of orthodontic models: a pilot study［J］. Eur J Orthod, 2007, 29(5): 517-522.

［19］Kusnoto B, Evans C A. Reliability of a 3D surface laser scanner for orthodontic applications［J］. Am J Orthod Dentofac Orthop, 2002, 122(4): 342-348.

［20］Maull D J, Grayson B H, Cutting C B, et al. Long-term effects of nasoalveolar molding on three-dimensional nasal shape in unilateral clefts［J］. Cleft Palate Craniofac J, 1999, 36(5): 391-397.

［21］陈俊,吕培军,冯海兰,等.牙颌模型三维激光扫描系统可靠性研究及与手工测量的比较［J］.现代口腔医学杂志,2000,14(4):251-253.

［22］Santoro M, Galkin S, Teredesai M, et al. Comparison of measurements made on digital and plaster models［J］. Am J Orthod Dentofac Orthop, 2003, 124(1): 101-105.

［23］Quimby M L, Vig K W, Rashid R G, et al. The accuracy and reliability of measurements made on computer-based digital models［J］. Angle Orthod, 2004, 74(3): 298-303.

［24］Gracco A, Buranello M, Crozzani M, et al. Digital and plaster models: a comparison of measurements and times［J］. Prog Orthod, 2007, 8(2): 252-259.

［25］Yu Q, Gong X, Wang G M, et al. A novel technique for presurgical nasoalveolar molding using computer-aided reverse engineering and rapid prototyping［J］. J Craniofac Surg, 2011, 22(1): 142-146.

第十八章
唇腭裂患者的颌面部生长发育

第一节　唇腭裂患者颌面部生长发育的影响因素

唇腭裂患者颌面部生长发育受遗传因素和环境因素共同影响。作为口腔颌面部最常见的先天性畸形,唇腭裂的发生具有明显的遗传倾向,由此也决定了遗传因素在唇腭裂患者颌面部生长发育中所起的作用。有研究表明,亲代与子代间存在遗传因素的唇腭裂患者,其颌面部的生长发育畸形更为严重。唇腭裂患者的颌面部生长发育还受环境因素(先天环境和后天环境)的影响,先天环境是指患儿在母体内(胚胎期和胎儿期)受到生物、化学和物理等致畸因素的影响造成裂隙的发生,从而改变了颌面部生长发育的模式和潜力,使唇腭裂畸形在胚胎期和胎儿期不断发展和加重;后天环境主要指人为的医源性干涉因素和口腔颌面部的功能性因素。一般认为,外科手术的早期干预、手术创伤对颌骨生长发育中心的影响、术后瘢痕组织的挛缩和肌张力的异常等,可加重颌面部的发育畸形;同样,异常的呼吸、吮吸、吞咽、咀嚼和语言功能,其产生的病理性功能力量,也可使已经存在的唇腭裂畸形朝着更严重的方向发展。对唇裂与腭裂修复手术(尤其是唇裂修复术)对上颌骨生长方面的影响,以及影响方式、影响程度等,一直存在着较大争议。很多研究者认为,腭裂修复术是造成面中部凹陷的唯一原因,而唇裂修复术则对上颌骨的生长无影响,只对上颌前牙及牙槽骨产生作用。另有学者认为,唇裂修复术后造成过短、过紧的上唇,对患儿的上颌骨产生了较大的张力,这种张力限制了上颌骨前后向的生长发育。

第二节　唇腭裂患者颌面部生长发育的形态特征

唇裂合并齿槽裂、完全性唇腭裂以及单纯腭裂患者的颌面部形态特征是存在差异的。

一、唇裂合并齿槽裂患者

唇裂合并齿槽裂早期行唇裂修补术的患者,由于唇部手术瘢痕的影响,上颌骨矢状方向存在一定程度的发育障碍,但往往畸形程度较轻,常表现为面中1/3略微凹陷,裂隙侧个别牙(切牙或尖牙)反𬌗,侧切牙缺失或畸形概率较高;上颌骨的垂直向发育稍差或基本接近正常,上下前牙覆𬌗变浅,畸形随生长发育而逐渐加重;上颌骨的水平向(横向)及下颌骨的发育则基本正常(图18-1)。

早期未行唇裂修补术的患者,上颌骨矢状方向的生长发育未受明显影响,双侧唇裂患者偶见

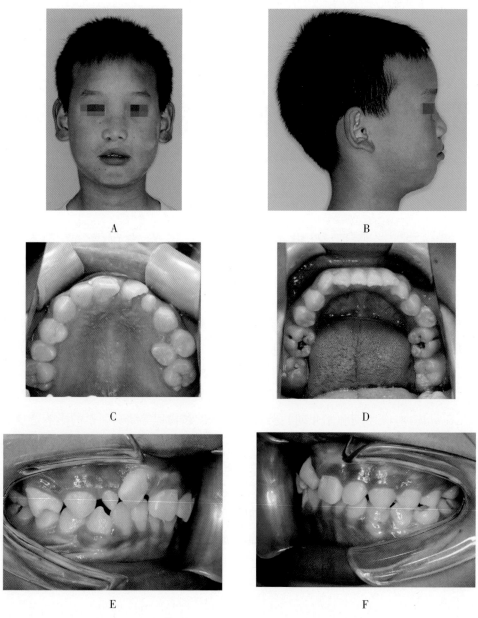

图 18-1　唇裂合并齿槽裂患者的颌面部形态特征
A. 正位像　B. 侧位像　C、D. 口内像　E、F. 咬合像

前颌骨因不联合而过分前突。一期齿槽裂植骨往往对上颌骨的生长发育造成影响,目前主张在混合牙列期(9～11 岁)实施齿槽裂植骨术。此时手术不仅可帮助尖牙正常萌出,对上颌骨的生长发育影响也最小。

二、完全性唇腭裂患者

未行任何手术的完全性唇腭裂患儿除了有裂隙存在和骨段移位外,组织缺损较少,可能有腭部前端齿槽高度不足,而牙弓的长度和宽度大多正常。如果持续到成年期仍未对该类患者进行任何修复手术,多数的研究表明,大部分患者的上颌骨位置正常或前突,上颌骨后缩者并不多见;对于垂直向生长量,几乎没有研究发现有异常;牙弓宽度在磨牙区表现为基本正常或轻度增大,而在尖牙区则多表现为缩小。总而言之,此类患者颌面部的生长发育基本接近于正常人,只有少数研究结果持相反意见。

早期行唇裂修复术后未关闭腭部裂隙的患儿在矢状方向，混合牙列期表现为上颌长度的缩短，而成年期则表现为上颌位置的后缩；在垂直方向，混合牙列期表现为面上部高及全面高的缩短，而成年期则基本正常；水平方向由于腭部裂隙的存在及舌体位置的异常，表现为上颌宽度的增大，混合牙列期表现为后段牙弓宽度增大，而成年期则表现为后段牙弓宽度增大、前段牙弓宽度缩窄，可能与两侧上颌骨段向裂隙旋转有关。矢状方向及垂直方向的研究结果与国外多数的研究相一致，即上颌骨位置相对后缩，只有个别报道认为上颌骨位置基本正常；而对于上颌骨的垂直高度，则一致认为基本正常（图18-2）。

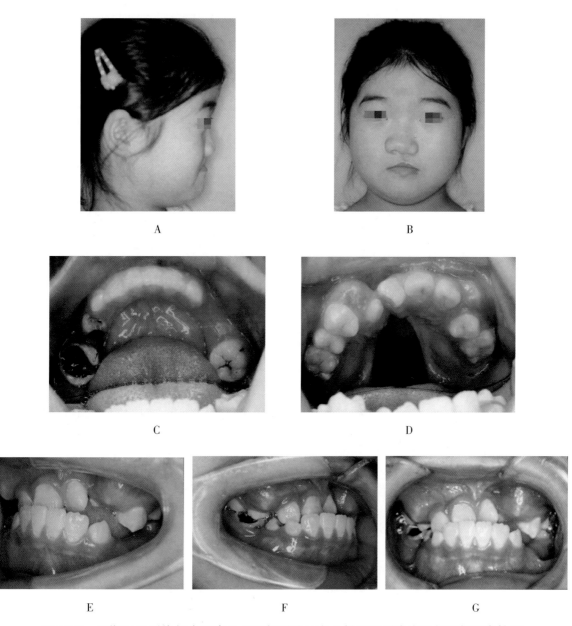

图18-2　早期行唇裂修复术后未关闭腭部裂隙的完全性唇腭裂患者的颌面部形态特征
A. 侧位像　B. 正位像　C、D. 口内像　E、F、G. 咬合像

早期行唇腭裂修复术的患儿在矢状方向，因上颌长度生长不足导致上颌长度缩短和上颌位置的后缩，这种情况随年龄的增加而加重，下颌的线性长度通常正常，但下颌位置可能相对后缩，同时由于舌体位置较低，导致下颌角变大，整个下颌呈后荡趋势，由此加重面形后缩的倾向。在垂直方向，大部分的研究结果表明，患者的上面高由于上颌的垂直向发育不足而减小，而全面高可能接

近或略大于正常,其原因与下颌角代偿性增大和下颌姿势的改变(下颌呈后荡)有关。在水平方向,唇腭裂修补术后原先裂开的上颌骨段向近中方向旋转移位,使上颌宽度随年龄增大日益缩窄,这在双侧完全性唇腭裂患者中表现尤为明显,下颌宽度的生长通常是正常的,导致上颌相对于下颌明显狭窄,这种上下颌宽度的不协调往往随年龄的增长而加重,临床常表现为全牙弓的严重反𬌗(图 18-3)。

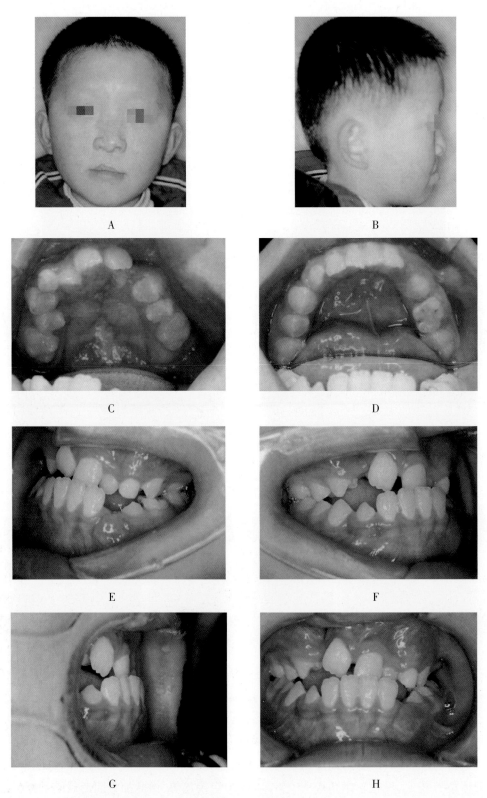

图 18-3 早期行唇裂修复术后未关闭腭部裂隙的完全性唇腭裂患者的颌面部形态特征
A. 正位像 B. 侧位像 C、D. 口内像 E、F、G、H. 咬合像

三、单纯腭裂患者

单纯腭裂患者由于畸形局限于腭部,并未涉及前颌骨以及齿槽部,因此其矢状向及垂直向的畸形程度较完全性唇腭裂患者为轻。

未行腭裂修复术的单纯腭裂患者在矢状方向,在混合牙列期除了上颌长度较小外无其他明显异常,而随着年龄的逐渐增大,上颌位置也呈现略微后缩;在垂直方向,上颌垂直高度基本正常,而下颌由于舌体位置的改变可能存在顺时针旋转,临床表现为前牙轻度开𬬭;在水平方向,其上颌宽度明显增大(图18-4)。

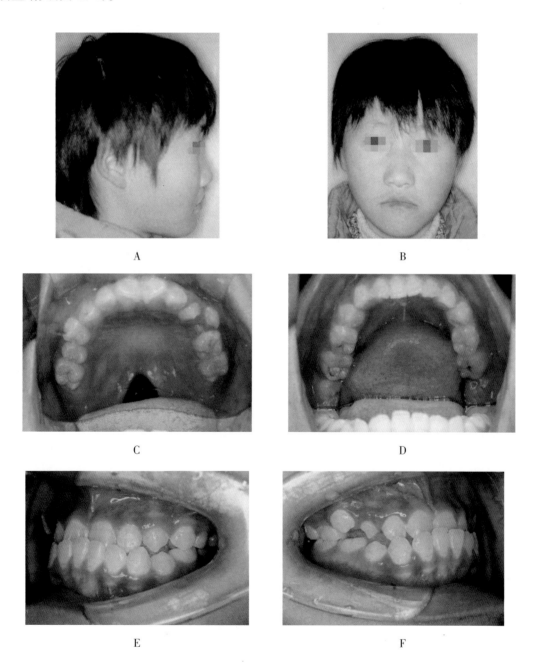

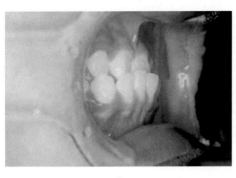
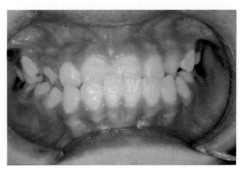

G   H

图 18-4　未行腭裂修复术的单纯腭裂患者的颌面部形态特征
A. 侧位像　B. 正位像　C、D. 口内像　E、F、G、H. 咬合像

　　早期行腭裂修复术的单纯腭裂患者在矢状方向存在上颌长度缩短以及位置后缩；在垂直方向，由于下颌的顺时针旋转，可表现为面下高度增大；而在水平方向，有些患者则有可能表现为上颌宽度缩窄，双侧后牙区反𬌗（图 18-5）。

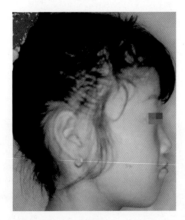
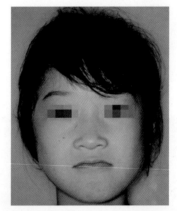

A   B

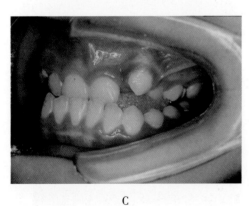
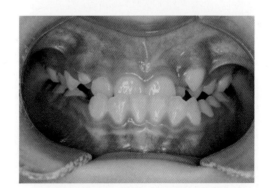

C   D

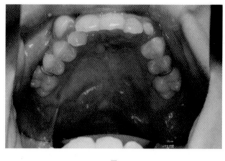
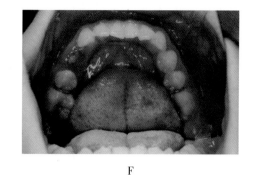

E　　　　　　　　　　　　　　　F

图 18-5　早期行腭裂修复术的单纯腭裂患者的颌面部形态特征
A. 侧位像　B. 正位像　C、D. 咬合像　E、F. 口内像

第三节　牙槽突裂植骨与颌骨生长发育的关系

　　唇腭裂通常伴有牙槽突裂,常表现为牙槽突骨缺损、牙弓完整性丧失、缺损处牙异位萌出、裂隙处牙阻萌、口鼻瘘以及由于鼻翼基底部缺乏骨组织支持而出现的鼻翼塌陷等畸形。目前,对于唇腭裂的治疗已由单纯性关闭唇腭裂裂隙发展到由多学科共同合作的综合序列治疗,明显地提高了唇腭裂的治疗效果。随着对唇腭裂先天畸形生理病理的进一步认识,由牙槽突裂所引起的诸多问题逐渐得到重视,使牙槽突裂植骨成为序列治疗的重要组成部分。

　　对于植骨时机的分歧主要为一期植骨(2 岁以前)和二期植骨(混合牙列期)的不同选择。

一、牙槽突裂一期植骨术

　　牙槽突裂一期植骨术曾流行于 20 世纪 50 年代末至 70 年代初,手术年龄在 6～24 个月。植骨与唇腭裂修复手术同期进行,其目的主要是防止明显的上颌骨横向塌陷,通过术前矫治尽早地纠正错位的上颌骨段,并通过植骨稳定上颌骨;早期消除牙槽突口鼻腔瘘,消除鼻腔液体溢出,改善口腔卫生;降低混合牙列期及恒牙列期正畸治疗的周期,减少正颌外科手术的需要性。另外,在婴儿阶段纠正畸形有利于患儿的语音学习,并降低畸形对患儿心理方面的影响。

　　(一)骨源的选择

　　一期植骨术植入骨的选择主要以自体骨为主,但由于婴儿的骨骼发育尚未成熟,因此供区的选择较为有限,仅局限于肋骨和颅骨。由于在生长发育早期髂骨存在较多的软骨组织而非松质骨,此时进行植骨可能会影响髂骨的生长发育,故不宜植入。另外,由于颅骨取骨量少,手术风险大,可能出现脑脊液漏、硬脑膜撕裂、出血、硬膜外血肿等并发症,因此临床上一期植骨的骨源首选肋骨。肋骨移植损伤小,可以修补牙槽骨的缺损,但对肋骨植入后的生物学特性尚存在争议。有报道指出,肋骨移植多为皮质骨移植,取骨时为整块取下并植入,虽然可以恢复牙槽骨的完整性,但无法与牙槽嵴骨质完全融合,阻止了裂隙侧尖牙和侧切牙的萌出。但也有学者认为,肋骨可以提供良好的骨支持组织,以提供尖牙的萌出。

　　(二)一期植骨术与颌面部生长发育的关系

　　从 20 世纪 70 年代开始,牙槽突裂一期植骨术遭到了大多数学者的冷落,许多学者相继报道一期植骨后上颌骨的生长发育严重受限,如植骨术后的上颌后缩、反𬌗牙槽骨形态不佳和对牙的阻萌、存在无骨组织支持的牙等情况,使人们对一期植骨术提出质疑。当然目前仍有部分治疗中心采用早期植骨,也有少量报道认为一期植骨术的效果比二期植骨术好。

1 矢状向关系 大多数学者认为一期植骨可导致上颌骨发育不良,引起上颌后缩、前牙反𬌗。Robertson 和 Jolleys 将唇腭裂患者分为一期植骨组和未植骨对照组,通过头颅定位片和𬌗模型的测量研究,结果显示植骨组上下颌骨关系发生严重不协调及下颌骨假性前突,而未植骨组的上下颌骨关系则保持稳定协调。他们又通过 4 年的随访研究,发现植骨组上颌骨前后向长度减少,前牙反𬌗发生率增加,上颌面积减小,从而证实一期植骨限制了上颌骨的发育。Friede 和 Johanson 认为若术中破坏了犁骨前颌骨缝而导致上颌骨及面中部发育异常,因为此缝在唇腭裂患者出生后的面部发育中扮演了极其重要的角色。

Trotman 对两所不同治疗中心(一所采用一期植骨,另一所未行植骨)的唇腭裂患者进行了研究,发现接受一期植骨后,患者的上颌骨凸度较未植骨者明显降低,但这并没有导致其上下颌骨间骨性Ⅲ类关系的产生,因为下颌骨代偿性地向后下方旋转。同样,Suzuki 也认为下颌骨良好的代偿作用可以降低前牙反𬌗率。

2 垂直向关系 描述上颌骨垂直向生长发育的指标主要是前上面高。Suzuki 等研究发现,一期植骨患者与未植骨患者相比,其前上面高减小,腭平面与前颅底平面夹角降低,由此得出一期植骨限制了上颌骨垂直向发育的结论。此观点亦被 Friede、Grisius 等证实。Sameshima 认为一期植骨对上颌骨垂直向发育的影响较矢状向发育更为严重。

3 水平向关系 对于一期植骨对颌骨水平向生长发育的影响,Jolleys 和 Robertson、Friede 和 Johanson 以及 Nylen 等均发现一期植骨患者的颊侧咬合呈现反关系的比例较未植骨组高,间接论证了一期植骨抑制了上颌骨水平向的生长发育。Rehrmann 等通过 10 年的随访研究,得出一期植骨组患者三维方向上咬合关系(包括水平向)均较未植骨组患者差。

虽然大部分学者由于一期植骨对颌面部生长发育产生的众多负面影响而废弃了这项技术,但仍有少数学者赞成一期植骨,Rosenstein 便是其中具有代表性的一位。他通过对一期植骨患者术后长达 30 余年的跟踪研究,认为一期植骨对患者颌骨的生长发育未产生明显影响。1982 年他对 16 例一期植骨后的青少年患者和未行植骨患者进行了对照研究,认为两组患者矢状向、垂直向的颌骨发育情况无差异。1991 年他又对 37 例植骨后患者进行了研究,再次证实一期植骨并没有降低上颌骨的生长潜力,并且结合正畸治疗后可形成较好的咬合关系。Rosenstein 认为获得成功的原因是他们与众不同的治疗技术,其中最主要的三点是:①唇裂手术与植骨手术非同期完成;②当错位的上颌骨段完全对齐并相接近后再行植骨;③尽可能减小手术范围,植骨限于前颌骨及牙槽突表面,而不破坏犁骨前颌骨缝。

二、牙槽突裂二期植骨术

20 世纪 70 年代初出现了牙槽突裂植骨单独进行的二期植骨术,其主要目的是恢复上颌骨的连续性;创造一个骨性环境,为恒牙的萌出提供骨支持;联合术前正畸治疗,由于上颌扩弓后,上颌牙弓及咬合关系并不稳定,通过植骨可以稳定牙弓,维持咬合关系。

牙槽突裂二期植骨术又可细分为:①早二期,于恒切牙萌出前实施;②中二期,于恒切牙萌出后、恒尖牙萌出前实施;③晚二期或称三期,于恒尖牙萌出后实施。对于早二期植骨的研究较少,赞同此期手术的学者认为,裂隙区的中切牙或侧切牙缺少足够的骨支持时,应提前进行植骨手术,以利于切牙的萌出。而晚二期植骨手术时,通常患者已成年,虽对生长发育影响最小,但此时患者恒牙列已建立,失去在正常位置萌出尖牙的机会和正畸治疗的最佳时机,并且植入骨缺乏功能刺激更易被吸收。

目前多数学者认为，在牙槽突裂裂隙侧恒尖牙萌出前的混合牙列期行中二期牙槽裂植骨修复，对上颌骨生长发育的影响较小，可获得较满意的疗效。进行中二期植骨较为合适的时间段为患儿恒尖牙牙根形成1/3～1/2的阶段，此时患儿通常在9～11岁。有研究显示，如果植入骨未接受刺激，则植骨后的骨吸收率明显增加；而裂隙侧的恒尖牙萌出移动至植骨区，会对植入骨有正性功能刺激，从而降低植入骨的吸收。

（一）骨源的选择

二期植骨术植入骨的选择较多，包括髂骨、颅骨、下颌骨正中联合部、胫骨及其他人工合成的生物材料。目前，自体骨仍被公认为理想的骨移植材料，因为自体骨能提供有活性无排异的骨细胞和诱导成骨的骨形成蛋白（bone morphogenetic protein，BMP），既具有骨诱导能力，又具有骨传导能力。

髂骨是目前临床上最常用的植入骨，被认为是二期骨移植的金标准，因为髂骨具有丰富的松质骨，可提供足够的植入量，术后后遗症少。与密质骨相比较，松质骨更易成活，可完全与受骨区结合，形成与牙槽骨相同的骨结构。然而取骨处皮肤上遗留瘢痕、术后疼痛引起的短期内行动不便、恢复时间长等是其主要不足。

（二）二期植骨术与颌面部生长发育的关系

针对上颌骨发育的研究，学者们认为上颌骨的矢状向和横向发育于8～9岁已基本完成，因此在这个年龄之后行牙槽突裂植骨术对上颌骨发育的影响很小。而上颌骨的垂直向发育主要依赖于牙槽嵴骨质的沉积，尖牙的萌出能刺激牙槽骨的形成，增加了植骨的成功率。这里我们主要讨论中二期植骨与颌面部生长发育的关系。

1 矢状向关系　大多数研究者认为中二期植骨对上颌骨矢状向发育无明显影响。Enemark等将唇腭裂患者分为尖牙萌出前植骨和未植骨两组，对两组头颅侧位片的测量数据进行了比较研究，结果显示两组与上颌骨矢状向发育有关的数据均无明显差异。Levitt通过对唇腭裂患者二期植骨术前术后上颌骨矢状向发育的趋势进行了比较，认为虽然植骨后上颌骨趋于后缩，但这种趋势在植骨前业已存在，并没有因二期植骨而有太大的改变。

2 垂直向关系　学术界关于中二期植骨是否对上颌骨垂直向生长发育产生影响尚存在争议。Enemark等的研究结果显示，尖牙萌出前植骨组的前上面高明显较未植骨组减少，原因是此年龄段上颌骨的垂直向发育尚未终止，而术中进行大范围的腭部黏膜松动阻碍了上颌骨的垂直向发育。此观点亦被Chang认同，不过尖牙的萌出能刺激牙槽嵴骨质的沉积，增加上颌骨的垂直高度。然而Levitt、Semb、Daskalogiannakis、Gesch等则认为，二期植骨对上颌骨垂直向生长发育并无不利的影响。

对于下颌骨的垂直向发育，Enemark认为由于上颌骨垂直向生长的抑制，下颌骨应呈现出向前上方旋转的趋势，但研究发现这一上下颌关系相比于未植骨组并不显著。而Semb则报道二期植骨组后下面高的增长较未植骨组高，但通过回归分析，认为这种现象与植骨无关。

3 水平向关系　目前关于二期植骨对颌骨水平向生长发育影响的研究较少。Trotman等通过对二期植骨组、未植骨组及未患唇腭裂组进行比较研究，结果显示上颌骨的宽度在植骨组和未植骨组间没有差异；未患唇腭裂组的前鼻棘点位于面正中，而唇腭裂患者的前鼻棘点均偏向无裂隙侧，这在植骨组和未植骨组间亦无差异；唇腭裂患者中切牙长轴通常向裂隙处倾斜，二期植骨后使这种现象的发生率明显降低；下颌骨的对称性并没有受到上颌骨非对称性的影响。

（陈振琦）

［1］Will L A. Growth and development in patients with untreated clefts［J］. Cleft Palate Craniofac J, 2000, 37(6): 523-526.

［2］Lisson J A, Schilke R, Trankmann J. Transverse changes after surgical closure of complete cleft lip, alveolus and palate［J］. Clin Oral Investig, 1999, 3(1): 18-24.

［3］Bishara S E, Krause J C, Olin W H, et al. Facial and dental relationship of individuals with unoperated clefts of the lip and/or palate［J］. Cleft Palate J, 1976, 13: 238-252.

［4］Yoshida H, Nakamura A, Michi K, et al. Cephalometric analysis of maxillofacial morphology in unoperated cleft palate patients［J］. Cleft Palate Craniofac J, 1992, 29(5): 419-424.

［5］Mars M, Houston W J. A preliminary study of facial growth and morphology in unoperated male unilateral cleft lip and palate subjects over 13 years of age［J］. Cleft Palate J, 1990, 27(1): 7-10.

［6］Lu D W, Shi B, Wang H J, et al. The comparative study of craniofacial structural characteristic of individuals with different types of cleft palate［J］. Ann Plast Surg, 2007, 59(4): 382-387.

［7］Chen Z, Wang G, Qian Y, et al. Sagittal maxillary growth in patients with unoperated isolated cleft palate［J］. Cleft Palate Craniofac J, 2009, 46 (6): 664-667.

［8］石冰.唇腭裂修复外科学［M］.成都:四川大学出版社,2004.

［9］Horswell B B, Henderson J M. Secondary osteoplasty of the alveolar cleft defect ［J］. J Oral Maxillofac Surg, 2003, 61(9): 1082-1090.

［10］Craven C, Cole P, Hollier L, et al. Ensuring success in alveolar bone grafting: a three-dimensional approach［J］. J Craniofac Surg, 2007, 18(4): 855-859.

［11］Eppley B L, Sadove A M. Management of alveolar cleft bone grafting—state of the art［J］. Cleft Palate Craniofac J, 2000, 37(3): 229-233.

［12］Eppley B L. Donor site morbidity of rib graft harvesting in primary alveolar cleft bone grafting［J］. J Craniofac Surg, 2005, 16(2): 335-338.

［13］Rosenstein S, Dado D V, Kernahan D, et al. The case for early bone grafting in cleft lip and palate: a second report［J］. Plast Reconstr Surg, 1991, 87(4): 644-654.

［14］Grisius T M, Spolyar J, Jackson I T, et al. Assessment of cleft lip and palate patients treated with presurgical orthopedic correction and either primary bone grafts gingivoperiosteoplasty, or without alveolar grafting procedures［J］. J Craniofac Surg, 2006, 17(3): 468-473.

［15］Sameshima G T, Banh D S, Smahel Z, et al. Facial growth after primary periosteoplasty versus primary bone grafting in unilateral cleft lip and palate［J］. Cleft Palate Craniofac J, 1996, 33(4): 300-305.

［16］Rosenstein S W, Grasseschi M, Dado D V. A long-term retrospective outcome assessment of facial growth, secondary surgical need, and maxillary lateral incisor status in a surgical-orthodontic protocol for complete clefts［J］. Plast Reconstr Surg, 2003, 111(1): 1-13.

［17］Eichhorn W, Blessmann M, Pohlenz P, et al. Primary osteoplasty using calvarian bone in patients with cleft lip, alveolus and palate［J］. J Craniomaxillofac Surg, 2009, 37(8): 429-433.

［18］Chang H P, Chuang M C, Yang Y H, et al. Maxillofacial growth in children with unilateral cleft lip and palate following secondary alveolar bone grafting: an interim evaluation[J]. Plast Reconstr Surg, 2005, 115(3): 687-695.

[19] Levitt T, Long R E, Trotman C A. Maxillary growth in patients with clefts following secondary alveolar bone grafting[J]. Cleft Palate Craniofac J, 1999, 36(5): 398-406.

[20] Daskalogiannakis J, Ross R B. Effect of alveolar bone grafting in the mixed dentition on maxillary growth in complete unilateral cleft lip and palate patients[J]. Cleft Palate Craniofac J, 1997, 34(5): 455-458.

[21] Gesch D, Kirbschus A, Mack F, et al. Comparison of craniofacial morphology in patients with unilateral cleft lip, alveolus and palate with and without secondary osteoplasty [J]. J Craniomaxillofac Surg, 2006, 34(2): 62-66.

[22] Trotman C A, Papillon F, Ross R B, et al. A retrospective comparison of facial dimensions in alveolar-bone-grafted and nongrafted unilateral cleft lip and palate patients [J]. Angle Orthod, 1997, 67(5): 389-394.

第十九章
牙槽突裂植骨术

牙槽突裂是在胚胎发育期由于球状突与上颌突融合障碍所致,与腭裂相同,故牙槽突裂亦称前腭裂。

牙槽突裂的治疗已有100多年的历史,直到20世纪50年代因其畸形导致的各种问题逐渐引起人们的重视,牙槽突裂骨移植修复的观念才逐渐被广泛接受并开始在临床应用,成为唇腭裂序列治疗的一个重要组成部分。牙槽突裂的治疗应以手术植骨为主,辅以正畸治疗、种植和义齿修复,以完善其功能和外形。

第一节　牙槽突裂植骨术

一、牙槽突裂植骨的历史回顾

早在19世纪初,唇腭裂裂隙主要通过外科手术关闭;到19世纪末,外科手术关闭腭裂间隙成为首选方法,而随后的修复治疗只是作为一种辅助治疗。此时的修复治疗往往被用来进行面部形态和功能上的弥补,如矢状向、横向、垂直向的发育不足,多采用覆盖整个上颌较大面积的义齿,以辅助发音和完善咀嚼功能。

1931年后,随着X线头影测量分析的出现,对颅面部生长发育的分析从定性发展到定量,正畸医师对唇腭裂的治疗产生了浓厚的兴趣,发现早期的外科手术创伤往往导致严重的上颌骨发育受阻。1949年报道了首例正畸医师与修复医师合作完成的唇腭裂治疗,用正畸治疗排齐牙齿,重置上颌骨骨段的位置,并应用一个短的固定修复桥体关闭最后的裂隙缺损,治疗效果较以往的活动义齿覆盖整个上颌骨有了明显的提高。这标志着唇腭裂治疗进入了正畸修复联合治疗的阶段。

但这时期仅有的正畸修复联合治疗也存在以下不足:①正畸治疗是有限的,年轻的成年患者还是需要人工义齿的修复;②上颌骨骨段是不稳定的,尤其是双侧牙槽突裂患者,上颌骨前段与整个牙弓之间没有骨性连接,需要一个相对较长的长桥义齿才能完成修复;③前庭黏膜处缺损所造成的口鼻瘘使口鼻腔相通,也不是正畸和修复治疗所能解决的问题。

1952年,Axhausen引入了牙槽突缺损植骨的概念,他的理念是重建可以支持牙齿的骨组织。随后数年内,牙槽突裂植骨的研究出现较多的报道,主要目的是稳定上颌骨,尤其是双侧牙槽突裂患者的前颌骨部分;重建牙槽突裂的骨质缺损,改善软组织关系;关闭口鼻瘘。

二、牙槽突裂的临床分类

牙槽突裂最常发生的部位在侧切牙与尖牙之间,其次在中切牙与侧切牙之间,少数可发生在中切牙之间或伴发腭裂;可单侧发生,也可双侧同时发生。根据裂隙的程度,牙槽突裂可分为三种:

1　完全性牙槽突裂　完全性牙槽突裂是指从鼻腔到前腭骨的牙槽突完全裂开,其裂隙宽度不一,口、鼻腔贯通。常见于单侧或双侧完全性唇腭裂患儿。

2　不完全性牙槽突裂　不完全性牙槽突裂是指牙槽骨部分裂开,鼻底及前庭部位牙槽骨有缺陷性凹陷,但保持着连续性,连续部分牙槽黏膜完整,口、鼻腔互不相通。

3　牙槽突隐裂　牙槽突隐裂是指牙槽骨有线状缺损或轻度凹陷,但未出现开放性裂隙,牙槽黏膜完整,口、鼻腔互不相通。

三、牙槽突裂的临床特点

1　面形不对称　完全性牙槽突裂患者由于牙槽突裂隙和鼻底相通,使患侧鼻翼失去骨性支撑而塌陷,鼻小柱偏向健侧,且患侧牙弓发育往往过小、过短,影响两侧上颌骨的对称性,从而导致两侧软组织的不对称。

2　𬌗关系异常　不同的裂隙程度所导致的𬌗关系异常程度也不同,单侧牙槽突裂患者由于患侧牙槽骨段发育过小以及扭转,使患侧出现前牙和(或)后牙的反𬌗;双侧牙槽突裂患者由于前颌骨明显前突,可造成前颌骨段深覆𬌗、覆盖或开𬌗,两侧骨段存在反𬌗。

3　牙弓不连续　完全性牙槽突裂患者的牙弓断裂,连续性遭到破坏,同时牙弓弧度亦出现异常,由于患侧或两侧骨段向内、向后移位而存在明显的台阶。

4　牙萌出异常　牙槽突裂患者可能有牙过小、牙冠畸形、错位以及先天性缺牙等,也有的牙在裂隙中或已萌出,或有埋伏的多生牙。预判没有利用价值或可能干扰手术的牙可以早期处理,但有时正畸科医师会要求保留这些牙到正畸年龄时再处理,利用它们保持间隙。

5　口腔卫生不良　牙槽突裂患者多因牙列不齐、口鼻腔相通以及本身的不良卫生习惯,常常造成食物嵌塞、牙龈炎、牙齿松动、多个牙龋坏。

6　语音障碍　牙槽突裂造成的牙弓形态异常,如反𬌗、开𬌗等,使患者在发舌齿音(如 z、c、s、zh、ch、sh 等)时会出现较明显的异常。

四、手术目的与要求

1　为裂隙邻近和未萌出的牙提供骨的支持。裂隙缘的牙通过植骨区萌出,使该牙有较好的牙槽骨支持,以防止牙的过早脱落。能满足邻近牙的正畸需要,不至于造成正畸时由于牙一侧没有骨组织支持而引起松动甚至脱落。

2　封闭口鼻瘘和前腭裂,分隔口鼻腔交通,防止口腔内液体从鼻腔溢出,改善口鼻腔的卫生状况,同时也阻断口鼻腔漏气,提高语言的清晰度。

3　牙槽突裂植骨后能使分段的牙弓连接成一个整体,防止裂隙侧骨段的塌陷,提供稳固的上颌牙弓形态(尤其是双侧唇腭裂患者),为将来的上颌骨前移创造条件。

4　为支撑唇和鼻底提供一个稳固的支架。牙槽突植骨后,可提高和支撑塌陷的鼻翼基底,建立一个完整的梨状孔边缘,有利于鼻唇二期的整复。

5　使裂隙区有足够的骨组织,能满足牙槽突裂缺牙区种植时人工牙根的埋入,为种植创造条件。

⑥ 手术治疗应该以不影响或少影响上颌骨发育为原则,尽可能避免或减少手术后继发性畸形的发生。

五、手术时间

对牙槽突缺损的修复长期存在着争议,主要围绕植骨时间、对颅面部生长发育和解剖的影响、植入骨的生理变化以及手术者的操作技能方面。在早期的植骨实践中,早期植骨(primary osteoplasty)曾占主导地位,即在唇裂手术之后、腭裂手术之前或在2~5岁期间进行植骨手术。但随后出现的植骨术后的上颌后缩、反𬌗、牙槽骨形态不佳、对牙齿的阻萌以及存在无骨组织支持的牙齿等情况使人们对早期植骨提出质疑。目前虽仍有部分治疗中心采用早期植骨的方法,也有少量报道认为早期植骨的效果比二期植骨好,但较多临床医师比较倾向二期植骨。

1972年Boyne P. J.、Sands N. R.首次提出二期植骨(secondary osteoplasty)修复牙槽突裂的缺损,即在混合牙列期(8~11岁)进行植骨。经过近半个世纪的发展和不断探索,多数唇腭裂治疗中心采用二期植骨方法,认为二期植骨减少了早期植骨的缺点,对上颌骨生长发育的影响较小。因为此时上颌骨的横向发育已基本完成,在手术期间的对位更准确,术前正畸准备可以更充分,有助于恒牙的萌出提供骨支持组织,因此植骨较安全,效果更好。对北美240个唇腭裂治疗组的调查显示,对牙槽突裂的植骨时间(二期植骨)及取骨部位(髂骨)有一致的认同。大量的文献资料证明,在尖牙牙根形成1/3~1/2时进行植骨是最佳时间。

六、骨源的选择

牙槽突裂植骨的来源可取之于髂骨、颅骨、胫骨、肋骨、下颌骨正中联合和磨牙后区牙槽骨等。松质骨移植后新骨形成的时间短,抗感染能力强,可以完全形成与牙槽突相同的骨结构,其效果优于密质骨。

① 髂骨 髂骨是目前临床上最常用的植入骨,因为髂骨具有丰富的松质骨,取骨简便和安全,并可提供足够的量,术后的后遗症较少;然而不相邻的取骨部位、取骨处皮肤上遗留瘢痕、术后疼痛引起短期内行动不便等是其主要不足之处。髂骨植骨较多用于二期植骨,因为早期(2~5岁)髂骨部位存在大量的软骨而非松质骨,此时进行植骨可能会影响髂骨的生长发育,而且牙槽突的成骨方式为膜内成骨,不是软骨成骨,故不利于牙槽突植骨的修复。

② 下颌骨 下颌骨作为移植骨也被部分学者所采用,原因是下颌骨在同一供骨区,可以使手术区局限在口腔内,避免在其他部位遗留瘢痕,也无须术后的制动。有学者认为下颌骨的来源为外胚层的间充质细胞,与上颌骨缺损区的骨来源是一样的;而髂骨为间充质来源,松质骨的形成为软骨成骨,与牙槽骨是不同的。有研究资料证明,下颌骨植入牙槽突裂隙后,裂隙区的牙槽骨高度较高、吸收较少,裂隙区附近牙齿的萌出较顺利,尖牙的阻生率也较低。虽然尖牙的阻生率与外科手术方式、时间和侧切牙的存在与否有较直接的关系,但也不否认,与髂骨和肋骨相比,下颌骨与上颌骨的相融性更好。下颌骨体积较小,可提供的松质骨较少,且二期植骨的时间是在上尖牙牙根形成1/3~1/2时,此时下尖牙也处于萌出阶段,如果取骨量和方式不当,会造成下尖牙、下切牙牙根以及神经组织的损伤。有研究资料表明,植骨手术后,尖牙反而改变了萌出方向,有阻生的倾向,需要术后外科助萌和正畸治疗。

③ 肋骨 肋骨移植多用于早期牙槽突裂植骨,其原因是在生长发育早期,髂骨存在较多软骨组织,不宜植入;而肋骨移植损伤小,可以修补牙槽骨的缺损。对肋骨植入后的生物学特性尚存在争议,有学者认为肋骨移植多为皮质骨的移植,取骨时为整块取下并植入,虽然可以恢复牙槽骨的

完整性,但却阻止了裂隙侧尖牙和侧切牙的萌出;也有学者认为,肋骨可以提供良好的骨支持组织,有利于尖牙的萌出。

4 颅骨 颅骨也被作为移植骨用于修复牙槽突裂缺损。颅骨植骨有瘢痕隐蔽、术后疼痛轻、植骨成功率较高的优点,而且颅骨的成骨方式也是膜内成骨,与上颌骨一致。但颅骨的取骨方式影响了它的推广应用,用开颅器和改良的环锯进行取骨,植骨的成功率较髂骨差,而且颅部取骨存在较危险的并发症,如脑脊液渗漏、硬脑膜撕裂、出血和硬膜外血肿等。LaRossa D. 等的研究表明,当牙槽突裂较严重时,如单侧或双侧完全性牙槽突裂,髂骨植入后裂隙区牙槽骨的高度优于颅骨植入后的牙槽骨高度;如果牙槽突裂不严重,如不完全性牙槽突裂,则髂骨与颅骨相比而没有显著性差异。

5 胫骨 胫骨作为供骨区与也有术后疼痛较轻、出血量较少、术后留院时间短等优点,且术后 1 天即可行动,关节功能活动恢复良好,供骨区的骨折感染等并发症也少见。

目前对于牙槽突裂植入骨的替代品有了更多研究,临床上运用了各种骨生物材料来替代自体骨。理想的骨生物材料应具有良好的生物相容性和降解性;具有多孔结构,能适应一定范围的应力变化;可作为支架,引导成骨细胞和血管长入;具有良好的骨传导作用和一定的骨诱导作用。如生物活性玻璃类材料是一种硅酸盐性质的异质移植材料,其成分与人体天然骨类似,可促使细胞分泌更多的胶原蛋白、骨形成蛋白,使骨的形成加快。有研究表明,生物活性玻璃类材料(倍髂生)有良好的生物相容性和力学特性,移植后尖牙可向移植区移动萌出。但根据临床体会,有的病例数月后暴露术区,移植人工骨材料与自体骨界限明显,没有很好地融合。另有报道称相类似的材料如羟基磷灰石可能会妨碍牙的萌出及正畸治疗所需要的骨移动。Chin 等运用重组人骨形成蛋白(recombinant human bone morphogenetic protein,rhBMP)修复牙槽突裂。骨形成蛋白是属于转化生长因子家族的一种内源性蛋白质,与胚胎发育及骨骼的形成关系密切,它可刺激诱导未分化的间充质细胞向骨及软骨细胞分化,从而促进骨再生和加速骨愈合。1971 年 Urist 等首先命名并分离出骨形成蛋白,现通过重组及克隆可以获得大量的、纯净的 rhBMP-2 用于临床及实验,在骨科用于脊柱融合及长骨骨折不联合的治疗,在口腔颌面外科用于种植义齿时上颌窦底的提升等,亦可单独用于裂隙适度的牙槽突裂,或联合牵引成骨术修复裂隙大的牙槽突裂。rhBMP-2 与蒸馏水混合获得 1.5mg/ml 的浓度,可吸收胶原海绵(absorbable collagen sponge,ACS)在其中浸泡 20 分钟,形成一种称为 rhBMP-2/ACS 的材料。把这种材料置入牙槽突裂隙中,关闭软组织即完成手术,15 个月后随访摄 X 线片提示有骨的固化形成骨的连续性及恒牙从重建的牙槽骨中萌出,并且不引起相接触牙根的吸收,对正畸治疗也有正常的反应。另有报道称运用骨引导再生材料不可吸收胶原膜(聚四氟乙烯膜)修复裂隙较小的牙槽突裂,4 个月后可以和骨结合形成骨桥,且通过正畸治疗后相邻牙也有萌出,12 个月可看到很好的效果;如果裂隙过大,可联合运用不可吸收胶原膜和髂骨植骨。也有学者用可吸收生物胶原膜(Bio-Gide)引导新骨的形成,胶原膜在术后 6～8 周吸收,骨质修复良好。国外学者运用去蛋白作用后的网状小牛骨粉(Bio-Oss)和可吸收生物胶原膜修复骨缺损,6 个月后的结果显示可吸收胶原膜已降解, 在包绕 Bio-Oss 颗粒的结缔组织中新骨形成平均为 17.6%±14.5%,大部分仍为 Bio-Oss 颗粒(40.5%±9.3%)和骨髓结缔组织(41.9%±13.1%)。尽管移植材料长时间没有被新骨替代,但 1 年后的临床效果仍相当好。

组织工程对于替代骨的研究也相当多,组织工程成骨材料(TEOM)由富含血小板的血浆和自体的间质干细胞组成,通过分离、培养、增殖、诱导使其具有成骨潜力。Van der Meij 等报道在植入自体骨术后 1 年牙槽裂隙中的余留骨量为 70%;而用同样评价方法测得 TEOM 植入 9 个月后形成 79.1% 的再生骨,且可能有助于牙从正常的位置萌出。TEOM 有良好的应用前景,它可重复操作,提供丰富的骨源,对自身没有明显损害,但目前因技术难度大、操作过程烦琐、费用高,推广应用存在一定的限制。

七、手术方法

1 组织瓣的类型 切口设计为关闭牙槽突裂隙和前庭的口鼻瘘口,根据裂隙或瘘口的大小和软组织的缺损程度,组织瓣的设计有三种类型:

(1)裂隙或瘘口小、软组织基本没有缺损时,在裂隙区的乳牙列沿牙冠周围(如恒牙列,在龈缘以上 3~4mm)做一基底在侧上方的三角形龈黏膜瓣即可(图 19-1)。

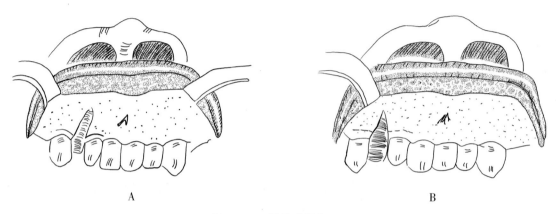

A   B

图 19-1 龈黏膜瓣切口
A. 乳牙列切口 B. 恒牙列切口

(2)裂隙较宽,单利用裂隙唇侧软组织不够时,可设计基底在侧上方的龈唇黏膜瓣(图 19-2),将组织瓣滑行到裂隙区,覆盖在移植骨表面。

(3)裂隙宽、口鼻瘘大、软组织缺损多者,则可在颊沟设计蒂在上方的龈颊黏膜组织瓣(图19-3),将组织瓣旋转覆盖在移植骨表面,关闭裂隙和瘘口。

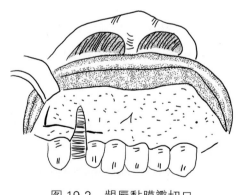

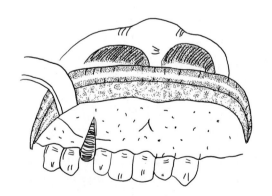

图 19-2 龈唇黏膜瓣切口   图 19-3 龈颊黏膜瓣切口

2 植骨与缝合 按前述设计,先沿裂隙边缘纵行切开两侧黏膜,剥离黏骨膜,延伸到牙槽突裂深面达腭侧,显露整个裂隙区。然后在腭侧裂隙边缘切开,利用裂隙两侧黏骨膜组织来形成鼻底,封闭口鼻瘘的鼻侧面,严密缝合腭侧和鼻底后,将松质骨填入整个裂隙范围内,同时增加上颌骨的厚度和支撑鼻翼基底。应尽可能将松质骨均匀填入,注意牙槽突顶和梨状孔底,然后将前面已翻起的龈黏膜瓣覆盖在植骨区,以关闭前面牙槽突部,在无张力下缝合。如需要,可将瓣的切口延伸到唇部或向颊沟延长切口,后面切断,形成龈唇颊黏膜瓣,滑行推进覆盖在移植骨面,关闭牙槽突裂的口腔侧裂隙。牙槽突裂隙宽、口鼻瘘口大者,可将唇颊黏膜瓣旋转覆盖在移植骨表面。组织瓣的游离端应与腭侧黏骨膜缝合,瓣的两侧与裂隙两侧边缘的牙龈黏膜缝合。

手术时应注意以下几点:①术前要有良好的口腔卫生条件,牙龈炎症要处理,结石要刮治,妨碍手术的牙齿应拔除。②口鼻瘘或牙槽突裂的鼻侧和口腔侧软组织关闭必须可靠,一定要在无张力下严密缝合。尤其是双侧牙槽突裂患者,前颌骨腭侧制作适合的组织瓣较困难,也更容易出问题,必要时可以分期手术。③取骨时应采用刮匙获取松质骨,颗粒大小均匀合适,颗粒过小容易吸收;过大充填有间隙,不易成活。④保护待移植骨,将其储存在温盐水容器中或温盐水浸泡的纱布内,时间不宜过长。

八、术后处理

1 为预防术后感染,静脉给予抗生素 3～5 天。

2 进软食 1～2 周,保持口腔卫生。

3 局部加压牢固,10～14 天拆线。

4 术后如发生创口裂开,有小部分移植骨暴露时,应继续保守治疗,加大抗生素剂量,去除小块已露出的移植骨,待创口肉芽生长愈合。

5 牙槽突裂植骨成功后,仍有一些患者其尖牙不能在牙槽突裂植骨区自行萌出,应再次进行手术助萌,使其长出到裂隙部位。

九、植骨术后的评价方法

无论是植入自体骨还是异体骨,植骨后都会发生或多或少的吸收,差别在于吸收的量及吸收的时间,这就需要对植入的骨量作一客观评价。临床上最早也是最常用的方法是拍摄二维方向的根尖片和上颌咬合片,一般在术前、术后 1 个月、术后 3 个月及术后 1 年进行摄片,检查植入骨的情况。其评价方法是由 Bergland 在 1986 年提出的,即评价植入的牙槽骨间隔的高度与正常牙槽嵴高度的比例。其可分为四型:Ⅰ型,与正常牙槽嵴高度一致;Ⅱ型,超过正常牙槽嵴高度的 3/4;Ⅲ型,少于正常牙槽嵴高度的 3/4;Ⅳ型,植骨失败,即在缺损区没有骨性连接。其中正常牙槽嵴高度以相邻牙根的根长为标准,不考虑鼻底部的骨质高度。根据这一标准,可以对术后较长时间内植入骨的生长情况有一个评价。经他对 378 名齿槽裂患者共 450 处牙槽突裂裂隙的评价,认为可以达Ⅰ型的比例为 50%,达到Ⅱ型的比例为 40%。

这一评价方法目前仍然被大多数学者使用,但它显而易见地存在一些缺点。除了不能提供三维方向上的信息之外,笔者主要是根据植入骨的高度与相邻牙根长度的比值进行评价的,而且仅考虑了咬合平面方向的植入骨高度,没有将超过相邻牙根尖以上、近鼻底部的牙槽骨高度考虑进去。而植骨手术的目的之一就是抬高鼻底的支持组织,增加鼻部的对称性,如果不对这一部分的骨组织进行评价,也就忽视了植骨手术的这一目的。

为避免以上所述的缺点,Hynes P. J. 等学者对 Bergland 的评价标准进行改进, 提出了改良的 Bergland 评价标准,主要是对植入骨鼻底部的高度进行了详尽的研究分析。他们对 61 例患者的共 71 个植骨区拍摄了牙片,并分别从两个方面对植入骨的高度进行评价,一个为咬合平面,一个为鼻底处。他们所采用的方法也是 Bergland 所提出的四型标准,即当评价一个方向时,默认另一方向的牙槽嵴高度与正常高度一致。当对咬合平面的植入骨高度进行评价时,达到Ⅰ型植骨的为 60.5%,Ⅱ型植骨的为 32%,总计达 92.5%;对鼻底部的植入骨高度进行评价时,达到Ⅰ型植骨的为 66%,

Ⅱ型植骨的为 25.5%,总计达 91.5%。

而采用改良的 Bergland 评价方法时,评价标准为:Ⅰ型为正常牙槽嵴高度,Ⅱ型为植入骨的牙槽嵴高度超过总的牙槽高度(即鼻底到牙釉质的高度)的 3/4,Ⅲ型为植入骨的牙槽嵴高度少于总的牙槽高度的 3/4,Ⅳ型为牙槽突裂间隙内没有植入骨的骨桥存在。再次对植入骨的高度进行评价时发现,达到Ⅰ型植骨的为 38%,Ⅱ型植骨的为 38%,总计达 76%,说明根据以往的评价方法过高地估计了植入骨的高度,没有将鼻底部的牙槽骨高度充分地考虑进去。笔者认为,以往的 Bergland 评价标准仅能满足正畸医师对正畸牙移入后牙槽嵴高度的评价,而对牙槽突裂植骨术的目的,如鼻翼的支撑作用、形成稳定的牙弓、为尖牙提供萌出的骨组织、为正畸和修复治疗提供骨组织基础,尤其是为目前被越来越多修复医师所采用的种植体修复,以及唇腭裂治疗往往需要结合的正颌手术治疗等,采用以往的评价标准是远远不够的,需要认真评价鼻底部的骨组织高度。

而 Shingo Kawakami 等学者也对鼻底部的牙槽突裂的高度进行了评价,并分析了对鼻底部的植入骨高度有影响的因素。笔者对 41 例牙槽突裂患者进行分组,分组标准为裂隙侧中切牙的根尖线,即过位于裂隙侧中切牙的根尖作中切牙釉牙骨质界的近远中连线的平行线,称为裂隙侧中切牙根尖线,将植入的牙槽骨高度位于根尖线以上的为 1 组,位于根尖线以下的为 2 组,其中 1 组约占总数的 54.9%,2 组约占总数的 45.1%,说明近半数病例牙槽突裂的植入骨高度位于根尖线以下,即鼻底部的植入骨量近半数是缺失的。

Chen Lee 等学者研究分析认为,牙片与 CT 及临床检查相比较,过高地估计了植入骨的质和量。因为牙片上显示骨小梁的形成较晚,临床检查与 CT 在术后 1 个月即可显示骨小梁的形成,但牙片要等 3 个月之后才能显示与正常牙槽骨融合,其原因主要是牙片是二维方向上的检查,所提供的信息不够全面。

对于植入骨的评价一直存在不同的方法,而对植入骨吸收的评价也存在很大的差异。

Long R. E. Jr. 等学者通过对 56 个牙槽突裂进行评价,认为二期植骨对牙槽突裂缺损的修复是有意义的,手术不仅仅是放置一个骨性的小连接体,而是提供了牙齿萌出的骨组织,而且可以支持正常牙齿行使功能,并允许正畸牙移入。笔者比较了牙槽突裂隙前牙段和远中段近裂隙侧的牙槽骨高度,结果显示裂隙远中段近裂隙侧的牙槽骨高度小,认为这是因为前牙段的牙齿萌出早于牙槽突裂植骨的原因。另外,术前的正畸治疗可能降低植入骨的高度,而尖牙在植入骨区的萌出却有助于牙槽突裂高度的维持。

笔者发现裂隙近中侧的牙根有可能出现不被骨组织包围的情况,而远中侧却没有这一现象,而且认为术前小范围的正畸治疗有可能会造成这一现象,但不会损害牙根的完整性和植骨的成功率。

在该研究中仅有 3 颗牙齿缺失,主要是侧切牙,由于牙冠和牙根的形态异常和位置不佳,缺乏骨组织支持而拔除,缺失率为 5%,与其他学者的研究有差异。Helms 的研究认为缺失率可达到 22%。约 95% 的病例有尖牙的自行萌出,不需要外科手术和正畸牵引。除 1 例存在口鼻瘘之外,其余均关闭。

该研究的重要发现是术前的裂隙宽度与牙槽植骨的成功没有或只有十分弱的相关性。回归分析发现,在裂隙宽度 1.0～11.2mm 的范围内存在有统计学意义的弱的相关性,但却没有明显的临床意义。也就是说,术前的裂隙宽度不是决定植骨成功的唯一因素,而是多方面因素决定了植入骨的成功与否。这也意味着术前正畸的扩弓治疗不会引起植骨的失败,相反,如果术前正畸扩弓后出现口鼻瘘,可以在植骨时关闭;而如果在植骨术后进行正畸扩弓引起的口鼻瘘,却需要另外的手术来关闭。

也有学者通过骨密度的测量来评价不同的取骨部位以及植骨后不同时间对骨密度的影响。研究证明,植骨后 3 个月植骨区的骨密度有明显的下降,但不同的取骨部位对于植骨区的骨密度没有影响。

因为用牙片或咬合片对植骨情况的评价是在二维方向上的评价,并由于拍摄时的放大或投照角度的变化,以及标志点的重叠会产生检查结果上的偏差,因此应用三维螺旋 CT 扫描可以提供更精确的评价。有研究表明,植骨术后 1 年,植入骨的体积发生变化,单侧牙槽突裂患者 1 年后植入骨仍保留 70%,而双侧牙槽突裂患者只有 45%存在。还有学者采用各种计算软件,通过术前和术后的不同截面的重叠,计算植骨前后横截面的差值,从而评价植入骨的量;或是通过 CT 在不同时期特定线段上的骨质密度来评价植入骨的量,并与牙片进行比较,认为牙片的评价方法过高地评价了鼻底和横断面的植骨量。与牙片和咬合片相比较,常用的三维 CT 的扫描因为放射剂量较大、费用较高等因素影响了临床上的使用。

十、牙槽突裂植骨术失败的原因

1 尖牙萌出与否是影响植骨成功的重要因素。在尖牙萌出前进行植骨,植骨的成功率要明显超过尖牙萌出后植骨;即在患者 9～11 岁期间进行植骨,可以提高植骨的成功率。这是目前被广大学者所接受的观点,也被较多学者的研究所证实。

2 大多数牙槽突裂患者局部软组织都不充分,因此软组织都要充分保留,并不能把不健康的牙龈组织修剪掉,但如果保留,则可能导致局部伤口愈合不良,植入骨暴露,部分吸收。因此术前要做好口腔卫生(如洁牙),治疗牙龈炎,待牙龈恢复健康后再考虑手术。

3 裂隙中有乳牙残留或恒侧切牙及多生牙萌出时,术前未处理,术中拔牙的创面可能导致软组织缝合困难或不够严密。术前应请正畸科医师拔除残根、残冠、多生牙、畸形牙等术后没有利用价值的牙,待到创面愈合后再考虑手术,此时局部牙龈组织更为一个整体,利于缝合和成活。

4 牙槽突裂两侧骨段存在较大的台阶,植入骨与两侧骨面不能形成良好而充分的接触,如果术前得不到很好的矫正,术后并不能形成很好的骨桥。尤其是双侧牙槽突裂患者,由于前颌骨前突明显,与两侧骨段间落差大,植入骨并不能把裂隙两端的骨面很好地连接起来,成骨就更困难了。

5 牙槽突裂两侧骨段之间有折叠时不能很好地暴露植骨床,手术进路及空间就很狭小,容易切破腭侧黏膜,同时进针困难,给严密缝合带来不小的困难,常常会由于缝合的疏漏而导致手术的失败。

6 牙槽突裂隙过大,缝合后裂隙中央牙槽嵴顶自然塌陷,压迫吸收,形成牙槽嵴顶的 V 形缺损,如果软组织的量不够,缝合后有较大张力,对植入的骨组织有压力,也会造成骨的吸收,骨量减少。

7 腭裂术后在切牙孔后方遗留穿孔,与牙槽突裂隙相通,如果同期修复腭裂术后穿孔,一部分组织瓣需要用作封闭腭侧裂隙,裂隙两侧的黏骨膜瓣也需要和腭侧瓣缝合来关闭口鼻瘘,植骨床的底会很浅,植入的骨量也很有限。

8 腭侧组织瓣松解不足,一方面是由于瘢痕明显,不容易松解;另一方面是腭侧组织量不够,不能够做到无张力缝合,而且腭侧牙槽嵴顶可能无足够的组织瓣覆盖,组织瓣对植入骨形成较大的压力,从而造成更多的骨吸收。

9 植骨床制备时,裂隙尖端位置最深最狭窄,缝合较困难,缝合不严密,就有可能造成植入骨感染;裂隙两侧骨面上的组织瓣分离不彻底,骨面没有充分暴露,等于把髂骨松质骨部分放置在黏膜上,是不会形成骨愈合的,也没有可能形成骨桥。

10 牙槽突裂隙的深面中有时会有较多的结缔组织存在,因担心切除后无法封闭瘘口,不加以彻底切除,存留在裂隙中,使植入骨总量减少,同时有可能压迫植入骨,引起骨的吸收。

11 剥离裂隙两侧的黏骨膜瓣时,尤其是近中侧组织较薄,容易破裂,导致缝合不严密,或因破裂口的修补而使植骨床底部变浅,植入骨量大大减少。

12 唇侧黏膜瓣松解不充分,有时可能直接拉拢缝合,缝合时张力大;或植入的骨量偏多,而未仔细考虑软组织的量,并因外部加压后可能导致局部伤口的裂开。

13 年龄过大,骨的活性降低,吸收过多。局部缺乏生理性刺激,也会导致骨的吸收。

第二节 髂骨取骨术

自20世纪50年代末以来,髂骨移植一直被广泛应用于口腔颌面外科临床。它不仅用于颌骨重建、齿槽突裂患者的植骨、种植外科的上颌窦提升,而且广泛用于颌面整形的各类植骨修复中。

髂骨由骨皮质和含量丰富的骨松质组成,可提供较大的骨移植量,且位置表浅,易于制取,继发骨缺损部位隐蔽,远期并发症少。

一、髂骨的解剖生理

髂骨分为肥厚的髂骨体和扁阔的髂骨翼。髂骨翼上缘肥厚,呈弓形的髂嵴,髂嵴前端为髂前上棘,后端为髂后上棘;髂嵴外唇距髂前上棘5～7cm处有一向外的突起,称为髂结节。髂骨外侧有臀肌、阔筋膜张肌附着,内侧有髂肌、腹内斜肌附着。股外侧皮神经在骨盆内走行于髂肌深面,常从腹股沟韧带于髂前上棘附着点的下方穿出。

二、骨移植的基本条件

1 移植骨的选择 ①移植骨应具备无免疫原性,不诱导宿主的免疫排斥反应;②具有一定的骨诱导能力,能刺激新骨生成;③可迅速再血管化,促进骨的愈合;④可被吸收并由宿主骨替代;⑤能发生适应与改建,恢复缺损区的正常形态与功能。

2 受植区骨床条件 受植区骨床应有丰富的血供,周围应有健康的软组织,这是促使移植骨再血管化、迅速愈合的基本条件。感染或污染的受植区骨床应视为骨移植的禁忌,而抗生素的应用已大大扩展了骨移植的适应证,但应尽量避免污染及术后感染。

3 移植骨的稳定性 移植骨与受植区骨床间不仅应有紧密的接触,而且必须使其牢固固定于受植骨床,这是保证移植骨成活而不致被大量吸收的重要条件。

4 严格的无菌操作技术 无论进行何种方式的骨移植,均应严格遵循无菌操作原则。

三、手术操作技巧

1 患者取仰卧位,消毒铺巾之前用沙袋将患侧臀部垫高,使患者向远离术者方向旋转30°～40°,使髂嵴更为突出,便于操作。

2 常规消毒铺巾,暴露髂前上棘和髂嵴的前半部。

3 手术切口位于髂嵴外侧1～2cm、髂前上棘和髂骨前缘后1～1.5cm,切口长度约为2cm。

4 逐层切开皮肤、阔筋膜和深面的阔筋膜张肌,到达髂骨后,在髂嵴下方切开骨膜,剥离骨膜暴露骨面,用骨凿凿开髂骨外板呈一直线形切口(一般大于皮肤切口),用挖匙向前后方向挖取足量的骨松质,挖取时用左手扶持住髂嵴,感知髂骨内外板的厚度及挖匙的方向和力度,防止穿透内板和外板。将所取松质骨保存在生理盐水中。婴儿出生时髂嵴由一层初始软骨覆盖,组成髂嵴和髂翼上部,位于髂骨体骨化部分的上方;9 岁左右软骨高度仍为 1cm 左右;20~25 岁骨化完成。髂前上棘到髂结节之间的髂嵴最宽,下方的髂翼相对较厚,是最佳的取骨部位。儿童应避免软骨下骨骺损伤,也应尽量保留髂前上棘,这样既可保证骨盆骨继续生长发育,也可保护其韧带和肌肉的附着点不变。

5 骨腔内用氯霉素溶液或生理盐水冲洗,用干纱布拭干,再置入可吸收的止血纱布,并挤压出残余的血液。

6 压迫骨板复位,分层缝合骨膜、阔筋膜张肌,对位缝合皮下组织及皮肤。

7 创面贴敷创可贴,外置棉垫,用腹带加压包扎。

8 术后给予抗生素及激素,疗程为 3~5 天。

9 术后第一天打开髂部敷料,检查伤口有无出血及肿胀范围,更换敷料后继续加压包扎。

10 术后第三天嘱患者下床轻便走动。

11 术后 1 周髂部拆线,并可去除敷料和腹带,嘱其 1 个月内避免较剧烈的运动。

四、术后并发症

1 出血 术后出血往往是术中止血不完善所致。术中器械操作必须有良好的支点,并控制器械的用力方向和力度。如器械损伤髂肌深面并穿过腹内斜肌,可能损伤腹膜和腹腔脏器。另外,术后敷料加压不完善,不能起到压迫骨髓腔的作用,也可能引起出血。

2 感染 术中消毒不严和术后骨髓腔内积血积液均可能引起感染,术中严格消毒和止血多可避免。一旦感染可形成局限性骨髓炎,愈合时间较长。每天用氯霉素溶液和过氧化氢溶液反复冲洗,放置皮片引流。此处姿势引流不畅,应嘱患者多站立,直到脓液消失,创口缓慢自然愈合。

3 暂时性跛行 取髂骨术后大部分患者会出现跛行,这是由于附着于髂骨周围,特别是外侧的臀肌、阔筋膜及阔筋膜张肌在术中剥离所致,术后阔筋膜张肌附着不良也会造成步态紊乱。因此,应注意肌肉附着点的恢复和切断之肌肉的严密对位缝合。

(张勇)

[1] 邱蔚六.口腔颌面外科理论与实践[M].北京:人民卫生出版社,1998.

[2] Murthy A S, Lehman J A. Evaluation of alveolar bone grafting: a survey of ACPA teams[J]. Cleft Palate Craniofac J, 2005, 42(1): 99-101.

[3] Chin M, Ng T, Tom W K, et al. Repair of alveolar clefts with recombinant human bone morphogenetic protein(rhBMP-2) in patients with clefts[J]. J Craniofac Surg, 2005, 16(5): 778-789.

[4] 蒋朝华,唐友盛,卢晓峰.骨形成蛋白家族与牵引成骨术[J].中国口腔颌面外科杂志,2004,2(2):118-121.

[5] Kawata T, Yuki M, Miyamoto Y, et al. Guided bone regeneration to repair an alveolar bone defect in a girl whose cleft lip and palate had been repaired[J]. Br J Oral Maxillofac Surg, 2005, 43(5): 420-422.

［6］Meijndert L, Raghoebar G M, Schupbach P, et al. Bone quality at the implant site after reconstruction of a local defect of the maxillary anterior ridge with chin bone or deproteinised cancellous bovine bone［J］. Int J Oral Maxillofac Surg, 2005, 34(8): 877-884.

［7］Hibi H, Yamada Y, Ueda M, et al. Alveolar cleft osteoplasty using tissue-engineered osteogenic material［J］. Int J Oral Maxillofac Surg, 2006, 35(6): 551-555.

［8］Van der Meij A J, Baart J A, Prahl-Andersen B, et al. Bone volume after secondary bone grafting in unilateral and bilateral clefts determined by computed tomography scans［J］. Oral Surg Oral Med Oral Pathol Oral Radiol Endod, 2001, 92(2): 136-141.

［9］Grisius T M, Spolyar J, Jackson I T, et al. Assessment of cleft lip and palate patients treated with presurgical orthopedic correction and either primary bone grafts, gingivoperiosteoplasty, or without alveolar grafting procedures［J］. J Craniofac Surg, 2006, 17 (3): 468-473.

［10］王鑫,罗奕.牙槽嵴裂骨移植修复术后影响骨吸收因素的初步研究［J］.中华口腔医学杂志,2005,40(5):373-375.

［11］Hynes P J, Earley M J. Assessment of secondary alveolar bone grafting using a modification of the Bergland grading system［J］. Br J Plast Surg, 2003, 56(7): 630-636.

［12］贾绮林,傅民魁,马莲.唇腭裂二期牙槽突植骨二维与三维影像评价方法的对比分析［J］.中华口腔医学杂志,2002,37(3):194-196.

第二十章
唇腭裂术前术后的正畸治疗

在唇腭裂序列治疗和正畸治疗相关的手术中,包括混合牙列期的牙槽突裂植骨术和恒牙列后期的正颌手术,因此唇腭裂的术前术后正畸治疗在严格意义上应包括唇腭裂牙槽突裂植骨术前后的正畸治疗和正颌手术前后的正畸治疗。

第一节　唇腭裂牙槽突裂植骨术前术后的正畸治疗

牙槽突裂是由于胚胎发育期球状突与上颌突未完全融合所致，临床上常与完全性唇腭裂并发,也可与唇裂并发。在现代唇腭裂序列治疗中,牙槽突裂植骨术是非常重要的和常规的治疗手段。

对于牙槽突裂植骨手术的年龄选择目前仍存在争议,但多数学者认为混合牙列期,即尖牙牙根形成 $1/2 \sim 2/3$ 时为手术的最佳时机。因此牙槽突裂植骨术前后的正畸治疗也即唇腭裂混合牙列期的正畸治疗。

一、牙槽突裂植骨术前的颌骨矫形治疗

混合牙列期正值儿童颅面生长发育的快速期,颅面骨缝反应活跃,合理而及时地使用上颌前牵引对改善唇腭裂,尤其是完全性唇腭裂患者的上颌骨发育障碍和后缩是非常有利的,很大一部分患者经过一定时期的上颌骨前牵引矫形治疗使上颌骨发育明显改善， 软组织侧貌趋于正常。唇腭裂患者的发育畸形在空间上是三维改变的,既有矢状向的不足,也会有横向的不足。前牵引可以改善矢状向的不足,而横向的不足可以采用横向扩弓。由于颅颌面部骨缝的生长方向是向前下的,上颌扩弓可以刺激这些骨缝重新改建,使上颌骨向前下方旋转,同时上牙弓宽度和周长、根尖部基骨间的宽度及鼻底的宽度增加。已有的实验结果证实,前牵引时配合扩弓,骨缝的间充质细胞被激活会加快和提高前牵引的效果,达到更大的骨性效应。Kawakami 等的研究认为,上颌前牵引联合上颌扩弓是唇腭裂患者术后正畸所必需的,它能获得理想的裂隙,以提高牙齿萌出和牙根发育,是矫治唇腭裂患者乳牙列和混合牙列早期前牙反𬌗或后牙反𬌗的重要方法,通过上颌前牵引对植骨间隙的开展及尖牙牙根的进一步成熟,可以有利于下一步的植骨手术。

最常用的前牵引矫形装置为活动式,一般分为口内和口外两部分。口外部分即为前牵引矫形面具(face mask),以额部和颏部作为支抗。口内部分同样分为活动和固定两种形式。活动式一般为𬌗垫结合扩弓螺丝,以卡环、邻间钩等为固位装置,牵引钩位于尖牙根方唇侧,与基托相连,可由患者自己摘戴。固定式一般为磨牙带环结合 Nance 弓,带环颊侧焊制牵引钩,延伸至尖牙根方唇侧,

带环以粘固粉固定于磨牙,患者不可自行摘戴。另一种固定式口内装置类似于活动式,所不同的是合垫以粘固粉固定于𬌗面,无须卡环、邻间钩等固位装置。

另一种前牵引矫形装置为固定式,口外装置(前牵引矫形面具)以螺钉固定于两侧颅骨,此装置的安置需外科辅助。固定式前牵引矫形装置的最大优点是单以颅部作为支抗,而对下颌不产生任何作用,避免了下颌的不必要旋转。

前牵引矫形装置的佩戴时间开始最好为每天 24 小时,4～6 个月后减为每天 12～14 小时。作用力大小初始为 500g 左右,2 周后增加为 800g 左右。作用力方向为 15°～30°,视上颌骨垂直向发育状况而定。

关于上颌骨前牵引矫形治疗与牙槽突裂植骨术的先后顺序关系,学术界也存在争议。主张先行上颌骨前牵引矫形治疗者认为 8 周岁前上颌的生长发育较快,能取得较好的治疗效果,此时上颌切牙已萌出,有利于建立正常的覆盖;第一恒磨牙萌出,有利于加强支抗,上颌骨前牵引矫形治疗效果最佳,同时能扩展间隙为植骨做准备。而主张牙槽突裂植骨术后进行上颌骨前牵引矫形治疗的学者认为,手术后原先离断的上颌骨形成一整体,前牵引的作用力能够更好地发挥作用,同时前牵引产生的作用力对于牙槽突裂植骨区形成一定的功能刺激,更有利于植骨区植入骨的存活。因此,在患者年龄的选择上,国内外学者的报道也不尽相同,JIA H. 等的病例的平均年龄是 9.54～10.75 岁,da Luz Vieira G. 等的病例的平均年龄是 10.4～13.02 岁,谢永健等的病例的平均年龄为8.2～12 岁,贾海潮等的病例的平均年龄为 9.63～10.87 岁(他认为在植骨前 1～2 年,即 8～10 岁为最好时机)。

关于前牵引治疗后的稳定性问题(复发与保持),很多学者给予了关注。Jackson 研究认为患者治疗后如果不使用矫形保持 1 个月,就会出现明显的复发迹象。他建议对施力后的上颌复合体保持一段时间,这样可以提高前牵引效果的稳定性,同时减少复发量。William 等观察治疗后的患者 2 年 5 个月时的情况后发现上颌仍可处于前伸位,但也有些患者由于下颌的生长发生复发。Ngan 通过自身对照的研究方法发现上颌前牵引治疗 2 年后仍有较好的稳定性;在 4 年观察期结束后,20 例患者中的 15 例还可以保持正常的覆盖关系,其中复发的 5 例下颌水平向生长过度,超过了上颌切牙唇倾的代偿能力。同样,Wisth 等观察治疗后 0.5～4 年的患者,其与正常对照儿童之间无明显差异,故认为前牵引治疗后复发倾向不显著,前牵引建立的正常覆盖使患者的整个面部生长型趋于正常。但是,有学者在研究中有不同的发现。Gallagher 等对前牵引治疗结束后达到 2mm 的正常覆盖的患者跟踪将近 1 年 4 个月后发现上下颌均有复发趋势,上颌的后部向下生长减慢,前部停止向前生长,腭平面向前下旋转,而下颌则继续向下前生长,下颌平面角可见减小,总体向异常的生长型趋势复发。对于前牵引的近远期疗效仍存在不同的观点,有些进行过前牵引治疗的唇腭裂患者在青春发育期之后仍需再行正颌手术,这可能与前牵引矫治装置的设计、影响牵引效果的各种因素的控制有关。如何提高前牵引的长期稳定性和降低其复发率,尚有待进一步研究。

二、牙槽突裂植骨术前的正畸治疗

牙槽突裂,尤其是合并腭裂的完全性唇腭裂患者,除了上颌骨三维方向的发育不足之外,其牙颌发育也存在明显的异常,往往表现为:①牙弓长度缩短,临床特征为前牙反𬌗;②牙弓宽度缩窄,临床特征为侧方牙反𬌗;③裂隙区牙缺失或畸形,邻牙扭转、异位等;④裂隙两侧的骨段错位,包括唇(颊)腭向和垂直向的错位。牙槽突裂植骨术后植入骨的吸收是临床上非常棘手的问题,原因可能是多方面的,有手术因素(术后感染)、年龄因素、裂隙区两侧骨段错位(颊腭向、垂直向)、裂隙过大或过小等。后两种情况常常给植骨手术带来很大的不便,也是造成牙槽突裂植骨术后植入骨吸收的主要原因。

理想的植骨区除了裂隙周围有足够的软组织外,还应具备以下条件:①合适的裂隙宽度,相当或略小于一个侧切牙宽度;②无错位骨段(颊腭向和垂直向),裂隙两侧接近平行;③裂隙区内无牙体组织。要获得理想的植骨区,就需要进行植骨术前的正畸治疗。

牙槽突裂植骨术前正畸的具体目标包括:①纠正错位骨段;②初步排齐裂隙两侧的邻牙;③调节裂隙大小,为牙槽突裂植骨术创造条件。

双侧完全性唇腭裂患者往往有前颌骨唇向移位,并可能存在一定的扭转,造成裂隙过大,并且两侧裂隙大小不一,正畸治疗时除了排齐两侧的扭转牙外,还需将唇向移位的前颌骨适当内收,以减小裂隙,并调节两侧裂隙的大小,尽可能两侧同时行植骨术。有些情况下,也可以在条件较好的一侧先行植骨术,再将前颌骨向未行植骨术的一侧适当移动后行植骨术。

双侧完全性唇腭裂患者在前颌骨唇向移位的同时可能合并上切牙腭向倾斜(内倾),使前牙关系表现为反𬌗。在这种情况下,正畸治疗应以为植骨手术创造条件为前提,尽可能使裂隙区接近理想的植骨区,而不要局限于往常的正畸治疗理念,首先去纠正前牙的反𬌗,如此反而会使裂隙增大,不利于植骨手术的成功。反𬌗的纠正应在植骨手术完成以后进行,此时纠正前牙反𬌗,可同时对植骨区产生一定的功能性刺激,有利于植入骨的存活。

植骨术前正畸治疗的矫治装置主要分为扩弓装置和固定矫治器。扩弓装置主要有活动式的慢速扩弓装置、W弓扩弓装置等,用于纠正错位的骨段。固定矫治器包括方丝弓矫治器、直丝弓矫治器、低摩擦力自锁托槽矫治器,以及相配套的各组Ni-Ti弓丝、不锈钢弓丝、扩大弹簧、链状橡皮筋、牵引橡皮圈等,用于初步排齐裂隙两侧的邻牙,调节裂隙的大小。

三、牙槽突裂植骨术后的正畸治疗

关于植骨术后何时进行正畸治疗,目前也存在争议。植入的自体松质骨与植入床牙槽骨的融合是类似骨愈合的一种组织改变,而正畸治疗的牙移动本身又是牙槽骨的改建。以往的观点认为在植入骨完全愈合后再开始正畸治疗是比较安全的,因此建议在术后3个月进行正畸治疗。而临床上常常可以发现,在植骨术后3个月复查的患者中,有相当一部分出现或多或少的植入骨吸收,此时进行正畸治疗往往存在一定的难度,而吸收程度较重的患者甚至无法进行植骨区的牙移动。有动物实验研究表明,在SD大鼠自体骨牙槽突裂植骨术后8周开始将邻牙移入植骨区,最有利于植入骨的存活,同时邻牙也能以整体移动的方式移入植骨区。我们建议在植骨术后2个月考虑进行正畸治疗,临床实践也表明术后2个月可顺利移动邻牙进入植骨区,移入牙也能获得很好的骨支持。

植骨术后的正畸治疗主要涵盖以下几个方面:①观察植骨区尖牙的萌出,适时将尖牙排入牙列;②针对上颌骨矢状向和横向发育障碍,进行上颌骨前牵引矫形治疗和(或)上颌扩弓;③裂隙两侧邻牙因骨量不足而无法排齐的情况在植骨后得以解决,进一步排齐裂隙两侧的邻牙。不管出现以上哪种情况,对于植骨区内植入骨而言均是一种功能性刺激,对植入骨的存活是有益的。

牙槽突裂患者植骨术前的前牵引矫形治疗见图20-1。

牙槽突裂患者植骨术前后的正畸治疗见图20-2。

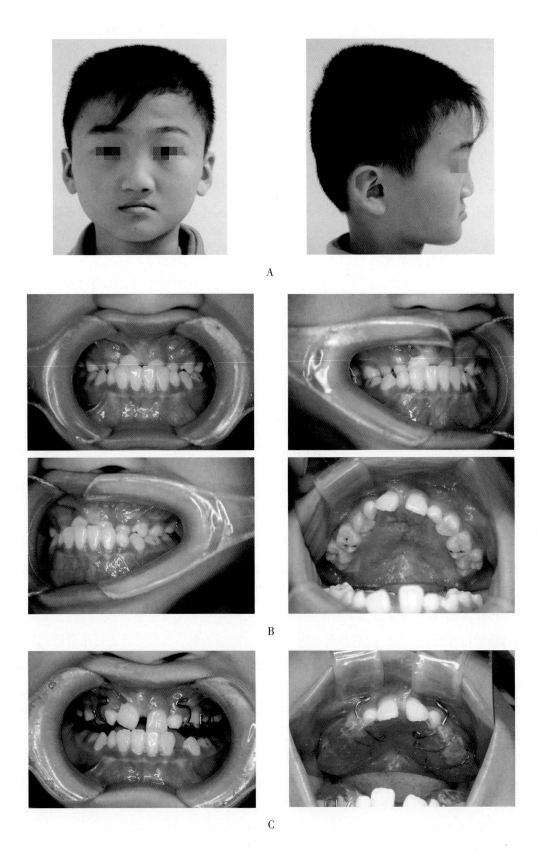

A

B

C

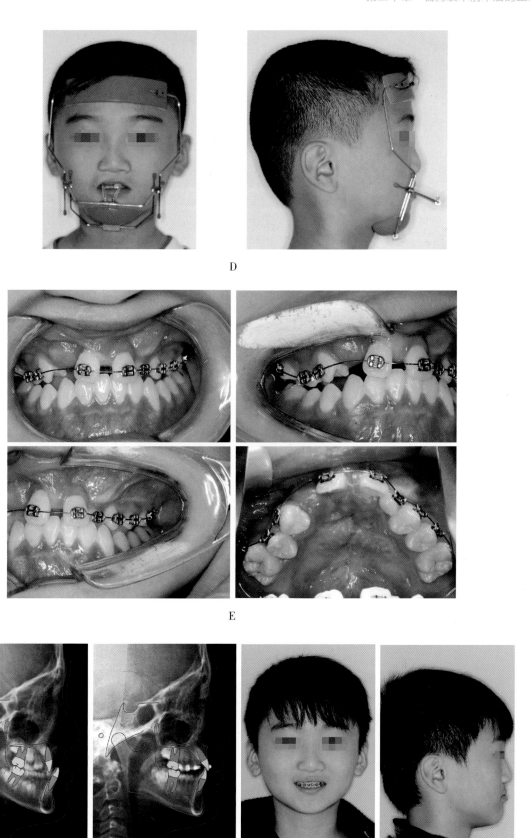

图 20-1 牙槽突裂患者植骨术前的前牵引矫形治疗

A. 治疗前正、侧位像 B. 治疗前口内像 C. 口内装置 D. 口外装置 E. 治疗后口内像 F. 治疗前、后头颅定位侧位片 G.治疗后正、侧位像

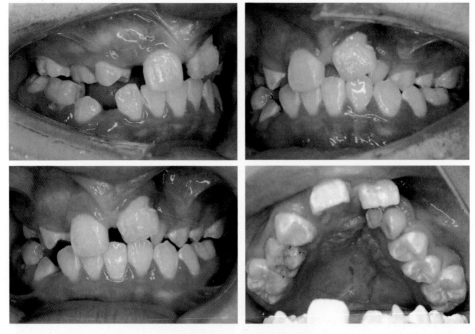

A

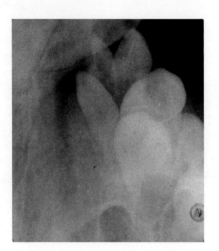

B

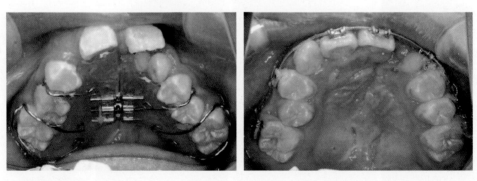

C

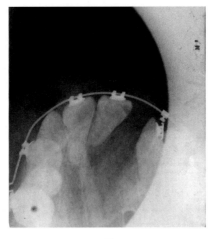

D

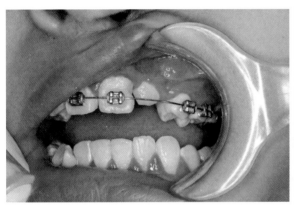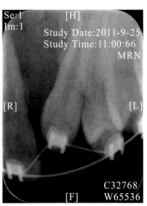

E

图 20-2　牙槽突裂患者植骨术前后的正畸治疗
A. 植骨术前口内像　B. 植骨术前 X 线片　C. 正畸治疗及植骨术后口内像　D. 植骨术后 X 线片
E. 植骨术后尖牙萌出

第二节　唇腭裂正颌手术前后的正畸治疗

一、唇腭裂正颌手术前的正畸治疗

如前所述,唇腭裂尤其是完全性唇腭裂患者颌骨发育存在明显的障碍,常表现为三维方向的发育不足,即:①矢状向发育障碍,上颌骨长度缩短,上颌位置后缩;②横向发育障碍,牙弓狭窄,裂隙侧骨段塌陷;③垂直向发育障碍,下颌骨代偿性旋转。

随着唇腭裂序列治疗的逐渐推广,部分唇腭裂患者在乳牙列期或混合牙列早期即接受了正畸矫形治疗,对颌骨的发育起到了一定的促进作用,但仍有相当部分患者需通过正颌手术来获得接近正常的颌面部形态和功能。

（一）正颌手术前正畸治疗的原则

唇腭裂正颌手术前正畸治疗的原则在总体上和一般颌骨畸形的正颌手术原则是一致的,即纠正上下颌牙的唇舌向倾斜度(去除代偿),协调上下颌牙弓的宽度,适当整平 Spee 曲线。

1 纠正上下颌牙的唇舌向倾斜度(去除代偿) 唇腭裂患者由于颌骨发育障碍,使得上下颌骨存在严重的不匹配,但在长期的生长和功能活动中,为了获得和维持基本的咀嚼功能,在口颌系统肌肉的共同参与下,上下颌牙齿逐渐发生代偿性的错位,在临床上常表现为上前牙的唇向倾斜、下颌前牙及后牙的舌向倾斜。在代偿的位置上进行正颌手术,会使术后前牙无法正常行使功能,对手术的设计(颌骨前移和后退的量)也可造成一定的影响,并可能对颞下颌关节产生不利影响。正颌手术前的正畸治疗很重要的一部分就是采用去代偿的方法将已代偿性倾斜的牙竖直,使其达到或接近正常的倾斜度(下中切牙牙轴与下颌平面呈 90°~95°,上中切牙牙轴与颅底平面呈 105°左右);另一部分工作就是适当排齐牙列,尽量纠正上颌中线。唇腭裂患者不同于一般骨性Ⅲ类颌骨畸形患者的一个主要特征是上颌牙弓的中度至重度拥挤和上颌中线的偏移,拥挤的牙列往往会对手术定位造成干扰,因此在必要时为排齐牙列,解除干扰,拔牙是选择之一。上颌中线的纠正有助于正颌手术中判断颌骨移动的位置。

2 协调上下颌牙弓的宽度 唇腭裂患者的上颌骨横向发育障碍在临床上表现为上颌牙弓狭窄,并造成上下颌牙弓宽度不一致,因此上颌牙弓的扩展是必需的。但由于腭部瘢痕组织较多、张力较大,扩弓的效果往往不佳且容易复发。另外,由于唇腭裂患者的上颌牙弓长度明显不足,因此在协调上下颌牙弓的宽度方面难度更大。对于畸形程度严重的患者,在模型外科明确诊断与设计的前提下,术前正畸可采用外科辅助快速腭扩展,以帮助协调上下牙弓的宽度。

3 适当整平 Spee 曲线 唇腭裂患者由于上颌牙弓缩窄,使得下颌牙弓发生代偿性改变,Spee曲线往往过陡,会对手术中颌骨的定位产生干扰,因此在术前应适当整平Spee曲线。

应当注意的是,术前正畸在基本达到上述三点要求以后,经模型外科分析与预测确认可进行正颌手术时,即可安排正颌手术而无须过多地精细调节,对于个别牙的排列不齐、后牙的轻度咬合不稳可暂时不予处理,留待术后正畸解决。

(二)术前正畸常用的矫治装置

1 固定矫治器 包括方丝弓矫治器、直丝弓矫治器、低摩擦力自锁托槽矫治器等等,以及相配套的各组 Ni-Ti 弓丝、不锈钢弓丝、扩大弹簧、链状橡皮筋、牵引橡皮圈等。

2 扩弓装置 包括快速扩弓装置、W 弓扩弓装置等。

二、唇腭裂正颌手术后的正畸治疗

唇腭裂患者经过正颌手术以后,上下颌骨的正常关系基本得以恢复,但这种貌似正常的长下颌关系却是不稳定的,新颌位下的口颌系统平衡尚未建立,尤其是神经肌肉未适应新的位置与功能。为进一步改善咬合功能,建立新的口颌系统平衡,防止畸形的复发,术后的正畸是必需的。

(一)术后正畸的时机

手术前正畸完成以后,需模型外科拟订最终的手术方案,并制作定位导板(单导板或双导板),以帮助手术中颌骨移动的定位与固定。术后正畸的实施应在伤口基本愈合、患者张口度基本恢复,并摘除定位导板后进行。随着钛板内固定等材料与技术在正颌手术中的广泛应用,患者的术后恢复时间明显缩短,使得术后正畸的时间相应提前。由于外科医师在正颌手术过程中在颌骨相应的部位同期植入了微种植钉,患者在术后第一时间就可以进行各类颌间牵引,除了维持与稳定上下颌关系外(Ⅲ类牵引),对于建立稳定的咬合关系(颌间垂直牵引)也至关重要。

(二)术后正畸的处理方法

术后正畸的处理方法与常规正畸治疗基本相同,主要包括以下几个方面:

1 进一步排齐错位牙,纠正扭转牙。

2 关闭牙弓内的剩余间隙,尽量调整上下颌中线。

3 控制垂直向高度,纠正深覆殆或开殆。

4 调整与完善后牙的咬合,尽量趋于达到尖窝交错关系。

（三）术后正畸的矫治装置

术后正畸的矫治装置除了上述提到的微种植钉外,与术前正畸基本一致。

唇腭裂患者由于其自身的解剖特点,上颌骨发育严重不足,手术中需要前移的量较大,同时需要不同程度地下降或扩弓以纠正颌骨的垂直向及横向发育不足;加上该类患者上颌骨周围及腭部黏骨膜瘢痕粘连,限制了上颌的过多前移,因此术后矫治的结果倾向于轻微的过矫正,以利于矫治结果的稳定。矫治完成后的保持与固位同样必不可少,临床常用的各类保持器均适用。

（陈振琦）

参考文献

[1] Jia H, Li W, Lin J. Maxillary protraction effects on anterior crossbites: repaired unilateral cleft versus noncleft prepubertal boys[J]. Angle Orthod, 2008, 78(4): 617-624.

[2] Vieira G L, Menezes L M, Lima E M, et al. Dentoskeletal effects of maxillary protraction in cleft patients with repetitive weekly protocol of alternate rapid maxillary expansions and constrictions[J]. Cleft Palate Craniofac J, 2009, 46(4): 391-398.

[3] 谢永建,段玉贵,王大为,等.上颌前牵引对单侧完全性唇腭裂术后患者软组织侧貌的影响[J].华西口腔医学杂志,2001,19(4):237-239.

[4] 贾海潮,李巍然,林久祥.前方牵引治疗单侧完全性唇腭裂患者术后前牙反殆畸形的研究[J].中华口腔正畸学杂志,2009,16(3):159-163.

[5] Kawakami M, Yagi T, Takada K. Maxillary expansion and protraction in correction of midface retrusion in a complete unilateral cleft lip and palate patient[J]. Angle Orthod, 2002, 72(4): 355-361.

[6] Jackson G W, Kokich V O, Shapiro P A. Experimental and postexperimental response to anteriorly directed extraoral force in young Macaca nemestrina[J]. Am J Orthod, 1979, 75(3): 318-333.

[7] Williams M D, Sarver D M, Sadowsky P L, et al. Combined rapid maxillary expansion and protraction facemask in the treatment of class Ⅲ malocclusions in growing children: a prospective long-term study[J]. Semin Orthod, 1997, 3(4): 265-274.

[8] Ngan P W, Hagg U, Yiu C, et al. Treatment response and long-term dentofacial adaptations to maxillary expansion and protraction[J]. Semin Orthod, 1997, 3(4): 255-264.

[9] Wisth P J, Tritrapunt A, Pygh P, et al. The effect of maxillary protraction on front occlusion and facial morphology[J]. Acta Odontol Scand, 1987, 45(3): 227-237.

[10] Gallagher R W, Miranda F, Buschang P. Maxillary protraction: treatment and posttreatment effects[J]. Am J Orthod Dentofac Orthop, 1998, 113(6): 612-619.

[11] Proffit W R. Contemporary orthodontics[M]. 3rd ed. St. Louis: Mosby, 2000.

[12] Proffit W R, White R. Surgery-orthodontic treatment[M]. St. Louis: Mosby-Year Book, 1991.

[13] Fonseca R J. Oral and maxillofacial surgery orthognathic surgery[M]. Philadelphia: WB Saunders, 2000.

第二十一章
唇腭裂的正颌外科治疗

先天性唇腭裂由于各种先天因素和修复手术创伤而出现不同程度的颌骨发育障碍,形成特有的牙颌面畸形,常表现为上颌后缩、上颌牙弓狭窄、牙列拥挤、𬌗关系紊乱、前牙或全牙列牙弓反𬌗、下颌真性或假性前突等,严重影响患者的咬合功能及容貌,其畸形较一般牙颌面发育畸形更为严重和复杂,治疗也更为困难并有其特殊性。目前对唇腭裂较为理想的治疗方法为正畸-正颌联合治疗。随着 20 世纪 70 年代末 80 年代初正颌外科在我国的兴起,牙颌面畸形的矫治和研究迅速发展,至今已步入国际先进水平。对于牙颌面畸形患者,要根据个体的畸形情况和要求,经过临床专科检查、X 线头影测量分析和模型外科研究得出确切诊断,在术前进行精确的考虑和设计,拟订完善的治疗方案,选择合适的手术方法进行正颌外科手术,方能重建牙颌面结构的形态和功能。虽然应用正颌外科手术可以改善患者的面部容貌,恢复牙𬌗关系,提高咀嚼效能,缓解面部疼痛,治疗阻塞性睡眠呼吸暂停综合征,整复陈旧性颌骨骨折,但由于手术比较复杂,特别是术前设计不当、麻醉处理与术中操作失误,以及术后护理观察疏忽,也可发生不同程度的术后并发症,甚至危及患者的生命。唇腭裂术后继发牙颌面畸形的正颌外科手术可分为两大类,即传统的正颌外科手术和牵引成骨术。

第一节　唇腭裂相关颌面畸形

先天性唇腭裂患者的组织胚胎学研究表明,原始的面部形态在胚胎第 6 周时是对称的,上颌骨架结构的移位是在裂隙形成后逐渐表现出来的。随着个体的生长发育,与裂隙相关的组织结构都发生了不同程度的畸形改变,除上颌骨以外的面部诸骨的形态基本正常。影响先天性唇腭裂患者上颌骨发育的因素主要包括唇腭裂的固有因素和各种医源性因素,如唇裂修复术、牙槽突裂植骨术、术前正畸治疗、腭裂修复术等。在上颌骨生长发育早期,这些因素的影响作用要明显大于上颌骨生长发育晚期。其中,手术本身的创伤和术后出现的瘢痕挛缩是影响唇腭裂术后上颌骨生长发育异常的主要原因。临床主要表现为面中 1/3 呈凹面形、下颌前突呈反𬌗、牙弓狭窄、上下颌咬合关系紊乱、面部左右不对称畸形、偏颌畸形及各种颜面部软组织畸形等,这些畸形和伴发的功能障碍的严重程度与裂隙的大小、是否伴有相关的综合征和临床治疗情况密切相关。针对以上各种牙颌面畸形,进行正颌外科手术治疗或牵引成骨治疗,也成为先天性唇腭裂序列治疗中不可缺少的一部分。

一、临床特点

常见的先天性唇腭裂颌骨发育畸形主要是上颌骨发育不足（maxillary deficiency，多为 Angle Ⅲ类错殆）、上颌牙弓狭窄、上颌牙齿咬合关系错乱、上颌骨不对称畸形、下颌骨发育过度（mandibular excess,mandibular protrusion；多为 Angle Ⅲ类错殆）等，可以单独或同时发生在上颌骨。畸形可以是对称性的或非对称性的。牙颌面畸形通常采用包含 Angle 分类标准在内的，以颅、颌、殆三维空间关系异常为基础的牙颌面畸形分类法进行分类。

二、检查与诊断

诊断在于揭示牙颌面畸形的性质、特征、主要问题，畸形涉及的器官、部位及其类型，作出符合患者个体情况的正确诊断，以指导制定正确有效的治疗计划。

（一）病史

除应常规了解先天性唇腭裂患者治疗的病史资料外，对患者的主诉、治疗要求和心理状态，患者的年龄、职业与社会活动、家庭及生活状况等都应有深入的了解，以根据个体实际情况制定出个体化的治疗方案。

（二）检查

临床检查除常规的体格检查外，局部应着重检查牙殆、牙周及颞下颌关节、上颌骨与下颌骨、颅骨与颅基底的侧向（前后）、横向（左右）、垂直向（上、下）的大小、比例等颅颌面关系，包括正面、侧貌、唇形以及殆关系等，进行三维形态的美学评估，初步勾画出患者颅面畸形的轮廓印象。

特殊检查包括以下几种：

1 牙殆模型　旨在获取患者的牙、牙槽突、唇颊沟（口腔前庭皱褶或移行皱褶）、唇颊系带和腭盖等的准确情况。除记录模型外，当视治疗需要确定制备研究模及工作模。

2 X线检查　X线摄片是确定诊断及制定治疗计划的重要步骤，常规应拍摄全颌曲面断层片、头颅侧位片、头颅正位片、双侧颞下颌关节曲面断层片。

3 颅面及殆摄影　包括正、侧位颅面像及殆关系正、侧位像。

（三）X线头影测量

X线头影测量自从 1931 年由 Broadbent 在正畸科应用以来，一直是正畸科重要的诊断分析工具。X线头影测量为颌骨畸形的诊断提供了科学的定性和定量分析，成为牙颌面畸形患者的手术设计及术后效果预测不可缺少的手段(图 21-1)。

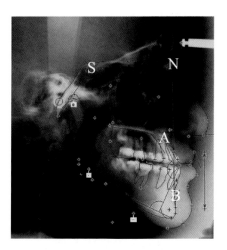

图 21-1　X 线头影测量标志点

X线头影测量(cephalometric radiography)是利用摄取的定位头颅X线片,选择确定能代表牙颌颅面解剖位量相对稳定的一些公认的标志点,再将各点连接描绘成一定的线距、角度及弧形进行测量分析,而后与标准正常值或自身不同阶段进行比较的方法。X线头影测量用于正颌外科的目的在于协助诊断,弄清畸形的结构特征,并用测量分析所取得资料进行治疗设计、疗效预测和评估,因此,它是牙颌面畸形诊治程序中必须进行的一项重要步骤。X线头影测量包括侧位及前后位两种,分别揭示了不同方位的颅面关系(图21-2)。

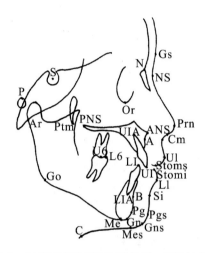

图21-2　X线头影测量常用的软、硬组织标志点

正颌外科最常用于分析诊断、治疗设计与疗效预测的是Steiner分析法。最常用的线为NS、NA与NB线,最常用的角为SNA、SNB和ANB角。按照该分析法,我国部分地区调查统计的汉族正常殆(成人)的平均值为:SNA,82±1;SNB,79±11;ANB,3±1(图21-3)。

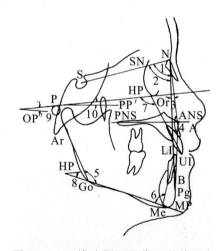

图21-3　X线头影测量常用的线和角

此外,面高的测量分析对诊断、治疗和疗效评估亦有重要意义。目前常用而简便的测量分析法的要点是:分别以发际最低点(T)、鼻根点(N)、鼻棘下点(A)及颏下点(Me)作与耳平面平行的连线,测量各平行线之间的垂直距离,即可分析出面高各部分的比例。正常人的T-Me线被均分为三等份。

(四)软组织侧貌分析

在颜面部的美学分析评估及牙颌面畸形外科矫治的设计和疗效评估中,有两点十分重要:

1 颜面的中线与对称性 颜面正中矢状面通常作为面部中线的基线。正常颜面之鼻棘点、鼻尖点、上唇唇弓中点以及上下牙弓中线基本上应位于正中矢状面上,而左右眉、眼、颧突、鼻翼、鼻唇沟、口角、颊、下颌角及两侧同名牙应基本处于对称位置。

2 比例匀称 正常人颜面部垂直比例呈均衡的三等份,即发际点至眉间点、眉间点至鼻下点、鼻下点至颏下点(软组织)三部分的高度基本相等,各占1/3。以下唇下缘为界,又将下面1/3分为两等份,即鼻下点至下唇下缘与下唇下缘至颏下点各占1/2(图21-4)。或以口裂及颏唇沟为界,将面下1/3分为三等份。面下1/3是颜面形态表现多样,且最富于个性特征的部分,也是最常引起牙颌面畸形和正颌外科涉及最多、对颜面美貌影响最大的重点区域,因此,在牙颌面畸形的诊断和治疗上亦当是考虑的重点。颜面部横向的宽度相当于5个眼裂的宽度,也就是所谓的"三庭五眼"(图21-5)。另外,用于衡量面下部1/3组织结构比例关系是否协调的一个重要手段是应用审美平面(EP平面),即软组织鼻尖点和颏前点的连线(图21-6)。

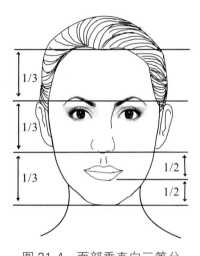

图 21-4 面部垂直向三等分

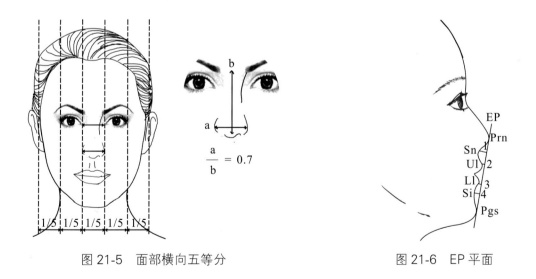

图 21-5 面部横向五等分 图 21-6 EP 平面

(五)诊断

根据临床表现及 X 线头影测量资料,将所得数据与各相应的正常值进行比较分析,以明确牙、颌、面是否存在异常及其性质、部位和程度,同时确定是骨性或牙源性牙颌面畸形,并列出所有异常的问题,作出最后诊断。正确的诊断对制定正确的治疗计划十分重要,不同的诊断将产生不同的治疗方案。

三、治疗设计

由于先天性唇腭裂牙颌面畸形患者的外科治疗需按畸形情况和治疗要求,切开并移动牙-骨复合体,重建正常的牙颌面结构的三维空间关系和功能,并获得满意的颜面美容效果,因此对治疗方案,殆关系的调整,骨切开的部位,骨块的移动方向、距离以及手术方案的选择,均应于术前有精确的考虑和设计,并对选定方案的预计治疗效果作出术前预测。其主要手段有头影描迹设计和预测、模板外科、计算机辅助设计与疗效预测、石膏模型外科。

四、正颌外科手术的治疗程序

正颌外科手术的治疗程序为:术前正畸治疗→确认手术计划→完成术前准备→正颌手术→术后正畸→康复治疗和随访观察。

第二节 唇腭裂颌骨畸形正颌外科治疗的现状

一、概述

虽然先天性唇腭裂的手术治疗已有上百年的历史,但是唇腭裂伴发的面中部骨骼畸形的整复外科治疗却始于20世纪初叶。国外学者Axhausen(1932)最早论述了唇腭裂伴发上颌骨后缩畸形的Le Fort Ⅰ型截骨前移手术。Gillies和Rowe(1954)首先应用Le Fort Ⅲ型截骨术治疗唇腭裂伴发的颅颌面畸形。Tessier(1959)首先应用Le Fort Ⅱ型截骨术治疗唇腭裂伴发的颅面畸形。Converse等(1970)创用了适合于继发性鼻-颌复合体发育不良的锥形鼻-眶-颌截骨前移术。Psillakis(1973)提出了仅前移发育不良的鼻-颌复合体而不破坏牙关系的改进术式。Henderson和Jackson(1973)明确提出唇腭裂伴发的上颌后缩及鼻颌发育不良畸形是Le Fort Ⅱ型截骨术的适应证。以上学者的开创性工作,极大地推动了唇腭裂伴发颌面骨骼畸形的颅颌面外科治疗和研究工作的开展。正颌外科(orthognathic surgery)在我国的兴起始于20世纪70年代末80年代初,到了90年代以后,我国的正颌外科在诸多方面的成果已经接近和达到国际先进水平。Cohen(1997)、Molina(1998)等将颅颌面牵开成骨技术应用于唇腭裂面中部骨骼畸形的矫治获得满意的效果。国内周正炎、琚泽程、唐友盛等学者相继报道了在这一领域的研究和治疗经验。

1957年,Trauner与Obwegeser首次报告并由DalPont(1961)改进的经口内途径行下颌升支矢状劈开术(sagittal split ramus osteotomy)矫治下颌发育畸形,标志着外科矫治牙颌面畸形进入了新的阶段。20世纪70年代,由于Bell等学者在颌骨及颌周组织血供系统的应用解剖,以及骨切开后血供动力学变化等方面的深入研究,奠定了现代正颌外科学的生物学基础,为实现各型牙-骨-黏骨膜复合组织的带蒂易位移植提供了科学的依据和成功的保证。

近年来,在复杂牙颌面畸形的矫治方面,在计算机X线头影测量、诊断、模拟手术及面像预测系统的研制工作以及正颌外科与容貌美学、正颌外科患者的心理评价和心理治疗、正颌外科治疗部分阻塞性睡眠呼吸暂停综合征,应用正颌外科原则处理某些复杂的面骨骨折病例等方面均取得了显著进展。例如,唇腭裂患者术后的继发颌骨畸形的矫治,一次完成口鼻腔瘘及牙槽突裂植骨修复,同时应用改进的 Le Fort Ⅰ、Ⅱ型截骨术矫治面中 1/3 在三维方向上的发育不足,部分患者结合下颌升支截骨术、下颌前部根尖下截骨术、水平截骨颏成形术等,不仅满意矫治了颜面畸形,而且建立了良好的殆关系,并为术后的正畸治疗打下了基础。这些复杂畸形的矫治不仅需要周密的术前设计,而且需要包含各种现代正颌外科新技术的综合应用才能取得满意的矫治效果。为了达到矫治效果的完美,一些正颌外科辅助手术成为矫治设计的重要手段之一。

矫治先天性唇腭裂颌面部骨性畸形的正颌外科手术种类很多,临床上常用的主要有 Le Fort Ⅰ型截骨术、下颌升支矢状劈开术、颏成形术、上下颌骨根尖下截骨术等。

正颌外科手术除了应遵循一般的外科手术的操作原则外,尚须遵循正颌外科治疗的基本原则:形态与功能兼顾,正颌-正畸联合治疗(这种协同治疗方法使各种牙颌面畸形的矫治取得了单独正畸治疗或单独手术治疗都不可能取得的良好效果),正确的治疗程序,准确的测量分析,模型外科与模板外科的手术设计和模拟预测,精确的手术操作,可靠的颌骨内固定,术后并发症的防治与精心的术后护理,病理治疗与心理治疗并行。其中正颌-正畸联合治疗的原则的确立,使牙颌面畸形的外科治疗更趋完善,真正进入了功能与形态相结合的新时期。

二、术后并发症及其防治

(一)上呼吸道通气障碍

上呼吸道通气障碍往往发生在术后早期,情况也特别紧急,需尽早发现和及时处理。术后的呼吸道梗阻可由多种因素引起:各类上颌骨切开及骨块移位术,均能引起上颌窦及鼻腔的黏膜水肿、渗血;某些病例需将上颌骨段上移而使鼻腔气道变小,导致通气不畅。下颌支手术常可引起咽侧肿胀,致口咽部气道变窄,如骨创明显渗血,可形成咽旁、口底等处的血肿,造成上呼吸道通气障碍。气管内插管可引起声带黏膜的水肿或损伤,使喉通气道变窄,如在拔除气管内插管前未将口咽部的敷料等异物清除,亦可引起急性呼吸道梗阻。在患者的咳嗽及吞咽反射尚未完全恢复以前,渗血及分泌物未能吸出亦是引起呼吸道梗阻的常见原因。

为了预防可能出现的呼吸道梗阻,应尽量减少术中创伤,细心止血;在拔出气管内插管前,按常规仔细清除在口咽部可能遗留的纱布、血凝块及分泌物;拔管后应安置鼻咽通气道,以防舌根后坠阻塞气道。如术后发生呼吸道阻塞症状,应及时查明原因,争分夺秒地进行有针对性的处理。

(二)术区出血、水肿

由于正颌手术的特点,术后早期术区的轻度渗血较为常见。上颌手术后的鼻腔渗血可喷、滴血管收缩剂,必要时可填塞碘仿纱条或油纱条。其他部位的渗血用加压敷料,一般均可奏效。术后明显的持续性出血亦并非罕见,如不进行及时有效的处理,后果严重。严重的出血,除了存在凝血机制障碍外,常发生于 Le Fort Ⅰ型或Ⅱ型截骨术骨切开离断或损伤腭降动脉及颌内动脉后,因未能有效地夹结血管断端所致;或由于下颌升支矢状劈开术或下颌支斜行(垂直)骨切开术损伤下牙槽神经血管束所致。出血一般在术后立即出现,但下颌支部位出血因引流不畅而形成咽旁或口底部血肿,直至出现呼吸道压迫症状时才引起注意。对术后出血应该尽快找出原因,采取有针对性的止血措施。

(三)术区感染

由于抗感染技术的进步,特别是抗生素的应用,使正颌手术的术后感染率显著降低。但由于正颌手术入路是经由有菌的口内途径施行的,因此仍有发生感染的可能性。而骨创感染一旦发生,常导致骨切开部位不愈合、错位愈合,甚至骨坏死,引起难以处理甚至导致软硬组织缺损畸形的严重后果。正颌手术的创部感染一般与下列因素有关:骨切开线设计不妥或术中处理不当,特别是软组织蒂的撕裂甚至离断,对骨瓣附着的软组织的剥离过于广泛等,引起血供严重障碍,使局部抗感染能力明显降低;术区局部血肿、异物遗留等也可引起术区感染。因此避免上述问题的出现是预防感染的有力措施。如已发生化脓性感染,则应积极引流,并根据脓培养及药物敏感试验来加强抗生素的应用。

(四)牙齿松动、脱落及骨坏死

随着正颌外科手术生物学基础研究的进展和以此为基础的手术设计的科学化、手术技术的提高与手术器械的改进,使正颌外科手术的安全性和可靠性均有显著的提高,整个骨块的坏死已极为少见,但发生牙或骨坏死的可能性依然存在,骨坏死的病例仍有发生。由于软组织张力过大或覆盖不全引起的小区域骨质暴露,有可能出现局限性骨密质层坏死。单纯的牙髓坏死主要发生于个别牙的牙槽骨切开术或节段性骨切开时,由于损伤了切开线两侧的牙周或牙根所致。大块的骨质坏死主要是牙-骨复合体软组织蒂设计不当或手术操作有误,引起血管蒂部撕伤或断裂以及移位骨块附着的软组织蒂分离过度,造成严重的血供障碍所致。如并发感染,将加重骨坏死的形成。因此,正确的手术设计(特别是软组织蒂)和操作、保证牙-骨复合体的血供、预防感染的发生是避免发生骨坏死重要而有效的措施。

(五)骨愈合不良及错位愈合

骨切开线设计及骨块移动不当,骨块断面接触不良,特别是骨块固定不牢是正颌外科术后出现骨愈合不良或错位愈合的常见原因,而血供不良及局部感染也直接影响了骨的愈合。目前采用的小型钛夹板行骨间坚固内固定,大大提高了骨块固定的可靠性,也缩短了颌间固定的时间。此外,在行下颌升支斜行(垂直)骨切开术时,如截骨线偏高而未终止于下颌角,则将出现连接下颌髁突的近心骨段向内前移位,影响愈合。如在下颌升支矢状劈开术中引起近心骨段骨折,又未能在术中进行正确的处理和可靠的固定,则术后出现的骨愈合不良及骨段移位往往需要再次手术。

(六)神经损伤

正颌手术可能涉及的神经损伤主要是下颌手术引起的下牙槽神经及面神经损伤。下牙槽神经损伤可能发生于下颌骨体部骨切开术、颏成形术或下颌升支垂直(斜行)骨切开术,但最多见的是下颌升支矢状骨劈开术。经口外途径的下颌骨切开术则有可能引起面神经下颌缘支损伤。因此,正确的手术设计及操作是防止正颌手术引起神经损伤的关键因素。

(七)心理障碍

牙颌面畸形常常给患者带来严重的心理障碍,而正颌外科手术给患者造成的巨大容貌改变也需要有一个心理调整适应的过程,因此唇腭裂牙颌面畸形患者在术前及术后需进行全面的心理评估及心理治疗。此类患者的心理评估常常成为取得良好矫治效果的必要前提,对少数严重心理障碍者则需要进行良好的心理治疗。近年来,关于心理评估的问题已引起重视,已有此类研究报告。以往有些医师对这类问题常重视不够,常引起一些复杂的术后纠纷,因此在术前、术后进行心理评估和心理治疗是十分必要的。

三、术后护理

正颌手术的术后护理与口腔颌面部其他手术基本类同,但应特别注意保持呼吸道通畅,尤其是对于进行了暂时颌间固定的患者。及时吸出口咽及鼻腔内的分泌物对保持呼吸道通畅有着重要意义。

第三节　唇腭裂颌骨畸形的正颌外科治疗

正颌外科手术方案的选择,要根据唇腭裂患者伴发或术后继发的各种畸形的性质和部位来选择相应的术式;也可将几种术式结合起来,解决那些严重的牙颌面畸形。常用的正颌外科手术有上颌骨正颌外科手术、下颌骨正颌外科手术和正颌外科辅助手术三大类。

由于唇腭裂患者伴发或术后继发口腔颌面部畸形的特殊性,其正颌外科手术方案的设计不同于常规的正颌外科手术。唇腭裂修复术后,腭大血管神经束可能因手术受损,导致瘢痕增生挛缩,加重了腭黏骨膜血供不良;瘢痕增生使得腭瓣剥离困难,易致口鼻腔瘘;瘢痕的牵拉使上颌骨截骨段移动范围严重受限且易于复发;上颌骨前移术使软腭前移,常导致腭咽闭合功能不全,因此需要慎重选择和改进手术进路、术式,以避免出现口鼻腔瘘、腭咽闭合不全、截骨段缺血坏死。由于唇腭裂腭部黏骨膜蒂血供不佳,为使截骨段获得充分活动度,宜采用上颌前庭沟黏骨膜纵行切口,在黏骨膜下隧道剥离,以保证截骨段唇颊侧来源血供。由于唇腭裂术后腭部瘢痕的牵制,使得面中部截骨段前移受限,因此,Converse、Pool 对腭黏骨膜切口、腭骨截骨方式作了改进。Converse 的做法是:掀起硬腭黏骨膜瓣,水平凿断腭颌缝,Le Fort Ⅰ型截骨线不变,将带有腭大血管神经束的腭骨、软腭保留在原来位置, 上颌骨段则可以在无张力牵制下前移。Pool 认为此做法使上颌骨失去了腭大血管的血供,他的做法是:在腭大血管神经束浅面掀起部分厚度黏骨膜瓣,不影响腭大血管对上颌骨的血供,在硬软腭交界处横行切断腭腱膜但不切透鼻腔黏膜,经前庭沟垂直切口黏骨膜下潜行剥离鼻底与硬腭后缘切口相连通,使硬、软腭完全分离,上颌骨各壁按 Le FortⅠ型截骨线截骨,既使截骨段保持充分的血液供应,又能使软腭不随上颌骨段前移而导致腭咽闭合功能不全(VPI)。

一、上颌骨的正颌外科手术

上颌骨发育不全是唇腭裂患者的常见继发畸形,其中需行正颌外科矫正者约占 25%。随着正颌外科技术的不断进步,自 20 世纪 80 年代以来,人们开始采用正颌外科手术矫正此类畸形,目的是重建患者的容貌与咬合。但是由于腭裂修复后腭部瘢痕的存在,常常难以使上颌骨移动到适当位置,且手术前移上颌骨后需植骨并行坚固内固定,以提高术后稳定性,但术后仍出现高达 40%～60% 的复发率。另外,较大幅度地前移上颌骨也可能加重患者原已存在的腭咽闭合功能不全。因此,这类畸形的矫治是口腔颌面外科的一大临床难题。临床上常用的上颌骨正颌外科手术有 Le FortⅠ型、Ⅱ型和Ⅲ型截骨术,其中以Ⅰ型截骨术最为常用,此术式配合上颌骨部分牙列的根尖下截骨术,可以解决上颌骨的大部分发育性畸形问题。

(一) Le Fort Ⅰ型截骨术

Le Fort Ⅰ型截骨术又称 Le Fort Ⅰ型下降折断截骨术(Le Fort Ⅰ down-fracture osteotomy)。这一手术从提出、改进到完善,经历了 100 多年的漫长道路。1867 年 Cheever 首先按 Le FortⅠ型骨折线截骨,然后使上颌骨下降折断。当时此手术不是作为矫正颌骨畸形的手术,而是作为切除鼻咽部肿物的手术入路。1927 年 Wassmund 第一次采用 Le FortⅠ型截骨术矫正开𬌗畸形, 但是并未将上颌骨完全截断,而是按 Le Fort Ⅰ型骨折线截骨,不分离翼上颌连接,术后应用弹力牵引将上颌骨移动到术前设计的位置。1942 年 Schuchardt 描述了二期上颌骨手术, 第一期仅做 Le FortⅠ型截骨,不分离翼上颌连接,经过短期的颅颌牵引后,第二期再把翼上颌连接凿开,完成 Le Fort Ⅰ型截骨术式。1951 年 Dingman 和 Harding 第一次在行 Le Fort Ⅰ型截骨时同时分离翼上颌连接,从而一期完成整个手术。但是由于当时的手术不是建立在生物学基础上,谨慎的外科医师不会去冒风险,因此直到 20 世纪 60 年代文献上对 Le Fort Ⅰ型截骨术的报告很少。从上述简单的文献复习中可以看出,当时对于分离翼上颌连接后上颌骨的血供是否安全没有把握,对截骨折断下降上颌骨后是否会发生坏死更是没有把握。直到 Bell 对 Le Fort Ⅰ型截骨术的血流动力学进行了一系列研究后,揭示了血供的规律,此术式才于 20 世纪 70 年代较广泛地开展,形成标准的 Le Fort Ⅰ型截骨术,即按 Le Fort Ⅰ型截开上颌骨同时使上颌骨下降折断。

1 生物学基础　20 世纪 60 年代末至 70 年代初,美国著名的口腔颌面外科医师 Bell W. 对颌骨的血供特征进行了深入研究,奠定了现代正颌外科手术技术的发展基础。他的动物实验研究结果表明,颌骨的血流方向既可以是离心性的,也可以是向心性的。也就是说,颌骨不仅接受来自骨内血管的离心性血流,也接受来自周围软组织的向心性血流。这种不同于身体其他部位的特殊血液供应方式,使上颌骨具有充分的血供来源。从他进行的 Le Fort Ⅰ型截骨术后血供及组织愈合研究中,他得出了"只要保留完整的腭侧软组织蒂,就可维持上颌骨及其牙髓组织血供"的结论。在这一理论指导下,从 20 世纪 70 年代开始,Le Fort Ⅰ型截骨加下降折断技术的现代标准——Le Fort Ⅰ型截骨术开始被各国学者广泛应用于正颌外科临床。

保证 Le Fort Ⅰ型截骨术矫正牙颌面畸形成功的基础是,手术后移位的上颌牙骨段仍能有充分的血液供应,不发生缺血性坏死,从而在新设计的位置上稳定愈合。这一结果取决于能否根据上颌骨血供特征精确地设计软组织切口和骨切口,为牙骨段最大限度地保留软组织血供蒂;也取决于术中能否尽可能地减少不必要的过分牵拉和损伤。

Bell 当时的动物实验研究表明,行唇侧黏骨膜水平切口的 Le Fort Ⅰ型截骨术牙骨段血供的主要来源是完整的腭侧黏骨膜蒂以及唇颊侧牙龈附着,他认为结扎与不结扎腭降动脉对维持牙骨段的血供并无重要影响,但这一实验设计未使截开的上颌骨发生模拟临床情况的位置移动。Nelson 在此后进行的实验研究结果表明,是否结扎腭降动脉对牙骨段血流量的变化具有明显的影响,不结扎腭降动脉者,牙龈血流量减少 37%,牙槽骨血流量减少 57%;而结扎腭降动脉者,牙龈血流量减少达 95%,牙槽骨血流量减少达 89%。这一结果提示了结扎腭降动脉对颌骨血流量具有显著的影响。

临床上行 Le Fort Ⅰ型截骨术可能在前部或后部分块截骨,这时应最大限度地保留分块牙骨段的腭侧或唇颊侧的软组织附着,进行精确的设计以及精细的手术操作,以避免牙骨段过小导致任何移动都可能使其软组织蒂剥离,血供丧失,出现骨坏死。

2 操作步骤

(1) 麻醉:Le Fort Ⅰ型截骨术必须在经鼻腔气管插管全身麻醉下进行。因上颌骨血供丰富,Le Fort Ⅰ型截骨术本身的剥离暴露范围大,骨创面大,特别是剥离鼻底黏骨膜以及上颌窦外侧壁直达翼上颌连接处均易出血,因此尽可能由麻醉师给予低血压控制麻醉,使血压维持在90/70mmHg 左右。这样不仅可大大减少出血,节约术中输血量,而且会给手术医师的操作带来很多方便。由于黏骨膜下渗血的减少,也有利于术后伤口的愈合。在无法进行低血压控制麻醉的情况下,可采用全身麻醉与局部浸润麻醉相结合的方法,一般采用 1%利多卡因加 1/10 万肾上腺素,局部浸润行将切开与剥离的黏骨膜,也可有效减少出血。

(2) 切口:对于错过了齿槽突最佳植骨期(9～11 岁)的唇腭裂术后面中部后缩畸形患者,有学者主张一期手术同时完成 Le Fort Ⅰ型截骨前移术、齿槽突裂植骨术及口鼻瘘修复术。与多数学者的手术进路不同,Posnick 采用齿槽突裂隙切口和前庭沟水平切口,但不剥离腭黏骨膜瓣和腭大血管神经束,一期完成 Le Fort Ⅰ型截骨、齿槽突植骨和口鼻瘘修复。截骨后将各上颌骨段过矫正数毫米,关闭牙列间隙,用钛板螺钉行内固定,术后戴定位殆板,颌间固定 6 周。对于双侧唇腭裂,Posnick 自腭侧凿断前颌骨,保留唇侧黏骨膜蒂血供来源,两侧颌骨段按 Le Fort Ⅰ型截骨,移动三块截骨段形成完整牙弓,植骨封闭口鼻瘘和齿槽突裂隙。他用此术式治疗单侧唇腭裂 66 例、双侧唇腭裂 33 例,无一出现颌骨段和牙齿坏死、脱落及其他严重并发症。

常规 Le Fort Ⅰ型截骨术的水平黏骨膜切口位于上颌牙龈与唇颊侧黏膜交界处上方的前庭沟处,自一侧第二磨牙止于对侧第二磨牙。切口不宜过分向两侧扩展,以免损伤颊颞筋膜造成颊脂垫溢出而影响视野。为减少出血,可用电刀作黏骨膜切口。笔者的经验可先用一锐利小圆刀片切开黏膜,然后再用电刀切开黏膜下组织及骨膜,这样不仅可以减少出血,也有利于术后软组织切口的愈合。

(3)剥离与暴露:切开黏骨膜后,用骨膜剥离子于软组织切口上方的骨膜下紧贴骨面剥离,暴露梨状孔、前鼻棘、上颌窦前外侧壁、颧牙槽嵴,并沿上颌结节的弧形骨面向后潜行剥离,直达翼上颌连接处,然后剥离双侧鼻底黏骨膜。剥离鼻底黏骨膜时可先行剥离梨状孔侧方的黏骨膜,此处骨壁光滑,易于剥离,不易损伤黏骨膜。而后逐渐向鼻底中央及鼻中隔方向扩展,掀起鼻底黏骨膜。靠近鼻中隔基底部的上颌鼻腔面骨壁常较粗糙,有时有骨嵴存在,容易在剥离时损伤黏骨膜,应特别小心。最后沿鼻中隔基底部向上(约 5mm)稍加剥离,以暴露鼻中隔基底部的犁骨。剥离鼻底黏骨膜以及潜行剥离至翼上颌连接处时都会有较多出血,应在完成一处剥离后立即用可吸收止血材料加纱条填塞压迫止血,也可仅用纱条填塞压迫止血。软组织切口下方的剥离与暴露要根据牙齿根尖位置的需要以及牙间分块截骨的需要来决定,原则上应避免不必要的剥离。因为软组织切口下方的黏骨膜是作为上颌牙骨段的血供蒂而存在的,保存其完整性有利于术后牙骨段的血供及愈合。

(4)截骨

1)截骨线的设计:自梨状孔边缘起,沿着距上颌牙齿根尖上至少 5mm 设计截骨线的走向。一般因单尖牙牙根最长,且牙根粗大,在视野中最易判断,因此前部截骨线的设计常以单尖牙根尖上 5mm 作为标志。至磨牙区,要求截骨线距龈缘的距离至少为第一磨牙牙冠高度的 2 倍以上。然后用一小圆钻或细裂钻按上述设计做好截骨标记线。根据所矫正的畸形的不同,截骨线的高度亦不同,如矫正面中份前后方向上的发育不足,应尽可能将截骨线设计得高一些;矫正长面综合征,则应设计两条截骨线,但最低的截骨线应遵循上述原则,不损伤牙根并维持由根尖孔进入牙髓的血液供应(图 21-7)。

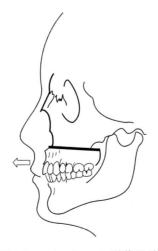

图 21-7 Le Fort Ⅰ型截骨线

2）对位标记线的设计:Le Fort Ⅰ型截骨术的目的是按照术前定量设计的要求移动上颌骨。为了术中准确判断上颌移动的量,常需在梨状孔边缘及颧牙槽嵴这两处骨质结构较厚处垂直于截骨线的方向并跨过截骨线做好对位标记线,这样便于在术中测量观察颌骨移动的量。一般用小圆钻或细裂钻完成对位标记线。

3）截骨:自一侧梨状孔外侧缘插入一骨膜剥离子保护鼻腔黏骨膜,沿已设计好的截骨标记线,用来复锯(reciprocating saw)或裂钻自梨状孔边缘开始向后跨过尖牙窝、越过颧牙槽嵴截开上颌内侧壁及前外侧壁(当上颌窦壁较薄时宜用裂钻截骨)。然后沿上颌结节的外侧面插入一带角度的牵开器,直达翼上颌连接处,保护周围软组织不受损伤,用来复锯或裂钻继续完成上颌窦外侧壁后半部的截骨。有时可用来复锯直接沿已完成的截骨线向后走行,截开此处骨壁。至此,尚有部分上颌窦内侧壁及上颌窦后壁未完全截开,可用一薄刃骨凿沿梨状孔外侧缘及上颌窦内侧壁向后轻轻凿劈。此时应注意,腭降动脉常常走行于上颌窦内后壁交界处的骨壁内,凿劈上颌窦内侧壁时切勿过深,以免损伤此动脉。然后在上颌窦外侧壁向深方凿劈,离断上颌窦后壁。

4）离断翼上颌连接:离断翼上颌连接是整个 Le Fort Ⅰ型截骨术的关键步骤,也是容易产生严重并发症的步骤,因此要掌握其操作要领,谨慎仔细地完成这一步骤。将特殊的专门用于离断翼上颌连接的弯形骨凿于截骨线下方沿上颌结节弧形外侧面稳妥地向后内方滑行,使凿刃正对着翼上颌缝。然后用一手食指伸入口腔,触摸翼上颌连接相对应的口腔上腭部黏膜,以便感觉凿开翼上颌连接时凿刃的深度并保护腭侧黏骨膜不受损伤。术者应紧握弯形骨凿,切记弯凿安置的位置方向要准确并防止骨凿握持不稳滑脱。初学者最好在安放好骨凿后,将凿柄稍向头顶方向移动,凿劈时凿刃的走向则略向内下方,这样操作更为安全。助手用骨锤敲击凿柄,不可用力过猛,应有节奏地适当用力凿劈。当术者食指在口内感觉到凿刃时立即停止。同法完成另一侧翼上颌连接离断。为了防止离断翼上颌连接时损伤颌内动脉翼腭段,近年来一些学者采用自上颌结节处离断,而不是自翼上颌连接处离断,大大提高了手术的安全性。

5）凿断鼻中隔:用专门设计制作的鼻中隔骨凿(呈分叉状,凿刃位于中央,分叉的尖端呈圆钝的球状)紧贴鼻中隔基底部向后完全凿断鼻中隔。

（5）下降折断(down-fracture):当下颌牙骨段与其上部的颅面骨结构充分截开离断后,术者可将双手拇指置于截骨线下方的尖牙窝内,食指抵压在上颌腭侧面用力向下压迫,使上颌骨向下折断。当折断比较费力时,可重新检查是否有骨连接,若有,应补充离断剩余骨连接,再行徒手下降折断。此时亦可由术者和助手各持一把骨刀,插入颧牙槽嵴处的截骨线内(因此处骨壁较厚,不易使上颌窦壁骨折),同时向下撬动上颌牙骨段,使其下降折断。完成下降折断后,可在上颌鼻腔面充分暴露的条件下,使用两把上颌钳握持上颌牙骨段,使其进一步松动游离。如果在上颌牙骨段未下降折断时插入上颌钳,并依靠上颌钳下降折断,常常会发生上颌钳的鼻侧喙穿过鼻底黏骨膜插入鼻腔,严重撕裂鼻底黏骨膜,污染手术野,而且出血也较多。因此笔者主张先行徒手或骨刀撬动下降折断上颌牙骨段后,再用上颌钳游离松动牙骨段。下降折断上颌牙骨段并使其充分游离松动是现代 Le Fort Ⅰ型截骨术的重要标志,有了这一操作步骤,才能使其在上颌鼻腔面、上颌窦内后壁的去骨、上移上颌骨以及明视下的多种形式的分块截骨成为可能,从而大大扩展了 Le Fort Ⅰ型截骨术的适应证。

（6）分块截骨:现代 Le Fort Ⅰ型截骨术由于其适应证大大扩展,许多情况下,为满足良好咬合关系的建立,调整牙轴方向、牙弓形态等,分块的 Le Fort Ⅰ型截骨使用非常普遍。特别是在我国术前正畸尚不普遍的情况下,上颌的分块截骨更是伴随着绝大多数的 Le Fort Ⅰ型截骨术。

经常遇到的分块截骨的情况有:①双侧单尖牙及第一双尖牙间分块截骨,使上颌分为前后两个牙骨段;②单、双尖牙间截骨加中切牙间截骨,使上颌牙骨段分成 3 个牙骨段;③单、双尖牙间截骨,中切牙间截骨以及腭侧的矢状截骨,有时需在两侧鼻腔面中央作两条矢状截骨线,这样就使上颌牙骨段分开成为 4～5 个较小的牙骨段;④个别情况下因上前牙的拥挤不齐,可能在上颌前部 6 个牙齿间分成 3 个或者更多的牙骨段。但牙骨段太小可导致术后牙骨段血供障碍,增加骨坏死的危险性,因此如能在术前进行正畸治疗,尽量避免过多的分块截骨,无疑对矫治效果是有益的。

分块截骨时,术者一手持骨锯或骨钻,另一手持一骨膜剥离子抵住截骨线所在部位的牙槽嵴顶,同时其中指或食指需触摸于腭侧黏膜以感觉骨钻或骨锯的深度,保护腭侧黏骨膜不受损伤。先用一小圆钻或细裂钻作为截骨标记线,然后使用裂钻或矢状锯(sagittal saw)截骨。中切牙间截骨时,截骨线在前鼻嵴处偏向一侧,绕过正中腭侧骨板于鼻腔面行矢状截骨。这是因为正中骨板很厚,截骨不易,而且正中腭侧黏骨膜较薄容易撕裂,因此最好避开这一部位。同样,在上颌后部的矢状分块截骨也都在上颌两侧鼻腔面的正中或偏上颌窦侧,而不是沿正中线截骨。为了避免在截骨时损伤牙龈乳头,造成术后牙龈乳头萎缩,影响美观(在前牙部位尤为重要),当截骨距牙槽嵴顶还有 1～2mm 时即不再截开,这样便可完全避免牙龈乳头的损伤。只要其他部位截骨充分,此处轻轻裂开不成问题,因为牙槽嵴顶的骨结构薄弱,容易裂开。分块截骨的另一个应注意的问题是,在行单尖牙及第一双尖牙间截骨而不拔牙的情况下,应仔细设计截骨线,不损伤邻牙牙根。术前除摄曲面断层 X 线片外,还需加照牙片,对邻牙牙间间隙、牙根走向作出精确的判断。若牙根过于靠近,无充分间隙,应先用正畸方法控根移动相邻牙齿,使截骨线处有充分骨间隙,而不致在截骨时伤及牙根。初学者在行牙间截骨时,当钻或锯在深部截开腭侧骨板时,深度常不易掌握到恰到好处,因而易损伤走行于腭侧黏膜下的腭大动脉及其分支,造成活跃出血。此时将一手食指伸入口腔压迫腭侧对应截骨线处的黏膜 5～10 分钟,常可有效止血。分块截骨时,也可能因牙弓扩展幅度过大或操作不慎而撕裂腭侧黏骨膜,此时应在完成截骨并使牙列就位结扎于𬌗板后,仔细缝合腭侧黏骨膜裂口。

(7)移动和固定:当完成所有设计的截骨线之后,整体或分块截开的牙骨段应在不太费力的情况下就位于𬌗板并与下颌处于设计的位置关系。根据不同畸形矫正的需要,上颌牙骨段可向前、向上,亦可向下、向后或向侧方移动。当上颌牙骨段就位于𬌗板之后,如有术前正畸的唇面托槽、方丝弓以及其上焊接的牵引钩,即可将方丝弓与𬌗板用钢丝结扎在一起,并于下颌行颌间结扎固定。若未做术前正畸,可将术前制作的唇弓结扎于上颌骨段后,再与𬌗板结扎并行颌间结扎固定。若仅行或在双颌外科中先行上颌 Le Fort Ⅰ型截骨术,颌间结扎固定后,上颌牙骨段移动后的位置就是术前设计的上颌的最终位置(这一位置应根据其与下颌骨的位置关系而确定),只待对上颌牙骨段作骨内固定。

骨内固定的方法有两种:

①钢丝结扎及悬吊:在未广泛应用骨内坚固内固定技术之前,钢丝结扎及悬吊是上颌 Le Fort Ⅰ型截骨术后普遍应用的固定方法。选择骨质较厚的梨状孔边缘及颧牙槽嵴处,于截骨线上下用小圆钻或细裂钻各备一钢丝结扎孔,然后行钢丝环形结扎固定。但仅用这种固定方法,特别是在骨壁较薄的情况下,稳定性及可靠性均较差。于是又普遍加用钢丝悬吊辅助固定,即在梨状孔以上颧牙槽嵴钢丝结扎孔上部再备一骨孔,穿一双股结扎丝,将其两端分别结扎于相对应的上颌唇弓或𬌗板之上;也有人将悬吊钢丝备于眶下缘或绕过颧弓根部。后一方法自然扩大了剥离与暴露范围,并增加了操作难度。笔者多年来使用前一悬吊方法未见有悬吊钢丝脱落或其他不良反应。但钢丝结扎固定和悬吊辅助固定常难以保证上颌骨的稳定性,复发率较高。有的学者推荐在上颌前移超过 6mm、上颌下降后再加植骨以增加其稳定性,减少复发,但文献报告仍有较大的复发率。

②骨内坚固内固定(rigid internal fixation):近年来随着坚固内固定技术的发展以及新材料、器械的不断研制开发成功,为正颌外科各类截骨术后的骨内固定提供了十分有效的手段(图21-8)。

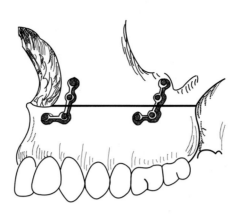

图21-8　Le Fort Ⅰ型截骨术骨内固定

(8)缝合软组织切口:完成骨内固定后,因上颌窦与鼻腔、后鼻腔与咽腔相通,一般为防止术野污染,不再冲洗上颌创面,仔细检查有无软组织活跃出血并作相应处理后,可缝合关闭切口。近年来越来越多的研究表明,上颌手术前庭沟处的水平黏骨膜切口以及术中黏骨膜的剥离,术后易造成双侧鼻翼基底变宽,鼻孔变得扁平,上唇显得短缩及红唇变薄等。因此,许多学者主张在关闭上颌软组织切口之前应行鼻翼基底复位缝合手术,并在软组织切口中线处作V-Y改形缝合,以适当延长上唇,并防止红唇变薄。最后用尼龙线或可吸收缝线间断或连续缝合黏骨膜切口。

(二)Le Fort Ⅰ型截骨术的发展

近年来Le Fort Ⅰ型截骨术在原有的基础上又有了新的发展:1972年Steinhausor在进行Le Fort Ⅰ型截骨术时,在上颌中切牙之间截骨,使上颌骨分为左右两部分,这样可改变上牙弓的宽度,矫正上下牙弓宽度失调。1975年Wolford和1976年Hall分别报告了在Le Fort Ⅰ型截骨术后,再将上颌前部和上颌后部截开,为矫正复杂的牙颌面畸形开辟了新的途径。1979年Bell报告了应用Le Fort Ⅰ型截骨术下降折断后,将上颌骨截成3~4块,再进行拼对以矫正更为复杂的牙颌面畸形。目前,Le Fort Ⅰ型截骨术已成为矫正复杂牙颌面畸形最常用的术式,有着广泛的适应证,如上颌前突、上颌后缩、开𬌗、长面综合征、短面综合征、上颌不对称畸形等。然而,Le Fort Ⅰ型截骨术属大型手术,如果操作不当,术中、术后会出现许多并发症,有的并发症是非常严重的,甚至可以危及患者的生命。但是如果按照手术操作要点和程序,严格遵循颌骨生物学和血流动力学规则,大量的临床实践证明,此手术还是安全有效的。

1 整体Le Fort Ⅰ型下降折断截骨术　首先沿龈唇颊沟底作下颌6-6水平切口,分离骨面,暴露前鼻棘、上颌骨前壁和侧壁,并潜行分离到上颌结节处。按Le Fort Ⅰ型骨折线,在鼻底梨状孔边缘下界向两侧上颌根尖上方截骨至上颌结节处。凿断鼻中隔犁骨与上颌骨的连接,并凿断上颌窦内侧壁,最后用弯骨凿分离翼上颌连接。此时可用上颌钳或徒手将上颌下降折断。整个Le Fort Ⅰ型骨折线以下的上颌骨已游离,其血供营养蒂绝大部分来自与其附着的完整的腭侧黏骨膜,一小部分来自由上后牙槽动脉供血的两侧上颌结节部、未分离的附着牙龈部。有的研究表明,切断腭降动脉对上颌骨的血供和成活无明显影响。

2 分段式Le Fort Ⅰ型下降折断截骨术　为了矫正复杂的颌骨畸形,在整体Le Fort Ⅰ型下降折断截骨术的基础上,再将上颌骨纵分为左右两段进行拼对,或从上颌3-3横断分为前后两段进行拼对,也可截成三段甚至四段进行拼对。手术操作是当上颌骨下降折断后,根据手术设计的需要,在上颌骨折断的鼻腔面直视下截骨后将上颌骨再分段。此时必须保证腭侧软组织不能和骨块分离,否则可使骨段坏死。此术式适合于矫正复杂的颌骨畸形,尤其是一些无条件做术前正畸的患者,可以在手术分段后重新排列牙弓矫正其畸形,因此具有更广泛的适应证。

3　单侧 Le Fort 型截骨术　单侧唇腭裂患者面中部、颌骨常两侧不对称,健侧颌骨段可有正常的咬合关系;患侧颌骨缺乏支持,并受到瘢痕的影响,常呈不同程度的反𬌗和上颌弓塌陷。对此,Tideman 等提出应用非对称性的 Le Fort 型截骨术予以矫治, 通过患侧龈颊沟切口行单侧 Le Fort Ⅰ型截骨,使腭黏骨膜完整无损,以保证颌骨血供。截骨段就位于定位𬌗板,将髂骨块植入截骨间隙并行骨间及颌间固定。

(三)改良的 Le Fort Ⅰ型截骨术

1　高位 Le Fort Ⅰ型截骨术　唇腭裂患者常有鼻旁、眶下区、颧骨体后缩凹陷。针对这种畸形,Obwegeser(1969)首先提出高位 Le Fort Ⅰ型截骨术(high level Le Fort Ⅰ osteotomy),其截骨线在上颌骨前壁斜行向上,尽量靠近眶下孔,内侧抵梨状孔侧缘;上颌骨外侧壁截骨线与经典截骨线相同。Keller 等(1990)提出一种被称为"四边形 Le Fort Ⅰ型截骨术"的高位 Le Fort Ⅰ型截骨术,其截骨线呈水平状,恰位于眶下孔之下,两侧延伸到颧骨颞突,形成四边形截骨段,可同时矫正颧骨后缩畸形。Nrholt 等(1996)将这种高位 Le Fort Ⅰ型截骨术用于唇腭裂患者颧-上颌发育不良的矫治,获得良好效果。由于截骨段旋转可使颧骨较上颌骨前移更多,他指出,高位 Le Fort Ⅰ型截骨术有造成眶下神经、鼻泪管损伤的潜在危险,需加以重视。

2　台阶式 Le Fort Ⅰ型截骨术　传统的 Le Fort Ⅰ型截骨术的水平截骨线呈一直线,当上颌骨需向前移位超过 5mm 时,为防止术后复发,需要在翼上颌连线分离处植骨,但此处植骨很难固定,因此效果往往不确定。台阶式 Le Fort Ⅰ型截骨术将呈直线的水平截骨线在颧牙槽嵴处作一台阶,待上颌向前移后,在台阶处留下的间隙植骨可以稳固地固定,更有效地防止上颌术后回位。此术式还适用于尖牙窝区发育不足者。可将水平截骨线的前端高于传统的截骨线(即高于梨状孔边缘下界),然后在颧牙槽嵴处增加截骨线的台阶高度,这样使水平截骨线的后端不至于过高,仍然可以安全地分离翼上颌连接。Obwegeser(1969)提出为了矫正整个上颌前部发育不足,可将 Le Fort Ⅰ型截骨线的前部从梨状孔边缘中份截开,这样当上颌前移时,使面中部的眶下区、鼻翼等一并前移,Converse 称其为 Le Fort Ⅰ型 1/2 截骨术。

3　马蹄形 Le Fort Ⅰ型截骨术　应用传统的 Le Fort Ⅰ型截骨术矫正长面综合征使上颌向上移位时,常常导致鼻腔缩小,鼻中隔被挤压弯曲。虽然可以截除部分鼻中隔但鼻腔仍然缩小,对某些患者可影响呼吸道通畅。为了解决在上颌骨上移的同时既不缩小鼻腔又不影响鼻中隔的问题,可采取马蹄形 Le Fort Ⅰ型截骨术。此术式在常规的 Le Fort Ⅰ型截骨使上颌下降折断后,从截断的上颌骨的鼻腔侧,直视下将上颌骨段腭骨水平骨板作马蹄形截开。这样当上颌向上移动时,鼻底的上颌腭部水平骨板不移动,保持了鼻腔的大小不改变。

4　倒 U 形 Le Fort Ⅰ型截骨术　此术式适用于上颌后缩伴有两侧眶下区和尖牙窝严重发育不足的患者。在进行 Le Fort Ⅰ型水平截骨时,在颧牙槽嵴和梨状孔边缘间的两侧下颌前壁区作倒 U 形截骨,当上颌向前移动时,两侧的倒 U 形骨块也同时前移,这样就可以同时矫正上颌后缩和上颌前壁严重发育不足的畸形。

(四)Le Fort Ⅱ型截骨术

1973 年 Henderson 和 Jackson 叙述了 Le Fort Ⅱ型截骨术,其截骨线相当于 Le Fort Ⅱ型骨折线,包括鼻骨、上颌骨额突、部分眶内壁和眶下缘内侧部,但是翼突保持完整。和 Le Fort Ⅰ型截骨术一样,只是做翼上颌连接处分离。在对鼻区截骨时需要作两侧内眦鼻旁处的辅助皮肤切口或冠状切口,将头顶部皮瓣向前翻开暴露眶鼻区,截骨后当上颌前移时连同鼻根和鼻底一起向前移动。此术式的主要适应证是上颌后缩伴鼻颌区严重发育不足的畸形。诚然,Le Fort Ⅱ型截骨术属大型手术,如果操作不当,术中术后会出现许多并发症,有的并发症甚至可以危及生命。但如果严格遵循手术操作要点和程序,选择好适应证,手术还是安全有效的。

唇腭裂有时伴发鼻颌发育不足、鼻根平塌、眶内侧壁和眶下区后缩、Angle Ⅲ类错𬌗,而颧骨未受累及,这是 Le Fort Ⅱ型截骨术的适应证。对于双侧唇腭裂患者,在关闭口鼻瘘和牙槽突裂植骨使三部分颌骨成为一个整体后方可行 Le Fort Ⅱ型截骨术。应用双冠状切口联合口腔前庭入路,显露上颌骨额突、眶内侧壁,分离保护泪囊和内眦韧带。沿 Le Fort Ⅱ型骨折线截骨,截骨间隙需植骨。术毕需行颌间固定和颅颌固定。Henderson 归纳 Le Fort Ⅱ型截骨术的优点如下:①可以前移眶下缘;②由于鼻颌基底部的前移,可以使鼻梁、鼻尖前移,术后效果较 Le Fort Ⅰ型截骨更明显;③可与鼻整形术结合进行;④可增加上颌骨垂直高度;⑤牙槽突有更为安全的血供,对于在先期腭成形术时损害了上颌骨血供的患者更为有利。

（五）Le Fort Ⅲ型截骨术

Le Fort Ⅲ型截骨术是通过类似于 Le Fort Ⅲ型骨折线走向的颅面骨截骨,使眼眶、鼻、颧骨及上颌骨整体移动并重新定位,以解决许多面中 1/3 复杂疑难畸形的手术方法。唇腭裂面中部骨骼畸形有时需要分部截骨矫治,面中部上半部的移动度主要取决于面容美观的需要,面中部下半部的牙-颌骨段常需要不对称地移动和旋转以获得较好的咬合关系,因此需要同时采用 Le Fort Ⅰ型和Ⅲ型截骨术式将面上部上、下 1/2 骨段分别作不同程度的移动或旋转,以获得功能和形态俱佳的效果。如果患者有上颌牙弓狭窄,可在 Le Fort Ⅰ、Ⅲ型截骨的同时向外侧扩展两个上颌骨截骨段,以获得上下颌牙弓宽度的协调。通过截骨,可将上颌骨、鼻骨和颧骨形成一个可以移动的整体骨块,然后由前向移到理想的位置。一般采用头皮冠状切口(此切口的大部分位于发际内,术后面部遗留瘢痕不明显),切开后从骨膜下翻起头皮组织瓣,显露鼻根部眶上缘、眶外侧缘、眶外侧壁以及部分眶内侧壁。截断鼻根部、眶外侧嵴、眶外侧和内侧壁、颧额缝、颧颞缝、翼上颌缝以及鼻中隔后部后,即可移动整个骨块。此手术主要适用于矫正颅面骨发育不良综合征如 Apert 综合征、Crouzon 综合征,先天性面中部发育不良使上颌骨和鼻骨明显后缩,外伤后继发面中部后缩畸形等。Le Fort Ⅲ型截骨属大型手术,术中危险性较大,要充分做好术前准备,包括手术设计、严格遵循手术操作程序和要点,以避免并发症的发生。

对于安氏Ⅰ类错𬌗患者,为了不干扰其基本正常的咬合关系,Le Fort Ⅲ型截骨术常需与 Le Fort Ⅰ型截骨术结合应用。类似情况还可见于:同时存在上下牙弓横向错𬌗时,需同时行上颌分段截骨;当面中 1/3 上部与下部(即牙列)移动程度不同时,也需要与 Le Fort Ⅰ型截骨术结合进行。

1 操作步骤

(1)切口:术中 1/3 面骨的良好暴露主要是通过完好的切口设计来实现的。传统的 Le Fort Ⅲ型截骨术只需要作头皮冠状切口,不需要作下眼睑切口,通过口内局部的穿通伤口或冠状切口由颧弓后外的口外入路离断翼上颌连接。如果需要附加 Le Fort Ⅰ型截骨术时,则需要口内切口。单纯的冠状切口使截骨手术的操作十分困难,现普遍采用双侧睑下缘切口、双侧口内上颌切口、冠状瓣切口或鼻背正中切口。

1)睑下缘切口:距下睑缘 3～5mm,平行于下睑缘。切口长 25～30mm,其外侧略下斜,使之易达到眶的外侧缘和颧骨。

2)口内黏骨膜切口:手术如果与 Le Fort Ⅰ型截骨术同期进行,则切口详见"Le Fort Ⅰ型截骨术"相关内容。单纯 Le Fort Ⅲ型截骨术的口内黏骨膜切口在两侧第一、二磨牙相对应的龈颊沟部位,长约 10mm,水平向或垂直向均可。

3）头皮冠状切口:起始于双侧耳轮脚前方,向上延伸会合于头顶部。

4）鼻背正中切口:切口设计见"Le Fort Ⅱ型截骨术"。

（2）剥离软组织,暴露截骨部位

1）额鼻连接区域的暴露:此区域的暴露是通过冠状切口(或鼻背正中切口)在骨膜下游离冠状瓣而达到的。在游离冠状瓣的过程中应保护眶上神经血管束,在到达颞肌区域时,沿颞嵴作切口,在颞嵴上保留部分颞肌以利于颞肌的重新附着,分离时应保持在颞深筋膜层,以避免损伤面神经额支。继续向下剥离,暴露眶顶及鼻根部,确定筛孔的位置。

2）眶底、眶外侧壁下部的暴露:此区域的暴露是通过下睑缘切口实现的。在剥离时,用皮肤钩轻轻将皮肤边缘拉起,在皮肤、皮下与眼轮匝肌之间进行浅行分离,直至眶下缘的位置。当触及眶下缘后,通过眼轮匝肌的下缘进入眶下缘,沿眶下缘切开骨膜。在分离过程中用弹性拉钩保护眼内容物,同时将眶底骨面暴露至整个眶底深度的 1/3,将眶底骨膜同眶内容物一起分离,以防产生眶周脂肪疝,同时注意保护泪腺和内眦韧带。

3）颧弓、颧骨区域的暴露:此区域的暴露也是通过下睑缘切口实现的。自下睑缘切开向下、向外行骨膜下剥离,暴露颧弓和颧骨周围,剥离嚼肌与颧骨、颧弓的附着。在剥离过程中注意保护眶下神经。

4）上颌骨区域的暴露:只有当 Le Fort Ⅲ型和Ⅰ型截骨术同时进行时才需要彻底暴露此区域。具体操作方法详见"Le Fort Ⅰ型截骨术"。单纯进行 Le Fort Ⅲ型截骨术时,不需暴露全部上颌骨前壁,只需通过双侧相对磨牙颊侧黏骨膜切口进行翼上颌连接的离断。

（3）截骨线的设计及截骨时的注意事项

1）额鼻连接处截骨:一般需要在术前通过 X 线片来确定截骨位置。截骨位置应低于前筛孔的水平,以防损伤脑组织。应用中粗裂钻横断鼻额缝,从侧方水平进入眶侧壁。

2）眶底及眶内外侧壁的截骨:眶内侧壁截骨线在泪窝的后上方,眶外侧壁截骨线沿眶下裂向上,在颧额缝前连接眶内、外侧壁截骨线形成眶底截骨线。在眶内截骨过程中应注意保护眼球及眶下神经血管束。

3）颧弓、颧骨截骨:用中粗裂钻截断颧弓,截骨的方向取决于畸形矫治所要求的外形变化。最简单的是通过颧颞缝的垂直截骨或斜行截骨,也可以进行包括眶外侧缘上嵴的半圆形截骨。

（4）面中 1/3 截骨段的离断和移动:在彻底松解、游离面中 1/3 骨段,使其具有一定的松动度之前,翼上颌连接和筛板、鼻中隔与颅底的连接需要离断。这是两个非常重要且易出危险的关键步骤。

1）翼上颌连接的离断:应用弯形骨凿通过磨牙颊侧黏骨膜切口直达翼上颌缝,凿子的放置应向内、向下,不宜过高,以防损伤颌内动脉的翼腭段而引起大出血。当离断翼上颌连接后,弯凿可以继续向上,沿上颌骨的侧后壁进入眶下裂。但此部分很难彻底离断,通常通过面中 1/3 的骨移动造成此部分的骨折而使其彻底离断。

2）筛板、鼻中隔与颅底连接的离断:将薄而锐利的弯骨凿放置在鼻额部截骨线处的筛孔下,方向为后下方与颅底斜坡平行或向下成角(根据 X 线头颅侧位片决定),以防止骨凿入颅,造成颅脑损伤等并发症。

完成以上两部分离断后,需要用细薄的骨凿对所有的截骨部位进行探查,使之尽量完全离断,然后放入上颌把持钳,夹紧后,施以侧方及旋转力使面中 1/3 骨段彻底游离移动。在离断的过程中,可用凿子放入骨质较厚的部位如颧骨支持部、鼻额区域、翼上颌区域等协助松动面中 1/3 骨段。骨段游离必须充分,使之达到满意的、预期的咬合关系。在牵引游离的过程中可能会发生出血,应提醒麻醉师注意。

（5）固定、缝合及包扎：当咬合关系对位后,进行颌间结扎,保持面中 1/3 向前的位置。将事先准备好的游离植骨块植入面中 1/3 骨段移动后所遗留的骨间隙区,如颧骨支持区、鼻额区、翼上颌连接处和眶外侧嵴等。因眶内容物有完整的骨膜包裹,因此眶底的缺损可不用植骨。鼻额区、颧骨颧弓、眶外侧嵴可应用小型钛板行坚固内固定。去除临时性颌间结扎后,检查咬合关系。关于植骨的供区,可以是髂骨、肋骨或是颅骨,取决于骨间隙的大小和形状。相对而言,颅骨外板是比较合适的供体,因其与主要手术在同一术野,术后痛苦较少。所取的颅骨外板一部分可充填由于面中部前移后遗留的骨间隙,另一部分还可以用来放置在内外侧眼眶的表面,一般不需要固定。固定完成后尽量使骨膜覆盖小型钛板,将颞肌复位。在伤口缝合以前,冠状切口应彻底冲洗以防感染。常规缝合伤口,放置闭式引流,头部加压包扎。

2 并发症及其预防处理

（1）出血：出血可发生在术中和术后。在术中出血的主要原因有：①全身状况不良,如有出血倾向、月经期和术中血压高等。其预防方法为：认真进行术前检查,手术期尽量避开月经期,术中与麻醉师配合进行低血压控制麻醉,术中术后应用止血药物。②因头皮血供丰富,头皮下的组织为致密的纤维结缔组织,血管不易收缩,因此在行冠状切口时可沿切开线预防性缝合,然后用电刀切开,或使用头皮夹。在进行冠状瓣分离时,用温盐水纱布覆盖也可起到止血作用。③在截骨、分离和牵引面中 1/3 骨段时易损伤眶下神经和颌内动脉引起出血。其预防方法为：在分离翼上颌连接时,骨凿的方向应向下、向内；在做眶下缘切口及眶底截骨时,应注意保护眶下神经血管束。一旦发生血管损伤,或进行结扎止血,或应用可吸收止血材料压迫止血。

（2）眼球损伤、术后复视及内眦韧带损伤：由于 Le Fort Ⅲ 型截骨术累及眶底及眶内外侧壁,眼眶前部相对向前移位,因此眶下缘软组织切开及分离可能会引起眼球损伤,在手术操作中应注意保护,同时还应保持骨块前移时的平行。如眶内需要植骨,两眶内放入的骨量和位置要对称,否则会产生复视。内眦韧带一般不易损伤,在进行额鼻连续处截骨时应注意保护。一旦发生内眦韧带损伤应该及时修复,以防术后产生内眦距离增宽。

（3）颅底损伤、脑积液外渗：颅底损伤是 Le Fort Ⅲ 型截骨术的严重并发症之一,其原因有：①离断鼻额连接及鼻中隔与颅前窝连接时,骨凿的方向偏离；②截骨不彻底,游离面中骨段时用力过猛。颅底损伤后可出现脑脊液鼻漏。其预防方法为：术中严格按 X 线片所示仔细操作,各截骨线分离应彻底。术后严密观察生命体征,一旦发生颅底损伤,应使用大剂量抗生素预防颅内感染。

（4）神经损伤：眶下神经和面神经额支、颧支在手术中易被损伤而造成眶下鼻旁区皮肤麻木及眼轮匝肌功能障碍和额纹消失,因此术中仔细操作非常重要。

（5）感染：同其他手术一样,感染也是 Le Fort Ⅲ 型截骨术的并发症之一,尤其是在离断鼻额连接及鼻中隔时与鼻腔相通和口内存在切口时更易发生。其预防非常重要,术中的无菌操作、口内外手术器械分开使用、尽量消除术野死腔、术中及术后应用抗生素等等,都是避免这一并发症的必要措施。

（6）下睑外翻畸形：下睑外翻畸形常由于不正确的切口位置、不正确的分离技术和不正确的缝合技术以及术后感染所致。缝合时应分层进行,尤其是骨膜、眼轮匝肌的对位缝合很重要。缝合皮肤时,最好应用皮下连续缝合技术；如果进行皮肤间断缝合,应用细针细线（5-0～6-0 尼龙线）。

（六）改良的 Le Fort Ⅲ 型截骨术

1 适应证 主要适用于轻度到中度的颧骨、上颌骨发育不全,但鼻部基本正常者,通过手术使颧骨及眶下缘前移,而鼻根及鼻背部保持原有的位置。

2 操作步骤

(1) 切口:只需作眶下缘切口及口内切口,不需作冠状切口。口内切口同 Le Fort Ⅱ 型截骨术。

(2) 分离软组织,暴露截骨部位:由眶下缘切口入路在上颌骨表面行骨膜下剥离,直达梨状孔边缘。在此步骤中应注意游离并保护眶下神经血管束。然后在眶壁的骨膜下剥离,暴露眶下裂前端和眶侧缘,内侧应可见泪窝,眶底的后外侧可见眶下裂,眶外侧缘应分离至外眦韧带水平。通过同一个下眼睑眶下缘切口到达颧骨,并完全暴露颧骨,包括颧骨外侧面、颧弓的根部及下外侧面,离断附着于颧弓下前部的嚼肌前份。口内切口的位置、软组织剥离及骨暴露参见"Le Fort Ⅱ 型截骨术"。

(3) 截骨:用裂钻进行截骨,术者位于患者头部上方更易进行操作。眶底截骨时应注意不伤及眶下神经血管束,通常在术中通过菲薄的眶底可见眶下神经血管束。眶底内侧截骨线在泪器前外侧向后延伸 6~7mm。上颌骨截骨线位于上颌骨前面,梨状孔侧方至下鼻甲前方水平,几呈垂直方向,上颌骨截骨线的下段可以通过口内切口来完成。眶外侧壁截骨线为水平向,通过眶外侧缘。颧骨部的截骨方向为斜向,从颧弓下缘向上通过颧弓根部,止于眶外侧缘(眶外侧壁与眶底成角部位)。面中骨段的截骨线形状呈倒 L 形。

(4) 截骨块的离断、移动、定位和固定:从口内切口离断鼻中隔及翼上颌连接,方法同 Le Fort Ⅰ 型截骨术。由口外切口于截骨骨块的上面及后面松动已截开的上颌-颧骨复合体,用 Rowi 离断钳作前倾及横向旋转,当上颌骨-颧骨复合体有足够的松动度后,将其放置在术前设计的位置并行临时颌间结扎。如果同时行双颌手术,应该使用中间殆板。当骨段移动后骨面遗留的间隙过大时,应行游离骨移植。在颧骨区植骨时应注意,如果用钢丝固定,应先放入钢丝;如果用小型钛板作坚固内固定,则先放入游离骨。

(5) 缝合:一般不需放置引流条,其他同 Le Fort Ⅲ 型截骨术。

3 改良 Le Fort Ⅲ 型截骨术与 Le Fort Ⅲ 型截骨术的区别

(1) 截骨线不同,术后的效果也不同:Le Fort Ⅲ 型截骨术将面中 1/3 包括鼻在内的整体前移;而改良 Le Fort Ⅲ 型截骨术只将上颌骨及颧骨部分向前移动,而鼻保持原位置不动。

(2) 入路不同:Le Fort Ⅲ 型截骨术要行头皮冠状切口或鼻正中切口、睑下缘切口及部分口内切口;而改良 Le Fort Ⅲ 型截骨术则不需要作冠状切口或鼻正中切口,只需作睑下缘切口及口内切口即可。

(3) 离断鼻中隔的位置不同:Le Fort Ⅲ 型截骨术的鼻中隔离断是在鼻额连接处进行的,使鼻中隔与颅前窝部位的颅底离断,但仍然与上颌骨连接;而改良 Le Fort Ⅲ 型截骨术中将鼻中隔与上颌骨离断,但保持与颅底的连接。

(4) 改良 Le Fort Ⅲ 型截骨术产生颅脑并发症的可能性较 Le Fort Ⅲ 型截骨术小。

(七) 锥形鼻-眶-颌截骨术

对于唇腭裂伴发的鼻-颌复合体发育不足,但上下颌磨牙关系基本正常者,可采用锥形鼻-眶-颌截骨术。先在额鼻缝横行截骨,截骨线沿眶内侧壁泪囊后方垂直下行至眶底壁内侧部分,经泪沟与眶下孔之间(保护泪器和眶下神经不受损伤)继续下行,经过上颌窦前壁直达双尖牙之间。将蒂在后方的腭黏骨膜瓣掀起,横行截断硬腭,上述截骨线两端在双尖牙间牙槽嵴处交汇。此时即形成锥体形的鼻-眶-颌骨段,将其前移至设计位置,利用上颌磨牙借助矫正器将截骨段固定。Psillakis 等针对一些鼻颌发育不良但上下颌咬合关系正常的患者提出了改进术式,即两侧垂直截骨线未抵达牙槽突时,在前牙根尖和前鼻棘之间作一水平截骨线与两侧垂直截骨线相交汇。此时,截骨段仅含鼻-眶内壁-颌骨,而不包括前牙-牙槽骨段。此手术既可矫正鼻-上颌后缩畸形,又不破坏良好的上下颌咬合关系。

(八)上颌前部下降折断术

上颌骨前部下降折断术(anterior maxillary down-fracture osteotomy)的发展经过了漫长的历史。虽然文献中有过成功的报告,但是也有过手术后牙髓坏死甚至移动骨段坏死的报道。以往的上颌骨前部截骨术未建立在生物学的基础上,因此曾经有过二期手术。二期手术的第一期手术实质上是牙-骨段软组织营养蒂的延迟术。直到20世纪60年代Bell等经过一系列的动物实验揭示了牙槽骨和颌骨的血流动力学规律,才使这类手术日趋完善并广泛应用。大量的临床实践证明,遵循颌骨血流动力学规律的上颌骨前部截骨术是安全而有效的,术后的牙髓恢复、移动骨段的愈合和牙周组织是良好的。此类手术的范围包括前鼻棘在内的上颌3-3整块牙骨段的移动,或者是上颌3-1和1-3两个颌骨段的移动。手术中腭侧不作切口,作为移动骨块的营养蒂,上颌唇侧在龈沟底作4-4水平切口(这种切口可以充分暴露3-3唇侧颌骨面和前鼻棘,因此截骨操作方便),然后在上颌4-3和3-4牙间骨处截开并凿断腭侧骨板以及鼻中隔,将3-3骨段向下折断即可暴露腭侧骨面,便在牙骨段后缘及鼻腔面去除必要的骨质。此术式操作方便,安全有效,是矫正上颌骨前部各种畸形的首选术式。

(九)上颌前部Wassmund截骨术

上颌前部Wassmund截骨术在1927年由Wassmund首先报告。手术在上颌唇侧4-3间、3-4间和唇系带处分别作垂直切口,分离黏骨膜瓣,形成两个隧道式双蒂黏骨膜瓣。暴露3-3唇侧骨面和前鼻棘进行截骨,然后在腭侧中线处再作垂直切口分离黏骨膜后暴露腭侧骨板进行截骨。此法的优点是3-3移动骨段有唇侧和腭侧双侧营养蒂作为血供,因此骨块血供充足。但是由于截骨要在黏骨膜瓣的隧道下进行,操作困难,尤其在截除骨段的上份和腭侧更难操作。截骨后3-3骨块上移困难也是这一术式的缺点。故上颌前突伴垂直方向过长者不宜选用该术式。

(十)上颌前部Wunderer截骨术

上颌前部Wunderer截骨术在1963年由Wunderer叙述。手术的唇侧切口同Wassmund截骨术,但不作唇系带处的垂直切口,因此唇侧只有一个宽的隧道式蒂,截骨较困难。在上颌腭侧作3-3的水平切口,剥离黏骨膜,暴露腭侧骨面,手术野清楚。截骨容易并通过截除的腭侧骨板深入截断鼻中隔及犁骨与前鼻棘和上颌骨的连接。该术式的优点为腭侧手术野暴露好,截骨容易;但是移动骨段腭侧黏骨膜已横断无血供蒂,血供仅来自唇侧黏骨膜蒂,如果在截骨时损伤了血供蒂,则移动骨块可能发生坏死,因此此术式目前应用已较少。

(十一)上颌后部根尖下截骨术

上颌后部根尖下截骨术(posterior maxillary subapical osteotomy)由Schuchardt于1959年介绍。当时担心在截骨时如果损害了腭降动脉会导致移动骨块坏死,手术分二期进行,说明此术式当时尚未完善。直到1971年Bell和Levy经过动物实验对此术式进行血流动力学研究后,表明手术一期进行是安全的,同时还证明由于上颌后部颌骨与牙龈、腭、鼻底、上颌窦和牙周组织有丰富的血管丛,即使将腭降动脉切断,移动骨块仍可成活和正常愈合,牙髓活力的恢复和牙周组织在术后也是良好的。直到此时,该术式才有了生物学基础的依据。1970年Kufner叙述了该术式的一期完成手术方法,于是该术式得到广泛应用。大量临床实践也证明该术式是安全有效的。手术仅作颊侧切口,腭侧黏膜不作切口,以保持营养蒂的完整性。然后将骨块截断后向腭侧折断,再截除和修整腭侧骨质,因此该术式又称为上颌后部折断下降截骨术。手术先在颊侧龈颊沟底作一水平切口,分离暴露骨面,切口前部潜行分离到尖牙区牙槽嵴顶形成隧道,切口后部潜行分离到翼上颌连接区形成隧道,然后水平截骨,并通过隧道分别将翼上颌连接凿开并截断尖牙区的牙槽突。用刀状薄弯骨凿通过颊侧骨截开处将腭侧骨板水平凿断。凿骨时术者左手食指应置于腭侧黏膜上,以保护黏骨膜不受损伤。此时用手将骨段向腭侧推压造成折断并下降,腭侧区手术视野即可暴露清楚,再根据需要截骨和修整。该手术的优点是血供充分,手术野暴露清楚,截骨操作方便。其主要适应证是矫正因后牙槽突过高所致的前牙开𬌗和长面综合征以及因后牙弓过宽或过窄等所致的后牙正𬌗和反𬌗畸形。

二、下颌骨的正颌外科手术

下颌骨的正颌外科手术包括下颌升支矢状劈开截骨术、下颌升支垂直截骨术、下颌升支倒 L 形截骨术、下颌升支 C 形截骨术、下颌体部截骨术、下颌前部根尖下截骨术和全下颌牙列的根尖下截骨术,其中以下颌升支矢状劈开截骨术和下颌前部根尖下截骨术应用最为广泛,这两种手术配合下颌水平截骨颏成形手术可以解决下颌骨畸形的绝大多数问题。

（一）下颌升支矢状劈开截骨术

下颌升支矢状劈开截骨术由 Obwegeser 于 1957 年首次报告。这一术式由于构思巧妙、截骨线符合下颌升支的解剖,很快被医学界接受并被广泛应用于各种下颌骨畸形矫正中,是下颌骨整形手术的一个突破性进展,至今仍然是矫正下颌骨畸形应用最为广泛的术式。

此手术从口内进路,在相当于下颌第一磨牙的龈颊沟底到下颌第三磨牙,沿着升支前缘作切口,暴露升支内、外侧骨面。先在下颌孔上方升支内侧水平锯开骨皮质,然后转向在升支前缘截开骨皮质,最后从磨牙后区相当于第二磨牙处作垂直于下颌下缘的骨皮质截开。将骨凿从截骨处插入骨松质,并在下颌管的颊侧凿入,用旋转骨凿将升支内外骨板沿截骨线劈开,下齿槽血管神经束保留在远心骨段内,用移动远心骨段来矫正下颌畸形。由于此术式有广泛的骨接触面,特别适合用来矫正小颌畸形。当远心骨段前移时和近心骨段仍然可以保持相当大的骨接触面而无须植骨。它几乎适用于任何一种下颌骨畸形的矫正,有适应证广、口外无瘢痕、髁状突移位小和咀嚼肌适应快等优点,是正颌外科中最常用的术式之一(图 21-9～图 21-11)。

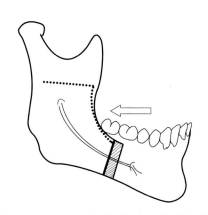

图 21-9　下颌升支矢状劈开术截骨线

（二）下颌升支垂直截骨术

1954 年 Caldwall 和 Letterman 报告了下颌升支垂直截骨术。早期由于没有光导纤维拉钩和摆动式骨锯,该术式都是从口外下颌下缘切开进路,然后在下颌孔后方,从乙状切迹到下颌角前作垂直骨截开,将远心骨段后推,近心骨段重叠在远心骨段的外侧面来矫正下颌前突畸形。该术式的优点是截骨操作容易;截开后的两个骨段间可以不作固定;不会损伤下齿槽血管和神经;近心骨段保

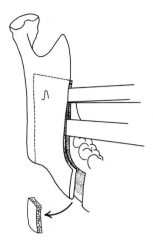 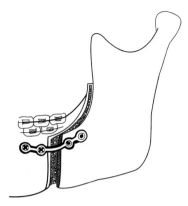

图 21-10　下颌升支矢状劈开术截骨操作　　　　图 21-11　下颌升支矢状劈开术内固定

留其后缘的翼内肌附着,可防止翼外肌张力所造成的近心骨段易位,翼内肌附着的保留也利于维持近心骨段的血供;近远心骨段重叠接触面大,有利于骨愈合,因此它是被广泛采用的术式之一。现在由于手术器械的改进,一般都从口内进路,使术后面部不留瘢痕。

（三）下颌升支倒 L 形截骨术

综合以往的文献资料发现,矫正下颌骨畸形的术式多数都在下颌升支部截骨,因为这样可以整体移动下颌骨,移动的幅度大并且可以减少对下齿槽血管神经束的损伤。早在 1905 年和 1909 年 Babcock 就报告过下颌升支水平截骨术(在下颌孔以上水平截骨)矫正下颌前突畸形的病例,这种术式在早期应用较广泛。1951 年 Hogema、1954 年 Kazanjian、1948 年 Pichler 和 Trauner 为了增加截骨区的骨接触面,将水平截骨改为倒 L 形截骨,即在水平截骨线,过下颌孔处再作垂直截骨线,而使截骨线呈倒 L 形,截骨后下齿槽血管神经束保留在远心骨段中,远心骨段前移后与近心骨段间造成的间隙予以植骨。这种手术早期应用于下颌及下颌升支发育过小的一类畸形,近年来主要应用于需较大幅度后退下颌骨(超过 10mm)的重度下颌前突畸形的矫正。

（四）下颌升支 C 形截骨术

为了增加骨截开移动后截骨区的骨接触面,有利于骨创面愈合,Caldwell、Haywardand Lister 在 1968 年首先将下颌升支倒 L 形截骨术改良为下颌升支 C 形截骨术。从口外进路,暴露升支后,C 形上部的横行截骨线位于下颌孔上方,下部的横行截骨线从升支延伸到下颌体部,并使两条截骨线彼此平行,以便截骨后远心骨段可前移。C 形截骨线的垂直部应位于下颌孔后方,使下齿槽神经血管束保留在远心骨段。此种术式适用于下颌后缩、小颌畸形以及开𬌗畸形的患者。尽管远心骨段移位后,近、远心骨段间会有一定的骨接触,但遗留的骨缝隙处仍应植骨。

（五）下颌体部截骨术

下颌体部截骨术是早期矫正下颌前突畸形的常用术式。1906 年 Von Eiselsberg、1912 年 Pickrell 和 1918 年 Pichler 等报告下颌体部直线和阶梯式截骨术矫正下颌前突畸形,以后其术式的改进是围绕保留下齿槽神经和颏神经作不同的截骨。例如阶梯式截骨是为了骨段后推时不损伤神经。1944 年 Dingman 改进为下颌体部二期手术,第一期从口内进路,在牙槽突部截骨并接近下齿槽神经处;待口内黏骨膜切口完全愈合后再做第二期手术,作口外皮肤切口,在相应的下颌体部截骨并和第一期截骨处相连,同时解剖和保留下齿槽神经。1945 年 Thoma 又改进为从口内进路一期手术并保留下齿槽神经。1950 年 Converse 和 Shapiro 也从口内进路作阶梯式截骨一期完成手术并保留神经。这种术式现在仍有采用,不过适应证较窄。因为其主要缺点是截骨后接触面小,截骨又在体部,强大的降颌肌群牵拉,使术后远心骨段很容易下旋造成开殆,因而术后需要有强有力的固定装置,固定的时间也比一般术式要长。近年来,骨内坚固固定技术的应用克服了这一术式的缺点。下颌体部截骨术主要适用于下颌前突畸形伴前牙开殆(因下颌因素造成)而后牙殆关系良好者。一般要拔除下颌左右4,在下颌左右4处作牙槽突和颌骨骨段楔形截除,将3-3牙骨段向后向上移位矫正。

(六) 下颌前部根尖下截骨术

自从1959年Kole介绍了下颌前部根尖下截骨术(anterior mandibular subapical osteotomy,AMSO)后,现已被广泛应用于矫正下颌前部牙槽突的畸形,并且成为双颌外科系列手术中经常选用的辅助手术之一。但由于其移动的牙-牙槽骨段小,细弱的营养蒂在术中易受损伤或从附着的骨段上剥离,因而曾被认为是容易出问题的术式。大量的临床实践和动物实验研究表明,只要严格遵循颌骨血流动力学规律,进行正确的手术设计和精细的手术操作,无论作水平切口还是垂直切口,无论牙-牙槽骨段是否包含舌侧肌肉,它都是一种有效而安全的手术,术后牙髓的恢复、骨的愈合和牙周组织都是良好的。最常用的截骨方式是下颌2-2和3-3整段式截骨或下颌2-1和1-2、3-1和1-3两段式截骨。最常用的切口为下颌唇侧前庭沟处的水平切口,因为这种切口手术野暴露好,便于截骨,如需要还可以同时进行颏成形术。

(七) 全下颌牙列根尖下截骨术

全下颌牙列根尖下截骨术(complete mandibular subapical osteotomy)主要适用于矫正安氏Ⅱ类错殆畸形的短面综合征(short-face syndrome)。这类综合征患者的颏部突度正常,但由于牙弓后缩使颏唇沟加深。全牙弓向前移动后恰好可以矫正Ⅱ类错殆畸形,同时也矫正了过深的颏唇沟,而正常的颏部突度可以不改变;通过全牙弓截骨线植骨又可矫正短面。这种手术也可由全牙弓截骨和下颌升支矢状劈开两个术式组成,称之为矢状根尖下截骨术(sagittal subapical osteotomy)。手术从口内进路,在唇颊沟底作切口,前部完全脱套(deglove)暴露颏部和两侧颏神经保护之,然后在颏孔下和下齿槽管下方的水平作全牙弓骨截开,下齿槽血管和神经束在齿槽骨段内;后部则完成下颌矢状劈开术。这样截开的全牙弓牙槽骨带着劈开的升支舌侧骨板就可以一起向前移动,而下齿槽神经则在移动骨段内不被损伤。

三、常用的正颌外科辅助手术

临床上常用的正颌外科辅助手术有口内进路的水平截骨颏成形术、下颌角成形术、根尖下截骨术等,可根据术前设计方案进行选择。

(一) 下颌骨水平截骨颏成形术

下颌骨水平截骨颏成形术是矫治颏部畸形的一种术式,也是正颌外科中广泛应用的辅助术式。早期由Obwegeser(1957)、Converse(1959)以及Wood-Smith(1964)等应用的颏部水平截骨术都是从口内龈唇沟处作切口,在颏部作广泛剥离,甚至脱套后再作水平截骨移动骨块。这种手术的优点是操作简便,手术野暴露清楚;缺点是因为软组织剥离广泛,移动的骨块几乎为游离移植,术后容易感染和吸收。近几年来Bell在动物实验研究的基础上改进为带广泛软组织蒂的水平截骨颏成形术,使移动的颏骨块的下缘和舌侧面有广泛的软组织和部分肌肉附着作为该骨块的血供蒂,术后不易感染,远期效果稳定,目前已取代了早期的水平截骨颏成形术。根据颏部水平截骨线的位置、方向、长短,截骨后骨量的增或减,颏骨段移动的方向和距离,可以演变出许多术式,形成一种手术系列,几乎可以矫正各种颏部畸形,塑造各种颏部形态。常用的有以下九种术式:

1 前移式 可以矫正颏后缩,前移后增加颏的突度。由于截骨线前后方向不同,在一定程度上可以增减面下部的高度。

2 缩短前移式 按前移式截去骨质,可以缩短面下部的高度。颏部骨块的前移可以增加颏的突度。

3 缩短后退式 可以缩短面下部高度,减少颏的突度。

4 水平移位式 可以矫正颏部(下颌骨)左右不对称畸形。

5 水平移位旋转式 可以矫正严重的下颌骨不对称畸形。

6 三角形骨切除式 可以矫正由一侧下颌骨过长所致的不对称畸形。

7 梯形骨段旋转式 可以矫正由一侧下颌过长,另一侧发育不足所致的不对称畸形。

8 铰链式 以水平截骨线前端作为旋转中心,形成一三角形缺损,植骨后可以矫正下颌高度发育不足。

9 台阶式 可以矫正严重的下颌后缩和颏突度不足畸形。

（二）下颌角成形术

下颌角和咀嚼肌肥大使面下部 1/3 过宽,这类畸形在东方民族中并不罕见,因此在正颌外科中下颌角成形术是改造面形常用的辅助术式之一。以往多采用口外颌下切口进路切除部分咀嚼肌和部分下颌角,这种手术操作简便,缺点是容易造成直线形下颌角,伤及面神经下颌缘支,术后面部留有瘢痕。近年来应用的从口内进路法克服了遗留皮肤瘢痕的缺点。对轻度畸形患者,为克服截除下颌角后易造成直线形下颌角的缺点,我们设计了下颌角部矢状劈开截骨术,截去下颌角外侧骨板,一则可使过宽大的下颌角变窄,二则可保留其内侧骨板自然的下颌角外形轮廓,增强了美容效果(图 21-12)。

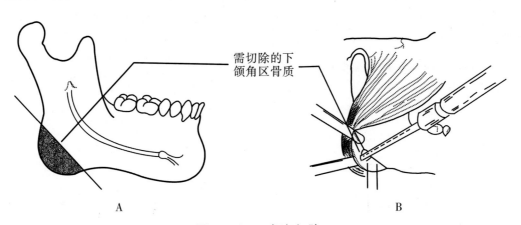

图 21-12 下颌角切除

（三）其他

对于无条件进行术前正畸的患者,在术中为解除个别牙或几个牙的干扰,常常辅以单个牙连同牙槽骨根尖下截骨术。由于供血的软组织蒂窄、容易撕脱、不容易固定等缺点,此术式需严格掌握适应证,否则容易引起牙及骨坏死。其他的正颌外科辅助手术还有颧骨成形术(颧骨增大或缩窄)、鼻成形术、颊脂垫切除术、隆颞术等。

第四节　唇腭裂颌骨畸形的牵引成骨治疗

早在 1905 年,Codivilla 就首次应用牵引延长骨生成技术试图延长股骨,但是早期的临床工作由于缺乏系统理论研究的指导,成功的报告极少。直到 20 世纪 50 年代,苏联学者 Ilizarov 等进行了大量的系列基础研究,提出了骨的张力拉力法则,才使这一技术能够成功地应用于骨科临床。颌骨牵引成骨技术(distraction osteogenesis)是 20 世纪 90 年代发展起来的新技术,它的出现和应用为常规临床技术难以矫治的诸多复杂牙颌面畸形的矫正提供了新的治疗方法。牵引成骨术的优点在于:①可使软、硬组织同时得到延长,矫治软、硬组织畸形;②可应用于生长发育期的青少年,使畸形早期得到矫正;③如适应证掌握得当,对腭咽闭合功能及语音影响小。但其缺点是手术复杂、费用高,需二次手术,特别是口外牵引法对生活影响较大,应用时应严格掌握适应证。上颌骨发育不全是唇腭裂患者常见的继发畸形,其中需行正颌外科矫治的约占 25%。随着正颌外科技术的不断进步,坚固内固定技术的应用使这类畸形矫治术后的稳定性得到了大幅度提高,但复发率仍高达 40%～60%;而牵引成骨技术的出现为矫治这类畸形提供了新的思路与手段。与正颌外科手术不同,牵引成骨术可以在唇腭裂患者混合牙列期施行。

一、牵引延长骨生成技术的基本原理

对生物活体组织逐渐施加的牵引力可以使其产生张力,而这种张力可以刺激并保持某些组织结构的再生与生长,Ilizarov 称之为张力拉力法则。在缓慢稳定的牵引力作用下,机体组织处于具有代谢活性的,以增生和细胞生物合成功能被激活为特征的状态,其再生过程取决于适当的血供以及牵引作用力的大小。对于骨组织,牵引延长骨生成是指在牵引力的作用下,在截开骨皮质的骨段之间会产生持续缓慢的作用力,这种作用力(或称张力)会促进骨组织和骨周软组织的再生,从而在牵开的骨段之间的间隙内形成新骨,并导致骨周软组织的同步生长。临床上利用这一原理,不仅可以矫正骨骼畸形,而且可以同步矫正伴发的软组织畸形,而软组织的这一改变有利于减少复发,提高各类畸形的矫治效果。

牵引的速度和频率是保证牵引延长骨生成的另一重要保证。Ilizarov 的研究证实,最佳牵引速度是每天 1mm(每天至少牵引 4 次,每次牵引 0.25mm)。其进一步的研究证实,在牵引速度不超过每天 1mm 的前提下,牵引次数越多,越有利于新骨生成。

二、颌骨畸形的牵引成骨治疗

墨西哥医师 Molina 等于 1994 年首先将牵引成骨技术应用于矫正唇腭裂面中部骨骼畸形。他使用口外牵引器治疗唇腭裂继发上颌后缩畸形,但由于牙齿的代偿性移动,使真正的颌骨移动距离难以准确预测。Polley 等于 1997 年对儿童及青少年上颌重度发育不全者采用颅外固定牵引装置进行矫治,但这一方法因影响正常的社交活动而不易被成人患者所接受。Molina 所用的牵引成骨装置较为复杂,包括口内固定矫治器和口外颅颌牵引装置,将弹力装置连接前庭钩和纵向面弓牵引上颌骨水平前移。手术采用 Le Fort Ⅰ型截骨,避开恒牙胚,仅截开上颌窦前、外侧骨壁,但不凿开翼上颌连接部,然后牵引上颌骨前移,直到面部形态满意、呈现 Angle Ⅱ类磨牙关系时为止(轻度过矫),固定保持 2 个月。Molina 用此方法矫治唇腭裂颌骨畸形 38 例,均获得满意效果。Cohen 等

(1997)设计了一种微型牵开器,并对面中部截骨作了较大改进。其牵引器由扩展螺丝、固位板和延伸臂组成,使用时扩展螺丝置于皮肤外,而固位板和不锈钢延伸臂置于骨膜下。延伸臂可以弯曲成各种角度,产生不同方向的牵引力量。Cohen 等将这种微型牵引器应用于面中部发育不良和 Angle Ⅲ类错𬌗畸形的唇腭裂患儿。采用改良 Le Fort Ⅲ型截骨术或高位 Le Fort Ⅰ型截骨术,截骨后将前部固位板紧贴颧、上颌骨前面,后部固位板则置于颞骨表面,用螺钉将其固定于颅颌骨上。术后 3 天开始旋动螺杆牵开面中部骨段,牵引速率为每日 1mm,当前移距离达 11～12mm 时停止牵引,固定保持 6 周,待骨愈合后再次手术取出牵引器。上述笔者应用牵引成骨技术矫治唇腭裂面中部骨骼畸形初步取得满意效果,未出现严重并发症和短期复发,但其远期效果尚有待进一步观察。

(一)颌骨牵引成骨在唇腭裂继发重度上颌发育畸形矫治中的应用

多年来,尽管人们尝试使用不同的正颌外科手术方法矫治唇腭裂继发重度上颌发育畸形,但因腭部瘢痕的阻力以及大幅度前移上颌骨可能造成对咽腭闭合功能的影响,使这类畸形的矫治成为正颌外科的一大难题,临床上常常不得不采用同期上颌前移及下颌后退的处理方式以弥补上颌前移的不足,而且术后上颌骨的不稳定性使复发率高达 40%～60%,使手术矫治效果受到严重影响。另外,以往的正颌外科治疗只能在患者发育完成时进行,这对患者的心理发育也造成了一定的影响。

Molina 和 Polley(1994)分别报告了使用固定于上颌牙弓的口外(或颅外)牵引装置对 6 岁以上唇腭裂患者的重度上颌发育不全进行牵引成骨矫治,取得了成功的经验。这不仅使这类患者的治疗年龄大大提前,而且其矫治效果也是常规手术所无法达到的。对于成人患者因长期戴用外置式牵引器影响其社会交往,许多人难以接受。内置式上颌牵引成骨在成人患者中具有明显的优点,其牵引器隐蔽在口腔内,在治疗过程中不影响患者的工作学习和正常社会交往,易于为患者所接受。它不仅可以按照术前设计的方向与位置达到理想的上颌前移的目的,而且术后稳定性大大提高,对腭咽闭合功能的不利影响最小,成为较常规正颌外科手术更为理想的治疗方式。这一技术应用于先天性唇腭裂术后继发或伴发上颌发育不全,使治疗的可靠性和安全性得到了很大的提高。王兴等 2000 年报道使用内置式牵引器治疗 3 例反𬌗、反覆盖超过 15mm 的腭裂术后患者,采取高位台阶式 Le Fort Ⅰ型截骨,双侧安装内置式牵引器,上颌前移 10～15mm,无感染、骨不愈合等并发症,稳定期后拆除牵引器时可见骨牵引间隙内有致密的新骨生成,术后无复发,未见腭咽闭合功能不全加重。

对于腭裂术后继发严重上颌后缩的患者,因腭部术后瘢痕导致上颌骨前移严重受限,前移距离很难超过 8mm,常规正颌外科手术难以达到理想位置。强行牵拉容易造成腭部软组织撕裂或口鼻腔穿通,较大距离(10mm 以上)前移甚至可致血供障碍而引起颌骨缺血坏死,且术后畸形复发率随上颌前移距离的增大而明显增加。此外,为了保证前移后上颌骨的稳定性,需在上颌后方的骨间隙内植骨,不但增加手术创伤,且可因植骨块移位、吸收或感染直接影响手术效果。近年来,随着相关基础研究及临床应用的深入,骨牵引技术成为此类患者有效的治疗手段。在上颌骨向前牵引的同时,鼻、唇位置相应改变,从而获得较好的整体美学效果,且无严重并发症发生。在上颌骨前移的同时,腭部肌肉缓慢牵拉伸长可改变腭咽闭合动力机制,对患者的腭咽闭合功能影响不大。无论采用何种手术方法,术后都有可能影响腭咽闭合功能和语音,进行鼻咽纤维镜腭咽闭合功能检测及语音测定,以决定是否需要行咽成形术和术后语音训练。

上颌前移后远期疗效是否稳定是临床医师最关注的问题。自体骨移植后的吸收和上颌前移后软组织张力增加是复发的主要因素。而牵引成骨从两方面降低了复发风险,有其不可替代的优越性。首先,牵引所成的新骨在固定期已完全充填于牵引间隙并发生钙化,强度已基本达到维持间隙的要求；其次，在牵引成骨的同时也完成了软组织的扩展与延长。

（二）同期上颌牵引成骨与牙槽突裂植骨术

在我国唇腭裂序列治疗尚未普及的情况下，许多成人患者常伴有齿槽突裂或先期植骨修复失败的情况。对于这类情况，理想的治疗程序是先行齿槽突裂植骨修复，再行牵引成骨治疗。但是已有报告在 Le Fort Ⅰ型截骨术同期行髂骨移植修复齿槽突裂及双侧上颌牵引成骨治疗取得成功。这一同期治疗的方式固然存在一定的风险，但大大缩短了疗程，减轻了患者多次手术的痛苦与负担。笔者体会，要取得同期手术矫治的成功，必须做到以下几点：①应严格执行无菌操作的原则；②植骨后在跨越裂隙植骨区行坚固内固定，一方面保持裂隙处植骨的稳定，有利于其成活及改建，另一方面可使上颌牢固地形成一个整体，有利于双侧牵引成骨；③严密地在无张力条件下缝合关闭裂隙处的软组织瓣，保证软组织完全覆盖裂隙边缘；④牵引器的旋转臂暴露于口腔的部位避开上述软组织瓣，消除其对软组织瓣愈合的不利影响；⑤术后保持良好的口腔卫生习惯，为创面愈合、防止感染创造条件。

（三）骨缝牵引成骨技术

传统的腭裂修复手术方法至今沿用口内的软组织瓣修补裂隙的基本思路，但对于腭裂造成的腭骨组织的缺损仍无法进行修复，这样就出现了现有腭裂软组织瓣修补手术方法无法解决的两个难题：①广泛的组织剥离形成的瘢痕导致上颌和腭的向心性萎缩，影响上颌骨的正常生长发育。瘢痕收缩引起软腭术后有效长度缩短。②硬腭后部未能形成完整的骨性修复，软腭肌肉缺乏正常的附丽及骨性支持而使软腭处于下垂位置，难以发挥正常的腭咽闭合功能。用于唇腭裂治疗的牵引成骨方法有骨切开牵引成骨和骨缝牵引成骨两种，后者也称缝扩张技术。相关研究已用于延长硬腭、关闭硬腭裂隙和牙槽嵴裂、矫治上颌后缩诸方面，是治疗唇腭裂骨畸形和缺损的一种新的方法。张树标等（2006）报道采用骨缝牵引成骨技术治疗先天性腭裂患儿 11 例，其中 10 例收到了预期的治疗效果。其方法是：一期手术在腭部放置镍钛形状记忆合金牵引器，向前、后、内三个方向牵引硬腭成骨，待 2～4 个月裂隙明显缩窄后通过二期手术拉拢缝合裂隙。该研究结果显示，10 例患儿进行骨缝牵引成骨后裂隙平均缩窄至 2.3mm，平均缩小 9.4mm，硬腭长度平均延长 5.5mm。随访 3 个月，硬腭长度无回缩。

与传统的腭裂手术比较，骨缝牵引成骨的方法具有以下优势：①以牵引自体组织再生的方式修复腭裂骨缺损，使创伤及瘢痕形成减至最低，避免了传统手术对上颌骨生长发育的影响。②因牵引成骨作用，硬腭骨水平板向中线和向后延长至接近正常的解剖位置，软腭肌肉跟随着恢复至正常的解剖位置，并对软腭组织提供骨性支持，避免了软腭下垂及瘢痕挛缩，有助于形成完善的腭咽闭合功能。该研究显示，镍钛形状记忆合金产生的持续牵引力能使腭缝成骨，明显缩窄裂隙及延长硬腭，成骨效果稳定，对牙弓不产生不利影响，手术简单微创，牵引器制作简易，对腭裂术后颌骨发育、腭咽闭合功能及语音的正常发育有着积极的意义，具有良好的临床应用前景。

（四）术前术后正畸治疗

较严重的先天性唇腭裂患者除伴有严重的安氏Ⅲ类错𬌗畸形外，均伴有牙列拥挤不齐、牙弓宽度失调等。伴有牙槽突裂患者术前需先行牙槽突裂植骨，待植骨成功、术后半年以上再考虑行正颌外科手术。一些患者可行术前正畸治疗，一些患者可在牵引完成后立即行术后正畸治疗，否则便无法改善其咬合关系。在牵引成骨矫治前，外科医师必须与正畸医师共同讨论矫治设计方案，其中包括术后正畸治疗所必需的颌骨位置及上下牙列的相互关系，从而为术后正畸提供保证。总之，仅靠牵引成骨尽管能改变颌骨位置关系，矫正颜面畸形，但良好咬合关系的建立则必须依靠外科与正畸医师的通力合作，由正畸-正颌联合治疗手段来完成。

综上所述,有关唇腭裂患者面中部骨骼畸形的颅颌面整复手术治疗是唇腭裂序列治疗中较为特殊和复杂的问题,其正颌外科手术和牵引成骨治疗方法尚有待于进一步研究和进行临床探索,从而使之不断完善。

(孙健)

参考文献

[1] 王国民.中国唇腭裂治疗面临的挑战与机遇[J].口腔颌面外科杂志,2010,20(5):305-308.

[2] 王国民,黄洪章.努力提高我国唇腭裂综合序列治疗的总体水平[J].中华口腔医学杂志,2003,38(3):161-162.

[3] 陈振琦,钱玉芬,沈刚,等.唇腭裂手术对上颌骨矢状向生长发育影响的研究[J].中国口腔颌面外科杂志,2009,7(3):236-240.

[4] 沈国芳,唐友盛,Samman N,等.98例唇腭裂患者牙颌面畸形的正畸-正颌外科联合治疗分析[J].中国口腔颌面外科杂志,2003,1(2):74-77.

[5] Cohen S R, Burstein F D, Stewart M B, et al. Maxillary-midface distraction in children with cleft lip and palate: a preliminary report[J]. Plast Reconstr Surg, 1997, 99(6): 1421-1426.

[6] Molina F. Mandibular distraction osteogenesis: a clinical experience of the last 17 years[J]. J Craniofac Surg, 2009, 2: 1794-1800.

[7] Molina F, Ortiz-Monasterio F. Maxillary distraction: aesthetic and functional benefits in cleft lip-palate and prognathic patients during mixed dentition[J]. Plast Reconstr Surg, 1998, 101(4): 951-963.

[8] Steinhause E W. Historical development of orthognathic surgery[J]. J Craniomaxillofac Surg, 1996, 24(4): 195-204.

[9] 王兴,张震康,张熙恩.正颌外科手术学[M].济南:山东科学技术出版社,1999.

[10] 王兴.唇腭裂继发颌骨畸形的外科矫治[J].中华口腔医学杂志,2004,39(5):362-364.

[11] 王晓霞.唇腭裂患者颌骨畸形的正颌外科治疗[J].中国实用口腔科杂志,2011,4(5):260.

[12] 王光和.唇腭裂的序列治疗[M].北京:人民卫生出版社,1995.

[13] 傅豫川,黄洪章,汪传铎.唇腭裂序列治疗的研究与进展[M].武汉:湖北科学技术出版社,1996.

[14] 石冰.唇腭裂修复外科学[M].成都:四川大学出版社,2004.

[15] 石冰,邓典智,王翰章,等.腭裂植骨对上颌骨生长发育的影响(动物实验研究)[J].中华口腔医学杂志,1998,33(3):175-177.

[16] 石冰,左晖,邓典智,等.唇裂修复术对上颌骨生长发育影响的初步探讨[J].中华口腔医学杂志,2001,36(3):167-169.

[17] Sun J, Wang X, Li Y L, et al. Reconstruction of segmental mandibular defects using trifocal distraction osteogenesis[J]. Int J Oral Maxillofac Surg, 2009, 38(5): 459.

[18] 孙健,王兴,李宁毅,等.应用三焦点牵引成骨术重建下颌骨缺损的初步临床研究[J].中国口腔颌面外科杂志,2005,3(3):202-206.

[19] 于加友,孙健.唇腭裂发病相关因素研究进展[J].中国实用口腔科杂志,2008,1

（3）:172-174.

[20] 杨小平,黄洪章.唇腭裂术后牙颌面畸形的外科治疗[J].中国实用口腔科杂志,
2008,1(11):649-651.

[21] 李锦峰,周洪,任战平,等.正畸-正颌联合防治唇腭裂术后牙颌面畸形[J].中国
美容医学,2009,18(3):307-310.

[22] 杨斌,黄洪章.唇腭裂患者面中部骨骼畸形的颅颌面外科整复[J].口腔颌面外
科杂志,2000,10(1):44-46.

[23] 周正炎,丁国伟.腭裂伴发牙颌畸形正颌治疗的述评[J].口腔颌面外科杂志,
1996,6(1):5-7.

[24] 赵晋龙,何黎升,刘彦普,等.牵张成骨术治疗腭裂术后严重上颌骨后缩畸形
[J].实用口腔医学杂志,2007,23(6):759-761.

[25] 张树标,王敬旭,刘江峰,等.缝牵引成骨术修复腭裂临床研究[J].实用口腔医
学杂志,2006,22(4):527.

[26] 张浚睿,封兴华,魏建华.唇腭裂患者手术后上颌骨发育的评价研究[J].中华医
学美学美容杂志,2003,9(3):162-165.

第 七 篇

唇腭裂慈善公益与随访

第二十二章
唇腭裂与慈善公益

第一节 唇腭裂慈善公益组织在我国的发展

从 20 世纪 80 年代后期国外一些慈善机构进入我国以来，使成千上万个贫困家庭或需要救助的患者得到了实质性的有益帮助，且不同程度地推动或加快了唇腭裂医学领域的发展，还提高了他们在中国的知名度。综观这些慈善性公益组织在我国的活动轨迹和其所发挥的实际作用，对我国唇腭裂医疗产生了一定的影响。唇腭裂医疗是一个比较活跃并被普及的医疗慈善项目，尤其是近年来有一定影响力的微笑系列活动。20 世纪 80 年代末由美国学者 Bill Magee 先生和夫人等创办了国际"微笑行动"基金会，1992 年由我国学者韩凯医师和林静医师把该项目引进国内，在帮助需要资助的患者和医院的同时，也把一些当时在国际上有较高学术水平的学者和先进理念比较客观地介绍给国内的同行。从此以后，"微笑列车""微笑联盟""微笑中国"等微笑系列活动不断地在我国唇腭裂医疗领域开展，使这个以往在医学界并不被看好的领域得到了前所未有的发展。

这些年来，微笑系列中的"微笑列车"是规模比较大的慈善项目，在我国的影响力无疑是不应被忽视的。尽管他们的管理者不停地更换，但他们在国内的活动却始终如一地在开展。"微笑列车"从 1999 年进入中国以来，它的投入和规模都是其他同领域项目或基金会至今为止无法比拟的。"微笑列车"是一项由著名美籍华人企业家和慈善家以及社会活动家王嘉廉先生和一批热衷于慈善事业的美国爱心人士发起并设立在美国的基金会，它的宗旨是为贫困家庭的唇腭裂患者提供最大限度的帮助，为他们实施免费的唇腭裂修复手术和序列治疗。它是一项世界性的唇腭裂慈善救助医疗项目，在过去的 11 年中，它已经成功地为全世界 35 万名唇腭裂患者完成了免费外科修复手术，其中 23 万名唇腭裂患者在中国。它的付出让那些往日饱受面部畸形困扰的患者和他们的家人焕发出灿烂微笑。同时也应该看到，数以千计的中国口腔医学工作者、各级慈善组织的工作人员以及他们所在的医院和基层慈善组织都共同参与了这一巨大的慈善医疗救助事业。在诚挚的善心和广泛的学术交流的推动下，也造就了一支中国口腔医学界高水平的唇腭裂整复专家队伍。这一慈善医疗项目 11 年来的伟大成就将载入中国的慈善史册，并将激励越来越多的人为构建和谐社会作出实实在在、平平凡凡的奉献。

在已经过去的数十年中，这些慈善项目始终本着让每一个唇腭裂患者都能得到理想的外科修复治疗的目标而不断努力。但是我们都知道，对于唇腭裂患者来说，完成外科修复治疗仅仅是其序列治疗的一个重要或关键步骤，要想恢复身心健康、恢复正常的容貌结构，具备正常的口腔颌面生理功能，以至于像正常人那样完全或自然地融入激烈竞争的社会中，还有大量的医疗以及相关工作要做，其中因腭裂畸形导致的语音功能障碍和不同程度的咬合障碍是影响这些患者正常生活、学习、工作等的重要因素。更何况在我国除少数大学及口腔专科医院之外，唇腭裂语音治疗的工作与发达国家相比尚存在极大的差距，能够从事语音治疗的专家队伍、人才也极为匮乏。

应该看到，经过这些年的努力，唇腭裂患者在国内已有所减少，唇腭裂手术质量也在不断提高，中国与发达国家间在该领域的差距也有所缩小，国内能做唇腭裂手术的医院正在不断增加。尤其是近几年来在手术修复治疗已取得巨大成就的基础上，众多慈善基金会已把为唇腭裂患者进行语音或正畸治疗工作列入慈善救助的范围，从而为广大唇腭裂患者提供更加完美或全面的医疗服务。这也许正是慈善医疗项目的一个新起点，对参与这一项目的中国口腔医学工作者来说也是一个新的机遇，更是一项艰巨的挑战。如果牢牢把握住这个机遇，也许能造就成一支唇腭裂治疗的高水平专家队伍和优秀团队，快速发展中国的语音病理学，使这些特殊人群得到更多的帮助。

在看到这些成绩的同时，我们也不难发现一些脱离主线的声音或反响，还有一些来自临床第一线的呼声和建议。有些声音或事件是国内大部分同行事先所预料到的，有些则是大家事先难以预料或认为是不应该发生或出现的。这也许是当今的一个世界性难题，也是正在被国内外同行共同关注或深入探讨的课题，这些问题应该得到国内外同行的高度认可或重视。2011年6月在美国旧金山召开的国际唇腭裂学术会议的慈善专题讨论会上，来自世界各地的唇腭裂学术专家就"慈善医疗与医疗质量"这个专题进行了广泛的交流和激烈的讨论。大家本着"实事求是，善事善做"的原则，对一些国际知名慈善基金会的慈善项目提出了各自的看法，尤其对那些规模大、知名度高的基金会提出了一些尖锐的问题。如：如何客观地对已经完成的35万例唇腭裂患者手术后的医疗质量进行有效的监控、患者和医院是否都出现了发自内心的真正微笑、如何处理医疗突发事件、基金会的管理专家有没有更好的设想，等等。各国参加会议的同行几乎一致认同，有些慈善项目存在着一些应该急需改进的运作模式，并对盲目追求病例数、忽略优质医疗质量提出了各自的看法。事实上，在现有的慈善医疗项目中，参与者的实际水平相差甚远，良莠不齐，也确实存在着一些伪专家，某些人实际上是地地道道的唇腭裂治疗方面的初学者。近些年，笔者曾多次在国内外多个慈善活动中看到或听到过一些不该发生的实例，如有的唇腭裂"专家"在手术中用了一个小时还翻不了腭瓣，有的在做腭裂手术时对裂隙宽大的肌肉不予缝合，有的在唇裂手术时因切除唇部组织过多而关闭不了伤口，更有腭裂、唇裂患者术后还没有出院就发生伤口裂开、穿孔等等。只有做有质量的慈善项目，才能真正使其发挥作用，这个简单道理还需要我们解释或说明吗？

另一方面，至今国内外所资助的唇腭裂慈善项目的实际治疗经费还非常有限。尤其是近几年，国内对唇腭裂治疗的理念已发生了很大的改变，唇腭裂患者与他们的家属对治疗后的期望值也有了较大的提高，由以往较多地局限于单纯的手术治疗逐渐向注重形态、改善生理功能方面推进。事实上，众多的慈善组织近来也已经看到了这方面的变化，为了能把十分有限的救助经费发挥到极致，使更多的唇腭裂患者享受到有效的治疗，卓越的专业运作团队正在发挥着重要作用。他们充分利用现有的十分有限的各方资源，科学合理地进行管理，依靠真正的专家，尽力办好每一件事。近来愿意或乐于做慈善的志愿者也越来越多，但要想真正做好唇腭裂慈善医疗活动，单纯怀有一颗爱心是远远不够的，它还需要智慧，需要有出色的专业才能。无数成功的案例告诉我们，无论慈善基金会还是慈善家，都应该努力具备爱心、智慧、才能，三者缺一不可。不然，是难以真正做好能得到社会或患者认可的慈善医疗项目的。

"If today were the last day of my life, would I want to do what I am about to do today." 世界上有很多人非常敬佩乔布斯的伟大，因为他相信人生中的某些东西——勇气、目的、生命、因缘。在从事公益的道路上，作为志愿者，同样需要在思考中改变自己。我国的公益和慈善领域还非常弱小和年轻,我们每一位在其中经历的"成长的烦恼",也许都将成为个人和社会的财富。在慈善事业的发展过程中,可能带给你这样或那样的经历和困惑,但我们要互相信任,互相包容,互相理解,互相鼓励,而不是一味互相埋怨,互相猜测。

第二节　一个专业团队的发展

在一次国际唇腭裂学术会议上,一位来自发达国家的著名教授说:"目前中国的唇腭裂治疗水平已完全今非昔比,有些方面已超越了美国和一些发达国家,这已经是一个毋庸置疑的事实,因此,中国理应成为当今国际唇腭裂学术团体中的重要一员。"上海交通大学医学院唇腭裂治疗研究中心是一个非常年轻的专业团队,在上海市第九人民医院领导的支持和社会方方面面的关注下,在团队每一位医护人员的长期共同努力下,目前已发展成为在唇腭裂临床领域达到世界一流水平的医疗专业团队。回顾团队的发展,自 1999 年建立唇腭裂病房时,当年住院病例仅 300 例左右;到 2010 年已超过 1200 例,本地病例仅 10%左右,90%左右的病例来自全国各地,部分患者甚至来自境外。2010 年在韩国首尔召开的第 6 届国际唇腭裂学术大会上,中心的一位在读研究生的论文引起了到会者的关注,并获得了国际唇腭裂专家的一致高度评价,同时该论文被大会组委会评选为最佳论文。这些实实在在的成绩,足以证实这支朴实无华的专业团队目前所处的学术地位和临床专业水平。短短的 12 年时间,这个团队由一个单一、弱小、名不见经传的唇腭裂治疗小组迅速发展成为一个目前受国内外同行高度关注的、已初具规模的专业唇腭裂治疗中心,其中的奥秘就是:重视每一位患者的口碑,建立更优秀的专业医疗和培训中心;有质就有量,有量就有效益;始终不图最好,但永远注重追求更好。

综观国内外有影响的著名医院或唇腭裂治疗中心,常常使人不难发现,医院或中心的发展是离不开专业特色的,而专业特色的形成往往是几代人前赴后继努力奋斗的结果,反之,其可以在瞬间烟消云散,国内外在这方面的实例并非罕见。我们始终保持清醒的头脑,接受来自方方面面的挑战,重视和珍惜每一个来之不易的机遇,认真吸取前人和国内外同行的经验和教训,努力做到洋为中用、扬长避短,努力把我们的团队打造成国内外同学术领域中专业水平一流、有影响力的团队,为不断提高患者的满意度,不断提高中国唇腭裂临床医学专业水平而奋斗。

唇腭裂病房刚建立时只有借驻在其他科室的 12 张床位,年手术量仅 300 例左右,主要手术局限在单纯唇裂和腭裂修复术,手术方法基本上由上级医师身传言教,或以书本为准。在国内沿用半个多世纪的 Millard 和 Tennison 的术式是我们唯一和熟悉的经典方法。刚刚起步的语音病理学对我们来说还非常陌生,当时并没有语音治疗成功的病例给予我们一些有益的启示或临床工作上的指点。最初阶段前来做语音治疗的患者几乎没有,甚至我们主动免费给患者提供语音治疗,也没有几个患者愿意接受。但我们看到了语音治疗的重要性和存在的问题,我们坚信这是一个潜在的新型医疗市场,因为中国有相当部分的腭裂术后患者需要提高语音功能,它也是腭裂整体治疗中的一部分。我们清醒地认识到:虽然暂时没有患者前来就诊,但并不说明他们不需要语音治疗,而是他们目前还缺乏对语音治疗的认识。我们有义务,更有责任使患者和他们的家属尽快了解,语音治疗和唇腭裂手术一样,是需要及时治疗的常规医疗项目,同时应该加快自身专业技能的提高。在初期创立时,我们的专业水平、技术力量还非常有限,面对那些需要进行二期手术的患者,我们并没有急于盲目进行,而是尽快提高自身的业务水平,真正做到认真对待每一位患者。我们的原则是做一个就要成功一个,不打无把握之仗,我们始终把患者的利益放在第一位。

在团队的发展过程中,有过初期创立时大家为了共同目标什么都可以忍的情感发展期,也有过资源分配不均、责任分配不清、失败无人承担、成功无法分享的磨合期。通过这些年的发展,团队中的每一位医护人员始终把患者的利益放在第一位,脚踏实地、切切实实地做好每一件事,努力将平凡做到极致。我们的梦想是做中国一流、亚洲一流、世界一流的唇腭裂专业医疗中心,大家愿意,也乐于为此而努力拼搏。

如今的唇腭裂治疗中心,无论是唇腭裂专科门诊还是唇腭裂专科病区,都可以看到来自四面八方、五湖四海的患者,他们中有的是初次就诊者,也有的是在其他医院多次手术疗效不佳的患者,还有一些是拿着"沉甸甸的"B超诊断书的准妈妈……他们的目光、他们的期望、他们焦急的心情、他们激动的情绪、他们一切的一切,使我们深深感到自己的责任重大,也常常使我们承受到难以用言语来形容的无形压力,我们不能也不应该寻找任何理由来推卸我们应有的责任,有了正确的认识,压力也成了我们努力工作的原动力。使我们感到无比欣慰的是,通过我们的治疗,为无数患者带来了发自内心的微笑,同时也给他们的家庭点燃了新的人生希望。每当我们在病区查房时,就会产生一种难以用语言来表达的自豪感,看着每一位患者投向我们的目光,就看到了他们的期望,也看到了他们对我们的尊重。世界上又有哪一种职业可以如此迅速地改变一个人的人生?我们所在的唇腭裂治疗研究中心就是这样一个能给患者带来新希望的场所,也是一支朴实无华的专业团队。12年来,这支团队在不断扩大,专业范围也在不断延伸,我们的付出已被越来越多的患者认可,并赢得了良好的口碑和社会效应。如今,我们在国内外的影响更是被同行不断关注和高度评价。为了团队明天能更好地发展,为了前来治疗的唇腭裂患者能得到更完美的治疗结果,我们团队的每一位医护人员都在默默无闻、孜孜不倦地做好自己的本职工作。

长期以来被人误解的慈善医疗工作,往往被人认为是可有可无、随便做做的分外杂事,其实并非如此。上海交通大学医学院唇腭裂治疗研究中心这支医疗团队和国内外多家慈善基金会或组织有着长期的合作经历,这些年来在大家付出的同时,也得到了一些国内外同行的高度认可和关注。近年来,我们的团队和一些成员也获得了不少奖项,但大家非常清楚,这些奖项只能说明我们过去所做的工作得到了大家的一致认可,这也是我们应该和乐于做好的平凡事。它已成为我们工作中的历史,只能代表我们的过去,我们又将迎接新的起点。唇腭裂是目前人类发生率最高的口腔颌面部先天性畸形,最近的权威报道是全世界每2分钟就有一位面裂新生儿降生,因此唇腭裂患者理应是一个不应被忽视的特殊群体。这些年来,我们已累计为国内外的1000多名唇腭裂患者进行了免费手术,为那些交通不便、家庭收入有限的贫困家庭患者送去了高质量的医疗服务,使他们真正享受到了一流的医疗服务。另一方面,在做慈善和义诊的同时,我们团队的工作作风和精湛的医疗水平得到了国内外同行一致的高度评价和认可。在为贫困地区唇腭裂患者做慈善治疗的同时,也在不断扩大我们在国内外唇腭裂治疗领域中的影响,使人们看到了真正的中国医师的形象,他们正在努力地把简单做到极致,他们也是一个值得赞扬和尊重的群体。这些年来,越来越多的境外患者不断来我们中心就诊就说明了这一点。我们懂得"Fishing and Fish",我们的团队这些年来接受了许多需要提升医疗业务能力的进修医师,也在全国各地主办或参与了多次继续教育项目,为加快普及和提升我国整体唇腭裂序列治疗水平作出了积极的贡献。为了使更多的唇腭裂患者能在当地得到理想的医疗服务,我们尽力帮助各地的进修医师掌握更多的专业技能和知识,努力为他们创造一切有利的学习机会,因此每一位进修医师在这里学习结束时常常怀着依依不舍的心情。"一年的进修时光转瞬即逝,唇腭裂病区的工作氛围、先进的治疗理念使我获益良多,但始终萦绕在心头的是老师们的指导和关爱。你们严谨的工作态度,你们从大处着眼、小处着手的工作作风,你们设身处地为患者着想的慈悲心怀,无不体现着你们人格的魅力。观看你们的手术,犹如欣赏一次次化腐朽为神奇的魔法,动与静、结构与功能在你们手里得到了和谐的统一。回首往昔,历历在目,我们为你们的谆谆教诲而感动,为你们超一流的技术而敬佩,为你们的卓越成就而骄傲……"这是众多进修医师学习结束时的真实感言。中国乃至世界上有众多的唇腭裂患者,由于他们生活在不同的环境,使他们能得到的治疗结果有着天壤之别。因此,作为长期从事唇腭裂治疗的专业人员,我们有责任、有义务帮助众多的唇腭裂患者享受到理想的医疗服务。这是每个唇腭裂患者所期望的,也是我们工作的基本目标。然而,众所周知,我国仍是一个发展中国家,地区和地区、家庭和家庭、医院和医院、专业人员和专业人员之间有着很大差异,要在短期内达到或接近发达国家的现有水平还十分困难。只有我们清醒地认识到存在的问题,才能真正制定适合在国内切实可行的唇腭裂治疗指南。不然,唇腭裂的治疗效果常常难以使患者满意,甚至可能因为首次治疗结果的糟糕,造成患者终身的遗憾。

第三节　唇腭裂慈善事业带来的挑战和机遇

进入 21 世纪以来,国内外众多的颅颌面专业慈善基金会或公益性团体对唇腭裂治疗的关注度有不断上升的趋势。通过这些年的运作,在颅颌面医疗慈善这个领域似乎出现了大浪淘沙或激烈竞争的局面,即由原先在国内大家积极争取,到现在的理性选择,由最初几乎集中在大城市或有影响的著名大医院,到目前主要在二、三线城市的医疗中心或专科医院。这一现象难道不应值得大家深思吗?建议国内相关职能部门给予充分的关注,也值得长期从事唇腭裂治疗的专业人员进行客观评价,而不应简单地加以否认。为什么会从最初的大家积极争取到目前的理性选择?又为什么由最初几乎都集中在大城市、大医院发展到目前的二、三线城市和医院?我们应该进行客观的分析和深刻的思考,以找到真正的问题或原因。作为一名长期从事唇腭裂专业工作和多个国内外慈善公益项目的参与者,笔者认为,无论是慈善项目还是热衷于慈善活动的义工,善事善做是其最基本的原则。今天的每一个地球人都生活在科技快速发展、生活水平不断提高、工作充满着激烈竞争的社会里,同时,国与国、专业与专业、人与人之间的交流日益频繁和深入,使一些务实的传统医疗项目很自然地转化成慈善的角色。从外面看,慈善就是贫困人群的天堂,但从内部看,不能不说慈善似乎也充满着危机。许多人评论说,近十几年来,慈善项目几乎经常被社会或媒体爆出丑闻。那么,当今社会要不要做慈善?回答是肯定的,因为对于那些需要社会关注的特殊群体,社会和执政者理应给予各种关心和有质量的援助。而爱心、智慧、才能是做好每一个慈善项目所必不可少的基本准则。

一、爱心

"人之初,性本善",人世间,更需要爱。长期以来,那些难以计数的大大小小的慈善项目来自于不同国家、不同地区的捐款者,正是他们的无私捐助和热情付出,才给生活在地球村的需要帮助者送去了人间真爱;也正是由于他们的爱,使我们这个社会充满了温馨、和谐的气氛。有些慈善团体如同一个充满温馨和爱意的大家庭,他们不分年龄,不分富豪和工薪阶层,不分职业和学历,不分来自哪个地区,大家都本着一个朴实无华的目标——奉献爱心而走到一起。综观国内外一些有影响和成功的慈善组织,大家不难发现,仅有爱心是远远不够的,搞慈善既要有卓越的运作和管理能力,也要有一支愿意为慈善而努力工作的和谐团队。国内的医院长期以来提倡"以患者为中心"的传统理念,事实上,只要把患者当做自己的孩子或家人,真正从爱心出发,才能真正做好慈善。同时,仅有爱心还远远不够,它需要人们用智慧去进一步完善和升华。

二、智慧

事实上,爱心和智慧是理想的一对,它们互相依靠,扬长避短,使爱心得以升华和完善。爱心与智慧是每一个慈善组织和每一位慈善者必须持有的基本要素,没有智慧,谈何去献有质量的爱心。慈善既需要量,更应该追求和重视质,因此在做慈善的同时还要有分辨和评价的能力。回顾国内外同行对慈善活动的评价,不难发现常常褒贬不一。事实也是如此,有些慈善组织长年累月做一些实实在在、真情实意的事,他们在默默无闻、孜孜不倦地行善;也有的慈善团体在做慈善的同时极力宣传自己,担心社会和他人不知道,更有甚者,在方方面面的投入远远大于治疗上的投入。2011年6月在美国旧金山的一次国际会议上,大家对目前有关唇腭裂慈善组织运作中的问题和相关事宜进行了面对面的讨论,一些在国际上有影响力的唇腭裂医疗慈善团体分别作了认真的交流。与会专家对慈善的作用加以一致肯定,但对近些年在慈善过程中出现的一些问题或不良倾向进行了尖锐的批评。不少专家认为,做慈善不应偏离慈善这条主线,善事一定要善做。尤其对目前有些慈善团体以量为目标提出了各自的观点,这些问题针对性强,为国际性慈善组织进一步真正发挥良好作用起到了积极的推动作用。

众所周知,目前,国内外每个慈善组织的运作经费和人力资源等都是非常有限的,如何使这些人力资源和经费发挥其最大的作用或效益,这也是一个十分重要的慈善课题。这就需要每一位慈善活动参与者充分发挥其智慧,需要具备理性的分辨与评价能力。分辨和评价是不一样的,分辨是让你判断什么东西能够保护你、满足你,值得你和你的团队为此而付出,并能给你和你的团队带来快乐和幸福;而评价来自于你内在的需求,你要通过客观的评价来证明你所做的决定是正确或是有意义的。评价只不过是在为你的决定寻找一种客观证据,当你发现自己的决定可能不正确的时候,你就会用评价和愤怒掩饰内心的不安,让别人以为你是对的。当然,评价也可对慈善组织所做的工作质量进行客观监控。国际上的一些基金会声称已完成数十万例唇腭裂手术,在人们的一片赞扬声和钦佩声中,有些专家会质疑这些基金会是如何做到对这么庞大的群体进行资助的。在当今社会,尤其是中国,做慈善已完全不同于简单的体力劳动,唇腭裂慈善的目标应该是让每一位慈善受益者获得高质量和满意的医疗服务,其结果应该是经得起同行评价和认可的,受治疗的患者和家人应该是满意的,使他们产生发自内心真正的微笑,而并非是追求形式,如拍个宣传片、拿个荣誉头衔这么简单。唯有那些真正追求质量的慈善组织才能跑得更远、更好,才能真正受到社会的认可和患者的欢迎。

由此可见,在有爱心的同时,还应具备智慧,两者缺一不可。有了淳朴的爱心,智慧才能得以发挥其真正的作用。另外,每一位慈善活动参与者要认真加以分辨和评价。近几年来,国内外一些慈善组织或个人主动前来献爱心者越来越多,我们不应该拒绝他们,但要加以分辨和选择,因为大家的工作热情、精力和运作经费都是十分有限的;另一方面,接受治疗的每一位患者真正需要的是能为他们解决实际问题,而不是低水平的治疗结果。尤其是那些来自贫困偏远地区的患者,更需要得到真正专家的医疗服务。众所周知,唇腭裂患者的第一次治疗效果是很重要的。对一位来自富有家庭的唇腭裂患者来说,如果第一次手术结果不理想,他可以为此继续寻求治疗设施或医师,从而弥补前次手术的不足或失误;而对来自贫困家庭的患者来说,一旦第一次手术效果不理想或手术失败,可以造成他们终身的遗憾,因为他们没有能力或难以得到再次进行理想治疗的机会,国内有专家曾经认为这样的慈善是在犯罪。由此可见,做慈善一定要善事善做,把那些非常有限的运作经费和志愿者的热情真正用好,使其充分发挥应有的作用,使每一位接受慈善治疗的患者能真正享受到一流或理想的医疗服务。

三、才能

做慈善除了有爱心和智慧外,还需要每一位参与慈善者有一些才能,尤其是应该掌握一些基本的专业技能。参与慈善医疗工作多年以来,一个不应回避的现实是:接受过慈善服务的患者出现的问题往往比医院门诊患者要复杂得多。最常见、最突出的问题有:①大多数患者有全身营养不良。笔者多次参与慈善活动时发现,唇腭裂患儿营养不良的情况并非罕见。如一位 20 个月的双侧完全唇裂患儿的体重仅 7.5kg,一位 29 岁的成年腭裂患者的体重仅 29kg。有些家属对患儿的照顾也非常有限,除了急于外科手术治疗外几乎没有什么更值得他们关心之处。这些患儿的局部畸形往往也比较严重,一些目前在大城市医院里很难遇见的严重畸形患者在交通不便的山区和海岛却非常多见。因此,参与"微笑行动"的每一位志愿者都应有良好的专业知识和熟练的操作技能。另外,从事慈善的医护人员理应掌握外科手术治疗的相关知识,并和每一位患者家属进行一些面对面的交流和解释,所用语言要通俗易懂,尽量少用或避免用专业术语。我们提倡用心去做好每一件平凡的事,尽力把简单的事做到极致,这也许才称得上是理想中的慈善,也是大家愿意看到的结果。

笔者作为一名普通的医疗志愿者,直接参与国内外唇腭裂慈善医疗活动已有 10 余年,亲眼目睹了无数个令人感动的场面,也经历了一些在慈善活动中不愿看到的场面。曾经有些媒体或专业人员认为,有些参与慈善的医师就是医学院刚毕业不久的初学者,到发展中国家去进行专业训练和实践的,我们不应该回避这些现象,也不能说这种现象不存在。笔者多次看到有些志愿者几乎不知道唇腭裂的手术方法,基本操作也不熟练,只是一位初学者或者入门汉,却被作为专家出现在多个国内外的"微笑行动"中。例如,腭裂修复术时由于局部张力过大,应行肌层完全缝合而不会缝合的"专家";有的在行唇裂修复术时,因局部组织被切除过多而导致难以缝合;更有甚者,行腭裂修复术时用了一个多小时还翻不了一侧的腭瓣;有的麻醉医师用一个多小时还没有把麻醉管插入气管内……这些并非道听途说,而是笔者多次亲眼目睹的难忘场面。我们不禁要问:这样的医疗志愿者到底能给患者带来什么?这种结果是慈善捐款者愿意看到的吗?是那些真正需要资助的患者或他们的家人所乐于接受的吗?由此可见,做慈善人人都会,但是要做好有质量的和可持续性的慈善是不简单的。好的慈善一定会有好的口碑,而好口碑是每一位慈善活动参与者长年累月辛勤付出的结果,是广大患者的认可。这个口碑是值得追求和重视的,而不应该把精力集中在追求庞大的数字游戏中。

事实上,随着社会和科学的不断发展与进步,人民对疾病的认识也在不断提高,患者对生活质量的追求目标也在不断地改变和提升。尤其是近几年,国内各级医院的硬件得到了前所未有的快速发展和更新,以前被认为缺医少药的地区和生活在贫困线以下的群体也在日渐减少。因此,慈善项目或其资助的实质内容也应该适应形势的发展,而不再停留在原先的标准。有些慈善组织及时调整了资助内容,有的增加或改变了资助的范围,如"微笑列车"基金会对国内腭裂术后患者语音功能障碍方面进行了系统的投入。"微笑列车"基金会中国区负责人及其团队根据这些年实际调查的结果,提出了将积极进入语音治疗这一传统慈善项目很少被人介入的康复医疗领域,他们积极组织,充分发挥现有的语音病理学家的作用,在非常有限的时间内,出色地完成了从立项到具体操作方案的出台,从教材编写到专业人员的选拔,从日常运作管理方法到考核机制的建立,都引起了国内外同行的高度关注和肯定。他们在看到近年来做慈善过程中急需解决的问题的同时,充分发挥和依靠一切可以利用的资源,使慈善的作用更贴合现实社会,更具有针对性,同时也具有可操作性。

唇腭裂的治疗已趋向于序列治疗,这个理念已得到越来越多专业人士和患者的认同和欢迎。由此可见,语音病理学这一内容也已逐渐被大家认识或重视,但唇腭裂患者的心理或身心异常还未被大家重视或认识。下面是一个非常值得大家思考或有意义的例子。不久前,美国沃尔特里德陆军医院的医师们研究发现,在参加了战争但并未受伤的士兵中,大约有17%的人患上了创伤后心理压力综合征(post-traumatic stress disorder,PTSD),但是令人惊奇的是,在那些参加战争并受了重伤(失去一只手臂或一条腿,或有不同程度的严重烧伤、瘫痪等)的士兵中,只有4%的人患上此病。

这一有意义的调查数据让临床医师们深感意外,因为他们本以为那些经历了战争的残酷,并遭受重伤的士兵的心理压力要比没受伤的士兵们大得多,而事实却并非如此。研究者最终发现,其原因主要在治疗的差异方面。沃尔特里德陆军医院物理治疗的安排在这一过程中起了决定性的作用。受伤士兵常常会聚在一个很大的房间里,各自努力地同伤痛作斗争,希望自己能重新过上正常人的生活。他们在接受日常治疗的同时经常看到,周围很多人的伤势或病情比自己还要严重或复杂,那种想要恢复健康的愿望,会在患者间产生一种非常强烈的共鸣。他们彼此间相互鼓励,并经常会为别人的每一个小小进步而兴奋不已,这种在身体恢复过程中建立起来的关系,会帮助他们治愈精神上的创伤。这个例子同样可以用在唇腭裂患者的康复治疗上,对唇腭裂患者的治疗不再是仅仅改善他们的生理问题,同时还要帮助他们解决心理问题。目前能真正从事唇腭裂领域的心理专业人员的专业素质等还有待于进一步调查和培养。

第四节　唇腭裂慈善公益活动对学生的影响

2011年夏天,在我国北京召开了一次由美国"微笑行动"基金会和北京师范大学共同举办的国际公益性学生志愿者大会,有来自28个国家的700多名学生参加了这次会议,美国"微笑行动"创始人Bill Magee先生和他的夫人Kathy女士,以及我国相关部门的领导也出席了这次大会。无论是会议的规模还是参会者的人数,都引人关注和重视。来自不同国家和地区的学生,本着对慈善和公益事业的一腔热情,为了一个共同的目标相聚在一起,是充满人间的爱把这些肤色不同、言语各异的爱心使者凝聚在一起。他们中有些是早期的参与者,有的已成为治病救人的医师,有的已成为一些慈善基金会的管理者,有的是热衷于各种慈善活动的积极参与者或组织者,还有的是正在医学院校学习的学生。在每一次国内外唇腭裂的"微笑行动"中,总有一些来自不同国家和地区的学生,虽然他们做的不是医师和护士的工作,但"微笑行动"中如果少了他们,大家会感觉少了一分青春活力。这些年轻的志愿者,有的做翻译,有的帮助心理医师或语音治疗师做些辅助工作,有些仅仅是陪同或帮助照顾术前或术后的患儿,并为他们做一些力所能及的事。正是这些活动,培养和造就了一批又一批热衷于慈善公益活动的参与者,也是未来慈善事业的推动者。下面是一位学生在参加国际"微笑行动"后的感想和随笔,并在我国"微笑行动"官方网站被点击近万次。这位未来的同行参加慈善公益活动后的感想是如此的淳朴,通过参加"微笑行动",使他懂得做慈善既需要有爱心,更不能缺乏智慧和才能,善事必须善做,不应偏离这条主线。

"OPERATION SMILE 兰州之行"印象

茫茫沙漠,滔滔流水,广袤草原,于世无奇,但若奔流会同荒漠和郁草共存,这深得天地的韵律,集聚造化的机巧,便不由得让人心旷神怡……

临行之际,憧憬的还是异邦朔风夕阳下的阵阵驼铃,然而当眼前满是疾驰的汽车与林立的高楼时,才翻然明白兰州已不只是霍去病出征西域、唐玄奘远赴天竺的一个驿站。事实上,兰州自古就是我国西北的重镇,它位于中国陆域几何版图的中心,依山作障,控河为险,是历代兵家必争之地,也是古老的丝绸之路的起点,亚、非、欧三洲人民友好往来的交通要道,如今更是成为西北的政治、经济、文化、工业、交通中心之一。

在 OPERATION SMILE 成立 25 周年之际,为了让更多的唇腭裂患者能拥有世间最美丽的语言——微笑,我随同 11 名翻译志愿者、45 名专业医护人员志愿者及兰州市第一人民医院的医护人员,于 2007 年 8 月 8 日至 15 日参加了"OPERATION SMILE 兰州之行"活动。本次活动累计筛选患者 203 位,共完成手术 163 例,外籍志愿者来自于美国、英国、加拿大、澳大利亚、菲律宾、马来西亚、新加坡等国家。

作为一名翻译,我有幸亲历了活动的多个环节。从最初的登记和筛选,到后续的手术和护理,其间感慨颇多。首先,在多国语言的交流、多国文化的交融、多种工作方式的相互协调下,取得活动的圆满成功,建立了深厚友谊,本身便可说是个奇迹。且此次前来的各国医护人员不仅拥有较高的业务水准,更难能可贵的是还有着一颗慈善之心,面对每天上百位患者的筛选,几十例的手术,却只将劳累留给自己,把关爱送给他人。比如筛选时曾有一位脑积水患儿,大家得知后纷纷慷慨解囊,为其募捐。然而,其间患儿家属却在言语中流露出早已就诊,观其穿着也并非十分贫穷,前来只为免费治疗,不禁令人心寒。无独有偶,还有患者拦阻医师进行乞讨,甚至有落选手术者对医师进行百般纠缠。尽管这样,但仍有更多纯朴善良的患者及其家属,他们对医护人员及其他工作者的感激之情溢于言表,往往一个会心的笑颜、一个真诚的眼神,就能让疲惫的我们再次充满活力。更记得有位老爷爷,穿的衣服满是补丁,稍显凌乱的白发下是黝黑且布满皱纹的脸,仿佛大西北那暴晒在阳光下龟裂的大地。老人听闻我们喜欢吃当地的白兰瓜,就用自己不多的积蓄买了瓜,让我们解渴。那一刻,只见一个苍瘦而年迈的、微微驼背的身影,提着数个沉甸甸的瓜向我们走来,脸上流露出祥和的笑容,在场的每个人都被感动了。这些点滴的插曲,为本次的行动增添了别样的音符,有尖锐刺耳,但更多的是和谐与温馨。

当离开层层累聚着千年文明的兰州,当飞机下,树愈来愈多,房舍愈来愈多,我的思绪也愈来愈多——或许慈善要去改变的远不只是生理的残缺, 或许翻译在特定场合更应起到特定的作用,或许这正是中华民族的真实写照,或许彼此本就难以避免……

梦想·飞翔

翻晒旧梦,追忆流年,当我微笑着面对大学生活的点点滴滴,常常觉得自己是幸福的,也是成功的,因为我已把梦想变成了最高的风筝,翱翔在辽阔的蓝天。

不曾发现,当自己恣意地享受这花季雨季的美丽,把阳光的油彩涂在脸上时,还有很多同龄人被两扇百叶窗,将世界和他们分隔成了两半。

多少个静默的夜,伴着一声划破沉寂的啼哭,上帝将他们带到了人间,却忘了赐予他们微笑,也许是上帝太偏爱他们,所以给了他们随时都能从人群中区分的记号。

很有幸,参加了"微笑传递爱心——2008 佛山'微笑行动'"—— 一项由中国"微笑行动"基金会举办的,致力于将微笑——这一人类最美丽的语言,带给贫困唇腭裂患者的慈善活动。27 名专业医护人员志愿者及佛山市第二人民医院的相关医护人员参加了整个活动。作为 6 名翻译志愿者中的一员,有机会能和这些患者进行近距离的接触和交流,我感到很高兴。

我发现,浅浅的裂痕,却是心理上难以逾越的鸿沟。或许因为环境的陌生,又或许因为家境的贫困,大多数患者总是低着头,偶尔观察到他们的目光中却充满着忧郁甚至恐惧。在我看来,沉默是他们唯一应对外界的态度,悲伤的眼神是他们内心的语言,天生的缺陷将他们的梦想割裂得支离破碎,他们好像一只只断了线的风筝,只能任由狂风咆哮,抑或掉落在冰凉的湖面静静饮泣。正是这样的日子,一天一天,光阴从他们的指缝间溜走,催促着他们长大,同时也如同锉刀一样侵蚀着他们的嘴唇,将他们的心灵逼向更阴暗的角落。仅仅因为害怕脆弱的伤口暴露在阳光下会更深更痛,于是,心灵的枷锁愈来愈重,一次次失败的尝试让他们疲惫而绝望。

偶然的机会,和一位患者有了交流,只是寥寥几句,却足以窥见一斑。他叫小李,是个当地学生,不同于其他孩子的他总是埋着头,捧着一本书靠在一旁。本能地以为书是为了掩饰什么,但他不停地奋笔疾书,让我产生了好奇。一次当他放下书本抬头深呼吸的时候,我主动上前和他聊了起来。他先是愣了一下,不过并没有拒绝。交谈中我发现他并没有我想象的那么内向,他说自己童年时并不知道自己有轻微的唇裂,也像其他孩子一样天真烂漫,无忧无虑。小学的时候开始有同学叫他"豁嘴",周围的嘲笑与羞辱也曾让他渐渐封闭了自己,但在老师和家长的帮助下他走了出来。他决定要做得比那些嘲笑他的人都强,于是大概从四五年级开始,他便成了学校奖学金的拥有者。说到这里,我清晰地看见他眼神中的骄傲。现在他已经上高二了,虽然家境贫困让他对大学的憧憬有些茫然,但他手上那本写得密密麻麻的书告诉我,他正在尽着最大的努力。对于他来说,生理缺陷并不是放弃快乐的理由,亦不是阻碍成功的障碍,而是一个激励,一种警醒。

也许,外界对于唇腭裂患者的目光都太过锐利,太易触及他们那比玻璃更易碎的伤口。但我也肯定,有更多的像小李那样的患者,生活的磨砺让他们更加顽强,让他们成功展开梦想的翅膀,飞过绝望。其实,谁又不曾经历这样那样的挫折,毕竟,只有起程,才能到达理想的目的地;只有拼搏,才能获得辉煌的成功;只有奋斗,才能品味幸福的人生。

正如一首歌中所唱的:

> 每一次都在徘徊孤单中坚强
>
> 每一次就算很受伤也不闪泪光
>
> 我知道我一直有双隐形的翅膀
>
> 带我飞过绝望
>
> 我终于看到所有梦想都开花
>
> 追逐年轻的歌声多嘹亮
>
> 我终于翱翔用心凝望不害怕
>
> 哪里会有风就飞多远吧
>
> 隐形的翅膀让梦恒久比天长
>
> …………

(王国民　王道和)

［1］王国民,袁文化,邱蔚六.唇腭裂治疗的新进展[J].口腔颌面外科杂志,2001,11（1）:67-71.

［2］Wang G, Yang Y, Wang K, et al. Current status of cleft lip and palate management in China[J]. J Craniofac Surg, 2009, 20(2): 1637-1639.

［3］王国民,杨育生.重视和规范单侧唇裂整复术[J].中国实用口腔科杂志,2008,1（11）:657-659.

［4］马莲.双侧唇裂修复术与术后继发畸形[J].中国实用口腔科杂志,2008,1（11）:654-656.

［5］Mars M, Habel A, Sell D. Management of cleft lip and palate in the developing world[M]. Chichester: John Wiley & Sons Ltd, 2008: 31-36.

［6］McKay A. Towards a history of medical missions[J]. Med Hist, 2007, 51(4): 547-551.

［7］王兴.关于我国口腔颌面外科发展的一点思考[J].口腔颌面外科杂志,2010,20（1）:1-3.

［8］邱蔚六. 口腔颌面外科的发展见证中国改革开放30年——2008年西雅图会议的启示[J].中国口腔颌面外科杂志,2009,7（5）:386-388.

参考文献

第二十三章
唇腭裂的随访、治疗现状及展望

第一节　唇腭裂随访及其意义

唇腭裂是口腔颌面部最常见的先天性畸形之一,给患儿和家庭造成了多方面的生理和心理影响。序列治疗是目前国内外普遍认可的治疗唇腭裂的理想方式,即按照患者的畸形状况,从喂养、外科手术、正畸、语音、护理、心理等多个方面进行个体化治疗。定期随访是唇腭裂序列治疗的重要组成部分,一方面医师可以了解病情指导护理,建议患者适时进行序列治疗的相关部分,有助于保证序列治疗的连续性和针对性;另一方面便于医师对患者进行追踪观察,了解预后情况、远期疗效,掌握第一手临床资料,积累经验,对于唇腭裂治疗水平的整体提高有重要意义。随访内容包括患者所有的就诊病历,每次就诊时的照片、声音、影像学资料等。

一、目前唇腭裂随访的主要方式

(一)门诊随访

门诊随访是目前采用最为广泛和流行的方式,即把患者每次复诊视为随访一次。唇腭裂患者首次就诊往往是在出生后不久,此时因非手术适应年龄,因此要求对患儿家长耐心说明和解释序列治疗的概念,尤其应注重喂养方面的指导,并说明定期门诊随访的重要性。除手术修复外,序列治疗还包括术前、术后、正畸、语音、护理和心理治疗多个方面,因此术后除短期复诊观察术后复建及创口愈合情况外,还应制定规范化的复诊时间表,告知患者下一步的治疗计划,避免错过理想的治疗时间。就常规复诊而言,上海交通大学医学院唇腭裂治疗研究中心建议手术患者在术后 1 个月、3 个月、6 个月复诊,之后每年复诊一次。对于序列治疗中需要正畸或语音治疗的部分,由相关专业医师负责诊治和随访。以唇腭裂最常见的继发畸形——鼻-上唇继发畸形为例,患者的年龄大多在 15 岁以上, 需要在骨组织畸形矫正后进行软组织畸形的矫正。Burstein 对 18 年中修复的 100 余例青少年唇腭裂鼻-上唇继发畸形进行回顾性研究,总结程序为:正畸(如需要)→骨缺损修复(牙槽突裂植骨术)→正畸→骨畸形矫正(正颌手术)→鼻唇继发畸形矫正。整个过程需要正畸科、口腔颌面外科及其相关学科的医师长时间配合,所以具体什么时候复诊、去哪个科复诊,医师应耐心详细地向患者加以说明。而以腭裂患者术后异常语音为例,国外研究统计,腭裂术后患者腭咽闭合功能不全型异常语音的平均发生率为 20%,非腭咽闭合功能不全型异常语音的发生率也达到 42%～82%。异常语音的高发生率要求医师在随访中密切关注语音问题,目前国内一般认为 8～18 个月可适时行腭裂修复术, 而术后 2～3 岁是语音语言发育的重要阶段, 所以建议有条件的患儿在 4～5 周岁时到医院就诊,由语音专科医师检查其语音清晰度。

（二）电话随访

电话随访是充分利用信息化工具，在医患之间建立有目的的互动，以促进和维护患者的健康的随访。其特点为医患直接联系，随访率较高，目前普遍用于部分医院的护理延伸服务和回顾性研究的信息收集。护理延伸服务即根据患者入院登记时留下的有效电话号码，由护理人员直接为患者提供可靠的医疗咨询服务，完善其术后护理知识，督促其按时复诊。研究表明，定期电话随访的唇腭裂患者序列治疗完成情况及满意程度均高于普通患者。在回顾性研究中电话随访具有重要意义，研究人员在直接交谈中可以掌握比较可靠的科研资料，比如腭裂术后患儿的发音情况、牙槽突裂发展情况以及各种基本病史，还可以在电话中对需要门诊回访做相关检查的患者进行邀约，如与信件随访结合，更能增加患者家庭对医院的信任，提高回访率。

（三）网络随访

随着网络信息技术的迅速发展，利用互联网进行随访呈现迅速发展的趋势，患者和医师之间可以通过发送 E-mail 和视频电话的形式进行交流。网络的优势在于便捷、迅速、内容量大，重点在于可以图声结合，特别适合唇腭裂患者的随访调查。理想模式下医患能在网上平台进行常规医疗咨询及门诊预约。若唇裂或鼻唇畸形整复患者定期发送高清晰度的图片和声音信息，医院便可以拥有一个完整的唇腭裂患者成长资料库，非常有利于各项长时间队列研究。

（四）信件随访

信件是最早采用的随访方式，可分为一般信访和查询，特别适合于农村及边远地区。其优点在于家庭住址相对于电话号码较为稳定，对于电话失访的患者可以尝试发函联系更改号码。随着通信工具的日益普及，信件随访在临床的应用已有所减少，现在主要应用于电话随访联系困难的患者，以及科研工作中发函向患者陈述回访的重要性并表示感谢。但是书信往来耗时长，回信麻烦，发函工作量大，且患者对于书信抗拒性大，往往懒于应付。另外，笔者注意到住院登记时很多患者填写家庭住址时往往较为模糊，有些并非是患者真的住址，加上近来城市化进程的改造等因素，都给信件随访带来很大的困难，应引起注意。

（五）家访

对于个别居住距离近且多次联系无果的患者，可以登门调查。家访适合于特别罕见或重要的病例，但不应该列入随访的常规方法。

二、唇腭裂随访的现状

（一）国际随访标准及国外随访现状

理想的序列治疗应该是在同一治疗中心由同一治疗组自产前诊断及咨询到各个时间阶段的手术及非手术辅助治疗，直至患者的心理、生理达到正常或接近正常水平。标准化的随访系统包括两部分：一是具备专门的唇腭裂计算机病例系统，对每个患者设立单独文件夹，并应用计算机平台定期对患者发送随访 E-mail；二是配备专业随访人员，包括随访护士和资料收集者，随访护士完成电话随访工作，通知患者回访，资料收集者则对每个回访的患者进行照片、影像学、声音资料等的全面收集并保存到计算机系统中。随着信息化的高速发展，随访体系会愈加完善和便捷。

国外大规模的唇腭裂中心很早就在随访系统方面投入了大量物力人力，以最大限度地帮助患者完成理想的序列治疗并留存患者资料，随访资料可以追踪 20～30 年以上。但根据统计，即使在医疗资源发达的大规模中心，能够在理想条件下完成序列治疗的患者数量也并不多。澳大利亚 Adelaide 大学附属妇女儿童医院颅面中心跟踪调查了 1974～2002 年 28 年间的 337 例唇腭裂及 1974～2003 年 29 年间的近千例腭裂患者，其中只有 22 例单侧完全性唇腭裂和 32 例单纯性腭裂完成了理想的序列程序。

（二）国内随访现状

我国现在尚属于发展中国家，大部分地区的医疗投入较为匮乏，"重治疗、轻随访"的理念根深蒂固，且部分医院医疗资源尚不足以保障，更谈不上完善随访系统。大部分医院对于患者的随访仅限于门诊随访，很少主动通知患者回访，更无法从序列治疗的角度出发以患者为单位收集资料，而是以每次手术作为一个单位，手术完成即告结束。

20年来北京大学口腔医院唇腭裂治疗中心经治的万余例患者中，完成序列治疗者仅占0.5%左右。医疗技术及设备都处于较高水平的北大口腔医院尚且如此，更不用说一般的基层医院了。由此可见，国内唇腭裂随访的普遍状况令人堪忧是一个不争的事实，国内同行应予以关注，尽快建立起规范的随访制度和办法，将随访提升为治疗的必要部分。

高失访率还造成了国内大部分有意义病史和科研资料的流失，样本量的不足使国内各种回顾性研究的说服力大大降低。在资料收集过程中，普遍存在患者配合度差、回访率低的情况，无形当中加大了选择性偏倚。另外，鲜有医疗机构对唇腭裂患者的每次随访都进行详细记录（比如图片、影像学、录音等），这就使得国内各种临床研究存在回顾年限短、系统性较差、混杂因素难以剔除的特点，像Adelaide大学附属妇女儿童医院颅面中心这样贯穿序列治疗全过程长达29年的回顾性研究基本难以实现。但事实上，只有长年限的回顾性研究才能体现一个机构治疗效果的真正水平。

随访困难的现状给我国唇腭裂患者及医疗工作者都带来了不利的影响，严重影响着中国唇腭裂学科的正常发展。

三、造成我国唇腭裂随访困难的主要因素

造成我国唇腭裂随访困难的主要因素包括客观因素和主观因素两大类。客观因素取决于我国的基本国情——唇腭裂患者众多，经济水平不够发达，医疗资源匮乏，各地医疗水平参差不齐，就医距离普遍较远，社会及政府资助缺乏系统性，对于唇腭裂患者的社会认同性较差，管理电子化、沟通信息化难以实现等，这就使在现行的医疗体制下，医院难以为每一个患者提供合理缜密的唇腭裂随访计划及延伸服务。主观因素主要包括医患两方面，一方面患儿家长依从性普遍不高，主要原因有家庭经济收入有限、患儿甚至其父母存在心理负担、父母受教育程度有限等；另一方面是医院对随访的重视程度不够，比如对入院登记信息要求不够严格、规范，传统"重治疗、轻随访"的观念根深蒂固，医务人员较少，不愿加大成本设立随访护士等。而综合各种原因，根源在于我国缺少适合国情且患者可以接受的唇腭裂随访标准系统。

（一）客观因素

1 经济因素 我国经济水平与发达国家相比尚有较大距离，而唇腭裂序列治疗耗时长、费用高，对于一般普通的收入有限的家庭来说，频繁的门诊随访是一项额外的负担。这也许是目前严重影响患者适时及时治疗最主要的原因之一。

2 唇腭裂患者众多，高水平医疗资源匮乏 唇腭裂是口腔颌面部最常见的先天性畸形，在我国按照患病率1.82‰（1988）计算，每年约有25000名唇腭裂新生儿出生，数目非常庞大。而唇腭裂序列治疗包含了多个学科，且对每个学科的专业能力有严格和规范的要求，并非一般医院可以完成。国内现有初具规模且运作良好的唇腭裂中心约有17家，每年接诊的患者数目非常有限，因此大部分患者初次就诊的医院仅仅具备手术能力，甚至于仅仅具备唇裂修复术或腭裂修复术的能力，而在牙槽突裂植骨术、鼻唇矫正、术前正畸、语音及心理干预等方面的诊治水平参差不齐，患者常常无从得知序列治疗的概念和内容，更难以进行规范的随访。因此，高水平医疗资源的匮乏直接

造成了国内唇腭裂随访的巨大瓶颈。

另外,在我国某些地区,仍有很多医院把唇腭裂手术作为年轻医师的入门级手术,甚至在一些条件有限的医院就能完成;而在发达国家,对进行唇腭裂治疗的医师有着一整套严格的培训制度和要求。唇腭裂的手术效果在很大程度上取决于手术医师的操作水平,并直接关系到患者面形发育、二期修复和发音,从而不同程度地影响患者的心理健康及就诊信心。效果较差的患者往往缺乏治疗信心,随访依从性大大降低。

现有的几个唇腭裂中心门诊量大,日常工作繁忙,需要在有限时间内处理大量患者,很难做到为每个门诊回访患者作详细记录,大多是出于研究所需对部分患者留存相关信息,而对出院患者的定期电话随访、做护理延伸服务更显得心有余而力不足。上海交通大学医学院唇腭裂治疗研究中心主动向患者提供病区电话,并欢迎患者对各种问题进行咨询,此即被动的电话随访服务,患者普遍反映较好,但有待进一步规范,目前正在制作网络随访信息平台,希望早日可以应用于临床。

3 就医距离远　目前国内著名的唇腭裂中心数量较少而且多集中在大城市,唇腭裂患者分布分散,大部分患者就诊需长途奔波,就医成本很高。众多经济条件差或偏远地区的患者往往变3次为2次,或变2次为1次,甚至缺席,从而耽误了有效治疗时间。从腭心面综合征患者的语音治疗方面来讲,咽成形术术后1个月复诊评估,语音治疗开始后需要每周1次,一般需要3～5个疗程,即30～50次。大部分偏远距离患者难以配合,通常选择较好的医院做手术,却不得不在较近的医院进行语音治疗,使一部分患者难以得到理想的治疗。如此,复诊尚且困难,因随访需要而被通知回诊的患者就更加难以配合。

4 社会免费资助活动缺乏实质性的专业支持　目前国内外提供唇腭裂的公益项目众多,影响广泛,特别在边远地区,救助了国内相当数量的唇腭裂患儿。他们的宗旨和出发点无可非议,值得赞扬和推广。然而在这些公益活动中,缺乏专业人士全身心的投入,选择的医疗机构多而不精,普遍存在医患沟通少、术前术后护理不佳的情况。大多数公益项目如同空降兵,多以手术为主,盲目追求数量,治疗效果难以保证,更难以进行术后随访。

5 随访方法有待改进　除医患沟通网络化外,医院病案管理也可以电子化,对号入座,每个患者拥有自己的电子病例夹,方便查阅,有利于科研回访的进行。但限于我国的基本状况及条件,现阶段尚难以普及,仅适用于个别患者。同时基于网络信息的特点,人群对于网络随访的安全性、可信度还存在顾虑。

(二)主观因素

1 家长受教育程度的影响　家长是患儿进行随访的直接执行者,家长的依从性决定了随访是否能够顺利进行。受教育程度较高的家长,一般会通过网络、书籍等主动了解相关知识,对于序列治疗的概念、步骤和随访重要性都有较好的理解。通常会选择信誉较高的治疗中心,对于每次复诊都十分重视,能按时完成。在对患儿的教育中,这样的家长责任心强,能给予患儿更多的关爱和鼓励。在科研工作中,文化程度较高的家长往往更加配合,回访率较高;文化程度较低的家长由于工作繁忙等原因,常常依从性差且急于求成,对于治疗机构的选择缺乏理性,难以持之以恒。

2 家长配合程度的影响　唇腭裂新生儿在弃婴中占有一定的比例。受经济条件及文化水平影响,一部分家长对于先天性畸形儿童持放弃甚至憎恨的情绪,认为完成最简单的唇部修复术即可,或者更加疼爱另外一个正常孩子,对于患儿缺乏关爱,更难以保证经济上的投入。还有相当部分家长难以妥善保存就诊记录,每次看病都用新病历,在一定程度上影响了就诊的顺利进行。

3 畸形引起家庭整体心理自卑,降低复诊积极性　上海第九人民医院儿科对先天性唇腭裂患儿进行了个性随访分析,发现唇腭裂患儿的个性不良与畸形有关,早期适时进行修补手术可以预防不良个性的发展。唇腭裂患儿的个性不良包括孤僻、冷漠、自卑、逃避医院等等,其中自卑心理的产生与社会认同性、家长教育方式等多方面有关,并可能影响整个家庭,这样的患儿甚至家长对复诊或电话回访的抵触情绪很大,不愿复诊,依从性极差。

4 缺乏积极、主动和规范的随访制度　发达国家唇腭裂中心对于每个患者都有完整的病例随访记录,每次门诊随访信息都会记录在案,并配有随访护士或医师,专门负责整理随访资料及电话通知患者复诊。目前,我国尚没有一家医院建立起完善的唇腭裂随访系统,各大医院对随访的不够重视呈现普遍性,这就不能完全归咎于客观因素了。患者门诊回访时只是做单纯的检查诊断,对于随访资料的收集缺乏主动性,序列治疗中的患者每次都以新患者的身份入院,病案管理系统性也很差。其实对于每个初次就诊的患者,医师都有义务向其解释序列治疗的含义,而在一些地区医院,这个步骤往往被忽略,后续随访就更加艰难。另外,随访护士投入成本低但作用重大,这一重要角色也在各大医院中缺失,使电话随访实现困难。当然,电话随访也有局限性,比如有些问题随访护士需要询问医师后才能回答,在信息传递中往往容易出现偏差。

5 入院登记信息有限且变化较多　对于出院后患者的随访,主要依据其入院登记的信息。在通信逐渐发展和便捷的今天,入院信息应重视填写真实和可靠的联系方式。手机号码往往更换较快,患者和家属一般不主动告知院方,使一部分患者出院后失去联系,给后续治疗和科研回访造成了很大影响。建议入院登记时同时填写手机号码及家庭电话,并叮嘱患者认真填写家庭住址,信息化程度较高的地区可以增填电子邮箱等项目。医院应有专人管理这些信息,并使这些信息在患者的治疗过程中起作用。

四、语音治疗随访的困难及展望

语音治疗是唇腭裂序列治疗的重要部分。前面已经提到,由于治疗次数多、治疗效果需长期观察,因此语音治疗的随访难度更大。就腭心面综合征患者的语音治疗来讲,咽成形术术后 1 个月需复诊评估,语音治疗开始后需要每周 1 次,一般需要 3～5 个疗程,即 30～50 次。但现实情况是,调查显示最终完成语音训练的患者仅占 52.84%,因各种原因中断治疗的患者占 23.14%,尚有约 24% 的患者在咽成形术术后未进行语音治疗。

然而定期并及时地进行语音随访对于腭咽闭合功能不全(VPI)引起的异常语音尤其重要。长期以来,国内外治疗 VPI 最常用且有效的方法是咽后壁组织瓣转移术结合语音治疗,而 VPI 的治疗是个连续的过程,手术和语音治疗是相辅相成的两个部分。治疗 VPI 目前最常用且有效的手术方法是咽后壁组织瓣转移术,由于瓣不带神经,加之咽后壁组织瓣创面裸露,术后可出现不同程度的收缩,部分患者术后仍存在 VPI。乌丹旦等人的研究测量结果显示,术后 6～12 个月咽后壁瓣的整体收缩率平均为 52.3%,这势必影响腭咽闭合功能。另外,腭咽成形术术后虽然改善了腭咽闭合功能,减少了鼻漏气,但由于患者长期形成的代偿性发音习惯以及由此所致的过度鼻音仍会存在,所以必须进行语音治疗才能有效建立正确的发音方法,以纠正不良代偿性发音,最大限度地发挥腭咽闭合功能,减少或消除过度鼻音,达到近似正常人的语音清晰度。由此可见,术后语音训练是 VPI 必不可少的一种治疗手段,并且要及时进行,以避免咽后壁瓣收缩产生的新的腭咽闭合功能不全。

可以预见,手术虽然对治疗有决定性的作用,但是没有后续的行为治疗,无法从根本上改善患者的语音,甚至会使手术失去意义。而严格、合理、及时的语音随访有着至关重要的作用。总结造成咽成形术术后回访困难的各种因素,主要分为客观因素及主观因素两种。客观因素包括距离远、经济负担重、上学或工作等,主观因素包括自卑心理、因起效太慢被家长放弃、家长受教育程度有限无法理解、患儿不配合训练等。因此术前应该向患者和家属特别强调，手术后还必须配合语音训练才能改善发音，并且告知语音训练必须在专业语音治疗师的指导下进行，绝非回家后随随便便地发音练习。同时必须彻底打消部分家长明知由于距离、经济等原因无法进行语音治疗，却先行手术就会改善发音的自我安慰心理。

随着科技的发展，希望语音治疗的随访过程可以有更多的信息化干预，如采取视频电话等方式，可以大大降低距离对随访的影响，减少门诊回访次数，降低唇腭裂随访的心理负担。另外，我国尚没有专业语音训练师的培训系统，专业的语音训练中心也十分稀缺，改善语音随访的道路漫长而遥远，需要政府和医务工作者的共同努力。

五、唇腭裂随访的展望

长期的随访数据在科研和临床中都非常重要，但不幸的是，现阶段唇腭裂方面的随访资料和随访率仍然非常有限，这种随访困难的现状在一定程度上限制了我国唇腭裂学科的整体发展。为尽快提高随访率，要加强医患沟通，向患儿家长强调序列治疗的相关知识及定期随访的重要性，同时尽快建立符合我国国情的唇腭裂规范化随访体系，加大临床资料的收集力度。随着我国医疗水平的不断发展，势必有更多地区可以建立专业的唇腭裂中心，以缓解唇腭裂患者就医困难、资源短缺的现状。医院病案电子化及医疗 DOP 归类软件（即医院集成信息操作平台）的应用大大降低了建立患者资料库的难度，使之方便快捷，同时医患互动电子平台的建立对增进医患沟通非常有利。近年来国内更多的医院重视随访，逐步开展专科病例诊治信息的详细记录，并开设护理电话随访服务，帮助患者解决问题并督促其按时复诊。在随访工作逐步被大家重视的今天，序列治疗的完成以及临床资料的收集都将取得重大进步，不断提高患者的生活质量和推动学科发展。西方学者认为，随访结果更能显示该国的医疗水平，发展中国家重治疗、轻随访，发达国家却越来越重视随访结果。试问，在不远的将来，我们能进入真正的发达国家的行列吗？

（杨阳）

第二节　唇腭裂治疗的现在和未来

中国是世界上唇腭裂患者最多的国家之一，目前，中国每年又有 3 万左右的唇腭裂新生儿出生，因此，如何进行唇腭裂防治已成为一项重大的临床课题。如何预防唇腭裂的发生至关重要，但从目前国内外各方面的实际水平来看还是有困难的，这也是一个毫无争议的客观现实。然而，作为长期从事唇腭裂治疗的专业工作者，应尽可能多收集一些与该畸形相关的有价值的信息和资料，也许这些信息对提高我国唇腭裂的治疗水平有着更实际的意义和作用。

一、国内唇腭裂治疗概况

虽然中国的唇腭裂患者众多，其治疗的历史也很长，但至今还没有一个真正意义上的国家级的唇腭裂学会。1993 年，在中国第一届唇腭裂学术研讨会上建立了在中华口腔医学会口腔颌面外科专业委员会下面的一个唇腭裂协作组，以后每 4 年举行一次全国唇腭裂学术研讨会。经 2 届会议后，国内同行普遍认为 4 年一次学术会议间隔时间太长，故从 2000 年以后改为每 2 年举行一次。众所周知,目前在我国从事唇腭裂治疗的专业人员与其他国家有所不同,大多数唇腭裂临床医师主要集中在口腔颌面外科,其次是整形外科、小儿外科,少量在耳鼻咽喉科,但近来整形外科医师热衷于唇腭裂治疗的趋势有所增加。我国至今还没有专职的语音治疗师,目前的语音治疗工作主要由口腔颌面外科医师、专科护士承担,能真正开展语音治疗的设施还有待于进一步普及,专业人员的实际水平也急需提高。

笔者曾通过邮寄调查表(表 23-1)的形式对国内 44 所口腔医学院校及著名的医疗中心进行了相关调查,有 23 所均能严格按调查表填写内容。这些结果基本能代表目前我国唇腭裂治疗的现状。调查情况见表 23-2~表 23-7。

表 23-1　调查表

贵中心成立时间及名称 中心主要人员在哪些科室 活动形式和间隔时间 有无和国际间的往来(若有,告知合作情况)
有无唇腭裂专科病房 每年完成唇腭裂、牙槽突裂植骨、咽成形术病例数
有无术前术后正畸医师的配合,每年病例数 有无语音治疗师(若有,请详细叙述其诊治方面的内容,如每周就诊、治疗人数、从事人员、训练方式和评价手段)
贵中心唇裂手术的最常见年龄_____月;_____岁 贵中心腭裂手术的年龄_____岁;或大于 6 岁以上 贵中心牙槽突裂植骨的最常见年龄_____岁;主要根据:X 线检查、患者及家属的要求、医师的建议、Team Approach 的需要,其他
贵中心主要拥有的仪器和设备
目前影响中心开展工作最主要的原因是: 1. 领导重视不够　　2. 患者不重视 3. 经济原因　　　　4. 因上学平时难以就诊 5. 其他(请写明原因)
请附目前贵中心的主要负责人和其近 5 年的业绩
您的建议和希望
谢谢您的合作

表 23-2　调查表的发放与反馈情况

(单位:所)

单位类别	发放	反馈
口腔院校	26	16
省、市立医院	15	6
军区总院	3	1
合计	44	23

表 23-3 唇腭裂治疗的主要内容

单位类别	中心	有国际往来	专科病房	正畸治疗	语音治疗
口腔院校	11	5	5	8	5
省、市立医院	5	0	0	5	4
军区总院	0	0	0	1	1
合计	16	5	5	14	10

表 23-4 各中心唇腭裂、牙槽突裂手术的年龄

（单位:所）

病种	3~6个月	6个月~2岁	3~8岁	9~11岁	≥12岁	总计
唇裂	21	2	0	0	0	23
腭裂	0	11	12	0	0	23
牙槽突裂	0	0	0	14	9	23

表 23-5 各中心拥有的主要设备

（单位:所）

专科手术器械	NPF	专科＋影像仪	语图仪	CSI
23	11	7	6	2

表 23-6 影响唇腭裂序列治疗的主要原因

原因	单位数
经济困难	8
患者及家属不重视	8
院领导不重视	7
专业人员缺乏	5
影响学习	1
未填写	4

表 23-7 各中心的建议

建议	单位数
加强国内合作	5
接受进修	3
举办学习班	3
定期举行会议	2
仪器国产化	2
建立诊治统一模式	2
未填写	6

为了更好地了解我国唇腭裂研究的情况，笔者曾对近 5 年国内 9 种最有影响力的专业杂志上发表的与唇腭裂相关的文章进行了统计，所发表的文章中有关临床的占 77%，基础的占 23%；临床论文作者中来自大学附属医院的占 79%，基础论文作者中有 92% 是来自大学附属医院的研究人员。同时，笔者曾经对国内一次全国唇腭裂学术大会共 107 篇学术论文进行了统计分析，涉及临床的文章占 89.72%，其内容涵盖了唇腭裂及相关手术、语音、正畸、专科护理等方面，但对唇腭裂新生儿的喂养指导、唇腭裂患者的心理治疗等方面的文章非常罕见，更遗憾的是缺少高质量的长期临床随访结果的文章。

二、本中心的唇腭裂序列治疗模式

笔者所在的口腔颌面外科病房于 1951 年创建在当时的上海第二医学院附属广慈医院，1966 年移至现在的上海交通大学医学院附属第九人民医院，并于 1999 年建立了专科病房。唇腭裂专科治疗能发展到目前规模是几代人长期辛勤工作的结果。建科最初一年（1952）只做了 11 例唇腭裂手术（数据来源于本科手术记录），发展到现在，每年完成的手术量达 1700 余例。现在唇腭裂专科有专门的病区，包括手术室、门诊、语音治疗室和病理语音实验室。除九院的病区外，在分院另设一个分支病区。笔者对 2008 年在九院住院手术的病例进行了临床统计（不包括分院的 554 例手术病例）：共接受住院手术病例 887 例，其中本地病例 137 例（占 15.4%），外地病例 750 例（占 84.6%）；男性 540 例（占 60.9%），女性 347 例（占 39.1%）；最小年龄 3 个月，最大年龄 49 岁。应该指出的是，虽然上海有多家著名的综合医院，但唇腭裂患者几乎都集中在本中心就诊。如此多的患者集中在一个中心并非是一件值得提倡和自豪的好事，因为医学是需要全面发展的，并非仅仅局限在临床操作技能方面，而且也不利于患者就近和及时治疗的基本原则。

887 例患者接受了 918 个手术，因有些患者行腭裂手术时同期进行了鼻唇手术，故手术数超过病例数。其中唇裂手术 381 例（左侧完全性唇裂 50 例，不完全性唇裂 52 例；右侧完全性唇裂 23 例，不完全性唇裂 38 例；双侧完全性唇裂 18 例，不完全性唇裂 16 例，混合性唇裂 8 例；左上唇隐裂 20 例，右上唇隐裂 15 例；左上唇裂术后鼻唇畸形矫正术 84 例，右上唇裂术后鼻唇畸形矫正术 33 例，双侧唇裂术后鼻唇畸形矫正术 24 例）；腭裂手术 314 例（不完全性腭裂 188 例，左侧完全性腭裂 58 例，右侧完全性腭裂 33 例，双侧完全性腭裂 24 例，软腭裂 11 例），314 例腭裂术后 1~3 个月随访穿孔 2 例，无出血和其他并发症发生；腭裂术后穿孔、复裂 31 例；VPI 53 例；牙槽突裂植骨术 80 例（左侧牙槽突裂 50 例，右侧牙槽突裂 22 例，双侧牙槽突裂 8 例）；Robin 序列征 10 例；腭心面综合征 29 例；面横裂 14 例（右侧面横裂 6 例，左侧面横裂 5 例，双侧面横裂 3 例）；双侧上唇隐裂、上唇正中裂各 2 例；双侧面斜裂、右侧面斜裂各 1 例。

近年来，本中心唇腭裂患者有不断增加的趋势，尤其是唇裂、腭裂术后效果欠佳的患者和综合征患者。大部分患者来自全国各地，部分甚至来自境外。这几年，大部分患者对唇腭裂治疗所关注的问题由以前的"什么时候手术花费多少"转变为"手术以后的效果如何、发音能否改善"等与术后功能相关的问题。本中心与正畸科常规举行的每月一次疑难病例讨论会，对一些疑难病例通过 Team Approach 活动，根据其具体情况制定针对性的个体化治疗方案（当然应该具有可行性），大大提高了整体治疗的效果，术后接受后续治疗的患者也有所增加，使以往一些靠单一手术难以获得满意效果的患者在功能方面得以显著的提高。

自本中心建立以来，唇腭裂患者明显增加，治疗效果不断提高，术中、术后并发症逐年下降。尤其是 1999 年建立唇腭裂专科病房以来，术中、术后并发症明显减少，唇裂术后感染、复裂几乎没有，腭裂术后穿孔、出血少于 0.5%，腭裂术后出现腭咽闭合功能不全也逐年下降，97% 的二期患者初次手术均非本中心进行。咽成形术术后接受语音治疗者大大增加,牙槽突裂植骨术前、术后配合正畸者已成为常规治疗手段。综合征型、复杂型唇腭裂患者的治疗安全性以及效果也非常乐观。

本中心是目前国内外临床治疗唇腭裂患者数量和质量领先的单位之一,自1999年建立专科病房以来,完成手术病例超过1万例,从未发生死亡、医疗差错和纠纷的事件。笔者认为,除对唇腭裂患者和他们的家属抱有同情心和爱心以外,良好的医疗技术是必不可少的,因为"有质才能有量"是永恒的主题。本中心目前对唇腭裂牙槽突裂、语音治疗、正畸治疗的原则和国际流行的相似,但在方法上有所改进。因为东方人的口唇、鼻等局部形态不同于欧美人,尤其在牙槽突裂植骨术、鼻唇二期手术上有着很大的区别,盲目套用他人的方法收效往往是不满意的,理论上应该经得起同行和患者的认可,并非纸上谈兵。作为本中心的负责人之一,我必须感谢曾经指导和帮助过我的国内外老师,他们是上海交通大学医学院的袁文化教授、日本昭和大学的道健一教授、美国北卡罗来纳大学的Warren教授、美国得克萨斯大学的Kenneth E. Salyer教授,以及长期和我一起共事的同事们,没有他们的指导、帮助和合作,就没有我和我们团队今天的成绩。我们的付出使千千万万个特殊人群和家庭获得了新生和欢笑,也正是由于这些特殊人群锤炼了我们的业务水平,我们的成长离不开他们,因此,我们没有理由为我们的过失寻找任何借口,真诚、高质量地为这些特殊人群服务是我们义不容辞的职责。

三、挑战

中国是一个发展中国家,各地区的经济、教育、医疗卫生等方面的发展水准各异,有些地区、家庭因种种原因使唇腭裂患者得不到及时和高质量的治疗,这也是一个客观存在的事实。近10年来,进入我国唇腭裂医疗领域的国内外义诊机构不断增加,使唇腭裂这一以前很少有人问津的先天性口腔颌面畸形,有更多的人或机构能认识它、走近它、关心它和帮助它。这显然是一件好事,而且众多出资者的最初宗旨也是好的,但在实际操作过程中常常会不由自主地偏离他们最初制定的目标。例如,某一国际唇腭裂公益性组织进入中国已有10年,义诊唇腭裂患者已逾18万,与其合作的医疗机构有近400家,尽管有我国的多名医疗专家作为顾问共同参与该项工作(本人也是其中之一),但由于资助的幅度非常有限,热衷于这些项目的医院多为一些医疗实力一般、日常病种比较单一的医院,治疗的效果可想而知,本中心二期手术增多与这些项目的普及是密不可分的。历史的经验和教训告诉我们,中国的唇腭裂医疗工作经历了几代人孜孜不倦的努力,才使这一早年由外科医师训练的入门手术,发展到今天由专科医师从事的专科手术。

现有的临床水平离唇腭裂患者的要求仍有差距,这对从事唇腭裂治疗的专业人员是一种无形的压力和动力,笔者相信,唇腭裂修复术仍然有很大的发展空间,它更是一项富有挑战性的工作。我们应该清醒地认识到,对唇腭裂的治疗应是序列治疗,对患者的手术、评价方法仍然在不断的争议中得以不断的发展,这也是一个不争的事实。

（王国民）

［1］Wang G, Yang Y, Wang K, et al. Current status of cleft lip and palate management in China[J]. J Craniofac Surg, 2009, 20(2): 1637-1639.

［2］Bill J, Proff P, Bayerlein T, et al. Treatment of patients with cleft lip, alveolus and palate—a short outline of history and current interdisciplinary treatment approaches[J]. J

Craniomaxillofac Surg, 2006, 34（2）: 17-21.

［3］Burstein F D. Surgical treatment of the nasal-maxillary complex in adolescents with cleft lip and palate［J］. J Craniofac Surg, 2007, 18（4）: 748-755.

［4］Johns D F, Rohrich R J, Awada M. Velopharyngeal incompetence: a guide for clinical evaluation［J］. Plast Reconstr Surg, 2003, 112（7）: 1890-1897.

［5］Rohrich R J, Love E J, Byrd H S, et al. Optimal timing of cleft palate closure［J］. Plast Reconstr Surg, 2000, 106（2）: 423-425.

［6］Ysunza A, Pamplona C, Mendoza M, et al. Speech outcome and maxillary growth in patients with unilateral complete cleft lip/palate operated on at 6 versus 12 months of age ［J］. Plast Reconstr Surg, 1998, 102（3）: 675-679.

［7］Rohrich R J, Rowsell A R, Johns D F, et al. Timing of hard palatal closure: a critical long-term analysis［J］. Plast Reconstr Surg, 1996, 98（2）: 236-246.

［8］Patterson V, Humphreys J, Chua R. Teleneurology by email［J］. J Telemed Telecare, 2003, 9（2）: 42-43.

［9］Schnitt D E, Agir H, David D J. From birth to maturity: a group of patients who have completed their protocol management. Part Ⅰ: unilateral cleft lip and palate［J］. Plast Reconstr Surg, 2004, 113（3）: 805-817.

［10］David D J, Anderson P J, Schnitt D E, et al. From birth to maturity: a group of patients who have completed their protocol management. Part Ⅱ: isolated cleft palate［J］. Plast Reconstr Surg, 2006, 117（2）: 515-526.

［11］Ysunza A, Pamplona C, Ramirez E, et al. Velopharyngeal surgery: a prospective randomized study of pharyngeal flaps and sphincter pharyngoplasties［J］. Plast Reconstr Surg, 2002, 110（6）: 1401-1407.

［12］乌丹旦,杨育生,王国民.应用CT检测术后咽后壁瓣瓣宽收缩率［J］.中国口腔颌面外科杂志,2008,6(3):174-177.

《整形美容外科学全书》

·第一辑·

Vol.1 鼻部整形美容外科学

Vol.2 形体雕塑与脂肪移植外科学

Vol.3 皮肤外科学

Vol.4 乳房整形美容外科学

Vol.5 正颌外科学

Vol.6 激光整形美容外科学

Vol.7 毛发整形美容学

Vol.8 眶颧整形外科学

Vol.9 肿瘤整形外科学

Vol.10 微创美容外科学

·第二辑·

Vol.11 唇腭裂序列治疗学

Vol.12 瘢痕整形美容外科学

Vol.13 面部轮廓整形美容外科学

Vol.14 眼睑整形美容外科学

Vol.15 外耳修复再造学

Vol.16 头颈部肿瘤和创伤缺损修复外科学

Vol.17 手及上肢先天性畸形

Vol.18 面部年轻化美容外科学

Vol.19 显微修复重建外科学

Vol.20 血管瘤和脉管畸形

Vol.21 儿童整形外科学

Vol.22 整形美容外科研究和创新探索

立足创新，博采众长，

传播世界整形美容外科的理念、技艺和未来！

邮购地址：杭州市体育场路347号浙江科学技术出版社　　网购方式：**Bookuu**博库网 http://www.bookuu.com

邮政编码：310006　　当当网 http://www.dangdang.com

联系电话：0571-85058048　0571-85176040　　亚马逊amazon.cn http://www.amazon.cn